中国医药学术原创精品图书出版工程

角 膜 内 皮 病

Corneal Endothelium Diseases

主　编　洪　晶　北京大学第三医院
副主编　晏晓明　北京大学第一医院
　　　　孙旭光　北京同仁医院

编　者（按姓氏拼音排序）
　　　　陈　蔚（温州医科大学附属眼视光医院）
　　　　冯　云（北京大学第三医院）
　　　　郭雨欣（北京大学第三医院）
　　　　洪　晶（北京大学第三医院）
　　　　接　英（北京同仁医院）
　　　　李贵刚（华中科技大学同济医学院附属同济医院）
　　　　李炜炜（北京同仁医院）
　　　　彭荣梅（北京大学第三医院）
　　　　曲景灏（北京同仁医院）
　　　　荣　蓓（北京大学第一医院）
　　　　孙旭光（北京同仁医院）
　　　　汤　韵（北京大学第一医院）
　　　　田　磊（北京同仁医院）
　　　　许永根（北京大学第三医院）
　　　　肖格格（北京大学第三医院）
　　　　晏晓明（北京大学第一医院）
　　　　杨松霖（北京大学第一医院）
　　　　余　婷（北京大学第三医院）
　　　　张　阳（北京同仁医院）

插　图　李北多

人民卫生出版社

图书在版编目（CIP）数据

角膜内皮病/洪晶主编. —北京：人民卫生出版
社，2019
ISBN 978-7-117-27461-6

Ⅰ. ①角⋯　Ⅱ. ①洪⋯　Ⅲ. ①角膜内皮－疾病－基本
知识　Ⅳ. ①R772.2

中国版本图书馆 CIP 数据核字（2018）第 250391 号

| 人卫智网 | www.ipmph.com | 医学教育、学术、考试、健康，购书智慧智能综合服务平台 |
| 人卫官网 | www.pmph.com | 人卫官方资讯发布平台 |

角膜内皮病

主　　编：洪　晶
出版发行：人民卫生出版社（中继线 010-59780011）
地　　址：北京市朝阳区潘家园南里 19 号
邮　　编：100021
E - mail：pmph @ pmph.com
购书热线：010-59787592　010-59787584　010-65264830
印　　刷：北京顶佳世纪印刷有限公司
经　　销：新华书店
开　　本：787×1092　1/16　印张：20
字　　数：487 千字
版　　次：2019 年 3 月第 1 版　2020 年 5 月第 1 版第 2 次印刷
标准书号：ISBN 978-7-117-27461-6
定　　价：218.00 元

主编简介

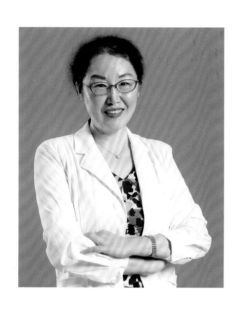

洪晶

女,1964 年 2 月生,汉族,籍贯辽宁,中共党员,北京大学教授、博士研究生导师,培养 19 名硕士研究生、23 名博士研究生。1997 年于中国医科大学获博士学位,现任北京大学第三医院眼科副主任、角膜眼表疾病科主任、眼库主任。

2016 年任海峡两岸医学交流委员会眼科分会干眼泪液学组副组长、2016 年任中国医师协会角膜病学组委员、2017 年任中国女医师协会委员、2016 年任亚洲干眼协会中国分会学术委员会委员。2017 年任 Cornea 杂志中国副主编、2010 以来一直为《中华眼科杂志》编委。

长期从事角膜及眼表疾病的临床及基础研究,在国内率先开展了角膜内皮移植手术,并在中国广泛推广。带领课题组自 2006 年开展角膜内皮移植术至今,对中国角膜内皮移植术病因、适应证选择、手术方法及并发症进行了系统的研究,同时针对供体匮乏的问题,开展了婴幼儿供体的应用及组织工程角膜内皮膜片的研发,推动了中国角膜移植手术的发展,并分别于 2014 年、2017 年入选"近五年中国角膜病领域十大研究进展"。

承担国家自然科学基金项目 4 项、其他省部级课题近十项,在国内外发表学术论文 100 余篇,其中有关角膜内皮移植的临床研究发表在 Ophthalmology 等本学科国际权威杂志。撰写专业书籍 6 部,主译《眼表疾病 - 角膜、结膜和泪膜》一书。获得国家发明专利 4 项,实用新型专利 2 项。

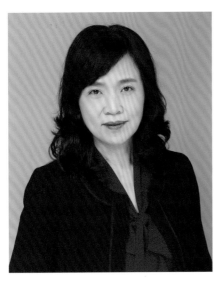

晏晓明

二级教授、博士研究生导师，现任北京大学第一医院眼科中心主任、北京大学眼科中心副主任、北京大学眼科学系副主任、中华医学会眼科学分会角膜病学组委员、北京医学奖励基金会角膜病医学专家委员会副主任委员、北京医学会眼科学专业委员会常委、中国医师协会眼科分会角膜病学组委员、中国女医师协会眼科专家委员会委员、亚洲干眼协会委员等。

1984 年毕业于中山医科大学，获医学学士学位；1988 年在北京医科大学获眼科博士学位。1996～1998 年作为访问学者在美国 Memphis 眼和白内障医院及伊利诺伊大学眼科中心研修两年。已从事眼科临床、教学及科研工作 30 余年，尤其专注于眼表泪液疾病及角膜疾病的临床与基础研究，在 *American Journal of Ophthalmology* 等主流眼科学术杂志上发表论文百余篇。主持国家自然科学基金、北京市自然科学基金及教育部博士点基金等多项科研项目。为《过敏性结膜炎》主编、《眼科学》《现代眼科手册》《睑缘炎与睑板腺功能障碍》副主编，并参编多部眼科学教材。

副主编简介

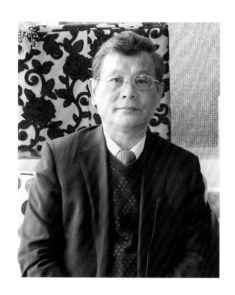

孙旭光

北京同仁眼科中心、北京市眼科研究所研究员，博士研究生导师。

主要从事角膜病及感染性眼病的临床与基础研究工作。

现任：中华医学会眼科学分会专家会员，亚洲干眼协会理事，海峡两岸医药卫生交流协会眼科分会泪液与眼表学组副组长，爱尔医疗集团角膜病研究所名誉所长及角膜病学组名誉组长。发表专业文章百余篇，主编专著7部。

前　言

角膜内皮细胞是一层脆弱和娇嫩的细胞，不可再生，一旦损伤无法修复，因此在眼科医生眼中角膜内皮细胞就是高深莫测、不可触及的禁区。无论做何种内眼手术，医生都会想方设法对其加以保护，减少损伤。然而，即便如此，手术后角膜水肿的情况还是时有发生，有些患者可以自然恢复、有些则永远无法逆转，进而失去视力。这种令人疑惑的现象多数情况无法解释，使医患关系处于紧张状态，甚至对簿公堂。然而，因缺乏具有说服力的证据支持，患者最终失明都无法解释其原因，成了"无解的死案"。在临床工作中，我们也经常遇到不明原因的角膜水肿，眼科医生都了解角膜内皮细胞在维持角膜透明性上起着至关重要的作用，角膜水肿就是角膜内皮细胞的病变所致，然而多年来，因苦于没有更好的仪器设备和有效的检测方法，我们对角膜内皮病变患者的病情无法给出明确的诊断，更不能解释其发生的原因，自然也无法做到正确合理的治疗。很多患者即便经过了我们医生积极努力的治疗，但最终还是逐渐走向失明。长期以来，由于对角膜内皮病变病因和发病机制认识的不足，使我们对这类疾病的识别和判断非常肤浅和有限，如同观望一座水下的冰山，虽可看到显露在外的部分但无法探及全部，也就不知道其真谛所在，让我们深深感受到现有医学的局限和医生的乏力。

然而角膜内皮移植手术的问世，让我们看到了角膜移植手术的春天。这项手术技术成为角膜内皮病变患者的福音，它改变了传统的手术方式，将大切口的角膜移植手术变成了微创手术，术后有望恢复到正常视力，彻底改写了角膜移植手术的历史，具有划时代和里程碑式的意义。2007年我院开展角膜内皮移植手术至今，经过十余年的风雨历程，感谢全国眼科同行对我们的信任，将大量角膜内皮病变的患者转诊给我们，让我们在这方面收集了大量的病例，积累了很多的经验，同时随着检查设备的完善和检测手段的提高，对过去完全不清楚、不明确的角膜内皮疾病逐步有了深入的认识和了解，也正慢慢揭开这层神秘的面纱，接近了病变的本质。我们愿意将我们的经验和国内外在此方面的进展整理，汇成一本专业书，供大家参考。

《角膜内皮病》是一本匠心独运的专著，也是迄今为止国际上第一本关于角膜内皮病的专业书籍。全书分为三篇：基础篇、疾病篇、手术篇。基础篇：全面系统地介绍了角膜内皮细胞的解剖结构、生理特点、胚胎发育及针对角膜内皮层的各种检查法，配以图片解析；疾病篇：将各种类型的角膜内皮病变的疾病特点、诊断方法及治疗措施分门别类地进行了详细的描述，我们过去不得其解的角膜水肿问题，在此可能会找到答案；手术篇：各种类型角膜内皮移植手术的方法均有介绍，更可贵的是将中国患者的解剖特点和疾病特征进行了分析总结，同时结合我们的手术经验，将最适合国人特点的手术方法进行了详细的解读，逐步教会读者怎样处理并发症，让初学者少走弯路。

总之，此书汇集了我们宝贵的经验和辛勤的付出。呈现了编者个人的观点、观念、经验和体会。缺点、不足之处在所难免，敬请读者谅解并多多指正。

　　最后感谢所有参与此书编写的工作人员！感谢默默付出和奉献的家人、朋友、患者和学生！感谢人民卫生出版社的支持和帮助！

洪　晶

2018 年 10 月 10 日

目　录

第二篇　疾　病　篇

第三篇　手　术　篇

第 一 篇

基 础 篇

Corneal

Endothelium

Diseases

第一章　概　　述

虽然从细胞功能的角度上讲，角膜上皮细胞在维持角膜透明性上同样具有重要作用，但是一直以来，角膜内皮细胞被当做维持角膜透明性的"核心细胞"，加之成人角膜内皮细胞一旦损伤不能再生，所以角膜内皮细胞的正常结构与功能成为了维持角膜透明性的关键所在。因此，与角膜内皮细胞相关的基础与临床研究一直是角膜细胞生物学研究的重点之一。

角膜内皮细胞是由英国眼科学家、解剖学家和生理学家 William Bowman（1816－1892）在 19 世纪中叶首先发现的，William Bowman 教授在用显微镜观察角膜细胞结构时，发现在角膜后表面贴覆有一层结构复杂，且易受损伤的细胞层，之后他将这层细胞称作角膜内皮层。William Bowman 教授的这一发现不仅为角膜细胞的基础研究开启了新的起点，而且也为临床深入认识角膜内皮疾病奠定了细胞学基础。

德国眼科学家 Theodor Leber（1840－1917）在对角膜内皮细胞进行体外研究中发现，在眼压恒定的条件下，如果人为去除了角膜内皮细胞层，角膜基质会很快出现水肿和浑浊，而当角膜内皮细胞层完整时，角膜基质可以保持透明。根据这一观察结果，Theodor Leber 教授率先提出，并后来被进一步证明角膜内皮细胞层具有屏障功能，由此，也阐明了内皮细胞的屏障功能在维持角膜透明性上的重要作用。

Jhon Harris 和 Nordquist 在研究中发现，将角膜放置在低于 4℃ 的环境中，角膜会发生水肿，当复温到 20℃ 后，角膜水肿会消退，据此提出角膜内皮细胞的代谢中，存在着主动转运过程，并进一步证明了内皮细胞是通过主动转运过程，来调节与控制角膜基质内的水分的恒定[1]。

美国科学家 David Maurice 在实验中详细观察了角膜内皮细胞代谢的运转过程，提出了内皮细胞具有代谢泵功能的理论，从而揭示了角膜内皮细胞主动调节角膜基质水含量，保持角膜基质水分恒定，据此维持角膜基质透明的分子机制[2]。

Herbert Kaufman 教授通过实验发现，成人角膜内皮细胞死亡后，不可能像角膜上皮细胞那样，通过附近存留的活细胞，以二分裂的方式进行细胞繁殖，以代偿死亡的细胞，而只能通过附近细胞的面积扩大，来弥补细胞缺损区，以维持紧密连接的、完整的单层细胞结构，根据这一发现，Herbert Kaufman 教授提出在体内人角膜内皮细胞不可再生的观点[3]。

尽管人角膜内皮细胞在活体内不能再生，但是在体外条件下，能否通过细胞培养的方法使人角膜内皮细胞增生，一直是眼科基础研究的热点之一。研究发现不少的哺乳类动物，如狗、猪和兔子等的角膜内皮细胞，不论在体内，还是体外均可以再生，这一现象促使基础研究界广泛开展了人与哺乳类动物的角膜内皮细胞生物学特性的对比研究。

目前研究发现，人角膜内皮细胞生长停止在细胞周期的 G1 期，不能转入到下一期，由此,有关角膜内皮细胞"停滞不前"的相关基因及信号通路成为研究的重点之一。研究的目标集中在找到抑制,或调控角膜内皮细胞周期的关键因子或信号通路上,以期能够将其去除,使角膜内皮细胞在体外,甚至在活体可以重新启动正常细胞周期活动,完成自我繁殖。然而,迄今为止,在活体中的研究仍未有实质性突破。

在临床应用方面,对于角膜内皮细胞功能失代偿的治疗方法的探索,一直都在不断深入,从穿透性角膜移植到目前在国内外逐渐推广的角膜内皮移植,均是利用供体的角膜或角膜成分,直接替换已经丧失功能的受体角膜或角膜内皮,该领域的临床研究与应用已经取得了长足的进步。

然而,鉴于全球性角膜供体的缺乏,继续利用细胞培养的方法,在体外"扩增"自体或同种异体角膜内皮细胞,或内皮干细胞仍然是目前研究的热点。利用体外培养的内皮细胞,构建组织工程角膜,或者将培养的角膜内皮细胞悬液直接注入前房,以代替受损的角膜或角膜内皮细胞是研究的基本路径,其中部分相关的研究成果,譬如,将体外培养的内皮细胞悬液直接注入前房,治疗角膜内皮细胞功能失代偿,已经进入临床初试阶段[4]。

近期研究发现,Rho 相关激酶抑制剂 Y-27632 具有促进内皮细胞黏附和增殖的作用,将 Y-27632 制成滴眼剂,对兔角膜内皮细胞损伤模型和 Fuchs 角膜内皮营养不良(Fuchs endothelial corneal dystrophy)病人进行试验性治疗,结果发现可以明显减轻角膜水肿[5,6]。

总之,有关角膜内皮细胞的基础与临床研究将仍是角膜细胞生物学研究的重点。

(李炜炜 孙旭光)

参 考 文 献

1. Harris JE, Nordquist LT. The hydration of the cornea.I.The transport of water from the cornea.Am J Ophthalmol, 1955, 40(part II): 100-111.

2. Maurice DM. The location of the fluid pump in the cornea.J physiol, 1972, 221: 43-54.

3. Kaufman HE, Capella JA, Robbins JE. The human corneal endothelium.Am J Ophthalmol, 1966, 61: 835-841.

4. Fujita M, Mehra R, Lee SE, et al. Comparison of Proliferative Capacity of Genetically-Engineered Pig and Human Corneal Endothelial Cells Ophthalmic Res, 2013, 49: 127-138.

5. Okumura N, Kinoshita S, Koizumi N. Cell-based approach for treatment of corneal endothelial dysfunction. Cornea. 2014, 33(Suppl 11): 37-41.

6. Koizumi N, Okumura N, Ueno M, et al. New Therapeutic Modality for Corneal Endothelial Disease Using Rho-Associated Kinase Inhibitor Eye Drops. Cornea, 2014, 33(Suppl 11): 25-31.

第二章 角膜内皮细胞及后弹力层的胚胎发育

第一节 角膜内皮细胞的胚胎发育

关于角膜内皮细胞的胚胎来源，曾存在不同的学说，早期的研究认为角膜内皮细胞来源于胚胎的中胚叶，在胚胎第六周末，表皮外胚叶和晶体泡之间的中胚叶出现裂隙，并逐渐扩大，最终分为前后两层，前层较厚，形成角膜基质和内皮，后层较薄，形成虹膜基质。

近年来，不少学者通过研究，对角膜内皮细胞的中胚叶来源学说提出了异议。Jhonston等研究中发现，把经过标记的鹌鹑神经嵴细胞，接种到鸡胚的神经嵴部位，结果发现鹌鹑神经嵴细胞标记物能够出现在角膜内皮细胞、小梁网内皮细胞及虹膜基质层中。之后，进一步通过对鸟染色体的研究发现，角膜内皮细胞来源于神经嵴（神经外胚叶），而不是中胚叶，从而也解释了某些角膜内皮细胞病理改变的原因，譬如，为什么在病理状态下，角膜内皮细胞可以转变为成纤维样细胞，或类上皮样细胞[1]。

目前，一般认为胚眼是从胚板上的中枢神经系统直接发源而来，它主要由表皮外胚叶、神经外胚叶和中胚叶三个胚叶组成，而神经外胚叶分化出神经嵴和神经管，神经管表面对称性凹陷形成视泡和视杯是视器的始基。在胚胎第6周时，神经嵴间质细胞从视杯的边缘向中央迁移，从而形成角膜内皮细胞，而表皮外胚叶将形成角膜上皮细胞。角膜内皮细胞形成的初期，其排列并不规则，但是，发育至胚胎成熟期，逐渐形成比较规则的六角形镶嵌结构[2]。

研究发现，在胚胎发育的过程中，某些内源性因素，如基因变异，或外界因素等，可以影响角膜内皮细胞的形成和发育过程，进而导致先天性角膜内皮病变，如先天性遗传性角膜内皮营养不良，以及PETER角膜异常等。

第二节 角膜后弹力层的胚胎发育

角膜后弹力层，也称为Descemet膜，由法国生理学家Jean Descemet（1732—1810）首先发现，并以其名字命名。在胚胎第四个月时，角膜内皮细胞就开始具有了一定的合成分泌功能，并逐渐合成分泌出后弹力层，此时，形成的后弹力层被称为胎儿期Descemet膜，它将角膜内皮细胞层与深基质层分隔开来。

通过电子显微镜测量，胎儿期Descemet膜厚度为2～4μm。胎儿出生后，整个后弹力层厚度会随年龄增加而增厚，但是，胎儿期Descemet膜的厚度始终保持不变。

（李炜炜　孙旭光）

参 考 文 献

1. Johnston MC，Noden DM，Hazelton RD，et al.Origins of avian ocular and periocular Tissues.Exp Eye Res，1979，29：27-43．

2. Zavala J，Lòpez Jaime GR，Rodríguez Barrietos CA，et al．Corneal endothelium：developmental strategies for regeneration．Eye，2013；27（5）：579-588．

第三章 角膜内皮细胞及后弹力层的结构

第一节 角膜内皮细胞的结构

角膜内皮层位于角膜的内表面,是由约 500 000 个细胞组成的单细胞层,厚度为 4～6μm。通过扫描电镜观察年轻人的角膜内皮细胞,发现细胞大小基本一致,呈铺路石样外观。内皮细胞多为六角形细胞(一般为 5～7 边形),直径 20μm,厚度 5μm,正常的单个细胞平均表面积为 250μm²。

在正常角膜的不同部位,角膜内皮细胞密度与结构存在一定差异,上部角膜内皮细胞密度较大;从角膜中央区向角膜的周边区,内皮细胞密度有规律的增加;周边区角膜内皮细胞表面的微绒毛数量较多,其形态有逐渐向小梁网内皮细胞过渡的趋势。

一般情况下,角膜内皮细胞的核位于细胞的中央区,为椭圆形,直径 7μm,细胞质呈细颗粒状,常能见到胞内空泡。电子显微镜下可见胞质内含有丰富的细胞器,如线粒体、粗面内质网、滑面内质网、高尔基体及核糖体等。在眼组织中,除视网膜的椭圆体外,角膜内皮细胞中的线粒体数量是最多的。由于线粒体内含有大量的组织氧化酶,所以,在体外细胞学研究中,常将其作为细胞活性的标记。

角膜内皮细胞通过上述细胞器,可合成三类主要的蛋白质,即功能蛋白(如酶和黏蛋白)、结构蛋白和细胞外基质(如 Descemet 膜)。角膜内皮细胞的细胞膜是典型的单位膜,由液态镶嵌脂质双分子层组成,膜上镶嵌有大分子蛋白质,这些蛋白质中包括激素或药物的受体、抗原识别部位(如 HLA),以及主动转运所需要的 ATP 酶。

每个内皮细胞与前房相邻的细胞膜表面有 20～30 个微绒毛,其宽 0.1μm,高 0.5μm,微绒毛深入前房水中,对调节角膜基质内水分和吸收营养物质有重要作用。有研究发现,在微绒毛表面同样覆盖有黏蛋白,它能够起到保护角膜内皮细胞的作用。另外,角膜内皮细胞通过细胞膜内陷,可形成大量的吞饮泡,表明内皮细胞膜对物质存在转运和分泌过程。

每一个体的角膜内皮细胞的数量都不尽相同;同一个体在不同年龄阶段,角膜内皮细胞的数量也会有所变化。出生时内皮细胞平均密度为 7500/mm²,随年龄增长,角膜内皮细胞密度逐渐缓慢的下降,10 岁时角膜内皮细胞平均密度为 3000/mm²,80 岁时角膜内皮细胞平均密度为 2300/mm²。在 20～80 岁间,内皮细胞密度平均年丢失率为 0.52%。一般认为内皮细胞密度低于 800/mm² 时(也有学者认为低于 500/mm²),内皮的屏障及泵功能将无法维持调节角膜水分的恒定,极易导致角膜基质水肿,因此,该细胞密度被定义为角膜内皮细胞的临界密度。

在人类,角膜内皮细胞的减少是通过细胞凋亡过程进行的,存留的内皮细胞不能通过分裂增殖以替代凋亡的细胞，而是通过邻近细胞面积的增大与扩展来维持内皮细胞单层的屏障功能。由于每个细胞扩大的程度不一，修复后的角膜内皮会出现细胞大小不一现象。虽然，有研究认为年轻供体的角膜内皮功能更好，但是，迄今为止，还没有相关的统计学数据表明角膜植片的透明度与供体年龄之间存在明确的关系。

临床上通过裂隙灯照相法、角膜内皮镜、角膜激光共聚焦显微镜，可以观察到活体的内皮细胞，眼前节断层扫描（OCT）可以观察活体角膜内皮层断面厚度。临床上，除了观察角膜内皮细胞密度计数外，还有三个常用观察指标，用以间接评价角膜内皮细胞功能状态：①细胞大小（细胞平均面积）；②细胞大小间的偏差（变异系数）；③六角形细胞的百分比。

第二节　角膜后弹力层的结构

后弹力层又称 Descemet 膜，是角膜内皮细胞的基底膜，由内皮细胞分泌而成，位于角膜基质和角膜内皮细胞之间，它的组成成分为胶原蛋白（主要是Ⅳ型和Ⅷ型胶原）和糖蛋白（包括纤维连接蛋白）。

胎儿期 Descemet 膜厚度比内皮细胞层厚度薄，出生后两者厚度大致相近（出生时为 3～4μm）。胎儿出生后，整个 Descemet 膜的厚度会逐渐增加，8 个月时已变得较为致密，成年时厚度为 10～12μm，为内皮细胞厚度的 2 倍左右。

Descemet 膜分成两层：

（1）前胎生带层（即胎儿期 Descemet 膜），位置靠近基质层是在胚胎时内皮细胞所分泌的部分，出生时厚度为 2～4μm，该层的厚度终身保持不变。

（2）带下区，位置靠近内皮细胞层，是出生后内皮细胞不断分泌的部分，厚度由 10 岁时的 2μm 增至 80 岁时的 10μm。

当 Descemet 膜破裂时，损伤的末端就可见分层现象，说明了内皮细胞分泌胶原纤维时，存在分层沉积现象。后弹力层被破坏后可以再生。关于角膜内皮如何黏附于 Descemet 膜，其机制尚不明确，有研究发现，纤维连接蛋白在维持角膜内皮细胞完整的单细胞层结构中起主要作用。

2013 年，Dua HS 等通过对 31 份人角膜供体的组织学研究发现，在 Descemet 膜之前（靠近角膜基质侧）存在一层厚度为（10.15±3.6）μm，由 5～8 薄板层组成的膜状结构，成分主要为Ⅰ型胶原纤维，其结构不同于其他角膜基质，故将其命名为 Descemet 膜前膜（也称为 Dua 膜）。该膜中无细胞成分，其胶原纤维走向可以为水平、垂直和斜行[1]。

（李炜炜　孙旭光）

参 考 文 献

1. Dua HS, Faraj LA, Said DG, et al. Human corneal anatomy redefined: a novel pre-Descemet's layer. Ophthalmology, 2013, 120（9）: 1778-1785.

第四章　角膜内皮细胞的生理与病理

第一节　角膜内皮细胞的生理功能

角膜内皮细胞最重要的生理功能为细胞膜的泵功能和屏障功能，依靠这两项生理功能，角膜内皮细胞能够调节角膜基质中水分恒定，并选择性地向角膜基质提供营养物质。

房水中的水分子借助眼内压及角膜基质内葡萄糖胺聚糖（黏多糖的一部分）产生渗透压（60mmHg）的作用进入角膜基质，同时，角膜内皮细胞膜的泵功能可以将角膜基质中多余的水分子主动泵回到前房，两者的平衡导致角膜基质水分吸收率与细胞膜泵的水分泵出率相等，因此，正常人角膜基质水分恒定维持在 78%，借以保持角膜的中央厚度在 0.52mm、角膜的透明性以及角膜的生物力学特性。

如果角膜内皮细胞的泵功能失代偿，房水中扩散进入角膜基质内的水分子就会无法泵出，角膜基质内水含量就会增高，过多水分可引起角膜基质胶原纤维正常结构的破坏，进一步导致角膜水肿与浑浊，透明性逐渐下降。严重时，角膜上皮层也会产生弥漫性水肿，甚至发生角膜上皮与基底膜的分离，上皮大泡形成，临床上称之为角膜内皮细胞功能失代偿导致的大泡性角膜病变。

角膜基质的营养物质主要来自房水，但是，只有房水中的水分子和水溶性的小分子物质，如葡萄糖和氨基酸等，可以渗透通过内皮细胞，缓慢进入角膜基质，而大分子的营养物质，需要依靠角膜内皮细胞的特殊主动转运过程才能进入到角膜基质内。

1. **角膜内皮的泵功能**　Harris 和 Nordquist[1]在实验中首次发现了内皮的泵功能，他们利用经典的温度逆转实验，证明角膜的透明性具有温度依赖性，即低温条件可抑制内皮细胞的代谢，水分便不断进入角膜基质，导致基质水肿浑浊；当温度恢复到常温时，角膜基质又可以恢复透明，由此证明，角膜内皮泵功能控制着角膜基质内水分的含量恒定，是保持角膜透明性的关键所在。

水分子在细胞内外的移动取决于细胞内外渗透压差，水分子总是从低渗透压的一侧向高渗透压一侧运动。决定细胞内外渗透压高低的主要物质是电解质，其中钠盐和钾盐最为关键。角膜内皮细胞可以主动将钠离子泵到细胞外，同时，把钾离子泵入细胞内，维持细胞内外钾离子和钠离子分布的差异，这种主动转移称为钠-钾泵，角膜内皮细胞膜上的钠-钾泵也被称为内皮泵，也正是通过角膜内皮泵功能，还可以将细胞内的碳酸氢盐离子泵入到前房水中。

角膜内皮细胞的碳酸酐酶可以催化二氧化碳和水变成碳酸氢盐，后者是房水中碳酸氢盐的重要来源。从理论上讲，碳酸酐酶抑制剂可以抑制角膜内皮泵的功能，但是，给青光眼病人使用碳酸酐酶抑制剂治疗，却未发现角膜内皮细胞泵功能受到抑制的现象。

维持角膜内皮泵功能正常，不仅需要能量原料 ATP，而且需要钠钾 ATP 酶的存在，后者能分解 ATP，释放出能量提供给角膜内皮泵，保证其正常的转运，发挥生理功能。钠钾 ATP 酶是内皮细胞膜上重要的膜蛋白，也是内皮泵功能结构中的重要组成成分之一，实验发现，哇巴因可抑制钠钾 ATP 酶，当给兔和人角膜滴用哇巴因后，角膜会发生明显的水肿[2]。

2. **角膜内皮的屏障功能**　众所周知，角膜上皮细胞的屏障功能主要依靠细胞间的紧密连接，尤其是表层细胞之间的紧密连接，而与之不同的是，角膜内皮屏障功能则属于选择通透性屏障功能。角膜内皮屏障的选择性通透作用，来自细胞间的低阻抗性，其解剖基础为细胞间连接，主要包括紧密连接和缝隙连接。紧密连接仅出现在细胞膜的特定区域，因此，房水中的水分子可以通过没有紧密连接的区域进入细胞周间隙；缝隙连接的生理结构和功能与细胞周间隙完全不同，仅允许小分子物质通过[3]。

角膜内皮细胞的电阻为 $45\sim50\Omega/cm^2$，远远低于角膜上皮的 $6\sim10k\Omega/cm^2$，因此，水分子和水溶性的小分子物质可较容易通过内皮层，进入角膜基质。在正常人角膜，房水以及水溶性小分子以缓慢而恒定的速率通过角膜内皮进入基质，为其提供糖、氨基酸及其他营养物质[4]。

正常的内皮细胞屏障功能还依赖于钙离子的存在，实验中发现，用无钙离子的灌注液浸泡内皮表面，可导致内皮连接复合体的破坏，引起角膜基质的迅速水肿。若在灌注液中再加入一定浓度的钙离子，则连接复合体可以重新形成，内皮屏障功能逐渐恢复，角膜水肿可以消退。维持内皮细胞屏障功能的最低钙离子浓度为 0.3mmol/L。

谷胱甘肽的含量会影响内皮细胞的屏障功能。谷胱甘肽能激活内皮细胞的钠钾 ATP 酶，提高内皮细胞产生能量的能力，从而增加内皮泵的活性；角膜内皮细胞的谷胱甘肽中，大约有 13% 以氧化形式存在，其含量比其他组织要高，且氧化型谷胱甘肽与谷胱甘肽还原酶（glutathione reductase，GR）的比率也较其他组织要高。因此，在前房灌洗液中加入一定量的谷胱甘肽，有助于维持角膜内皮细胞的正常代谢。角膜内皮含有大量的谷胱甘肽，还有助于清除毒性过氧化物，对于维持角膜内皮细胞的正常功能有重要的作用。譬如，在紫外线照射下，角膜组织中产生过氧化物，特别是在氧气充足的情况下，一些细胞膜脂质可氧化成毒性过氧化物，而此时在辅酶的作用下，谷胱甘肽还原酶可将氧化型谷胱甘肽转变成还原型谷胱甘肽，以清除毒性过氧化物。

pH 也会影响内皮细胞的屏障功能，角膜内皮细胞可耐受的 pH 范围为 6.8～8.2，因此，任何超过此 pH 范围的眼内药物或其他物质均会破坏角膜内皮细胞的屏障功能，导致内皮细胞功能失代偿。另外，药物中的防腐剂也可改变角膜内皮的屏障功能，如亚硫酸氢钠及硫柳汞等均会破坏内皮细胞屏障，导致水分透过内皮细胞，引起角膜基质水肿。

角膜组织有氧代谢所需要的氧，主要来自空气，空气中的氧分子通过泪膜（氧分压为155mmHg）扩散至角膜上皮及基质层；内皮细胞的氧供应则主要来自房水，房水内的氧分压为 55mmHg，另外，通过角膜缘血管网，角膜也可得到少量的氧供应。

来自房水的葡萄糖提供给角膜能量，葡萄糖通过三羧酸循环和磷酸己糖途径代谢产生能量，供给内皮泵；房水中的氨基酸被角膜内皮细胞用作合成蛋白质，以及基质细胞的合成代谢。角膜内皮生理功能的维持需要大量的能量，因此，内皮细胞除了通过主动转运的方式从房水中获得葡萄糖以外，还储存有糖原。另外，内皮细胞还存在糖酵解途径的酶，但其活性比角膜上皮细胞低。实验发现内皮细胞中存在有支路酶及其代谢产物，但含量及活性水平明显低于角膜上皮细胞，因此，有学者推测人类角膜内皮细胞此类代谢活动的低下，可能是导致其缺乏再生能力的原因之一。

在眼房水中抗坏血酸浓度较高，角膜内皮细胞对抗坏血酸具有特殊的转运和代谢过程，能将其转运并释放于角膜基质中，而抗坏血酸是胶原代谢不可或缺的物质。存在于眼部的抗坏血酸大多为还原型，有两个主要功能，一是通过清除由阳光辐射产生的自由基，防止光氧化损伤；二是参与角膜胶原合成过程中，临床补充维生素C有助于角膜胶原的合成，可促进角膜基质的修复。

目前，在角膜内皮细胞与生长因子之间关系的研究中，了解比较多的生长因子包括：表皮生长因子（epidermal growth factor，EGF）、成纤维细胞生长因子（fibroblast growth factor，FGF）和血小板衍化生长因子（platelet-derived growth factor，PDGF）。

第二节　角膜内皮细胞的病理

尽管角膜内皮层结构相对简单，但是，内皮细胞层所涉及的某些疾病却非常复杂，更由于部分角膜内皮疾病的病因尚不清楚，因此，到目前为止，对角膜内皮疾病的分类尚无统一的方法。

从病理学的角度讲，一般将角膜内皮病变分为发育不全（dysgenesis）、营养不良（dystrophy）和变性（degeneration）三类。临床上，对角膜内皮细胞发生的病理过程研究较多，包括内皮损伤后的正常愈合过程、特殊性内皮损伤（如手术、感染）的修复过程，以及某些疾病的病理改变，研究的目的主要集中在了解角膜内皮病发病机制，以及探索新的临床治疗方法。

（一）角膜内皮细胞的损伤修复

角膜内皮细胞的损伤，不管外伤，还是手术切口、圆锥角膜Descemet膜的破裂，以及白内障手术中器械的损伤，一般多是涉及内皮细胞的局部损伤，在远离损伤区域的内皮细胞不受累。例如，白内障手术，一般仅在上部角膜切口区域内皮细胞密度下降，而其他区域，尤其是下方角膜区域，内皮细胞密度并无明显减少。但是，如果某些化学物质不慎进入前房，则可导致大多数角膜内皮细胞受损，带来全角膜的水肿。

角膜内皮的损伤常同时伴有后弹力层的损伤。损伤后，后弹力层的断端立即收缩，并向基质层一侧卷曲，邻近的内皮细胞丧失。伤后数小时内，毗邻的内皮细胞开始伸出伪足，凭借类似阿米巴式的运动向创面扩大移行，以修复缺损区。缺损修复的时间依赖于内皮创面的大小，一般需要几天到几周不等。当伤口再次被移行扩大的内皮细胞完全覆盖时，通过细胞间的接触抑制机制，细胞可以终止进一步扩大移行。通常修复区的内皮细胞面积比远离创口的细胞面积明显增大。如果损伤面积不大，内皮细胞层修复后，其泵功能和屏障功能可以恢复正常，角膜透明性得以恢复。

修复后的内皮细胞会主动开始分泌一层新的后弹力层，若伤口整齐，修复后的Descemet膜平滑，内皮细胞仍可形成单层结构，其功能也可完全恢复正常；但是，若后弹力层的伤口不整齐，修复区的内皮细胞可呈多层排列，有时还会转变为成纤维细胞，最终形成瘢痕，丧失细胞功能。

关于角膜内皮细胞能否再生,一直存在争论。大量的体内实验已经证明,成年人角膜内皮细胞不可分裂增殖。损伤之后,内皮细胞只能依赖于周围细胞的移行、扩展和增大进行修复;但是也有研究发现,在幼童,尤其一岁以内,其角膜内皮细胞损伤后可以再生。体外实验发现,在一定条件下,人角膜内皮细胞可以再分裂增殖,并能够在体外培养出新的角膜内皮细胞,而且,这种分裂增殖能力与角膜供体的年龄有关。研究发现,20 岁以前的角膜内皮细胞,在体外很容易培养,之后随年龄的增加,内皮细胞的体外增殖能力明显下降,甚至降至零增殖。

最近的研究发现,成人内皮细胞不能再生的主要原因,可能是房水中含有大量的抑制内皮增殖的物质,如 TGF-β2;实验利用一个新的蛋白家族 Smad 中的 Smad7 来抑制 TGF-β2 的作用,可以使角膜内皮细胞得以再生,临床上可看到内皮损伤修复明显加速。进一步研究表明,许多生长因子如 EGF、fibronectin(FN)、FGF 及 PDGF 等,均可在体外促进内皮细胞增殖。

临床常见的角膜内皮损伤是白内障术后发生的大泡性角膜病变,为白内障术后严重的并发症之一,其主要临床表现是持续性角膜水肿。当角膜内皮受损到一定程度后,细胞泵功能与屏障功能失代偿,不能再维持角膜基质内水分的恒定,导致基质内水分的持续升高。观察发现常规情况下,白内障术后,角膜内皮细胞密度约减少 20%～30%,如果内皮细胞密度低于 500/mm^2(有报道为 800/mm^2)时,其功能无法代偿,继而引起持续的角膜水肿,严重时出现角膜上皮大泡形成。

临床上,白内障术后大泡性角膜病变的常见原因包括:术前已有角膜内皮病变(如 Fuchs 角膜内皮营养不良),或其他原因导致内皮细胞数量过少、以往外伤导致内皮细胞损伤、玻璃体与角膜前粘连,或玻璃体嵌顿于角膜切口等。病理表现为内皮细胞的变性和后弹力层与内皮细胞间的胶原增生。扫描电镜可见角膜后表面内皮细胞层局部缺损,有时缺损区内还可见残留的内皮细胞岛,但是,其形态不规整,大而扁平。

(二)发育不全

1. Peter 综合征(Peter anomaly) 一种由角膜中央后部缺损而造成角膜中央浑浊的先天性疾病。其病因可能是由于胚胎发育时,分化成角膜基质和内皮细胞的间质细胞发育不完全所致。典型的 Peter 综合征表现为角膜中央区后部基质、Descemet 膜和角膜内皮缺损,虹膜前移达角膜后面的缺损边缘,与角膜相粘连,形成角膜白斑,有时亦可发生晶状体与角膜缺损区前粘连,周边角膜透明,或部分周边角膜发生巩膜化。该病多为双眼发病,50%～70% 伴有青光眼的发生。

另外,部分 Peter 综合征患者还伴有角膜的其他病变,如上皮细胞的异常、血管翳形成和前弹力层缺失,推测这些改变可能为继发性病变。

2. 虹膜角膜内皮综合征(iris corneal endothelial syndrome,ICE) 是一种因角膜内皮细胞间缺乏接触性抑制而造成的一组综合征。多单眼发病,临床主要表现为角膜内皮异常、进行性虹膜基质萎缩、广泛周边虹膜前粘连、房角关闭,以及继发性青光眼。内皮镜检查可见明显的细胞形态的改变,如内皮细胞丧失正常的镶嵌排列,细胞呈多角形,其大小、形态及密度均有多形性改变,细胞边界模糊,细胞层出现暗区。

(三)营养不良

1. 先天性遗传性内皮营养不良(congenital hereditary endothelial dystrophy,CHED) 是

一种原发于角膜内皮细胞，最终累及角膜全层的严重角膜浑浊，以往称为先天性角膜水肿，其发生是由于胚胎发育时，角膜内皮细胞发育不良，导致内皮细胞功能失代偿，引起双侧性角膜病变。

一般情况下，病人双眼的病变程度相似。角膜水肿以中央部明显，浑浊程度从轻微云雾状到白色毛玻璃外观不等，严重者出生后即可见到明显的双眼对称性角膜水肿；也有少数患者出生时角膜水肿不明显，但是，随年龄增长角膜浑浊逐渐加重，并多以视力逐渐下降而就诊。

光学显微镜下可以观察到角膜上皮层水肿，细胞形态不规则，前弹力层结缔组织增生，基质层水肿增厚，Descemet 膜弥漫性增厚，甚至可达 30～45μm，内皮细胞数目减少、部分区域内皮细胞萎缩，甚至细胞完全缺失。电镜观察发现内皮细胞胞质内出现大量空泡，部分内皮细胞发生纤维细胞样或色素细胞样改变。

2. Fuchs 角膜内皮营养不良（Fuchs endothelial corneal dystrophy） 是一种常染色体显性遗传病，女性多见，双眼发病，但双侧的病变程度常不对称，病情发展缓慢。由于内皮细胞的屏障功能和泵功能受损为逐渐发展的过程，所以，病人的细胞功能失代偿的发生过程比较长，但是最终仍可导致角膜基质水肿及上皮大泡形成。

Fuchs 内皮营养不良的临床特征性表现为角膜内皮层角膜小滴的形成，也是本病的早期表现，最初出现于角膜中央区。角膜小滴是由异常的角膜内皮细胞吞噬了色素颗粒，并与其后表面沉积的胶原纤维和多层基底膜物质组成。

裂隙灯下，角膜小滴表现为后弹力层局部增厚形成的滴状赘疣，随着病情的发展，角膜小滴逐渐增多，互相融合，并从角膜的中央区向周边发展，最后可累及全角膜的后表面。

病理检查发现角膜小滴挤压其邻近的内皮细胞，内皮细胞数目减少，后弹力层（Descemet 膜）增厚，可为正常的 3 倍或更厚（20～40μm）。电镜观察显示，由于角膜小滴的挤压，破坏了内皮细胞层的连接复合体结构，内皮细胞变大，失去了六角形外观，细胞核变为哑铃形或镰刀形。内皮细胞的数目与角膜小滴的数目成反比。

另外，纤维蛋白溶解系统在 Fuchs 内皮营养不良的发病机制中也起一定的作用，在患者的角膜后基质的胶原层中，发现存在异常的纤维蛋白和纤维蛋白原，推测纤维蛋白溶解系统的活化，可导致纤溶酶的激活，不仅破坏了基质胶原组织，而且直接或间接破坏了内皮细胞。

从分子生物学研究的角度，除了相关基因改变，导致细胞外基质蛋白发生一系列异常，以及角膜小滴形成之外，内皮细胞的凋亡、氧化损伤以及抗氧化功能的失衡均与 Fuchs 角膜营养不良的发病相关[5]。

3. 后部多形性角膜内皮营养不良（posterior polymorphous endothelial dystrophy，PPED） 是一种常染色体显性遗传的角膜营养不良，其发病机制目前尚不清楚，有学者认为是由于胚胎发育过程中神经嵴细胞异常分化所致。

病人常双眼受累，但病变程度不对称，多数病人的病情进展极缓慢，无明显的视力下降及角膜浑浊，部分患者是在体检时偶尔发现，所以，本病的实际发病年龄很难确定。

典型的临床表现为角膜后部多形性浑浊，有时伴有后弹力层血管形成，部分病人可出现异位的后弹力层向下扩展与虹膜表面粘连，引起色素上皮层外翻、瞳孔不规则及虹膜萎缩。

后部多形性角膜内皮营养不良的病理学特点为后弹力膜不规则的疣状突起，以及角膜内皮细胞向上皮样细胞转化。扫描电镜观察可见异常的内皮细胞表面有大量微绒毛,类似于上皮细胞,异常的内皮细胞可跨过小梁网而达虹膜表面。

透射电镜下观察可见,在正常的六角形内皮细胞层间,有异常的内皮细胞孤岛,其中的内皮细胞呈明显的上皮细胞样改变,表现为细胞呈复层鳞状排列,含有角质纤维以及桥粒连接的出现等。

(李炜炜　孙旭光)

参 考 文 献

1. Harris JE,Nordquist LT. The hydration of the cornea.I.The transport of water from the cornea.Am J Ophthalmol,1955,40(partⅡ):100-111.

2. Joseph A. Bonanno.Molecular Mechanisms Underlying the Corneal Endothelial Pump. Exp Eye Res,2012,95(1):2-7.

3. Sangly P. Srinivas. Cell Signaling in Regulation of the Barrier Integrity of the Corneal Endothelium. Exp Eye Res,2012,95(1):8-15.

4. Sangly P. Srinivas.Dynamic Regulation of Barrier Integrity of the Corneal Endothelium.Optom Vis Sci,2010,87(4):239-254.

5. Thore Schmedt,Mariana Mazzini Silva,Alireza Ziaei. Molecular Bases of Corneal Endothelial Dystrophies Exp Eye Res,2012,95(1):24-34.

第五章　角膜内皮相关的临床检查方法

第一节　非接触式角膜内皮镜及其临床应用

一、角膜内皮镜的发展概述

1920 年 Vogt 在利用裂隙灯显微镜观察角膜时发现，通过镜面反射照明法在活体上观察到角膜内皮细胞的密度及形态[1]；1968 年 David Maurice 利用镜面反射的原理，制造出高于裂隙灯放大倍数的接触式内皮显微镜，并用其观察了兔子的角膜内皮细胞[2]。实验研究发现，虽然理论上角膜各层间的界面均能产生镜面反射光，但是，由于内皮与房水界面反射光较少受到其他界面反射所影响，故角膜内皮镜可捕捉到内皮层的清晰影像[3]。

1970 年 Brown 在接触式内皮镜的基础上，研制出临床实用型的非接触内皮显微镜，并对临床患者角膜内皮进行了拍摄，当时影像只能放大 10 倍[4]。1975 年 Laing 通过对仪器进行改造，将角膜曲面压平，进而使图像放大至 100 倍，甚至更高倍数，并且研制出临床实用型的高分辨率接触式角膜内皮镜[5]。

Bourne 和 Kaufman 为提高图像拍摄质量，加装了频闪光源[6]，虽然所拍摄的范围较以前缩小，甚至当内皮细胞密度下降时，可能不足以达到 Laing 得出的准确计数的标准（30 个）[7]，但是频闪光源明显提高了放大倍数和图像分辨率，有利于对内皮细胞的细节进行观察。Koester 和 Bigan 等又在此基础上做了进一步改进[8,9]，发展出临床常用的非接触及接触式两种内皮镜。Price 对两种仪器进行了比较之后，发现除了患者的接受度外，在图像质量和细胞密度计算的准确性方面两者无差异[10]，故目前非接触式角膜内皮镜，成为了临床上进行内皮层观察及功能预估的主要手段。但是，需要指出的是，在测量范围上，接触式角膜内皮镜一次观察可测量角膜中央 50%～60% 范围的内皮细胞，而非接触式仅可测量全角膜内皮面积的千分之一左右。

迄今为止，临床上尚缺乏观察内皮细胞内细微改变的仪器，一般将细胞密度、多形性参数以及多态性参数等作为间接反映内皮功能的指标。

二、非接触式角膜内皮镜的原理及功能

（一）原理

角膜内皮镜的核心原理是镜面反射，由于角膜内皮细胞和房水屈光指数（折射率）不同，两者之间形成了界面。当一窄光束（如氙气闪光灯）聚焦在这一界面上时会引起光线的反射，内皮细胞各部分反射光的程度差异即可显示出细胞的边界。利用特定光路进行放大

观察并照相,便可取得内皮细胞大小、形态和密度等客观数据。另外,通过角膜前后表面光的反射波形,还可以计算出角膜的厚度,但实际应用中,其厚度的测量值仅供参考。

（二）功能

非接触式角膜内皮镜主要用于直接观察患者角膜内皮形态,以间接了解其功能,临床上不仅可以通过角膜内皮密度、大小、形态等参数,评价术前内皮细胞功能,而且还可以通过特征性的形态改变,辅助诊断某些角膜内皮疾病,如Fuchs角膜内皮营养不良等。

三、非接触式角膜内皮镜的检查方法

（一）检查前准备

观察患者配合情况,眼颤、小于2岁的幼儿或有精神、智力障碍等因素的患者,不易配合检查,家属可辅助固定头位并引导固视。

部分受检者,如存在各种原因引起不同程度的角膜水肿、角膜混浊,或具有角膜外伤缝合术后、中重度圆锥角膜、后弹力层破裂等病史时,应在检查前查询详细病史,并结合裂隙灯检查结果综合分析。另外,检查前应避免散瞳,散瞳会降低拍摄图像的对比度。

（二）操作方法

在仪器或配套软件内登记患者基本信息,调节升级台和下颌托高度以调节眼正位、提高患者舒适度。在自动拍摄模式下,嘱患者注视固视灯,通常以中央固视灯所对应的中央角膜内皮数,为通常意义上的角膜内皮计数,因中央角膜内皮细胞对损伤的反应最为敏感。通过仪器手柄的辅助微调,对焦清晰后,角膜内皮镜可在2秒内进行自动拍摄。所拍图像传输至配套软件,以进行定性、定量分析。

（三）操作中应注意点

1. **眼颤**　若患者出现不同程度的眼颤,固视时不易通过角膜内皮镜的自动拍摄模式进行采集,通常要采用部分仪器内加装的手动拍摄模式。手动拍摄模式下,随着镜头靠近患者角膜,会先后出现2条反光条带:首先出现的反光条带是泪膜与空气界面的镜面反射,而后出现的是角膜内皮层与房水界面的镜面反射。当内皮房水界面的反光条带位于屏幕中央时,此时对焦的清晰度最佳,适时手动抢拍有可能拍摄到清晰的内皮层图像。这一操作需要操作者反复摸索,熟练掌握后方可采集成功。除了少数严重眼颤的情况,多数眼颤的受检者可通过手动拍摄模式获得清晰的内皮层图像。

2. **固视点偏离正中**　此种情况临床普遍存在,为了能尽可能拍摄角膜正中位置的内皮像,调整固视点于正中很有必要。手电引导和周边固视灯可以对眼位进行调整。

四、检查结果及正常值

角膜内皮镜的检查结果可分为定性指标和定量指标两部分(图5-1-1)。

（一）定性指标

定性指标即仪器采集后未经数据处理的角膜内皮层原始图像。正常的角膜内皮层图像为清晰、内皮面平整、细胞边界清楚的黑白图像,无高反光异常或低反光的暗区改变(图5-1-2)。正常的角膜内皮细胞间隙呈低反光(暗色),细胞本身呈中等程度的反光(灰白色),细胞大小均等、形态规则、边界清晰,多为六边形,其细胞核通常不可见。有学者采用计算机软件随访观察患者内皮图像上的细胞丢失范围[11],或尝试用图像叠加的方法来降低随访时的取样误差，并进一步估计内皮细胞的稳态性[12]。

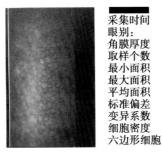

采集时间	01/02,10:02:18
眼别：	L（C）
角膜厚度	0.486（mm）
取样个数	78
最小面积	120.9（um^2）
最大面积	859.9（um^2）
平均面积	370.6（um^2）
标准偏差	141.3（um^2）
变异系数	38.1（%）
细胞密度	2698.6（/mm^2）
六边形细胞百分比	
	35（%）

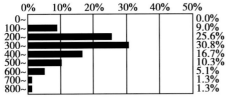

图 5-1-1　角膜内皮镜报告格式

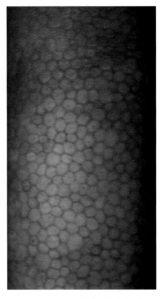

图 5-1-2　正常角膜内皮像

（二）定量指标

定量指标可分为实测值和计算值。

1. 实测值

（1）细胞密度（cell density，CD）：单位为细胞个数 /mm^2。中国人群 CD 值的正常值为（2932±363）/mm^2[13]。虽然从群体角度看，内皮细胞数量与年龄呈负相关，但 CD 值的个体差异显著存在。对于 45 岁以上人群，周边内皮 CD 值显著大于中央[14]。周边内皮为内皮细胞的储备库，其细胞密度高于角膜中央内皮，但笔者曾在一例单眼发病的 ICE 综合征患者的对侧眼中，发现了周边内皮的细胞密度远低于中央区。在进行临床研究时，可以进行连续多次观察，通过进行图像配准，以减少取样误差所致的前后两次间的差异[15]。

（2）角膜厚度（thickness，T）：单位为 μm，正常值为 540～550μm。不同于超声、角膜地形图或 OCT 原理的角膜测厚，角膜内皮镜的测厚原理，主要基于镜面反射角膜前后界面的距离差而计算得出的。文献指出，角膜内皮镜的测厚结果与超声测厚、角膜地形图测厚、OCT 测厚之间存在一致性[16, 17]，但实际应用中，角膜内皮镜的厚度值笔者认为仅供参考，多次测量间存在明显差异。角膜厚度可以间接反映角膜内皮细胞泵功能。

（3）细胞取样个数（number，N）：即被分析的细胞数量。取样个数是角膜内皮镜检查的核心质量控制参数。由于多数角膜内皮镜的单次检查范围仅为 250μm×500μm，大约为角膜内皮总表面积的 1/1000，所以单次采集不能全面地反映角膜内皮细胞的密度状态。虽然不同学者各自认为 30 个[7]、75 个[18]、100 个以上[19]为单次取样个数的最低限，但是理论上应尽可能提高取样个数以降低抽样误差。

著者通过临床研究发现，单次取样 50 个细胞应是取样个数的最低限。在保证被取样细胞边界清晰的前提下，一般取样个数大于 100 个时，会显著减小取样误差，且随着 N 值的增大或取样次数的增加，CD 值会逐渐接近真实值，利用 Cells Analyzer 计算机辅助软件可以检测取样误差的大小。

2. 计算值　包括细胞大小变异值（polymegethism or size variation）与形状变异值（polymorphism，pleomorphism or shape variation）。

（1）大小变异值：包括最小细胞面积、最大细胞面积、平均细胞面积、标准偏差、变异系数和直方图。

1）最小细胞面积（minimal cell size，MIN）：单位 μm^2。

2）最大细胞面积（maximal cell size，MAX）：单位 μm^2。

3）平均细胞面积（average cell size，AVG or ACS）：单位 μm^2，正常值一般为 $300\sim400\mu m^2$。AVG 值与 CD 值成反比，即平均细胞面积越大，细胞密度越小，反之亦然。

平均细胞面积的计算公式如下：

$$AVG = \frac{1}{N}\sum_{i=1}^{N}CD_i$$

4）标准偏差（standard deviation，SD）：单位 μm^2，表示细胞面积标准差，理想值 $140\mu m^2$ 以下。标准差的计算公式如下：

$$SD = \sqrt{\frac{1}{N}\sum_{i=1}^{N}(CD_i - AVG)^2}$$

5）变异系数（coefficient of variation，CV）：变异系数表示细胞面积值的变异性，理想值 30% 以下，与 SD 值相比，CV 值考虑了平均细胞面积的因素，更真实地反映细胞面积大小的离散程度。但是由于其分析方法的差异，依然会在半自动分析时产生较高的误差[20]。所以在实际检查中，对同一患者建议进行多次取样（推荐进行 3 次），以减少误差[21]。

细胞面积大小的离散程度，提示了细胞间对刺激因素耐受能力的差异。通常认为临近的内皮细胞对外部刺激的耐受能力的相近的，往往表现为细胞密度值的下降，而变异系数保持不变。但是，临床上仍可观察到内皮细胞的变异系数远高于 30%，可达 50%，其中包括长期佩戴角膜接触镜的患者（多长于 5 年），此外，仍有部分患者出现无任何可追溯原因的高变异系数。但此两类患者的内皮细胞密度往往无明显下降。

当细胞面积出现直观的高离散度时，变异系数常大于 40%，这可能提示了两点：①细胞可能对既往的外部刺激（如慢性缺氧等）发生反应，引起内皮面不均匀的细胞密度下降；②内皮细胞对后续刺激因素的抵抗能力较低。

多次取样拍摄可保证图像高清晰度，也是提高 CV 值准确性的前提。尤其对于内皮细胞图像中出现不同程度暗区的受检者，增加取样个数可以将 CV 值的标准差控制在 3% 左右[22]。

CV 值的计算公式如下：

$$CV = \frac{SD}{AVG}$$

6）直方图（histogram）：表示细胞面积大小的离散程度。随着年龄的增加，面积较大内皮细胞的出现，会加大直方图中面积大小的离散程度，使直方图向右偏移。通常细胞面积集中于 $200\sim400\mu m^2$。

（2）形状变异值：为六边形细胞的百分数。部分仪器可加算出其可信度指标（reliability index，RI），进一步反映检查的准确性和重复性，其计算原理源于取样个数或取样误差与标准个数，或相对误差的比较[23]。

六边形细胞百分数（percentage of hexagonal cells of the cells marked，HEX）：表示六边形细胞所占的百分比，理想值50%以上。低于40%的HEX值意味着内皮细胞对外界刺激的耐受性较低。某些仪器可以对细胞的边数（cell sidedness）进行更细化的统计，然而，HEX值最为常用。

临床应用时，应该注意HEX值的测量结果的准确性，它有赖于仪器及图像分析方法有较好的重复性[21]。HEX值还受到患者自身状态的影响，如长期吸烟者的HEX值低于不吸烟者[24]。实际应用中，不同仪器对于细胞边数的识别、分析能力存在差异。不同拍摄模式下，六边形细胞百分比的准确性也存在明显差异。

五、非接触式角膜内皮镜的异常影像判读

（一）角膜水肿

角膜水肿患者内皮层图像清晰度往往较低，在出具报告时，应注意向临床医生提示拍摄取样成功与失败的角膜位置，而且特别需要注意避免图像处理软件进行的、误差较大的自动分析。有时可以通过仪器内设定的比量框，对细胞密度进行大致范围估算，如"CD值低于1000/mm²"等。

许多因素可导致角膜水肿，水肿的角膜基质或角膜上皮层对闪光灯光线有散射作用，所以随着水肿程度的加重，内皮层图像逐渐模糊，甚至细胞轮廓不可见（图5-1-3）。通常1级角膜水肿（薄雾样水肿）患者，中央角膜内皮层尚可见，2级或3级角膜水肿患者的中央角膜内皮像通常无法拍摄。

对于局部角膜水肿的患者，不同位置往往水肿程度不一，此时，内皮镜检查前的裂隙灯检查至关重要。首先需了解角膜水肿位置，在做角膜内皮镜检查时，注意引导患者调整眼位，拍摄其轻度水肿或无水肿部位的角膜内皮像，有可能获得可供临床分析的内皮层图像。

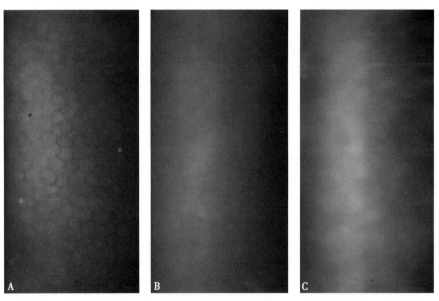

图5-1-3 角膜水肿由轻及重（由左至右）的角膜内皮像
A. 轻；B. 中；C. 重

（二）角膜外伤缝合术后

检查时应尽量避开角膜缝线处的不规则角膜，分别拍摄缝线周边和远离缝线的角膜内皮部位，可相对全面地了解患者内皮细胞丢失情况。

在内皮镜下，角膜伤口及伤口附近内皮 CD 值下降，而且内皮层图像往往因缝线而出现内皮面不平整，在内皮镜上的典型改变为角膜内皮层出现平行的、较宽的、低反光暗区条带，其宽度存在差异（图 5-1-4）。出现暗区的图像往往不能满足最低取样个数的要求，需重复拍摄及取样，或在损伤区周围取样。

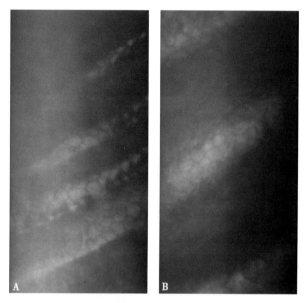

图 5-1-4 角膜外伤缝合术后的角膜内皮像
A. 暗区条带较窄；B. 暗区条带较宽

（三）圆锥角膜

早期的圆锥角膜患者，其内皮细胞不出现显著改变[25]。圆锥角膜患者的多数内皮细胞呈方向性增大，其长轴指向圆锥顶部[26]，但是少数患者角膜内皮细胞会呈明显的多形化，尤其当有较小内皮细胞出现，SD 与 CV 值会显著增高（图 5-1-5）。著者发现这种现象在长期佩戴角膜接触镜的患者中更为常见。

初期与潜伏期的圆锥角膜患者，角膜尚透明，角膜的形态变化不会影响内皮镜的检查；临床期和瘢痕期的患者，由于 Vogt 条纹、角膜变性或瘢痕的出现，往往导致无法成功拍摄取样。有学者发现，基于 Amsler-Krumeich 法的分级，处于 Amsler 4 级的受检者均不可成功拍摄其角膜中央区的内皮层[25]。此时，可尝试以周边角膜内皮的结果作为参考，或建议患者行角膜共聚焦显微镜检查。

在急性圆锥角膜的患者中，可观察到局部出现的、巨大的内皮细胞，甚至为正常细胞面积的数十倍，为内皮和后弹力层破裂后，内皮细胞扩大移行的结果（图 5-1-6）。部分患者因中央角膜薄变，也同样可引起拍摄时难于对焦，自动模式常常无法拍摄，此时，上皮层反光与内皮层反光相距较近，手动模式可适当降低成像时上皮层反光引起的干扰，但清晰度显著劣于中央角膜厚度正常的受检者（图 5-1-7）。临床需要注意的是，角膜厚度下降会减小角膜的放大倍数，引起分析软件对CD值的高估[27, 28]。

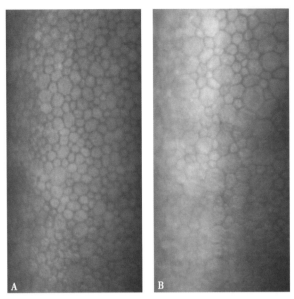

图 5-1-5　圆锥角膜患者细胞多型性的不同程度增加
A. CV=40%；B. CV=50%

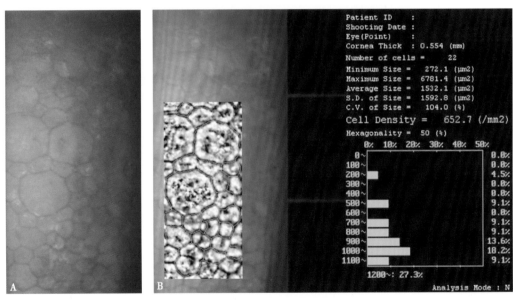

图 5-1-6　急性圆锥角膜时的巨大内皮细胞
A. 原始图像；B. 手动分析结果

（四）硅油填充术后

玻璃体视网膜手术后硅油填充的患者中，有时会出现硅油乳化，此时需要在综合评估后考虑是否将硅油取出，而角膜内皮细胞是重要的评估因素之一。由于硅油会损害角膜内皮，尤其对于眼内硅油存留时间较长（1年以上）以及无晶状体眼的患者，往往乳化硅油会进入前房，对内皮产生直接损害作用。内皮镜影像上的主要表现为CD值明显减少，细胞多形性增加,HEX 值降低[29]。拍摄上方角膜内皮层时,有时会拍摄到黏附于角膜后表面的乳化硅油液滴,或前房内未黏附内皮面液滴的高反光轮廓(图 5-1-8)。若硅油的存留时间较短,CD 值仅出现少量下降,但 CV 值明显升高、HEX 值明显下降[30]。

图 5-1-7　角膜薄的受检者

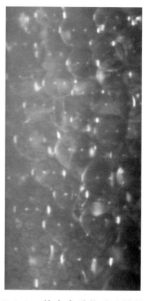

图 5-1-8　前房内乳化硅油的轮廓

　　随着硅油在前房停留时间的延长,可因硅油的毒性作用,而导致角膜内皮的严重损伤,出现内皮细胞的暗区,甚至出现大面积无细胞结构的、影像差异较大的高反光区(图 5-1-9)。值得注意的是,部分患者在硅油填充术后,眼压升高且控制较差时,角膜内皮细胞也同样会因慢性高眼压而出现持续性密度降低和多形性增加。

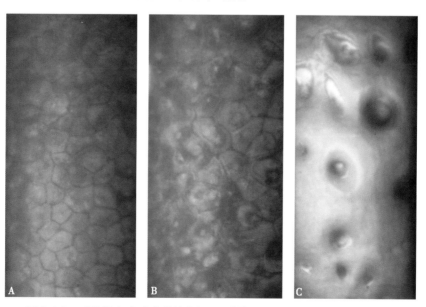

图 5-1-9　硅油填充术后造成的由轻及重(从左到右)的角膜内皮损害作用
A. 轻;B. 中;C. 重

（五）内皮图像暗区

附着在内皮后表面各种类型的 KP，通常不会导致内皮镜成像出现暗区改变，但后弹力层及内皮细胞层的改变往往会在内皮镜影像上产生暗区。在多数前葡萄膜炎的患者中，其内皮细胞间会出现少量圆形的暗区，且常为中央角膜内皮受到炎症影响的结果（图 5-1-10、图 5-1-11）。

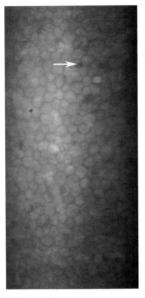 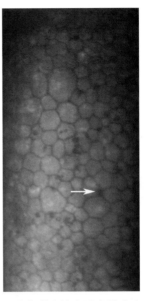

图 5-1-10 反复虹膜炎患者细胞间点状暗区　　图 5-1-11 葡萄膜炎伴有继发性青光眼患者的内皮及细胞间点状暗区

长期使用滴眼液对角膜内皮产生的药物毒性、手术过程中对内皮层的各类损伤，也会导致内皮层细胞间和（或）细胞表面的暗区（图 5-1-12）。此时通过拍摄周边多点的角膜内皮像，可以辅助鉴别 Fuchs 角膜内皮营养不良（Fuchs' endothelial dystrophy，FED）。选择性激光小梁成形术的患者，部分术后会出现一过性的内皮层暗区改变，严重程度与术前内皮状态有关，但此类暗区多数在 1 个月后消失[31]。

临床上，散发性内皮暗区的原因有多种，常见的有原发性角膜小滴（图 5-1-13），其流行病学研究[32]发现，11% 的老年女性和 7% 的老年男性会出现原发性角膜小滴，且与年龄相关，中老年人群易出现。既往有眼前节炎症的患者，其角膜内皮影像中也可有暗区出现，称之为继发性角膜小滴。另外，长期吸烟的老年人[32]、角膜较薄的患者[33]角膜小滴出现的风险提高。角膜内皮镜不易从影像学上区别角膜小滴与假性角膜小滴。

暗区的出现，会导致图像处理时因细胞边界识别困难，产生分析误差，此时需重复拍摄并避免在暗区位置取样，必要时可加拍近周边角膜内皮。当出现暗区时，应在报告中提示临床医生暗区的位置与大致数量，若暗区数量多至影响了取样最低限则应重复检查。

（六）Fuchs 角膜内皮营养不良

Fuchs 角膜内皮营养不良（Fuchs' endothelial dystrophy，FED）的临床进程缓慢，角膜小滴（或滴状赘疣）是角膜内皮检查时需要重点观察的影像学特征。滴状赘疣常先出现于中央角膜内皮层,逐渐会出现在周边角膜内皮,部分出现融合趋势,受累程度不一。

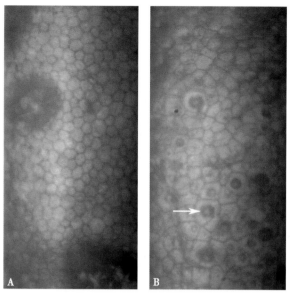

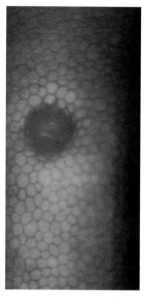

图 5-1-12 白内障术后患者细胞间(A)、细胞表面(B)暗区

图 5-1-13 散发的角膜小滴

　　角膜内皮镜检查对 FED 具有一定的诊断价值,尤其是病程处于中后期的患者。角膜内皮镜影像中,FED 表现为角膜内皮层的内皮细胞表面和(或)细胞间出现大小不一、数量不等、类圆形的低反光暗区,内皮细胞形态与边界有时因赘疣而不可见。部分暗区上可见点状的高反光和(或)片状的中等程度反光,部分出现融合。多数患者中央及旁中央位置的小滴数量、图像上暗区面积会明显多于周边位置。这一点可通过图像处理软件进一步定量分析进行验证[34]。赘疣融合后,在内皮拍摄范围内可见整片融合暗区,其他细胞结构均消失(图 5-1-14)。由于周边与中央角膜内皮的受累程度往往不一致,出现整片融合暗区时应加拍周边多点角膜内皮像,以呈现上述典型的 FED 暗区特点。

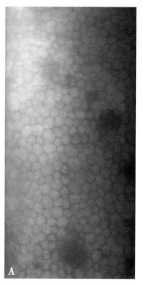

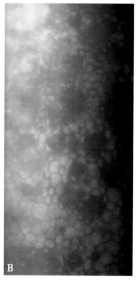

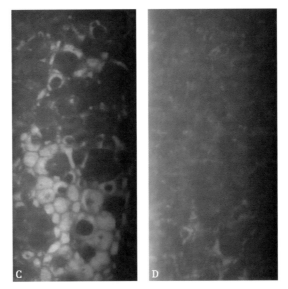

图 5-1-14 从 A 至 D,显示不同程度内皮层暗区改变的 Fuchs 角膜内皮营养不良

对于角膜小滴极少的早期病例,赘疣往往仅出现在中央角膜内皮层,表现为面积较小的类圆形低反光暗区,周边内皮层可无明显异常,应结合临床体征进行诊断[35]。另外,需要注意的是,由于各种继发性内皮损伤也会出现类似的暗区改变,故当角膜小滴极少时,影像学诊断应慎重。

（七）内皮层上皮样细胞

随着对虹膜角膜内皮综合征(iridocorneal endothelial syndrome,ICE 综合征)的认识不断深入,角膜内皮镜在此类少见的原发性角膜内皮病变的影像学诊断价值受到关注。ICE综合征在角膜内皮镜上的典型改变为:

1. 角膜内皮可见大量黑白影像反转的,呈上皮样改变的内皮细胞,即呈现出角膜上皮细胞的反光状态,细胞周边高反光而中央为低反光暗区,又称为"底片"样改变(图 5-1-15)(多为单眼,极少数患者为双眼改变)。

2. 部分暗区中出现片状或弥漫样中等程度反光,有时仍可见正常呈低反光的细胞边界(图 5-1-15)。

有时可见正常内皮细胞与上皮样改变内皮细胞的界限(图 5-1-16)。此种异常内皮细胞的数量、大小、出现位置、分布方式等,均存在显著的个体差异,故有学者据此将其分成四型,包括 disseminated ICE、total ICE、subtotal ICE plus 和 subtotal ICE minus[36]。不同 ICE 综合征的内皮影像类型,也与疾病发展的不同时期有关[37]。

虽然很多学者倾向将此类上皮样改变的内皮细胞称作 ICE 内皮细胞,但是上皮样改变还可以出现在多种情况,如在部分后部多形性角膜营养不良(posterior polymorphous corneal dystrophy,PPCD)的受检者中,其角膜内皮层也可发现上皮样改变的内皮细胞,组织病理学研究证实了此种异常细胞的上皮样特征[38]。尤其当 PPCD 患者一侧眼角膜病变程度较轻时,此时易与无明显虹膜异常的 ICE 综合征相混淆。

临床上,PPCD 患者内皮像影像特征常为:形状各异的囊泡状、带状,以及片状暗区;囊泡样暗区为其最典型改变,但内皮镜图像上并不常见,片状及带状暗区多见(图 5-1-17);暗区大小、形态、分布等存在明显个体间差异。暗区形成是后弹力层的异常增厚且不规则突起所致[39]，引起内皮层拍摄时被遮挡与离焦（PPCD 的临床特征详见第二篇疾病篇）。

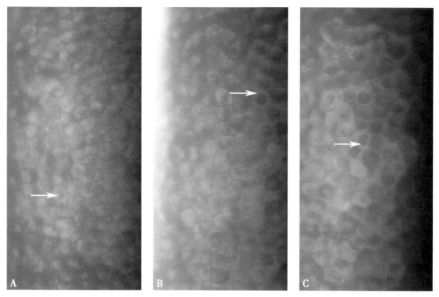

图 5-1-15　ICE 综合征患者的内皮影像（由 A 到 C，可见"底片"样改变的细胞数量逐渐增多）

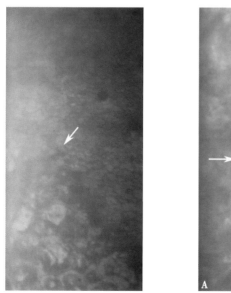

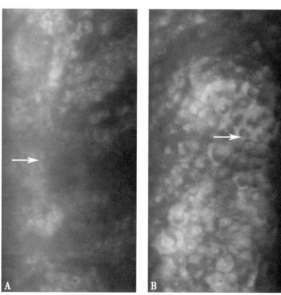

图 5-1-16　ICE 综合征患者的内皮影像　　图 5-1-17　PPCD 患者内皮像出现带状与片状暗区（A）、（异常与正常内皮细胞的界限）出现暗区及"底片"样细胞（B）

　　此外，继发性内皮改变时也可偶见此种上皮样内皮细胞，如多次手术患者的异常细胞影像，此时常伴随细胞密度和变异程度的改变（图 5-1-18）。

　　除了典型 ICE 综合征以外，不少临床诊断为 ICE 综合征的患者，角膜内皮镜上仅可在部分位置观察到内皮细胞及其边界的异常，甚至仅可见到一处或几处上皮样改变，此时角膜内皮检查给出的诊断应该慎重,需结合其他临床表现进行综合判断。

(八)青光眼

在角膜内皮损伤的多种继发因素中,各种类型的青光眼是最常见的因素之一。虽然角膜内皮细胞对于慢性眼压升高有一定的耐受能力,但持续性高眼压可导致角膜内皮细胞受损,其中又以急性眼压升高的损害最为显著(图 5-1-19)。中长期随访发现,青光眼患者的角膜内皮往往出现不同程度的 CD 值下降、变异程度增加、内皮细胞表面或细胞间发现大小不等的暗区改变(图 5-1-20),这些改变也与青光眼手术及滴眼液防腐剂的长期影响有关。

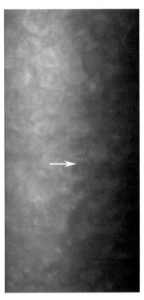

图 5-1-18　多次手术患者内皮像上的"底片"样改变的细胞

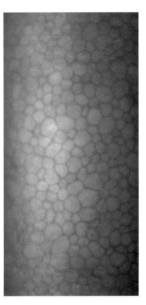

图 5-1-19　急性 PACG 患者急性眼压升高 24 小时后内皮像(CD 值下降,CV 及 SD 值升高)

青光眼患者 CD 值的高低,与眼压控制的优劣有一定关系。虽然有研究发现,对长期使用降眼压药物的患者,在 6 年随访期间并未发现内皮细胞的参数出现任何改变[40],但是无手术史及接触镜佩戴史的青光眼患者,其 CD 值也会低于正常人[41]。青光眼手术前检查内皮层,其 CD 值等参数对评估术后角膜并发症的发生有一定的参考意义。

在不同类型的原发性闭角型青光眼(primary angle-closure glaucoma,PACG)中,急性PACG 与慢性 PACG 分别引起 35.1% 和 9.4% 的内皮细胞丢失[42]。对于急性 PACG,发作持续时间长于 72 小时组比短于 72 小时组的 CD 值明显下降[42],发作持续时长与 CD 值大小呈负相关[43]。

滤过手术后局部使用的抗增殖药物,如 5- 氟尿嘧啶和丝裂霉素 C,会引起内皮细胞的损伤,主要表现为 CD 值下降[44]。患有剥脱综合征的患者,若同时伴有继发青光眼,其 CD 值下降程度会增加,大小及形态变异程度也会增加[41,45]。值得临床医生注意的是,此类患者行白内障超声乳化手术后,内皮细胞会明显丢失[46]。另外,在 PACG 患者中,激光虹膜切除术会加重内皮细胞损伤[47,48]。

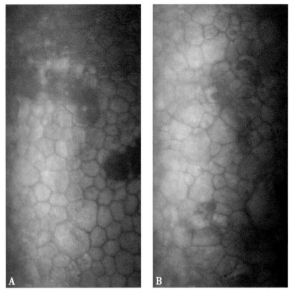

图 5-1-20　10 年青光眼病史患者眼压控制佳（A）及控制差（B）下的内皮像

（九）角膜内皮炎

　　角膜内皮炎常伴有不同程度的角膜水肿，部分患者角膜内皮层图像模糊不清，细胞结构及边界不易识别，甚至部分患者无法进行内皮检查。

　　内皮炎的内皮镜影像的主要改变为：早期或发病较轻患者可能仅仅表现为细胞大小及形状的变异，细胞形态尚可；部分患者内皮细胞表面出现暗区，影响检查参数的可信性[49]。

　　复发、病程较长的患者，除细胞变异程度增加外，多数患者内皮细胞表面会出现暗区，CD 值不同程度的下降，甚至低于极限值（图 5-1-21）。

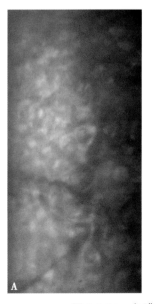

图 5-1-21　角膜内皮炎患者内皮像

A. 细胞轮廓欠清晰，细胞上见暗区；B. 水肿加重，内皮细胞轮廓无法识别

（十）角膜接触镜

长期佩戴角膜接触镜，可引起角膜慢性缺氧和代谢改变，如乳酸等毒性物质聚集，进而造成角膜内皮细胞损伤。角膜内皮镜的影像改变为：内皮细胞多形性增加，以及 HEX 值降低，但 CD 值多不受影响（图 5-1-22）。即便是透氧性较好的硅水凝胶材质，长期佩戴也会轻微增加内皮细胞大小及形状的变异[50]。若患者同时存在全身疾病，如 2 型糖尿病，内皮细胞变异更明显[51]，此时更需要定期随诊角膜内皮的情况。

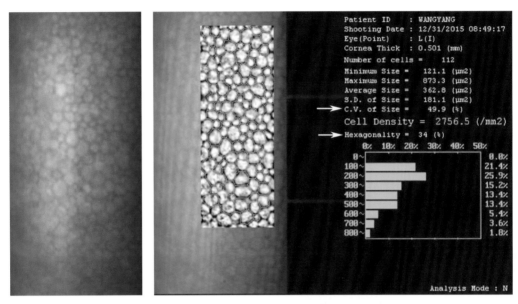

图 5-1-22　5 年软性角膜接触镜佩戴者内皮像

（十一）角膜白斑

在部分角膜薄翳的患者中，内皮镜可以测量其中央角膜厚度，但是角膜内皮像的清晰度明显下降，有些患者的内皮细胞形态尚可勉强观察到，但无法通过软件自动识别细胞边界（图 5-1-23）。此时，可以通过仪器内设定的比量框，大致提供 CD 值范围以供参考。但当中央角膜屈光介质混浊到完全阻碍成像时，可拍摄白斑区周边角膜透明区的内皮图像并对其计数，作为内皮细胞储备量的参考，以指导术式选择。

（十二）手术因素相关内皮改变

多种内眼手术均会对角膜内皮细胞产生影响，因此手术后随访观察内皮状态，对及时发现与处理相关并发症有参考价值。特别是多次手术的高龄患者，其角膜内皮 CD 值、HEX 值在术后均会显著降低，其大小变异的程度也会增加。因此白内障手术或角膜移植手术的患者，其术前及术后应常规进行角膜内皮检查。

快速角膜交联术，由于照射能量的提高，术后 1 周及 1 个月内患者角膜内皮细胞各参数会出现一过性改变，6 个月后与术前结果相近[52]。视网膜脱离手术与角膜内皮移植手术结束时前房内会注入消毒空气或六氟化硫气体（sulfur hexafluoride，SF_6），动物实验结果发现，SF6 注入组会出现明显的 CD 值下降[53]。

手术的角膜切口会对内皮细胞带来直接损伤，角膜切口区域内皮 CD 值会明显低于中央角膜区，但是其余定量参数通常无明显差异（图 5-1-24）。有研究表明，3 个月随访期内，角膜切口与巩膜切口的白内障超生乳化术后，角膜内皮 CD 值均出现下降，但两者的差异无统计学意义[54]。

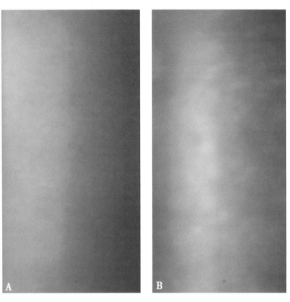

图 5-1-23　角膜白斑时细胞轮廓尚可见（A）及细胞轮廓不可见（B）

（十三）角膜内皮细胞功能失代偿

在原发性或继发性因素的影响下，当角膜内皮细胞泵功能及屏障功能不足以维持角膜相对脱水状态时，角膜就会发生水肿，当严重水肿时，会引起大范围的角膜上皮水泡形成。通常认为，当 CD 值低于 $500\sim800/\mu m^2$ 时，会出现角膜内皮失代偿。

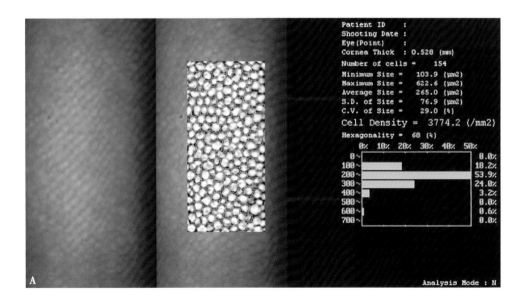

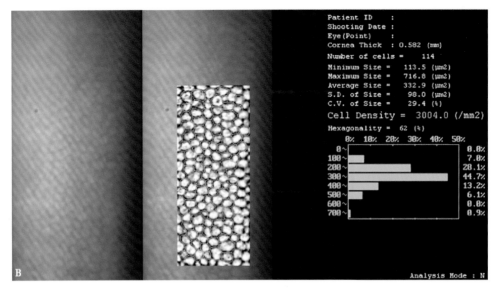

图 5-1-24　白内障手术后中央角膜(A)、鼻侧近角膜切口处(B)内皮像

角膜失代偿在角膜内皮镜上的影像学改变为：角膜内皮 CD 值明显降低；细胞边界模糊，甚至无法识别，细胞表面及细胞间出现暗区，部分暗区中央会出现不规则的片状高反光；HEX 值显著下降，SD 及 CV 值显著升高(图 5-1-25)。此时，由于取样个数常低于 20，计算值及实测值的变异程度均较大，全自动或半自动的分析会进一步增加测量误差，故推荐采用手动模式对内皮图像进行分析，但数据均仅供参考。

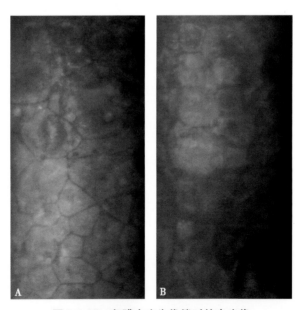

图 5-1-25　角膜内皮失代偿时的内皮像
A. CD 值极低，内皮面相对平整，内皮细胞轮廓尚清晰，细胞表面
出现暗区；B. CD 值极低，内皮面不平整，细胞轮廓不清，暗区出现

（十四）角膜后沉着物（keratic precipitates，KP）对内皮镜影像的影响

用角膜内皮镜进行观察时，当角膜后表面 KP 较多时，会在内皮像上形成不规则或弯曲条状的高反光断裂条纹（图5-1-26）。理论上 KP 不足以对角膜内皮层的成像产生影响，但会降低图像分析时定量参数的准确性。

（十五）全身疾病及用药后的内皮改变

2 型糖尿病患者的 CD 值低于常人[55]，其原因与高血糖对内皮泵功能的影响有关[56]。但对于其他变异相关指标是否变化的问题，学者之间观点不一[55, 57]。糖尿病及其眼部并发症，均会增加眼部手术对角膜内皮损伤的程度，因此糖尿病患者术前及术后的角膜内皮观察，应作为常规检查项目[58, 59]。

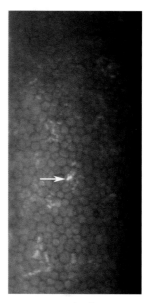

图 5-1-26　角膜后 KP 在内皮镜上的影像

镰状细胞贫血的患者，其 CD 值低于正常人，变异程度高于正常人[60]。着色性干皮病患者，其 CD 值下降，CV 值增大[61]。神经退行性疾病中，CD 值明显下降，而且内皮密度是齿状核红核苍白球路易体萎缩症（Dentatorubral-pallidoluysian atrophy，DRPLA）的临床诊断指标之一[62]。慢性阻塞性肺疾病可降低角膜功能储备并增加内眼手术时内皮损伤风险[63]。

沙利度胺除了对眼部的一系列致畸作用外，有报道发现其可能引起内皮异常[64]。金刚烷胺的长期应用，同样会造成角膜内皮细胞异常，CD 值下降，并伴有变异性增加[65]。

（张　阳　孙旭光）

参 考 文 献

1. Vogt A. Die Sichtbarkeit des lebenden Hornhautendothels：Ein Beitrag Zur Methodik der Spaltlampenmikroscopie. Albrecht Von Graefes Archiv für Klinische und Experimentelle Ophthalmologie，1920，101（2）：123-144.

2. Maurice DM. Cellular membrane activity in the corneal endothelium of the intact eye. Experientia，1968，24（11）：1094-1095.

3. Laing RA，Sandstrom MM，Leibowitz HM. Clinical specular microscopy. I. Optical principles. Arch Ophthalmol，1979，97（9）：1714-1719.

4. Brown N. Macrophotography of the anterior segment of the eye. Br J Ophthalmol，1970，54（10）：697-701.

5. Laing RA，Sandstrom MM，Leibowitz HM. In vivo photomicrography of the corneal endothelium. Arch Ophthalmol，1975，93（2）：143-145.

6. Bourne WM，Kaufman HE. Specular microscopy of human corneal endothelium in vivo. Am J Ophthalmol，1976，81（3）：319-323.

7. Laing RA，Sanstrom MM，Berrospi AR，et al. Changes in the corneal endothelium as a function of age. Exp Eye Res，1976，22（6）：587-594.

8. Koester CJ. Scanning slit microscope for optical sectioning. Journal of the Optical Society of America

（1917-1983），1978，68（1）：1382.

9. Bigar F，Thaer, A. A.. Wide-field observation and photomicrography of the human corneal endothelium. Invest Ophthalmol Vis Sci，1978，17（1）：118.

10. Price NC，Cheng H. Contact and noncontact specular microscopy. Br J Ophthalmol，1981，65（8）：568-574.

11. Gasser L，Daniel M，Reinhard T，et al. Long-term tracking of the central corneal endothelial mosaic. PLoS One，2014，9（3）：e88603.

12. Böhringer D，Reinhard T. Morphological comparison of specular microscopy images may be a more robust indicator for endothelial stability than cell density estimations. Cornea，2013，32（3）：376-377.

13. Yunliang S，Yuqiang H，Ying-Peng L，et al. Corneal endothelial cell density and morphology in healthy Chinese eyes. Cornea，2007，26（2）：130-132.

14. Roszkowska AM，Colosi P，D'Angelo P，et al. Age-related modifications of the corneal endothelium in adults. Int Ophthalmol，2004，25（3）：163-166.

15. Böhringer D，Lang S，Reinhard T. Cell-by-cell alignment of repeated specular microscopy images from the same eye. PLoS One，2013，8（3）：e59261.

16. Modis L，Jr.，Szalai E，Nemeth G，et al. Evaluation of a recently developed noncontact specular microscope in comparison with conventional pachymetry devices. Eur J Ophthalmol，2010，20（5）：831-838.

17. Al Farhan HM，Al Otaibi WM，Al Razqan HM，et al. Assessment of central corneal thickness and corneal endothelial morphology using ultrasound pachymetry，non-contact specular microscopy，and Confoscan 4 confocal microscopy. BMC Ophthalmol，2013，13（1）：73.

18. Doughty MJ，Muller A，Zaman ML. Assessment of the reliability of human corneal endothelial cell-density estimates using a noncontact specular microscope. Cornea，2000，19（2）：148-158.

19. Inaba M，Matsuda M，Shiozaki Y，et al. Regional specular microscopy of endothelial cell loss after intracapsular cataract extraction：a preliminary report. Acta Ophthalmol（Copenh），1985，63（2）：232-235.

20. Doughty MJ. Could the coefficient of variation（COV）of the corneal endothelium be overestimated when a centre-dot method is used?. Clin Exp Optom，2008，91（1）：103-110.

21. Cheung SW，Cho P. Endothelial cells analysis with the TOPCON specular microscope SP-2000P and IMAGEnet system. Curr Eye Res，2000，21（4）：788-798.

22. Doughty MJ，Jonuscheit S，Button NF. Assessment of the reliability of endothelial cell-density estimates in the presence of pseudoguttata. Graefes Arch Clin Exp Ophthalmol，2012，250（1）：111-121.

23. Abib FC，Costa AA，Haddad CP，et al. The sampling error from specular microscopy examinations and their reliability indexes. Cornea，2013，32（3）：377-378.

24. Sayin N，Kara N，Pekel G，et al. Effects of chronic smoking on central corneal thickness，endothelial cell，and dry eye parameters. Cutan Ocul Toxicol，2014，33（3）：201-205.

25. El-Agha MS，El Sayed YM，Harhara RM，et al. Correlation of corneal endothelial changes with different stages of keratoconus. Cornea，2014，33（7）：707-711.

26. Efron N，Hollingsworth JG. New perspectives on keratoconus as revealed by corneal confocal microscopy. Clin Exp Optom，2008，91（1）：34-55.

27. Muller A. The effects of corneal parameters on the assessment of endothelial cell density in the elderly eye.

British Journal of Ophthalmology，2004，88（3）：325-330.

28. Isager P，Hjortdal JO，Ehlers N. Magnification changes in specular microscopy after corneal refractive surgery. Acta Ophthalmol Scand，1999，77（4）：391-393.

29. Boscia F，Cardascia N，Sborgia L，et al. Evaluation of corneal damage by combined phacoemulsification and passive efflux of silicone oil in vitrectomized eyes. J Cataract Refract Surg，2003，29（6）：1120-1126.

30. Farrahi F，Feghhi M，Ostadian F，et al. Pars plana vitrectomy and silicone oil injection in phakic and pseudophakic eyes：corneal endothelial changes. J Ophthalmic Vis Res，2014，9（3）：310-313.

31. Ong K，Ong L，Ong LB. Corneal endothelial abnormalities after selective laser trabeculoplasty（SLT）. J Glaucoma，2015，24（4）：286-290.

32. Zoega GM，Fujisawa A，Sasaki H，et al. Prevalence and risk factors for cornea guttata in the Reykjavik Eye Study. Ophthalmology，2006，113（4）：565-569.

33. Higa A，Sakai H，Sawaguchi S，et al. Prevalence of and risk factors for cornea guttata in a population-based study in a southwestern island of Japan：the Kumejima study. Arch Ophthalmol，2011，129（3）：332-336.

34. Fujimoto H，Maeda N，Soma T，et al. Quantitative regional differences in corneal endothelial abnormalities in the central and peripheral zones in Fuchs' endothelial corneal dystrophy. Invest Ophthalmol Vis Sci，2014，55（8）：5090-5098.

35. Hara M，Morishige N，Chikama T，et al. Comparison of confocal biomicroscopy and noncontact specular microscopy for evaluation of the corneal endothelium. Cornea，2003，22（6）：512-515.

36. Laganowski HC，Sherrard ES，Muir MG，et al. Distinguishing features of the iridocorneal endothelial syndrome and posterior polymorphous dystrophy：value of endothelial specular microscopy. Br J Ophthalmol，1991，75（4）：212-216.

37. Sherrard ES，Frangoulis MA，Muir MG，et al. The posterior surface of the cornea in the irido-corneal endothelial syndrome：a specular microscopical study. Trans Ophthalmol Soc U K，1985，104（7）：766-774.

38. Jirsova K，Merjava S，Martincova R，et al. Immunohistochemical characterization of cytokeratins in the abnormal corneal endothelium of posterior polymorphous corneal dystrophy patients. Exp Eye Res，2007，84（4）：680-686.

39. Liskova P，Palos M，Hardcastle AJ，et al. Further genetic and clinical insights of posterior polymorphous corneal dystrophy 3. JAMA Ophthalmol，2013，131（10）：1296-1303.

40. Baratz KH，Nau CB，Winter EJ，et al. Effects of glaucoma medications on corneal endothelium，keratocytes，and subbasal nerves among participants in the ocular hypertension treatment study. Cornea，2006，25（9）：1046-1052.

41. Novak-Stroligo M，Alpeza-Dunato Z，Kovacević D，et al. Specular microscopy in glaucoma patients. Coll Antropol，2010，34（Suppl 2）：209-210.

42. Sihota R，Lakshmaiah NC，Titiyal JS，et al. Corneal endothelial status in the subtypes of primary angle closure glaucoma. Clin Experiment Ophthalmol，2003，31（6）：492-495.

43. Chen MJ，Liu CJ，Cheng CY，et al. Corneal status in primary angle-closure glaucoma with a history of acute attack. J Glaucoma，2012，21（1）：12-16.

44. Dreyer EB，Chaturvedi N，Zurakowski D. Effect of mitomycin C and fluorouracil-supplemented trabeculectomies on the anterior segment. Arch Ophthalmol，1995，113（5）：578-580.

45. de Juan-Marcos L，Cabrillo-Estévez L，Escudero-Dominguez FA，et al. ［Morphometric changes of corneal endothelial cells in pseudoexfoliation syndrome and pseudoexfoliation glaucoma］. Arch Soc Esp Oftalmol，2013，88（11）：439-444.

46. Kaljurand K，Teesalu P. Exfoliation syndrome as a risk factor for corneal endothelial cell loss in cataract surgery. Ann Ophthalmol（Skokie），2007，39（4）：327-333.

47. Kumar RS，Baskaran M，Friedman DS，et al. Effect of prophylactic laser iridotomy on corneal endothelial cell density over 3 years in primary angle closure suspects. Br J Ophthalmol，2013，97（3）：258-261.

48. Kashiwagi K，Tsukahara S. Examination and treatment of patients with angle-closure glaucoma in Japan：results of a nationwide survey. Jpn J Ophthalmol，2004，48（2）：133-140.

49. Singh K，Sodhi PK. Mumps-induced corneal endotheliitis. Cornea，2004，23（4）：400-402.

50. Doughty MJ，Aakre BM，Ystenaes AE，et al. Short-term adaptation of the human corneal endothelium to continuous wear of silicone hydrogel（lotrafilcon A）contact lenses after daily hydrogel lens wear. Optom Vis Sci，2005，82（6）：473-480.

51. Leem HS，Lee KJ，Shin KC. Central corneal thickness and corneal endothelial cell changes caused by contact lens use in diabetic patients. Yonsei Med J，2011，52（2）：322-325.

52. Cingü AK，Sogutlu-Sari E，Cınar Y，et al. Transient corneal endothelial changes following accelerated collagen cross-linking for the treatment of progressive keratoconus. Cutaneous & Ocular Toxicology，2014，33（2）：127-131.

53. Landry H，Aminian A，Hoffart L，et al. Corneal endothelial toxicity of air and SF6. Investigative Ophthalmology & Visual Science，2011，52（5）：2279.

54. Michaeli A，Rootman DS，Slomovic AR. ［Corneal changes after phacoemulsification with a corneal versus a scleral tunnel incision］. Harefuah，2006，145（3）：191-193，246.

55. Sudhir RR，Raman R，Sharma T. Changes in the corneal endothelial cell density and morphology in patients with type 2 diabetes mellitus：a population-based study，Sankara Nethralaya Diabetic Retinopathy and Molecular Genetics Study（SN-DREAMS，Report 23）. Cornea，2012，31（10）：1119.

56. Whikehart DR，Montgomery B，Angelos P，et al. Alteration of ATPase activity and duplex DNA in corneal cells grown in high glucose media. Cornea，1993，12（4）：295-298.

57. Lee JS，Oum BS，Choi HY，et al. Differences in corneal thickness and corneal endothelium related to duration in Diabetes. Eye，2006，20（3）：315-318.

58. Choo M，Prakash K，Samsudin A，et al. Corneal changes in type II diabetes mellitus in Malaysia. International Journal of Ophthalmology，2010，3（3）：234-236.

59. Cunliffe IA，Flanagan DW，George ND，et al. Extracapsular cataract surgery with lens implantation in diabetics with and without proliferative retinopathy. British Journal of Ophthalmology，1991，75（1）：9-12.

60. Coskun M，Ilhan O，Ilhan N，et al. Changes in the cornea related to sickle cell disease：a pilot investigation. Eur J Ophthalmol，2015，25（6）：463-467.

61. Mohamed A，Peguda R，Ramappa M，et al. Corneal endothelium in xeroderma pigmentosum：clinical

specular microscopy study. Br J Ophthalmol, 2016, 100（6）: 750.

62. Jung DS, Lee JH, Lee JE, et al. Corneal endothelial changes as a clinical diagnostic indicator of dentatorubropallidoluysian atrophy. Cornea, 2004, 23（2）: 210.

63. Soler N, Romero-Aroca P, Gris O, et al. Corneal endothelial changes in patients with chronic obstructive pulmonary disease and corneal vulnerability to cataract surgery. Journal of Cataract & Refractive Surgery, 2015, 41（2）: 313-319.

64. Srinivasan S, Perez-Gomez I, O'Donnell C, et al. Corneal endothelial abnormalities associated with thalidomide toxicity. Cornea, 2005, 24（1）: 103-105.

65. Esquenazi S. Bilateral Reversible Corneal Edema Associated With Amantadine Use. Journal of Ocular Pharmacology & Therapeutics the Official Journal of the Association for Ocular Pharmacology & Therapeutics, 2009, 25（6）: 567-570.

第二节　角膜激光共聚焦显微镜检查

一、概述

1940 年瑞士伯尔尼眼科医生 Hans Goldmann 将裂隙灯系统用于眼科检查[1]，此后，许多学者认为眼科裂隙灯系统是第一个共聚焦光学系统的应用[2]。1951 年 Hiroto Naora 详细描述了共聚焦光学系统的原理[3]。1955 年 Marvin Minsky 发明了第一台共聚焦显微镜，用以观察细微的组织结构，1957 年 Marvin Minsky 为此仪器申请了专利[4]。

1969 年和 1971 年，耶鲁大学的 M.David Egger 与 Paul Davidovits 发表了两篇文章第一次描述了激光共聚焦显微镜[5, 6]。1974 年，Maurice 首次将共聚焦光学理论应用于眼科领域，发明了角膜内皮镜原型[7]。随后 Bourne 和 Kaufman 加装频闪光源来提高角膜内皮镜的图像质量[8]。

1994 年，Master 和 Thaer 报道了可用于对活体角膜观察的非接触性角膜共聚焦显微镜[9]。Guthoff 及其研究小组，在眼底激光扫描共聚焦显微镜的基础上，研发了世界上第一台活体角膜激光共聚焦显微镜，图像分辨率明显提高，并可以清晰观察角膜内皮组织。

随着技术的进步，荧光染色及非接触活体角膜激光共聚焦显微镜的出现，为广大临床医生提供了解活体角膜生理及病理生理的新方法。

二、成像原理

激光光源系统发出的单波长激光光束，聚集通过扫描裂隙系统的左裂隙孔，进入光学镜片系统，光束通过镜片系统左部，聚集在角膜组织内的某一焦平面；从焦平面反射的光束，通过光学镜片系统右部聚焦后，再通过扫描裂隙系统的右裂隙孔，最后光束被数字图像采集器采集，并输送到计算机系统进行处理分析，显示角膜焦平面图像（图 5-2-1）。

只有在扫描裂隙系统的左右裂隙孔共同聚焦的光束才能被数字图像采集器采集，而其他非共同聚焦的光束均被阻隔，因此明显提高了焦平面图像的分辨率，使得激光扫描共聚焦显微镜的理论分辨率可达 1μm，平均放大率达到 800 倍，而且通过一次扫描，可获得 400μm×400μm 面积范围的清晰图像。

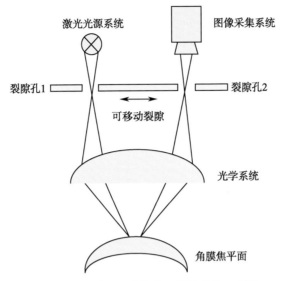

图 5-2-1　角膜激光共聚焦显微镜结构示意图

三、角膜激光共聚焦显微镜检查方法

1. 检查前准备

（1）在检查前向受检者说明检查时的注意事项，取得患者的充分理解和配合。

（2）在被检者的结膜囊点表面麻醉 2 次，开睑器开睑（或可选）。

（3）将眼用凝胶涂于角膜显微镜表面，无空隙或气泡，盖上无菌角膜接触帽。

2. 患者位置

将下颌及额部固定于托架上，嘱其注视固视灯，调整激光扫描摄像头位置，使激光光束位于角膜病变区。

3. 检查操作

（1）向前缓慢推进探头，至接触帽距患者角膜 5-10mm 时，微调摄像头位置，使角膜帽中央对准角膜病灶区的激光束反射光点，再缓慢推进探头，使接触帽与角膜轻微接触。

（2）设定两者接触的焦平面为 0，拧动激光扫描摄像头调节环改变焦平面，获得不同深度角膜图像。

（3）选择适当的图像采集模式，采集照片并保存图像，填写患者一般资料并存档。

4. 注意事项

（1）为获得清晰图像，可通过移动注视灯调整患者眼位，使观察区域角膜激光束反射点始终位于所要观察的角膜病变部位的最前端，检查中应随时调整校正。

（2）检查过程中，嘱患者另一眼跟随注视灯移动，通过不断调整注视灯位置，观察角膜同一层面不同部位的病变。

（3）校正和调节眼位或观察部位时，应先将激光扫描探头从角膜表面移开，校准后再次前移接触角膜，避免损伤角膜。

（4）每次检查完毕要用 75% 酒精对镜头表面进行擦拭消毒或者更换一次性无菌帽，使用后的开睑器也必须用 75% 酒精擦拭消毒，高温高压消毒。

四、正常角膜内皮及后弹力层图像

(一)正常人角膜内皮细胞图像

角膜激光共聚焦显微镜下,角膜内皮由规则的六边形细胞组成,厚度为 4-6μm,内皮细胞在维持角膜正常功能上具有极为重要的作用。角膜内皮细胞在角膜激光共聚焦显微镜下通常细胞核不可见,细胞边界比细胞质反光强,与角膜内皮镜检查时的细胞形态相同,所以在图像上可见深色的细胞边界位于明亮的细胞质周围(图 5-2-2,图 5-2-3)。内皮细胞密度可通过计数获得。

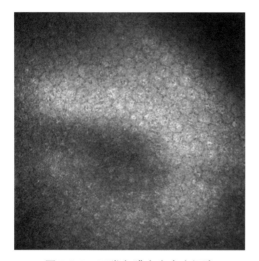

图 5-2-2　正常角膜中央内皮细胞

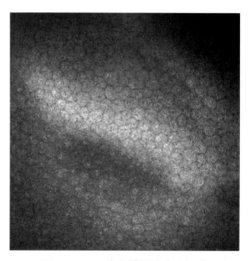

图 5-2-3　正常角膜周边内皮细胞

国外的角膜激光共聚焦显微镜研究表明,中央角膜内皮细胞平均密度为(2870±253)个 /mm²,周边角膜内皮细胞平均密度为(2892±254)个 /mm²;正常人角膜内皮中央区域内六角形细胞占所有细胞的平均比例为 60%±8%,周边区域内六角形细胞平均比例为 58%±7%[10]。

我国的共聚焦显微镜研究发现,正常人中央角膜内皮细胞平均密度为(2879±402)个 /mm²,周边角膜内皮细胞平均密度为(2914±417)个 /mm²,两者比较无统计学差异[11]。

内皮细胞的密度会随年龄增长发生变化(表 5-2-1)。

表 5-2-1　角膜内皮细胞平均密度随年龄的变化

年龄	中央角膜内皮细胞密度 (个 /mm²)	周边角膜内皮细胞密度 (个 /mm²)
0～19 岁	3145±383	3155±373
20～39 岁	2986±314	3039±360
40～59 岁	2730±398	2756±404
60～79 岁	2634±326	2685±176

随着年龄的增长,中央部和周边部角膜内皮细胞密度均出现明显的下降趋势,但是各年龄组的中央和周边角膜内皮细胞密度之间均无显著差异[11]。

我国正常人角膜内皮中央区域内六角形细胞占所有细胞的平均比例为 49.7%±11.2%，周边区域内六角形细胞平均比例为 46.1%±11.3%，两者比较有统计学差异[11]。其也会随年龄增长发生变化（表 5-2-2）。

表 5-2-2　角膜内皮六角形细胞平均比例随年龄变化

年龄	中央六角形细胞比例	周边六角形细胞比例
0～19 岁	59.2%±7.8%	58.2%±12.8%
20～39 岁	49.5%±12.9%	43.9%±9.2%
40～59 岁	46.8%±7.6%	42.7%±7.7%
60～79 岁	46.4%±11.9%	44.1%±10.7%

随着年龄增长，中央区域和周边区域内六角形细胞占角膜内皮细胞比例均呈显著下降趋势，而各年龄组的中央和周边角膜内皮细胞的六角形细胞比例均无显著统计学差异[11]。Niederer 等[12]采用角膜激光共聚焦显微镜研究内皮细胞随年龄的变化规律，发现内皮细胞密度每年降低率为 0.5%。

角膜内皮镜与角膜激光共聚焦显微镜均可以进行内皮细胞密度计数，但是角膜激光共聚焦显微镜的计数结果要高于内皮镜的计数结果[13]，最新的研究发现，角膜激光共聚焦显微镜角膜内皮细胞图像，如果测量框的面积小于一个扫描图像面积的 25%，则测量的角膜内皮密度明显高于实际情况，出现明显误差，因此要求在使用角膜激光共聚焦显微镜内皮图像测量时，要保持测量框的面积大于 25% 图像范围，且应保持测量范围的前后一致性[14]。

随着软件技术的进步，许多测量计算软件可用于测量角膜激光共聚焦显微镜图像，内皮细胞密度测量从之前的手动测量发展为现在的全自动测量[15]，测量误差越来越小，测量效率越来越高。目前的主要测量软件包括：

（1）NAVIS（Nidek Advanced Vision Information System，Nidek Technologies，Fremont，CA）：可进行细胞计数、年龄相关内皮密度范围计算、平均细胞面积计算、变异系数计算和六边形细胞比例计算；

（2）Rostock Corneal Module proprietary 软件（Heidelberg Engineering，GmBH，Germany）：主要进行手动内皮细胞密度测量；

（3）KSS-400 图像分析软件（Konan，Inc，Torrance，CA）可进行可变中央、中央及周边角膜的自动分析；

（4）Image J（National Institutes of Health，Bethesda，MD）第三方免费测量软件，最为常用，其功能可扩展[16]。

（二）后弹力层图像

后弹力层又称 Descemet 膜，位于角膜基质层与内皮层之间，是角膜内皮的基底膜，由内皮细胞合成。后弹力层在刚出生时厚约 3μm，到成人时厚度增加到 7～12μm，周边区域的后弹力层厚度为 10～12μm。该层均匀一致且富有弹性，对病原体、胶原酶和胰酶具有很强的抵抗力，对眼内压具有较好的韧性抗力。

在角膜激光共聚焦显微镜下，操作者仅能通过位置对后弹力层作出大致判断（图 5-2-4）。

当图像焦距一半在后角膜基质细胞,另一半在角膜内皮细胞层时,两者之间即为后弹力层,此层的特点是无细胞结构[11]。

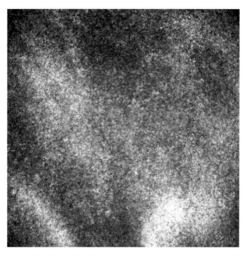

图 5-2-4　角膜后弹力层隐见六角形内皮细胞蜂窝状排列

五、内皮疾病的角膜激光共聚焦显微镜图像

(一)角膜内皮细胞营养不良

1. Fuchs 角膜内皮细胞营养不良

Fuchs 角膜内皮细胞营养不良是一种双侧、进展缓慢、以角膜内皮赘疣和内皮细胞进行性损害为特征的角膜营养不良(图 5-2-5,图 5-2-6)。常染色体显性遗传,部分为散发病例。

角膜激光共聚焦显微镜下,角膜内皮细胞层可见大小不一、高反光圆点状赘疣,其周围为暗区,晚期赘疣可融合,早期内皮细胞形态正常,随病情进展,内皮细胞增大、肿胀,失去多边形结构,终至结构不清(图 5-2-7~图 5-2-9)。除了角膜内皮的改变本病还可导致角膜后弹力层的厚度增加[17]。

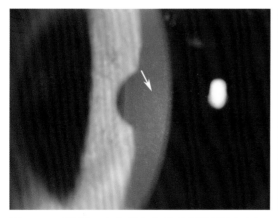

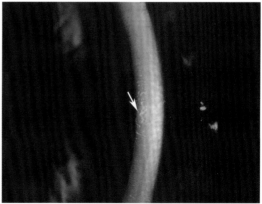

图 5-2-5　裂隙灯下,角膜中央区后表面可见多个细小、突起的滴状赘疣,后弹力层呈金箔样反光(箭头所示)

图 5-2-6　裂隙灯下,角膜中央区后表面可见多个细小、突起的滴状赘疣,部分赘疣相互融合(箭头所示)

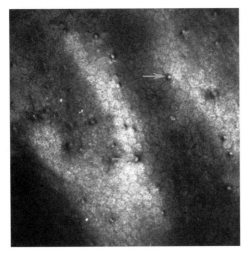

图 5-2-7　早期 Fuchs 角膜内皮细胞营养不良患者内皮形态大致正常，可见少量高反光圆点状赘疣（箭头所指为赘疣），周围低反光暗区

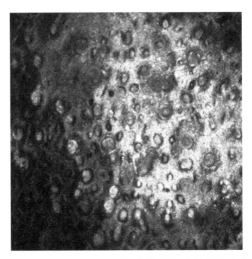

图 5-2-8　中期 Fuchs 角膜内皮细胞营养不良患者内皮细胞失去正常结构，多边形结构不清，可见大小不一（以较大的为主）高反光圆点状赘疣，周围为暗区，还未出现赘疣结构的融合

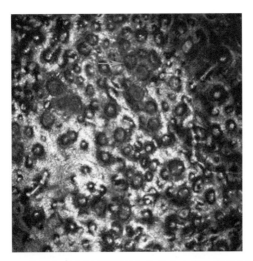

图 5-2-9　晚期 Fuchs 角膜内皮细胞营养不良患者内皮细胞结构完全破坏，无多边形结构，可见大量高反光圆点状赘疣，部分赘疣结构的融合（箭头所指），内皮面的反光增强或减弱

2. 后部多形性角膜内皮细胞营养不良

后部多形性角膜内皮营养不良，本病可能是由于角膜内皮细胞在胚胎发育时，发育障碍所致的角膜营养不良，病程进展缓慢。常染色体显性遗传。

裂隙灯下：后照法可在深部角膜见到多种形态的病变，形态差异较大，较常见的为在角膜后部成簇聚集的小囊泡，每个囊泡都有灰白晕围绕。部分病例可同时伴有轻度角膜水肿，可伴有虹膜及房角的异常。

角膜激光共聚焦显微镜下，角膜上皮层、前弹力层及基质层细胞结构大致正常，后弹力层增厚，可见不规则线状、片状高反光结构，局部可见内皮细胞变大或者缺失，形态破坏（图 5-2-10～图 5-2-15）。

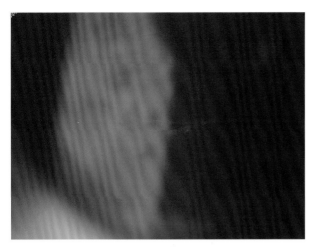

图 5-2-10 裂隙灯下,下方角膜后弹力层及内皮层线状不规则混浊

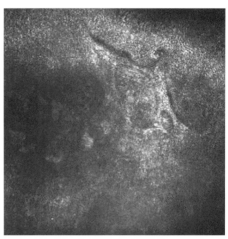

图 5-2-11 角膜后弹力层可见不规则的皱褶

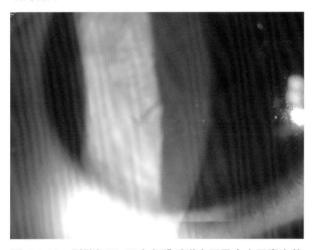

图 5-2-12 裂隙灯下,下方角膜后弹力层及内皮层囊泡状不规则混浊

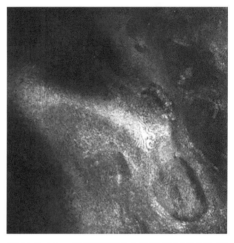

图 5-2-13 角膜后弹力层可见不规则片状高反光结构和凹陷

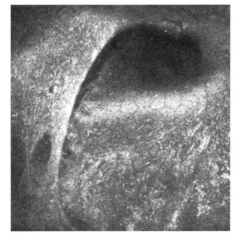

图 5-2-14 角膜后弹力层增厚,条索状高反光,局部内皮细胞内陷,内皮细胞增大

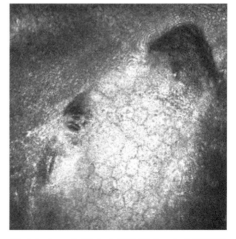

图 5-2-15 角膜内皮细胞增大,内皮面不规则隆起,类似指状

3. 先天性角膜内皮营养不良

先天性遗传性内皮营养不良是一种极其罕见的、出生时或出生后不久就引起角膜水肿的病变。

裂隙灯下可见双侧角膜基质水肿，从一侧角膜缘到对侧角膜缘，角膜呈现蓝灰色毛玻璃样外观（图 5-2-16，图 5-2-17）。

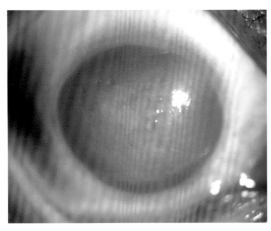

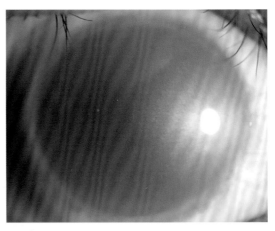

图 5-2-16　裂隙灯下，全角膜弥漫性水肿、混浊　　图 5-2-17　裂隙灯下，角膜基质水肿，内皮层弥漫性混浊

角膜激光共聚焦显微镜下，可见上皮层大量空泡样的低反光结构，基质层可见细胞肿胀或者瘢痕均质高反光结构，内皮层无法窥入（图 5-2-18，图 5-2-19）。

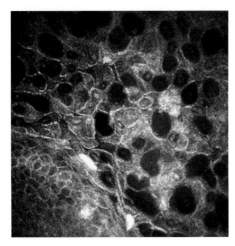

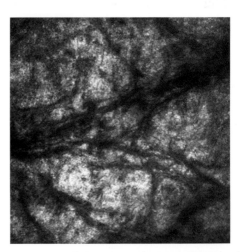

图 5-2-18　角膜上皮层可见上皮层大量空泡样的低反光结构，失去正常结构　　图 5-2-19　角膜基质层可见高反光瘢痕结构形成

（二）虹膜角膜内皮综合征（iridocorneal endothelial syndrome，ICE 综合征）

ICE 包括 Chandler 综合征、原发性进行性虹膜萎缩和 Cogan-Reese 综合征，是以角膜内皮异常、进行性虹膜基质萎缩、虹膜周边前粘连、房角关闭和继发性青光眼为主要特征的一组疾病。ICE 综合征的病因目前尚不清楚，病理学研究已证实 ICE 综合征的主要病理改变

集中于角膜内皮层和后弹力层。

　　不同阶段的角膜激光共聚焦显微镜上表现不同,病变初期可见大部分内皮细胞仍为多边形,可见一个胞体明显拉长,呈低反光细胞核样内皮细胞,部分细胞内可见高反光的细胞核;中期内皮细胞的形态和大小均显著不规则,失去正常的蜂窝状排列结构,可见数个低反光细胞核样细胞,几乎所有细胞核大小基本一致,但不一定位于细胞中央;晚期可见内皮细胞形态如上皮细胞样,胞质呈中低反光,胞内见高反光的细胞核,圆形,大小基本一致,位于细胞中央,有时可见双核(图 5-2-20～图 5-2-24)。研究发现 ICE 综合征患者的前后基质内的神经纤维直径明显增粗[18]。

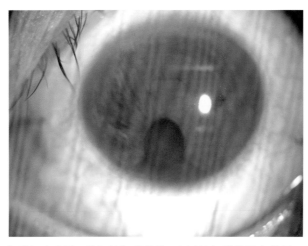

图 5-2-20　裂隙灯下,角膜轻度水肿,进行性虹膜萎缩,广泛的虹膜萎缩变薄及下方进行性虹膜前粘连导致瞳孔下移

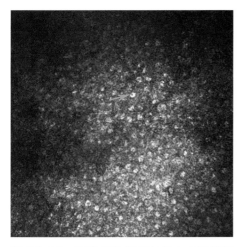

图 5-2-21　初期 ICE 患者角膜内皮细胞表现为形态大小不规则,小部分细胞核表现为低反光样细胞(箭头所指),绝大部分细胞表现为细胞核反光增强,大小基本一致,可能位于细胞一侧

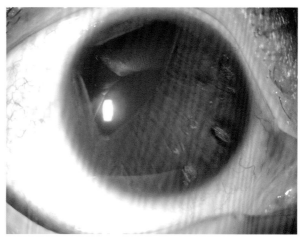

图 5-2-22　裂隙灯下,进行性虹膜萎缩,伴瞳孔移位且不等圆

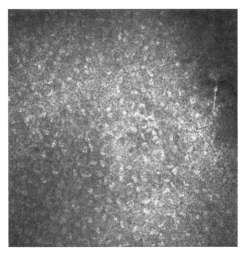

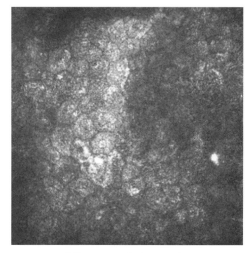

图 5-2-23 中期 ICE 患者失去正常的多边形结构，可见较多量的细胞核低反光样细胞（箭头所指），几乎所有内皮细胞可见高反光的细胞核

图 5-2-24 晚期 ICE 患者内皮细胞形态如同上皮样，细胞间隙增大，多边形结构欠规则，可见圆形细胞核，多数位于细胞中央，呈现"铺路石样"改变

（三）圆锥角膜

圆锥角膜以角膜扩张为特征，角膜中央部向前凸出呈圆锥形，产生高度不规则近视散光和不同视力损害的原发性角膜变性疾病。

角膜激光共聚焦显微镜下，角膜上皮层下神经纤维走形紊乱，呈网状或者平行分布，或有神经纤维变细。角膜基质神经明显增粗；角膜基质内可见瘢痕形成，圆锥顶部内皮细胞可出现不同程度的增大，多边形结构欠规则，或可见高反光的细胞核（图 5-2-25，图 5-2-26）。

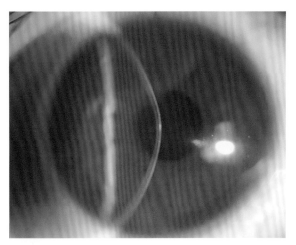

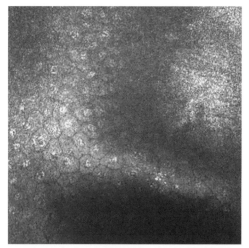

图 5-2-25 裂隙灯下，角膜中央区前凸，局部变薄，上皮下线状混浊

图 5-2-26 圆锥角膜患者，锥顶部内皮细胞变大，多边形结构不规则，可见高反光的细胞核

（四）病毒性角膜内皮炎

角膜激光共聚焦显微镜下，角膜上皮层细胞肿胀，直径增大，细胞间隙增宽，呈边界清楚的低密度反光区，周边细胞大小不一。部分患者上皮下可见多量形态各异的树突状细胞。基底细胞下神经纤维密度下降、变细、缺如。

基质细胞肿胀，反光增强，核反光模糊。内皮层细胞肿胀，失去多边形结构，边界模糊，细胞间可见大小不一，形态各异的角膜后沉积物，可表现为细胞间扁平的树突状高反光结构，附于内皮细胞后表面；或边界光滑的圆球形结构；或形态各异，边界不光滑或"海胆样"高反光结构。这些结构可出现在角膜内皮间，导致内皮细胞出现缺损区；角膜后沉积物还可相互融合或连接成网状（图 5-2-27，图 5-2-28）。有的患者内皮面还可见"猫头鹰眼（Owl eye）"细胞结构（图 5-2-29，图 5-2-30）。

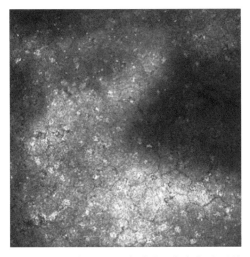

图 5-2-27　内皮层细胞肿胀，失去多边形结构，边界模糊，还可见类圆形高反光物质

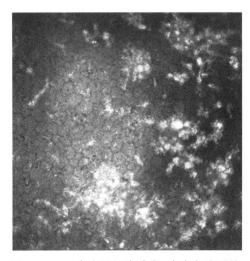

图 5-2-28　内皮层细胞肿胀，失去多边形结构，边界模糊，细胞间可见角膜后沉积物

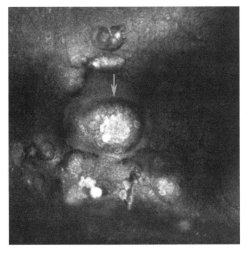

图 5-2-29　内皮面可见高反光猫头鹰眼结构（箭头所示），隐见内皮细胞结构

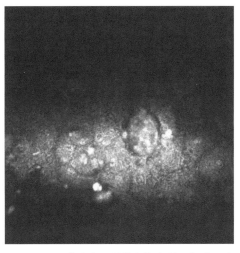

图 5-2-30　猫头鹰眼结构（箭头所示），隐见内皮细胞结构

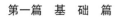

　　患者恢复期,角膜后沉积物逐渐被吸收,内皮细胞重新覆盖缺损区,形态也逐渐恢复正常(图5-2-31,图5-2-32)。

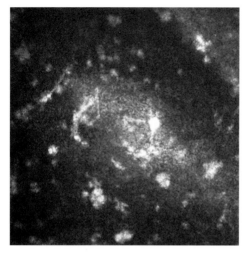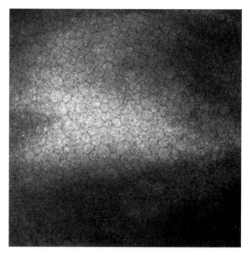

图 5-2-31　治疗前内皮层细胞窥不清,边界模糊还可见多量不规则高反光物质

图 5-2-32　治疗后内皮层细胞大小及结构恢复正常

(五)前房炎症反应后角膜内皮改变

　　前葡萄膜炎后,角膜内皮后可见大量沉积物,这些沉积物在角膜激光共聚焦显微镜下表现为大小不一、形态多样的高反光样物质;形态可为"海胆样、树枝状"等(图5-2-33~图5-2-35)。

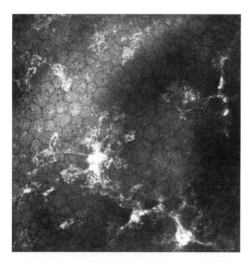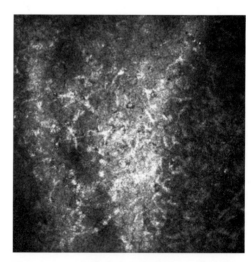

图 5-2-33　角膜内皮细胞肿胀,细胞间隙增大,可见"海胆样"高反光物质沉积

图 5-2-34　角膜内皮细胞肿胀,细胞间隙增大,可见"树枝样"高反光物质沉积

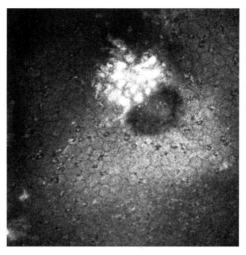

图 5-2-35　角膜内皮细胞肿胀,细胞间隙增大,可见斑片状高反光物质沉积

(六)角膜接触镜相关角膜内皮改变

长期配戴角膜接触镜会对角膜内皮细胞产生一定影响,原因可能与角膜内皮细胞缺氧有关。

角膜激光共聚焦显微镜下,可见角膜内皮细胞密度基本不变,六边形细胞数量减少(图 5-2-36)。Patel 等[19]观察长期配戴角膜接触镜患者发现内皮细胞数量并没有明显下降,也就是说角膜基质的缺氧对角膜内皮的密度没有产生显著影响。

(七)青光眼所致角膜内皮改变

各种类型的青光对角膜内皮均有不同程度的影响,急性眼压升高对角膜内皮具有较大影响。角膜激光共聚焦显微镜下,可表现为角膜内皮细胞密度下降,六边形细胞数量明显减少(图 5-2-37)。

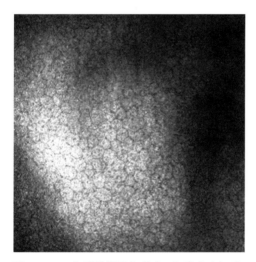

图 5-2-36　角膜接触镜佩戴者,角膜内皮细胞密度基本不变,六边形细胞数量减少

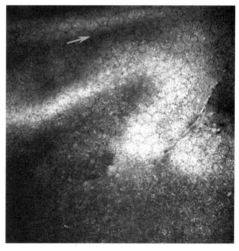

图 5-2-37　青光眼患者 角膜内皮细胞密度下降,细胞间隙变大,六边形细胞数量明显减少,细胞大小不均(箭头所示)

(八)硅油眼角膜内皮变化

经睫状体平坦部的玻璃体切除并且填充硅油术后,虽然内眼硅油的稳定性极好,但是硅

油依然会对角膜产生一系列的副作用,这些副作用可能是通过硅油与角膜的直接接触产生。

角膜激光共聚焦显微镜下,可见变大的内皮细胞,六边形细胞数量明显下降,有时可见反光增强的细胞核(图5-2-38,图5-2-39)。国外的文献报道硅油眼角膜内皮细胞数量无明显下降,但六边形细胞比例下降,变异系数明显增高[20]。国内研究发现玻璃体腔内的硅油对角膜内皮无明显的损害,而当硅油进入前房则将对角膜内皮造成严重损害[21]。

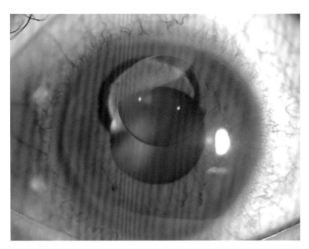

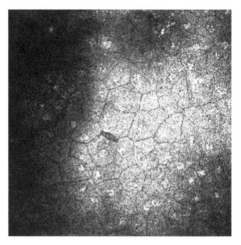

图5-2-38 裂隙灯下,硅油由后房进入前房中,角膜水肿

图5-2-39 内皮细胞变大,六边形细胞数量明显下降,失去正常的多边形结构,可见反光增强的细胞核。

(九)眼前节毒性综合征(toxic anterior segment syndrome TASS) TASS是眼内显微手术比较少见的并发症,发生原因主要与眼科手术器械残留的消毒药物、术中眼前节内使用的药物、前房内灌注及术后眼局部用药等有关。

角膜激光共聚焦显微镜下,可见整个内皮面凹凸不平,呈"龟背"样改变,完全失去角膜内皮细胞结构。治疗后可见角膜内皮细胞结构,但细胞明显变大,多边形结构欠清晰(图5-2-40~图5-2-43)。

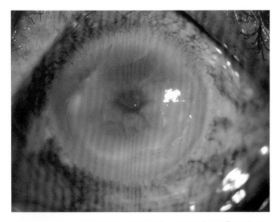

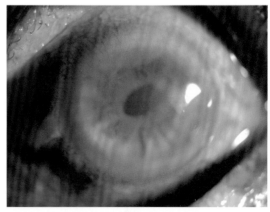

图5-2-40 裂隙灯下,治疗前,左眼球结膜混合充血,角膜环形浸润,上皮大片缺损,内皮层灶性混浊

图5-2-41 同一病人裂隙灯下,治疗后,左眼球结膜混合充血减轻,角膜环形浸润,上皮大片缺损愈合,中央区点簇染色阳性,内皮层灶性混浊吸收

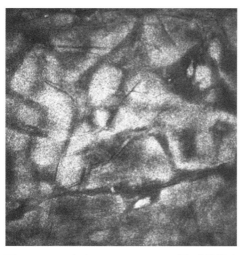

图 5-2-42　内皮面凹凸不平，呈"龟背"样改变，完全失去角膜内皮细胞结构

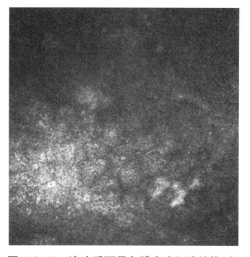

图 5-2-43　治疗后可见角膜内皮细胞结构，但细胞明显变大，多边形结构欠清晰

（十）角膜内皮移植术后内皮细胞改变

随着角膜内皮移植术的发展，我们也接诊了一些内皮移植术后的患者。角膜激光共聚焦显微镜下，内皮移植术后患者的内皮厚度往往不同程度增加，移植后内皮深度大约为 700μm，图像清晰度下降，隐约可见增大的内皮细胞；有的患者内皮细胞不可见，隐见片状高反光物质（图 5-2-44～图 5-2-46）。

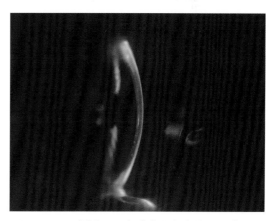

图 5-2-44　裂隙灯下，角膜内皮色素性 KP，鼻上部内皮面灶性混浊

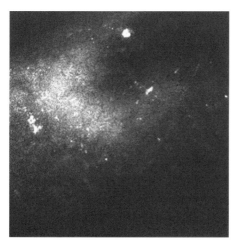

图 5-2-45　图像清晰度下降，隐约可见增大的内皮细胞

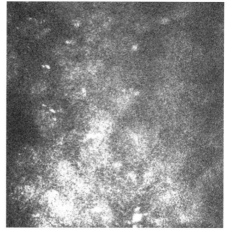

图 5-2-46　内皮细胞不可见，隐见片状高反光物质

（十一）全身疾病及药物导致的角膜内皮细胞改变

2型糖尿病患者内皮细胞改变与血糖控制水平有关，在血糖控制良好的情况下，内皮细胞密度与形态不会发生明显改变；糖化血红蛋白HbA1c水平较高时，内皮细胞的密度下降[22]。长期口服氯氮平，可导致色素沉积在角膜（图5-2-47～图5-2-49）、晶状体和视网膜上[23]。局部药物毒性除了可见角膜上皮层的改变外，角膜内皮层亦可见相应的改变（图5-2-50，图5-2-51）。

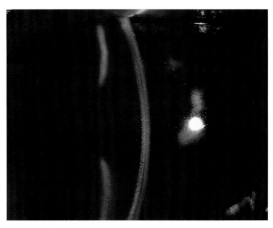

图 5-2-47 患者服用精神类药物（氯氮平）20年，裂隙灯下角膜内皮弥漫性KP

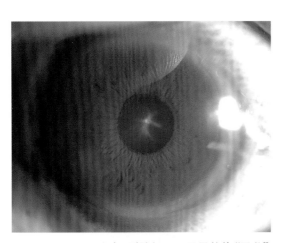

图 5-2-48 同一患者，裂隙灯下可见晶状体"星芒"状改变

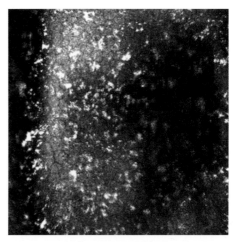

图 5-2-49 角膜内皮面可见大量面包屑样高反光物质沉积内皮细胞增大，细胞间隙变大

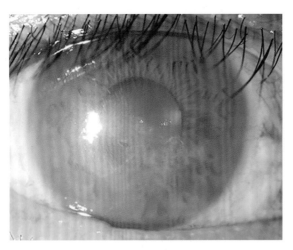

图 5-2-50 裂隙灯下可见角膜上皮层缺损，基质层水肿

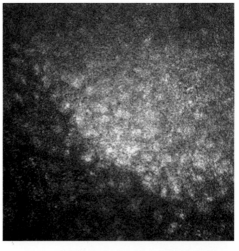

图 5-2-51 隐见不规则排列肿大的角膜内皮细胞

（十二）角膜后弹力层皱褶

角膜后弹力层皱褶多见于眼部手术如白内障及屈光手术，也可见于病毒性基质炎内皮炎中，可一过性产生（图 5-2-52），原因为角膜内皮细胞受到损伤，不能阻止房水进入角膜基质故而造成角膜水肿。

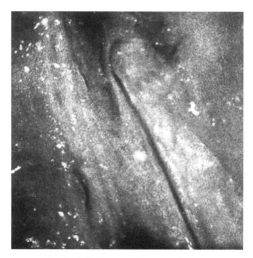

图 5-2-52　角膜后弹力层可见皱褶及高反光颗粒状物质

（十三）角膜后弹力层脱离

角膜后弹力层脱离多见于眼部手术如白内障及小梁切除术（图 5-2-53，图 5-2-54），角膜内皮功能不良者也可出现。中重度者会导致角膜水肿，影响角膜屈光功能[24]。

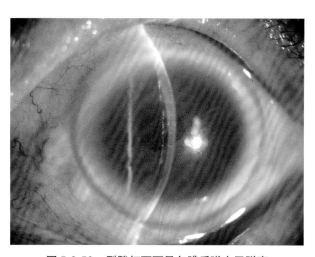

图 5-2-53　裂隙灯下可见角膜后弹力层脱离

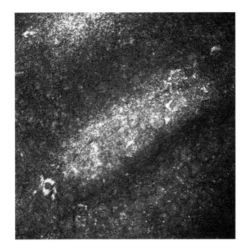

图 5-2-54　角膜后弹力层可见皱褶及高反光颗粒状物质

（曲景灏　孙旭光）

参 考 文 献

1. Goldmann H. Spaltlampenphotographie und--photometric. Ophthalmologica，1939，98（5-6）：257-270.

2. Masters B R. Confocal microscopy and multiphoton excitation microscopy：the genesis of live cell imaging. 161.SPIE press，2006.

3. Naora H. Microspectrophotometry and cytochemical analysis of nucleic acids. Science，1951，114（2959）：279-280.

4. Minsky M. Microscopy apparatus. Google Patents，1961.

5. Davidovits P，Egger MD. Scanning laser microscope. Nature，1969，223（5208）：831.

6. Davidovits P，Egger MD. Scanning laser microscope for biological investigations. Appl Opt，1971，10（7）：1615-1619.

7. Maurice DM. A scanning slit optical microscope. Invest Ophthalmol，1974，13（12）：1033-1037.

8. Bourne WM，Kaufman H E. Specular microscopy of human corneal endothelium in vivo. Am J Ophthalmol，1976，81（3）：319-323.

9. Masters BR，Thaer AA. Real-time scanning slit confocal microscopy of the in vivo human cornea. Appl Opt，1994，33（4）：695-701.

10. Patel S V，Mclaren J W，Bachman L A，et al. Comparison of flex-center，center，and corner methods of corneal endothelial cell analysis. Cornea，2010，29（9）：1042-1047.

11. 徐建江，乐琦骅. 眼表活体共聚焦显微镜. 上海：复旦大学出版社，2009：28-29.

12. Niederer RL，Perumal D，Sherwin T，et al. Age-related differences in the normal human cornea：a laser scanning in vivo confocal microscopy study. Br J Ophthalmol，2007，91（9）：1165-1169.

13. Salvetat M L，Zeppieri M，Miani F，et al. Comparison between laser scanning in vivo confocal microscopy and noncontact specular microscopy in assessing corneal endothelial cell density and central corneal thickness. Cornea，2011，30（7）：754-759.

14. Kheirkhah A，Saboo US，Marmalidou A，et al. Overestimation of Corneal Endothelial Cell Density in Smaller Frame Sizes in In Vivo Confocal Microscopy. Cornea，2016，35（3）：363-369.

15. Selig B，Vermeer KA，Rieger B，et al. Fully automatic evaluation of the corneal endothelium from in vivo

confocal microscopy. BMC Med Imaging, 2015, 15: 13.

16. Patel DV, Mcghee CN. Quantitative analysis of in vivo confocal microscopy images: a review. Surv Ophthalmol, 2013, 58(5): 466-475.

17. Harrison D A, Joos C, Ambrosio J R. Morphology of corneal Basal epithelial cells by in vivo slit-scanning confocal microscopy. Cornea, 2003, 22(3): 246-248.

18. Le QH, Sun XH, Xu JJ. In-vivo confocal microscopy of iridocorneal endothelial syndrome. Int Ophthalmol, 2009, 29(1): 11-18.

19. Patel SV, Mclaren JW, Hodge D O, et al. Confocal microscopy in vivo in corneas of long-term contact lens wearers. Invest Ophthalmol Vis Sci, 2002, 43(4): 995-1003.

20. Farrahi F, Feghhi M, Ostadian F, et al. Pars plana vitrectomy and silicone oil injection in phakic and pseudophakic eyes: corneal endothelial changes. J Ophthalmic Vis Res, 2014, 9(3): 310-313.

21. 翁燕, 姚克, 姜节凯. 硅油填充术后的角膜内皮改变. 眼科研究, 2005, 23(5): 507-509.

22. Storr-Paulsen A, Singh A, Jeppesen H, et al. Corneal endothelial morphology and central thickness in patients with type Ⅱ diabetes mellitus. Acta Ophthalmol, 2014, 92(2): 158-160.

23. Borovik AM, Bosch MM, Watson S L. Ocular pigmentation associated with clozapine. Med J Aust, 2009, 190(4): 210-211.

24. Price MO, Giebel AW, Fairchild KM, et al. Descemet's membrane endothelial keratoplasty: prospective multicenter study of visual and refractive outcomes and endothelial survival. Ophthalmology, 2009, 116(12): 2361-2368.

第三节　眼前节光学相干断层扫描

一、概述

光学相干断层扫描技术（optical coherence tomography，OCT）是一种非接触、高分辨率的光学成像技术，可以扫描成像光学散射介质。OCT 技术基于弱相干光干涉原理，采用近红外光源拍摄，通过检测生物组织不同深度层面对入射弱相干光的背向反射或散射信号，进而获得生物组织的二维或三维结构图像。1991 年，麻省理工学院的 David Huang 等人[1]首次在 *Science* 上报道了 OCT 技术，之后 Schmitt 等将此技术应用于组织光学特性参数测量。1993 年，OCT 首次应用于人眼活体视网膜组织结构测量[2]。1994 年，Izatt 等[3]发表了第一幅角膜 OCT 图像。目前，临床应用的 OCT 系统用于眼前段组织角膜、结膜、房角结构等的观察和成像，其图像分辨率远远高于 B 超和 CT 等常用断层成像技术，已经成为眼科医生临床工作中不可缺少的辅助诊断设备之一。

二、OCT 的基本原理

OCT 作为一种新型的眼科影像诊断技术，通过低相干干涉仪测量光线反向散射和反向反射的时间延迟和振幅来测量距离。低相干干涉仪中，一束宽光谱低相干的光束从二极管发出后，由分光镜分成两束：一束作为参考光被反射镜返回，另外一束光线聚焦于患者角膜上。入射光束经角膜不同结构反射后产生轴向深度各异的光束，这些反射光和参考光发生了共振和干涉，形成了低相干的光信号。这种相干光信号经计算机采集获得，通过傅里叶转换可以测量轴向扫描信息,进而获得关于组织反射性和距离的数据信息。通过特定程序分析,可获得相应的定性和定量结果。

临床中常用 OCT 系统主要有两种:时域 OCT 系统(time domain optical coherence tomography,TD-OCT)和傅里叶域 OCT 系统(fourier domain optical coherence tomography,FD-OCT)。TD-OCT 系统主要包括低相干光源、迈克耳逊干涉仪、光束扫描装置和探测装置。入射光经分束器分成两束,参考光束和样品光束。参考光束由反射镜反射以提供参考位置信息,样品光束照射在生物组织上,返回的生物组织后向散射光和参考臂反射回来的光在分光镜汇合。如果此时两束光的光程相同,则在汇合处发生干涉;其干涉信号被光电探测器获取,并通过数据采集卡传送到电脑。最后通过电脑的数据处理,得到样品的断层图像。2000 年以后,FD-OCT 技术逐渐成为主流技术。FD-OCT 的主要优势在于能一次将不同深度返回的相干光信号同时提取出来,大大提高了成像速度。同时,这种技术还能有效提高弱相干光信号的信噪比,从而提高成像分辨率和对比度。

三、眼前节 OCT 设备

(一) Visante OCT 和 Visante Omni OCT 系统

第一个临床应用的眼前节 OCT 系统是 Visante OCT,该设备是使用 1300nm 波长光束的 TD-OCT 系统(表 5-3-1)。该系统采用两种扫描模式:标准模式,图像采集宽度 16mm、深度 6mm,扫描速度 256 次 /0.125s;高分辨率模式:图像采集宽度 10mm、深度 3mm,扫描速度 512 次 /0.25s。高分辨率模式能够获得更清晰的 OCT 截面图像。Visante Omni OCT 系统是 Vistan 与角膜地形图整合的新产品。该设备将 Placido 环角膜地形图与角膜测厚联合,同时提供角膜厚度和角膜后表面高度数据,有助于检测早期圆锥角膜。Visante OCT 系统测量范围广,操作简单,但其测得的 OCT 图像分辨率不如 SD-OCT 系统高,且拍摄速度慢,患者固视时间长,对于孤立性病变定位较困难。

表 5-3-1 临床常用前节 OCT 设备参数的对比

设备名称	Visante OCT	Visante Omni OCT	RTVue OCT	Spectralis OCT
OCT 种类	TD-OCT	TD-OCT 联合角膜地形图	SD-OCT	SD-OCT
拍摄模式	前节	前节	前节和后节	前节和后节
扫描速度(次数 / 秒)	2000	2000	26 000	40 000
分辨率(μm)	17	17	5	7
波长(nm)	1300	1300	830	830
前节影像	无需特殊透镜	无需特殊透镜	提供不同放大倍率的两个前置透镜	具有变焦功能的单个透镜
扫描宽度(mm)	16	16	6	16

(二) RTVue OCT 和 iVue OCT 系统

RTVue OCT 和 iVue OCT 系统采用 SD-OCT 技术的 OCT 系统。iVue 是紧凑型便携式型号。这两种设备使用的光波长均为 830nm。RTVue OCT 和 iVue OCT 系统均能采集眼前、后节的组织图像。应用前节角膜扫描模式(corneal anterior module,CAM)时,需要一个特殊的前置镜头,镜头有广角和高倍率两种。广角镜头扫描宽度 6mm,横向分辨率 15μm;高倍率镜头扫描宽度 4mm,横向分辨率 10μm。SD-OCT 技术,轴向扫描速度 26 000 次 /s。由于系统扫描速度快,所以检查过程中对于病人固视要求不高。RTVue OCT 系统采集角膜中央 6mm 直径的图像,分辨率最高能达到 5μm,明显高于 Visante OCT 系统。然而,RTVue OCT 系统扫描深度只有 2.3mm,而 Visante 的扫描深度可达 6mm,组织的穿透能力较Visante OCT 弱。

(三) Spectralis OCT 系统

Spectralis OCT 系统也是基于 SD-OCT 技术设计的。它与 RTVue OCT 一样,做前节扫描时,需要一个附加的前置镜头。Spectralis OCT 系统最大的优点是,兼具快速的扫描速度,同时扫描的宽度能够达到 16mm。Spectralis OCT 系统采用了海德堡降噪技术增加了扫描深度并辅以 TruTrack 主动眼球跟踪系统。

四、眼前节 OCT 的测量过程

1. 本检查无需表面麻醉,不接触角膜。

2. 检查前应先对患者姓名、性别、年龄、眼别进行核对,阅读病例,初步了解患者情况。明确医生希望通过前节 OCT 检查获得的信息,以确定重点检查部位。

3. 在计算机软件操作界面中输入患者信息,包括患者姓名、性别、年龄、出生日期、诊断和检查时间等。可以为患者检查设置分组和编号,方便后续查找和调取检查结果。

4. 和患者沟通,介绍注意事项和检查目的,以取得患者的良好配合。让患者将下颌置于设备的下颌垫上,前额靠在前额托上,被检者眨眼数次后睁大双眼,注视固视灯。如患者不能配合,可点表麻药后放置开睑器再进行检查。

5. 检查者根据临床不同的疾病和所需要重点检查的部位,选择适当的扫描模式。RTVue OCT 和 Spectralis OCT 需要安装前置镜头后选择角膜扫描模式,有的设备还需要选择高分辨率扫描模式,以满足对局部细微结构的观察。

6. 图像优化、采集和保存。RTVue OCT 设有图像优化模式,测量过程中图像质量欠佳,如颗粒感较重时,可通过图像优化功能改善图像质量。Vistan OCT 设有类似功能的Enhance 扫描模式。检查者可选择优化后的图像进行保存,也可以在每次采集的原始图像中选取质量好的进行保存。

五、临床应用

随着对角膜疾病的深入研究及新手术的开展,临床需要对角膜组织的结构进行精确观察和对病变部位特征评估。既往的裂隙灯显微镜已经不能满足临床需求,非接触、高分辨率的眼前节 OCT 技术逐渐应用于角膜疾病的诊断治疗过程当中。

1. **正常眼前节 OCT 图像**　组织学上角膜分为 5 层:上皮层、前弹力层、基质层、后弹力层和内皮层。应用 TD-OCT 技术,如 Vistan OCT 系统获得的角膜图像中,角膜上皮细胞层和前弹力层表现为高反光层,内皮细胞层和后弹力层表现为中高反光层,而中间基质层表现为低反光层,整个角膜显示为 3 层结构(图 5-3-1)。基于 FD-OCT 技术的 RTVue OCT 系统图像分辨率更高,经放大后角膜上皮层、前弹力层、基质层、后弹力层和内皮层均可清晰分辨(图 5-3-2)。

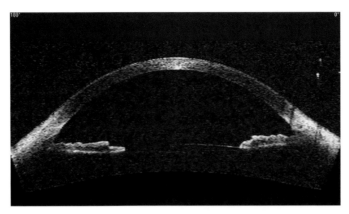

图 5-3-1 应用 Vistan OCT 采集的眼前节影像图,图中可见角膜、前房、晶状体前部、虹膜和房角结构

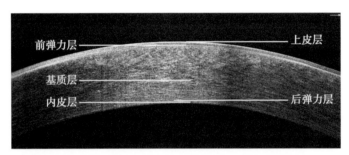

图 5-3-2 应用 RTVue OCT 扫描的高倍率角膜影像图,从图中可以分辨出角膜 5 层结构

2. 角膜体征的典型 OCT 图像

(1)角膜水肿:角膜正常含水量为 78%,呈现一种相对脱水状态,角膜通过自己的代谢作用,主动将基质内的含水量维持动态平衡状态,从而维持正常角膜厚度和透明度。当这种代谢平衡状态遭到破坏时,角膜即出现水肿。角膜上皮破损常引起局部水肿,内皮损伤常引起弥漫性水肿。

角膜上皮水肿首先形成微囊肿,继而微囊肿融合成细小水泡,再发展而形成上皮下大水泡。角膜基质水肿呈现毛玻璃样混浊、角膜增厚和后弹力层皱褶。在前节 OCT 下角膜基质水肿多表现为角膜基质强、弱不均的高密度影像,边界不清,角膜基质增厚。角膜内皮水肿,多表现为斑片状水肿,在裂隙灯下多为规则孤立的小水滴,不会融合成水泡。在前节 OCT 下可表现为内皮粗糙,点状小颗粒状物(图 5-3-3)。

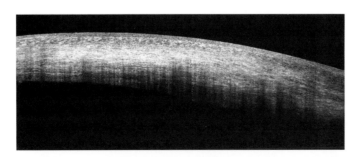

图 5-3-3 角膜基质水肿,角膜强、弱不均的高密度影像,边界不清,角膜基质增厚

（2）角膜大泡：角膜大泡是大泡性角膜病变引起的典型病理特征。在前节 OCT 下角膜大泡多表现为上皮下透明间隙、范围大小不等，还常伴有角膜上皮粗糙、厚度不均匀，角膜基质混浊增厚（图 5-3-4）。

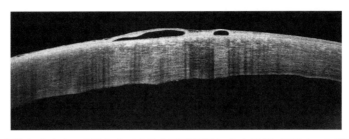

图 5-3-4　大泡性角膜病变，可见上皮下水泡（透明间隙），上皮增厚、不均匀，角膜基质混浊增厚

（3）角膜浸润、溃疡、瘢痕：感染性角膜病是因病原微生物侵入角膜引发的炎症性病变，其病理过程可分为三期：炎症浸润期、角膜溃疡期和角膜瘢痕期。有时裂隙灯检查难以判断角膜病灶的范围和深度，眼前节 OCT 可以用来判断角膜病灶的深度、范围，角膜穿孔情况，及有无虹膜嵌顿和粘连等。

角膜感染炎症浸润期，角膜浅层基质有乳白色或略带灰色的混浊。浸润区域的上皮呈现蒸汽状混浊，暗淡无光，表面凹凸不平。在前节 OCT 下角膜感染炎性浸润多表现为，浸润区域角膜影像密度增高，边界模糊，角膜厚度增加，浸润区角膜上皮粗糙，角膜内皮层完整（图 5-3-5）。

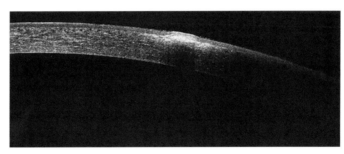

图 5-3-5　角膜浸润，浸润区域角膜影像密度较正常组织增高，边界模糊，角膜厚度增加，浸润区角膜上皮细小水泡，内皮层完整

角膜感染浸润部位的浅表组织坏死脱落，形成角膜溃疡。进行性角膜溃疡的边缘陡峭，表面粗糙、污秽，其周围有浸润水肿，与正常角膜组织边界不清。前节 OCT 图像，由于角膜溃疡区域基质组织结构不均匀导致角膜影像密度强弱不均。角膜组织水肿、坏死表现为强密度影，深部组织信号影像弱或缺失。溃疡坏死组织脱落后，表现为角膜基质中高密度影，病灶区基质变薄，如溃疡穿孔，可见虹膜嵌顿于穿孔处（图 5-3-6）。

根据角膜瘢痕的严重程度，角膜瘢痕临床中分为角膜薄翳、角膜斑翳和角膜白斑。前节 OCT 图像，角膜瘢痕多表现为瘢痕区域影像密度增高，厚度变薄，边界较清晰，角膜基质多无炎性水肿（图 5-3-7）。

（4）角膜异物：角膜异物可分为金属和非金属两大类。当异物进入角膜后，机械性损伤会破坏角膜组织结构，并引起炎症反应。角膜异物在前节 OCT 下多表现为，异物所在部位的高密度影，周边影像强度逐渐变弱并过渡到正常组织，提示炎症反应。异物较大时能看到异物穿过角膜基质时产生的创道。金属异物会对 OCT 信号造成大量反射,因而位于金属深层的角膜组织结构信号微弱或缺失,形成类似 B 超检查中的"声影"(图 5-3-8)。

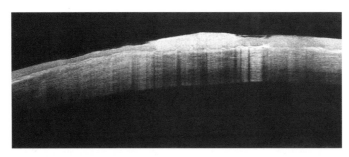

图 5-3-6　角膜溃疡,溃疡区域角膜影像密度强弱不均,边界模糊,部分深部组织信号缺失,角膜基质变薄

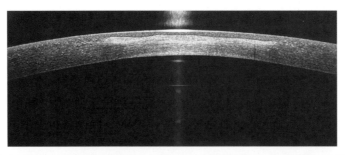

图 5-3-7　角膜瘢痕(斑翳),瘢痕区域角膜影像密度增高,厚度变薄,边界较清晰,角膜基质无炎性水肿

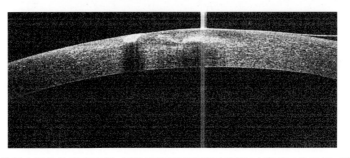

图 5-3-8　角膜异物所在部位的高密度影,周边影像强度逐渐变弱并过渡到正常组织,异物下方出现暗区

（5）角膜后弹力层脱离:角膜后弹力层脱离在前节 OCT 下表现为,前房内高反光条带,一端与角膜内皮相连,另一端游离于前房内,可发生卷曲或折叠(图 5-3-9)。

3. 角膜内皮相关疾病

（1）角膜后弹力层脱离:角膜后弹力层(descemet membrane)是内皮细胞的基底膜,由内皮细胞分泌合成并聚集于内皮细胞层基底面,损伤后可以再生,其周边终止于 Schwalbe 线,与上面的基质层之间疏松附着,若遇到外力作用,很容易脱离。角膜后弹力层脱离(descemet membrane detachment,DMD)是一种发生率小但严重影响视力的眼前段手术并发症,尤其是白内障摘除手术[4]。1928 年 Samuels 首次对 DMD 进行了描述[5]。刘祖国教授[6]将 DMD 分为五级,即局限性小脱离:脱离范围＜角膜面积的 1/8;轻度脱离:角膜面积的 1/8≤脱离范围＜角膜面积的 1/4;中度脱离:角膜面积的 1/4≤脱离范围＜角膜面积的 1/2;重度脱离:角膜面积的 1/2≤脱离范围;完全脱离。DMD 会导致角膜内皮"泵"功能异常而导致角膜水肿,如不能及时发现而延误治疗,常可导致角膜不可逆性损伤[7]。在以往相当长一段时间内由于缺乏高分辨率的检测手段,DMD 往往被漏诊,且大范围的 DMD 有时无法自行复位,可能会导致角膜内皮细胞的不可逆损伤而造成严重后果。局部小范围的 DMD,若不累及视轴区,可采用高渗剂、激素等滴眼液保守治疗,多可在几周至几个月内自行愈合。广泛的脱离很难自行贴附,常需借助手术干预。手术方式主要包括:手动复位,后弹力层缝合固定及前房注入黏弹剂、无菌空气、惰性气体等(详见疾病篇)。

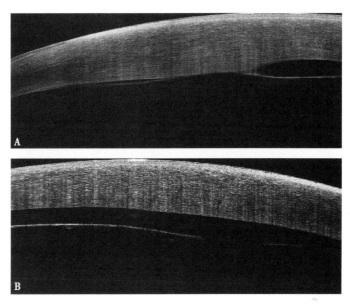

图 5-3-9 A. 后弹力层局限性小脱离;B. 后弹力层重度脱离

DMD 重在预防,内眼术后发现不能解释的、严重的角膜水肿混浊,排除机械损伤、药物中毒等因素,应考虑 DMD 可能。这时裂隙灯显微镜无法清晰观察到角膜后弹力层的情况,而前节 OCT 可准确且快速地诊断 DMD,并判断脱离范围和程度。脱离的后弹力层表现为前房内高反光带,一端与角膜内皮相连,另一端游离于前房内,可发生卷曲或折叠。由于前节 OCT 检查为非接触测量,无需表面麻醉,故可在术中或手术结束后立即进行检查,并可反复检查,实时判断 DMD 并发症发生情况(图 5-3-10)。

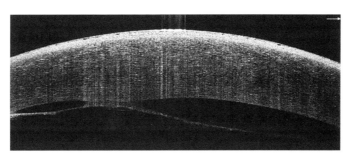

图 5-3-10 后弹力层重度脱离

(2)大泡性角膜病变:大泡性角膜病变(bullous keratopathy,BK)是由于角膜内皮细胞因机械、物理、化学、生物等各种原因引起破坏或异常,导致内皮细胞功能失代偿,不能维持正常的屏障及"泵"功能，从而导致角膜基质水肿上皮下大泡为特征的角膜病变。BK 是角膜上皮长期严重水肿的结果，各种原因引起的角膜内皮细胞功能失代偿，均可导致本病发生，例如 Fuchs 角膜内皮营养不良的后期、青光眼晚期、ICE 综合征、眼内手术或穿孔伤后、严重的葡萄膜炎、角膜移植失败等。临床表现为角膜上皮明显水肿，其中一个或数个大泡隆起。以治疗原发病为原则。可应用高渗滴眼液或眼膏控制症状，并局部应用抗生素滴眼液或眼膏。早期可采用角膜内皮移植术治疗，晚期角膜瘢痕需行全层穿透性角膜移植术。

BK 患者的角膜大泡在前节 OCT 下表现为上皮下水泡，出现透明间隙、范围大小不等。此外，还伴有角膜上皮不均匀，角膜基质混浊增厚以及其他造成 BK 的原发疾病的表现（图 5-3-11）。

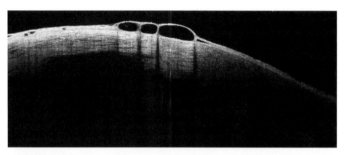

图 5-3-11　大泡性角膜病变，可见上皮下水泡(透明间隙)，上皮增厚、不均匀，角膜基质混浊增厚

（3）Fuchs 角膜内皮营养不良：Fuchs 角膜内皮营养不良是一种家族性遗传性疾病，以角膜内皮进行性破坏，内皮变性引起前房水进入角膜而导致基质及上皮层的水肿变性。本病常累及双眼，但双眼病变程度常不一致，多见于老年，通常为常染色体显性遗传，女性发病率为男性的 3 倍。组织病理学显示，增厚的后弹力层中央有微小的赘生物，称为角膜小滴。临床病程分为 3 期：Ⅰ期，角膜中央滴状赘疣期；Ⅱ期，角膜基质与上皮水肿期；Ⅲ期，瘢痕期。本病早期无需治疗。配戴角膜绷带镜可减轻症状，增加视力。视力受损时可行角膜内皮移植术。

前节 OCT 观察，病变角膜内皮反光强度增加，内皮及后弹力层厚度增加，后表面欠光滑。如内皮细胞功能已失代偿、内皮"泵"功能不足，则在角膜内皮与角膜基质之间出现线状低回声区，提示角膜水肿（图 5-3-12）。

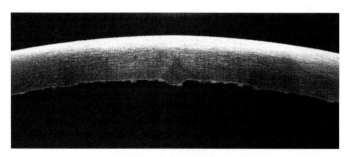

图 5-3-12　Fuchs 角膜内皮营养不良患者角膜内皮反光度增加，厚度增厚，且后表面欠光滑，角膜基质水肿

（4）先天性角膜内皮细胞营养不良：先天性角膜内皮细胞营养不良（congenital endothelial corneal dystrophy，CHED），在排除产伤和先天性青光眼的因素外，不明原因的双眼角膜水肿、混浊应考虑先天性角膜内皮细胞营养不良。临床上分为两型：Ⅰ型为常染色体显性遗传；Ⅱ型为隐性遗传。临床上Ⅱ型多见，患儿出生后1～2岁时开始发病，病灶常在角膜中央，为灰蓝色的圆形混浊，角膜厚度增加。

前节 OCT 观察，病变角膜明显增厚，角膜基质层影像密度均匀增高，内皮粗糙、增厚。角膜上皮水肿时可见上皮层微小水泡（图5-3-13）。

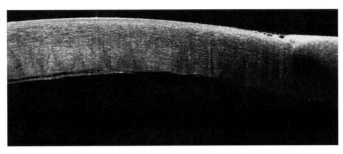

图5-3-13　先天性角膜内皮细胞营养不良患者角膜内皮粗糙、增厚，角膜厚度增加，基质影像密度均匀增高，上皮层增厚，可见微小水泡

（5）虹膜角膜内皮综合征（iridocorneal endothelial syndrome，ICE），是由角膜内皮异常所引起的一组疾病，其共同特点为角膜内皮细胞异常、虹膜萎缩、周边部虹膜前粘连、房角关闭、继发性青光眼等。ICE 主要包括：进行性虹膜萎缩、Chandler 综合征和虹膜痣综合征这三组眼病。角膜内皮有微细的捶打的银片状外观，典型 ICE 细胞，内皮异常区域界限清楚。角膜水肿可有可无。周边虹膜前粘连，瞳孔常因之变形。房角关闭可导致青光眼。虹膜异常，虹膜萎缩，虹膜孔，瞳孔异位。

1）进行性虹膜萎缩：虹膜极其萎缩并有洞形成。

2）Chandler 综合征：虹膜轻度萎缩，主要为角膜内皮异常及水肿，眼压正常或较高。

3）虹膜痣综合征：虹膜结节性、色素性病灶，治疗需要降低眼内压，常需角膜移植术。

前节 OCT 观察，ICE 患者病变角膜内皮界线粗糙，呈点状密度不均匀的图像。角膜基质层影像密度均匀增高，明显增厚。虹膜根部前粘连，房角关闭（图5-3-14）。

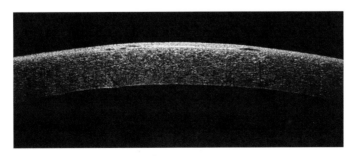

图5-3-14　虹膜角膜内皮综合征患者病变角膜内皮界线粗糙，呈点状密度不均匀的图像。角膜基质层影像密度均匀增高，明显增厚

4. **角膜内皮移植手术**　随着角膜移植手术的改进，手术方式已由既往的穿透性角膜移植术逐渐精细化，过渡为选择性板层角膜移植术，如深部前板层角膜移植术、角膜内皮移植术（endothelial keratoplasty，EK）。EK 临床应用效果良好，现已成为治疗严重角膜内皮病变

的首选术式。该方法保留了患者自体健康的角膜上皮层、前弹力层和基质层，尽可能维持了眼表的完整性，减少了散光。同时还具有损伤小，缝线、伤口相关并发症少，排斥反应少，视力恢复快等优点。

EK手术术前需详细分析角膜病变深度、范围。所以，眼前节结构的变化及相关参数的分析至关重要，前节OCT可提供有价值的定性、定量数据。角膜移植术后角膜水肿、混浊经常发生，裂隙灯显微镜观察具有一定的难度，前节OCT有助于判断角膜层间积液、后弹力层脱离、继发青光眼等并发症。前节OCT对术前手术方法制定、术后并发症判定和术后效果评估均具有重要作用。

前节OCT观察EK术后植片与植床交界面，表现为连续的高反光带（图5-3-15）。如果高反光带出现中断，植片与植床之间出现低反光间隙，提示植片与植床未完全贴敷。由于植片与植床之间没有缝线固定，因此EK术后会出现植片移位或脱位等并发症，使用前节OCT可以全方位、实时观察术后角膜植片情况，对于判断是否需要手术复位及如何复位等具有重要价值。

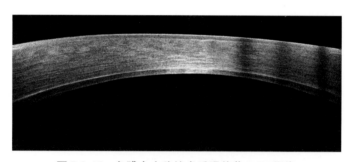

图5-3-15 角膜内皮移植术后眼前节OCT图像

（田 磊）

参 考 文 献

1. Huang D，Swanson EA，Lin CP，et al. Optical coherence tomography. Science，1991，254（5035）：1178-1181.

2. Costello F，Subie A，Eggenberger E，et al. Optical Coherence Tomography（OCT）in Neurologic Disease. American Journal of Ophthalmology，1993，116（1）：113-114.

3. Izatt JA，Hee MR，Swanson EA，et al. Micrometer-scale resolution imaging of the anterior eye in vivo with optical coherence tomography. Archives of Ophthalmology，1994，112（12）：1584-1589.

4. Marcon AS，Rapuano CJ，Jones MR. Descemet's membrane detachment after cataract surgery：management and outcome. Ophthalmology，2002，109（12）：2325-2330.

5. Samuels B. Detachment of Descemet's Membrane. Transactions of the American Ophthalmological Society，1928，26（6）：427-437.

6. 刘祖国，利华明，彭明德，等. 白内障摘除术后角膜后弹力层脱离（附11例报道）. 中国实用眼科杂志，1990，（6）：335-339.

7. Mackool RJ，Holtz SJ. Descemet membrane detachment. Archives of Ophthalmology，1977，95（3）：459-463.

第 二 篇

疾 病 篇

Corneal

Endothelium

Diseases

第六章 角膜内皮炎

第一节 病毒性角膜内皮炎

一、定义

角膜内皮炎（corneal endotheliitis）是指原发于角膜内皮的炎症所导致的一系列角膜内皮功能障碍。临床上主要表现为角膜水肿、角膜后沉积物（keratic precipitates，KPs）以及轻度前房炎症，部分患者伴眼压高，可复发，也可发生于术后，同时角膜基质并无明显炎症变化。因此，继发于角膜基质炎的角膜内皮损害不属于角膜内皮炎。自1982年Khodadoust和Attarzadch[1]首次报道角膜内皮炎以来，人们发现临床上角膜内皮炎并非少见。但是由于对该病认识不足，且多数情况下诊断主要依靠临床表现，因此临床上该病的误诊、漏诊情况时有发生，轻者延误病情，重者病情迁延不愈、甚至发生角膜内皮失代偿。目前认为角膜内皮炎由疱疹病毒感染与免疫反应共同所致。

二、流行病学

感染人类的疱疹病毒包括单纯疱疹病毒（herpes simplex virus，HSV）、水痘-带状疱疹病毒（varicella-zoster virus，VZV）、巨细胞病毒（cytomegalovirus，CMV）和EB病毒（Epstein-Barr virus，EBV），除EBV外，HSV、VZV和CMV均可导致角膜内皮炎。

HSV存在范围广，人是其唯一的自然宿主，原发感染1～4岁最易发生，感染后90%无临床症状，因而成年人大多数感染过HSV。HSV分为HSV-1和HSV-2两型，眼部HSV感染绝大多数为HSV-1。研究显示美国、德国和坦桑尼亚成年人中HSV-1感染的血清阳性率分别高于50%、70%和90%，在欧洲，普通人群中HSV-l的感染率为60%～90%。尽管人群中HSV-1的感染率很高，但只有20%～25%的患者出现眼部和皮肤的复发性疱疹病变。在法国，单纯疱疹性角膜炎（herpes simplex keratitis，HSK）的发病率为31.5/（10万人•年），其中13.2/（10万人•年）为新发病例，18.3/（10万人•年）为复发病例[2]。在中国，HSK的发病率有不断增高的趋势，虽无准确的流行病学资料，但HSK仍是我国主要的致盲性眼病之一，占角膜盲的首位[3]。据统计[4]，在1998至2006年间华西医院进行的610例（616眼）角膜移植中，角膜瘢痕是角膜移植首要原因（50.8%），其中病毒感染占38.1%，远高于真菌（7.1%）和细菌（5.2%）。

带状疱疹性角膜炎（herpes zoster keratitis，HZK）是眼带状疱疹（herpes zoster ophthalmicus，HZO）的主要病变之一，由VZV感染所致。带状疱疹在免疫正常者发病率随年龄的增加而增加，平均患病率为 1.4 例 /（1000 人•年），0～14 岁约为 0.45 例 /（1000 人•年），70 岁以上可高达 17 例 /（1000 人•年），85 岁以上人群中 1% 可出现二次感染带状疱疹。器官移植者、有隐匿或已知的恶性肿瘤患者以及艾滋病患者罹患带状疱疹的危险性大大增加。带状疱疹无性别和种族差异。其中 10%～20% 带状疱疹患者可发生 HZO，大约 65% 眼带状疱疹患者可表现 HZK，通常在急性期之前、同时或皮疹消退后数月至数年后出现。美国的一项队列研究显示[5]，带状疱疹感染合并眼部并发症的患者平均年龄为 62.6 岁，HZK 为最常见的眼部并发症（76.2%），表现为点状角膜炎、假树枝状角膜炎、前基质浸润型角膜炎、角膜巩膜炎、边缘性角膜炎、神经营养性角膜炎、暴露性角膜炎和盘状角膜内皮炎，并可以以任何形式复发。

有关 CMV 的相关内容见巨细胞病毒性角膜内皮炎的相关章节。

目前国内外尚缺乏角膜内皮炎发病率的流行病学资料。

三、病因及发病机制

1. **自身免疫机制**　1982 年，Khodadoust 和 Attarzadeh 首次报道了两例角膜内皮炎病例，表现为周边角膜水肿伴线性 KP[1]。鉴于其临床表现具有双侧性及对称性、与角膜移植后角膜内皮排斥表现类似，以及对糖皮质激素良好的反应，作者认为该病是针对角膜内皮细胞的自身免疫反应。之后有多位学者发现糖皮质激素在治疗角膜内皮炎时并非总是有效，Sugar 及 Smith[6]报道了一例糖皮质激素治疗无效的角膜内皮炎，并且在发病 7 个月后出现了树枝状角膜炎。因此学者们提出猜测，病毒感染尤其是 HSV 可能是角膜内皮炎的主要病因。

2. **单纯疱疹病毒（herpes simplex virus，HSV）感染**　目前有大量的证据支持单纯疱疹病毒感染是角膜内皮炎的重要病因[7]，已证实在角膜内皮炎患者的房水中可分离出 HSV、HSV 的 DNA 或 HSV 抗原，也有研究发现患者房水分离的细胞中存在 HSV 及角膜内皮炎患者的角膜组织中存在 HSV，有些角膜内皮炎伴虹膜炎的小梁网中也发现了 HSV。除了直接在角膜内皮炎患者的房水及组织中检测出病原外，该病对局部及全身阿昔洛韦治疗的良好反应也进一步印证了 HSV 感染的理论。

3. **巨细胞病毒（cytomegalovirus，CMV）感染**　临床上发现一些角膜内皮炎患者的房水中无法检测到 HSV 或者 VZV，且对阿昔洛韦治疗反应不佳。近几年，多位学者利用房水 PCR 病毒检测[8, 9]、活体角膜共聚焦显微镜[10, 11]等方法证实这类角膜内皮炎患者为 CMV 感染。与 CMV 感染导致的眼后节炎症不同，CMV 感染导致的眼前节炎症，如角膜内皮炎、前葡萄膜炎等常见于免疫功能正常的人群和局部或全身长期应用免疫抑制剂的患者，如角膜移植术后。

4. **其他病毒感染**　除 HSV 及 CMV 外，学者们利用电子显微镜和 PCR 发现多种病毒均可以导致角膜内皮炎[12~14]，如 VZV、流行性腮腺炎病毒、人类疱疹病毒 -6（HHV-6）、人类疱疹病毒 -8（HHV-8）、水疱性口炎病毒等。

5. **前房相关免疫偏离（anterior chamber–associated immune deviation，ACAID）**　ACAID 是指眼源性抗原信号通过眼局部的抗原递呈细胞经血到达脾脏时，选择性地抑制迟发型超敏反应（delayed-type hypersensitivity，DTH），但保留体液免疫的现象[15]，当病原体进入眼内或者角膜移植后可发生[16]。众所周知 HSV 在原发感染皮肤 - 黏膜后可以逆行潜伏在三叉神经节的感觉神经元，也有研究显示 HSV-1 可潜伏于角膜、虹膜或泪腺，当条件适宜时发生再次激活。低滴度的病毒可能自发性地进入前房，当被抗原递呈细胞（antigen-presenting cell，APC）捕获后，即可诱发 ACAID。

Zheng 等[17]将灭活的 HSV 注入兔的前房，制作出单纯疱疹病毒角膜内皮炎的动物模型，并提出 ACAID 可能是单纯疱疹病毒角膜内皮炎的发病机制。当发生病毒感染后，ACAID 的存在极大地抑制了 DTH，避免细胞毒 T 淋巴细胞（natural killer T cell，NKT）对病毒的裂解作用，仅存在病毒对内皮细胞的直接攻击而没有免疫细胞对内皮细胞的毒性攻击，因此临床仅表现为轻微的前房反应[15]。此外，前房中体液免疫并未受到抑制甚至增强，大量病毒抗体经过受损的血眼屏障进入前房，中和病毒抗原，使炎症仅局限在内皮细胞。

目前尚未有其他病毒可诱发 ACAID 的报道，ACAID 在其他类型病毒中的作用尚不明确。

四、临床表现与分型

角膜内皮炎的临床特征包括角膜后 KP、无基质炎症的角膜水肿和轻度前房炎症，此外，还可有视力下降、眼红、角膜知觉减退，当伴眼压高时可有眼痛。

有关角膜内皮炎的分型主要依据其病因、病变部位、形态等特征，方法众多。早在 1984 年，Sundmacher 等根据病因，将其分为病毒性、自身免疫性及组织相容性抗原相关性角膜内皮炎三类。1988 年日本学者根据发病部位将角膜内皮炎分为周边型、中央型、旁中央型及虹膜睫状体炎型四类。1990 年我国孙秉基等则将其分为急性特发性角膜内皮炎（Ⅰ型）、急性中央水肿型角膜内皮炎（Ⅱ型）和角膜葡萄膜炎型角膜内皮炎（Ⅲ型）。目前，国内外较公认的分型方法为 1999 年 Holland、Schwartz 和 Liesegang 等[18,19]根据角膜 KP 的分布及基质和上皮水肿的形态将角膜内皮炎分为盘状角膜内皮炎、扇形角膜内皮炎、弥漫性角膜内皮炎及线状角膜内皮炎。

1. 盘状角膜内皮炎（disciform corneal endotheliitis） 该型最常见，可表现畏光、轻或中度眼部不适，当伴虹膜炎时可表现睫状充血，视力下降程度与盘状水肿位置和轻重有关。裂隙灯显微镜下可见圆形或盘状基质水肿（图 6-1-1A），病灶位于角膜中央或旁中央，基质水肿可达全层，呈类似毛玻璃样改变，在水肿与非水肿区可见明确界限，但基质无浸润、无新生血管。盘状病变区的角膜上皮可呈微囊样水肿，严重者可呈大泡样改变。KP 通常位于基质水肿区，当基质水肿严重时可能看不清 KP（图 6-1-1B），当基质水肿减轻时这些隐藏的 KP 可被发现（图 6-1-1C、D），因为 KP 的消退通常比基质水肿消退慢。当角膜水肿明显干扰 KP 的观察时，可利用眼前节 OCT（图 6-1-2）或角膜激光共聚焦显微镜发现 KP（图 6-1-3）。盘状角膜内皮炎通常伴轻或中度虹膜炎，但由于角膜基质水肿明显，虹膜炎的表现易被忽视。由于炎性细胞使房水引流受阻或原发性小梁网炎性反应，所以部分患者可表现眼压高症状。此类型角膜内皮细胞减少不明显，预后良好。其病因可能是 HSV 和 VZV 感染，因为盘状角膜内皮炎常见于 HSV 和 VZV 的感染性上皮炎后。

VZV 的盘状角膜内皮炎可以发生在 VZV 感染的急性病变后的任何时间，最常见于急性期后 3～4 个月，临床表现与 HSV 盘状角膜炎相似，表现为盘状角膜基质水肿及水肿区域相应的 KP。但 VZV 盘状角膜内皮炎常继发于额部、颞侧头部皮肤或眼睑的疱疹之后，患

者也可能是无疹性带状疱疹。带状疱疹皮肤病变疼痛明显、角膜内皮炎时前房炎症反应较
HSK 重或同时合并眼压高或虹膜炎，经过一段时间治疗后常常可见虹膜的节段性萎缩，并
且其复发频率相对较少，这些都是与 HSV 盘状角膜内皮炎的不同点。

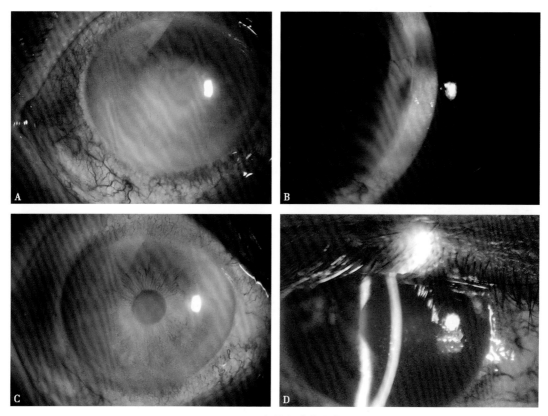

图 6-1-1　盘状角膜内皮炎

A. 角膜中央盘状水肿；B. 角膜水肿，KP 看不清；C. 同一患者治疗 1 周后角膜水肿明显减轻；D. 角膜水
肿减轻后 KP 明显可见

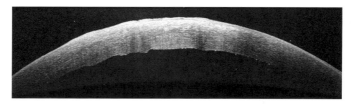

图 6-1-2　眼前节 OCT 可见角膜水肿及 KP

2. **弥漫性角膜内皮炎**（diffuse corneal endotheliitis）　该型较少见，可表现眼红、痛、畏
光及视力下降。典型者为角膜基质弥漫性水肿伴水肿区散在于整个角膜后的 KP（图 6-1-4～
图 6-1-6），可有上皮水肿和轻或中度虹膜炎。患者角膜水肿明显，虹膜炎不易发现；严重病
例可有角膜内皮斑（图 6-1-7）和前房积脓。角膜水肿可在几周内自动消退，但角膜内皮细
胞不同程度减少。本型可见于全身腮腺炎病毒感染者，病毒可能通过病毒血症播散至前房，
从而导致角膜内皮细胞感染。

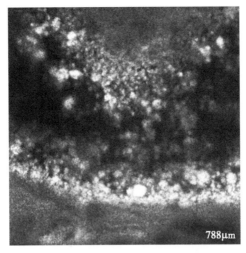

图 6-1-3 共焦镜：角膜内皮大量炎症细胞及 KP

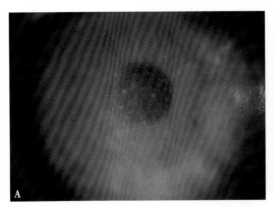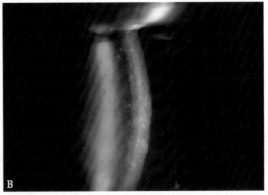

图 6-1-4 弥漫性角膜内皮炎
A. 角膜弥漫性水肿及 KP；B. 同一患者裂隙照片

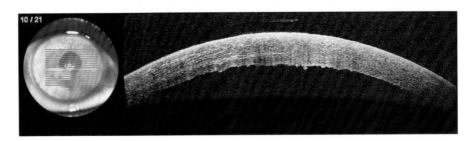

图 6-1-5 前节 OCT 显示角膜水肿及 KP

3. **线状角膜内皮炎**（linear corneal endotheliitis） 该型角膜内皮细胞损伤呈进行性，是病情最为凶险的类型。临床表现为周边部角膜呈扇形或地图形水肿，KP 呈线形位于水肿区边缘（图 6-1-8A），与非水肿区形成明显分界线，KP 线从角膜缘向中央进展。有时 KP 形成钱币样病灶（图 6-1-8B），病灶区可有或无角膜水肿。患者睫状充血及前房反应轻微，可出现间歇性眼压升高，其表现类似于青睫综合征。本型通常单眼发病，可见于穿透性角膜移植和白内障等内眼手术后,多发生于术后约 1 周,也可见于术后 2~10 年,手术过程顺利。该型可能与手术损伤神经致使潜伏的病毒激活有关,其病因包括 HSV 和 CMV,尤其是当出现 KP 组成的钱币型病变时高度提示 CMV 感染。本型可能是免疫介导的反应,其依据包括:①内皮 KP 线与角膜移植排斥的内皮线酷似;②有些病例双眼发病,且与白内障手术无关;③内皮 KP 线从角膜缘向中央进展;④对糖皮质激素治疗敏感。

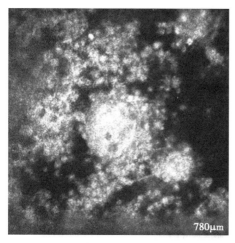

图 6-1-6 角膜共焦镜检查:内皮细胞层可见大量炎症细胞及 KP

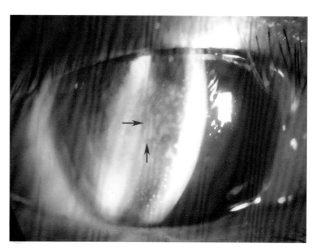

图 6-1-7 角膜内皮斑

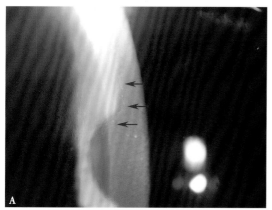

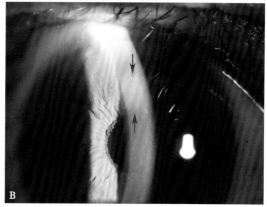

图 6-1-8 线状角膜内皮炎

A. 线状角膜内皮炎:KP 排列呈线状,角膜水肿从边缘向中央发展;B. 钱币状 KP 及局限性角膜水肿

4. 扇形角膜内皮炎(sectorial corneal endotheliitis) 该型也表现为角膜周边部水肿(图 6-1-9),但与线状角膜内皮炎不同,其 KP 散在分布于角膜水肿区,病情相对较轻,角膜内皮细胞损伤较少,也有学者认为本型可能是病损轻微的线状角膜内皮炎。共焦镜检查角膜基质细胞活化,但无明显炎症细胞浸润(图 6-1-10A),角膜内皮细胞肿胀、边界不清,可见大量炎症细胞(图 6-1-10B),说明本病角膜水肿源于角膜内皮细胞损害,非角膜基质炎症。

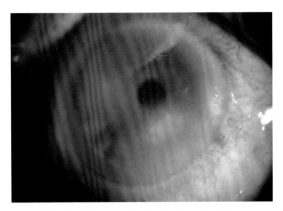

图 6-1-9 扇形角膜内皮炎：周边角膜扇形水肿，水肿区边缘无 KP 线

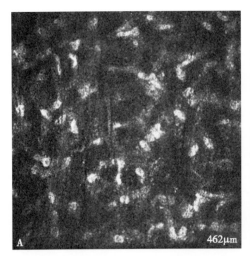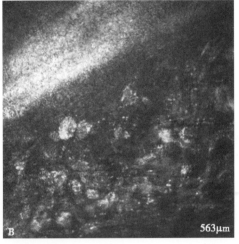

图 6-1-10 扇形角膜内皮炎

A. 角膜共焦镜：深基质层角膜基质细胞活化，无明显炎症细胞；B. 角膜共焦镜：病灶区内皮细胞肿胀、边界不清，可见大量炎症细胞

五、诊断

主要依据患者病史、临床症状及典型眼部体征作为诊断依据。诊断依据包括：①多见于青壮年，发生于内眼术后者多为老年人；②多单眼发病，有虹膜炎或糖尿病史者更易发病；③起病急、视力下降明显、眼红、眼痛；④角膜基质水肿，内皮粗糙，上皮完整；⑤灰白色 KP 分布在角膜水肿区或水肿区边缘，前房反应轻；⑥少数患者眼压升高；⑦可伴虹膜睫状体炎；⑧部分患者发生于内眼术后，内眼手术过程顺利，术后约 1 周角膜内皮开始水肿，后弹力层皱褶渐加重，内皮混浊。

近年来，临床也广泛使用角膜共焦镜及眼前节 OCT 检查帮助诊断。

1. **角膜共聚焦显微镜** 角膜内皮炎时由于角膜水肿明显，角膜内皮镜检查通常难以观察到角膜内皮细胞的变化。共聚焦显微镜作为一种非侵入性检查方法，尤其是激光共聚焦显微镜的优势，使其在角膜内皮炎的诊断中发挥重要作用[20]，对 CMV 角膜内皮炎的诊断价值更高（本章第二节）。

HSV角膜内皮炎者共聚焦显微镜下可见角膜内皮假性Guttata并可融合形成孔状改变、细胞间隙增大、细胞边界不清、内皮细胞间和表面炎细胞浸润、内皮细胞缺损和KP（图6-1-11 A～G），KP可突破内皮细胞间的连接，使内皮细胞出现缺损区。经过抗病毒联合抗炎治疗，角膜内皮细胞的改变可以恢复，但内皮细胞密度下降。

假性Guttata需与Fuchs角膜内皮营养不良的Guttata鉴别，前者是在炎症时暂时的内皮细胞水肿使胞体肿胀所致，共焦镜表现为隆起的暗区伴边界高反射线（图6-1-11A），治疗后可消失；后者则为边界模糊的隆起暗区，暗区中央有圆形白色点（也称青春痘样改变，图6-1-11H），其永远存在，并随病情发展逐渐增多。

除角膜内皮细胞的改变外，实际上角膜其他各层在角膜内皮炎时也发生不同程度的变化，包括：①病变区角膜上皮细胞肿胀，细胞间出现大小不一的空泡（图6-1-12A）；②基底细胞层可见树突状朗格罕细胞聚集（图6-1-12B），临床症状消退后，郎格罕细胞密度下降，但仍高于对侧眼；③患眼上皮下神经纤维丛密度明显下降甚至消失（图6-1-12C），神经纤维变细；④后角膜基质细胞肿胀、活化（图6-1-12D），病情迁延患者基质内可见多量炎症细胞的浸润。

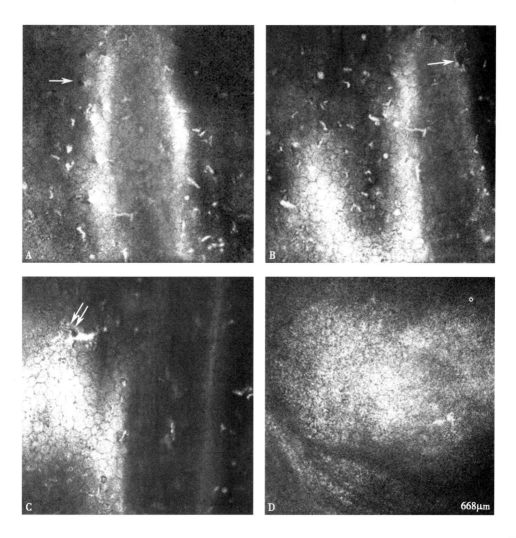

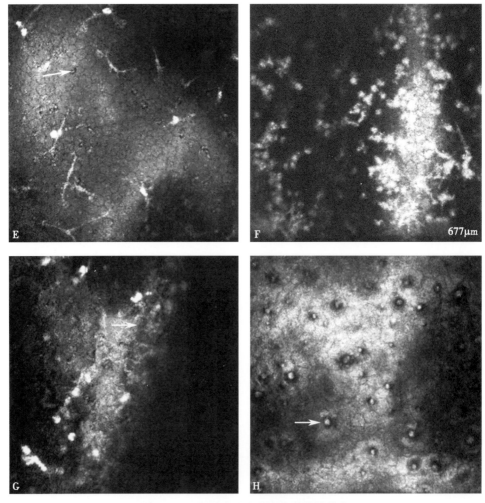

图 6-1-11 角膜内皮炎共聚焦显微镜检查

A. 假性 Guttata；B. 假性 Guttata 融合形成孔状改变；C. 角膜内皮细胞间隙扩大；D. 细胞边界不清；
E. 角膜内皮细胞间炎性细胞浸润；F. 角膜内皮细胞表面炎性细胞浸润及 KP；G. 角膜内皮细胞剥脱；
H. Fuchs 角膜内皮营养不良的 Guttata

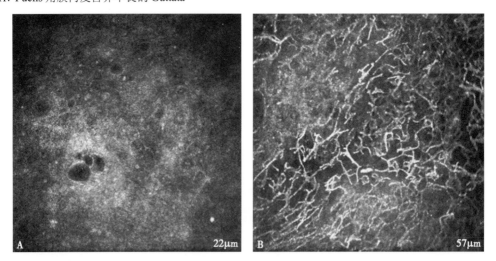

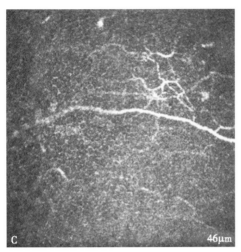
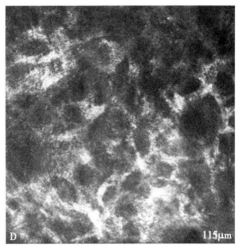

图 6-1-12 角膜内皮炎共聚焦显微镜检查

A. 角膜上皮细胞水肿及空泡；B. 上皮细胞基底层大量郎格罕细胞；C. 上皮下神经纤维丛密度明显下降；
D. 角膜基质细胞肿胀、活化，无炎症细胞浸润

2. **眼前节 OCT** 当角膜水肿明显时，判断是否有角膜后 KP 十分困难，此时，利用眼前节 OCT 不仅可评价角膜水肿程度，还可以分清角膜后壁是否存在 KP 以及 KP 的位置，辅助角膜内皮炎的诊断（图 6-1-13）。

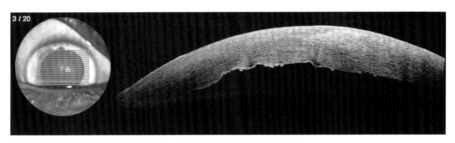

图 6-1-13 角膜基质水肿及内皮 KP

3. **实验室检查** 病毒性角膜内皮炎的诊断存在临床诊断与实验室检查一致率低的问题，这主要与取材时间和检查方法有关，取材时间越早，阳性率越高。

（1）房水聚合酶链式反应（polymerase chain reaction，PCR）检查：目前常用的 PCR 方法的灵敏度尚不足以检测出正常房水中的病原体，因此，当房水病原体检查结果为阳性时即可明确诊断，但阴性结果也不能完全排除诊断。常规检查的病毒包括 HSV、VZV、CMV 和 EBV。该方法除了检测房水的病原体外，还可以监测炎症因子的变化，并可用于评估疗效。其敏感度可达 80%～100%，特异度为 65%～87%[21]。PCR 检查结果受多种因素的影响，如患者病变典型或未经抗病毒药治疗者阳性率高；局部麻醉药、荧光素、虎红和丽丝胺绿等染色剂均可干扰 PCR 的反应，从而减低其有效性。目前，房水 PCR 检测不是病毒性角膜内皮炎的必须检查，主要用于反复发作或疑难病例的诊断及鉴别诊断。

（2）病毒培养：方法复杂，时间长，特异性强，阳性率低。研究者对 170 例可疑 HSK 患者的角膜刮片培养仅 14 例阳性，但其中 50 例培养阴性者 PCR 为阳性[21]。这可能与病毒培

养方法不敏感有关,也可能为 PCR 假阳性。另外,PCR 阳性只说明存在病毒 DNA,但并不能说明其为有功能病毒,也不能分辨潜伏和感染病毒,这可以解释 PCR 较低的特异性。

（3）其他：机体在感染 HSV 后,血液中针对 HSV 的抗体会在 1 周左右出现,在 3～4 周达到高峰,并可持续多年。但由于 HSV 感染后产生的潜伏状态,使得正常的非发病人群仍具有较高的 HSV 抗体阳性率,约 98% 正常人 HSVIgG 抗体阳性,因此,血清 HSV 的 IgG 抗体阳性没有临床诊断意义,而在恢复期病毒特异性 IgG 抗体滴度升高大于 4 倍可以帮助诊断。如果检测 HSV 特异性 IgM 抗体阳性,有助于近期感染的诊断,但 IgM 在血中停留时间短暂,临床很难发现。

六、鉴别诊断

1. **急性闭角型青光眼** 弥漫性角膜内皮炎的角膜基质和上皮水肿,KP 散在于水肿区,当伴随眼压升高而 KP 看不清时,易与急性闭角型青光眼混淆,但在青光眼急性发作时,角膜上皮水肿更明显,同时前房浅,并可伴随瞳孔散大、虹膜萎缩及青光眼斑等特征性改变。

2. **青光眼睫状体炎综合征** 本病好发于青壮年,单眼反复发作,每次发作持续 3～5 天,可自行缓解,发病急,有闭角型青光眼症状,但前房不浅,角膜上皮水肿,少量 KP,前房反应轻,通常眼压中度升高,但无角膜基质水肿。近年来有研究发现,青光眼睫状体炎综合征高达 75% 患者房水中可检测到 CMV[22],因此对常规抗青光眼睫状体炎综合征治疗无效的患者应行房水病毒学检查及加抗病毒治疗。

3. **虹膜睫状体炎** 本病一般无角膜水肿,且角膜后 KP 呈典型的三角形分布。这是因为虹膜睫状体炎的 KP 来源是虹膜和睫状体的炎性细胞经房水循环沉积于角膜内皮,而非角膜内皮细胞本身的炎性反应。

4. **大泡性角膜病变** 本病病因除了 Fuchs 角膜营养不良外,多与白内障等内眼手术对角膜内皮的损伤有关,损伤严重者术后早期即可出现角膜大泡,中度损害者角膜水肿逐渐发生和视力逐渐下降,角膜内皮细胞数明显低于正常。

5. **内眼术后炎性反应** 白内障等内眼术后的角膜水肿多在术后第 2 天即表现明显,与术中操作过多、损伤角膜内皮等有关。角膜水肿多位于上方切口区,角膜皱褶清亮,且随着时间的推移,角膜水肿逐渐减轻。而手术后角膜内皮炎的角膜水肿多发生于手术顺利的患者,通常术后约 1 周发病,并逐渐加重,角膜内皮皱褶粗大、灰暗,也有术后数年发病的个案。

6. **虹膜角膜内皮综合征** 本病可表现为原发性进行性虹膜萎缩、chandler 综合征及虹膜痣三种类型,多有虹膜前粘连和青光眼,通常单眼发病,由角膜内皮细胞异常导致的角膜水肿发展缓慢,而角膜内皮炎的角膜水肿发展迅速。

7. **角膜移植内皮排斥反应** 开始为角膜局限性水肿,约 2/3 患者可见内皮排斥线,如治疗不及时,几天内可出现全植片混浊水肿、内皮皱褶,但患者有角膜移植手术史,且角膜水肿局限于移植片。

8. **HSK** 基质型 HSV 盘状基质炎与盘状角膜内皮炎有相似的临床表现,前者是 HSV 感染角膜基质,同时,病毒导致的免疫性炎症反应使角膜基质浸润、水肿和混浊,并可有新生血管长入,治愈后可遗留角膜瘢痕;后者也可以表现为盘状角膜水肿,其表现由角膜内皮细胞功能受损所致,角膜内皮受损区基质及上皮水肿,水肿区角膜内皮面有大量 KP,当角膜水肿严重时可能看不清 KP,经治疗通常角膜水肿消退较快,此时可见水肿区大量 KP,通常盘状内皮炎无角膜基质浸润和新生血管，没有 KP 的区域一般不出现角膜水肿，初次发病者治愈后无瘢痕，如病变反复发作，也可出现基质浸润及瘢痕形成。

七、治疗

目前，国内外尚缺乏有关角膜内皮炎治疗的多中心研究或循证医学的相关结果。由于其发病机制是由病毒感染直接侵害和病毒抗原的迟发型超敏反应共同形成的，其治疗原则应包括抑制病毒复制、减轻炎症导致的角膜损害以及保护角膜内皮细胞功能。目前较公认的方法为全身和局部抗病毒联合抗炎治疗，其中足量抗病毒是治疗成功的前提和关键步骤。（CMV 性角膜内皮炎的治疗见相关章节）。

（一）药物治疗

1. 抗病毒药物　目前眼部疱疹病毒感染的常用药物包括阿昔洛韦（acyclovir，ACV）、更昔洛韦（ganciclovir，GCV）、伐昔洛韦（valciclovir，VCV）等。现有的抗病毒药物并不能清除病毒，只是缓解症状，并帮助维持病毒呈潜伏状态。

（1）作用机制

1）ACV：ACV 选择性抑制 HSV、VZV，对腺病毒和牛痘病毒无效。ACV 进入疱疹病毒感染的细胞后，与脱氧核苷竞争病毒胸苷激酶或细胞激酶，药物被磷酸化成活化型阿昔洛韦三磷酸酯，作为病毒复制的底物与脱氧鸟嘌呤三磷酸酯竞争病毒 DNA 多聚酶，从而抑制病毒 DNA 合成，显示抗病毒作用。ACV 仅作用于新合成病毒的 DNA，对已感染病毒的细胞无效。ACV 半衰期为 2～3 小时，生物利用度 10%～20%，需高剂量、高频率使用。

2）VCV：为 ACV 的前体药物，口服后迅速吸收并在体内很快转化为阿昔洛韦，其抗病毒作用为阿昔洛韦所发挥。VCV 生物利用度高，为 50%～55%，因此，用药频率降低，主要用于治疗 HSV-1、HSV-2 和 VZV 感染的治疗。

3）GCV：结构及作用机制类似于 ACV，但比 ACV 抗病毒谱更广、作用更强。GCV 在组织培养中对 HSV 和 VZV 的作用与 ACV 相当，在体内则比 ACV 强 60 倍，而且对 CMV 的作用明显，是 ACV 的 50 倍，呈高度特异性抑制作用，对腺病毒也有效。并且 GCV 具备穿透性强、毒性低、水溶性好，半衰期长等特点，因此，GCV 已成为目前治疗病毒性角膜内皮炎的常用药物，尤其是治疗 CMV 感染的首选药物。然而，GCV 对 CMV 的高度特异抑制作用是可逆的，除去药物后，病毒 DNA 合成又重新开始，疾病复发。这与 GCV 对 HSV 相对不可逆抑制不同。

（2）局部抗病毒药：国内对于 HSV 性角膜内皮炎常选用 0.15% 更昔洛韦（ganciclovir，GCV）凝胶或滴眼液、0.1% 阿昔洛韦（acyclovir，ACV）滴眼液。

1）0.15% GCV 凝胶 4 次 / 天，或 0.15% GCV 滴眼液 4 次 / 天。

2）0.1% ACV 每 2 小时 1 次或 3% ACV 眼膏 5 次 / 天，长期应用可出现药物毒性角结膜炎、过敏性结膜炎及泪小点狭窄等并发症。由于 ACV 滴眼液角膜穿透性较差，仅对上皮型 HSK 疗效满意，对基质型及内皮型角膜炎疗效欠佳。眼膏剂型浓度高、滴眼后在眼表停留时间长，可在一定程度上弥补这种缺陷。

（3）全身抗病毒药物：全身应用抗病毒药物治疗 HSV 角膜内皮炎非常关键[3]，其适应证包括严重盘状角膜内皮炎、严重弥漫性角膜内皮炎、所有线状角膜内皮炎、局部滴眼药困难的儿童患者及预防性用药。

1）ACV 是目前临床上最常用的抗 HSV 药物，病程初期静脉给药疗效更佳，可每次

5mg/kg，每天 3 次，静脉滴注，共 2 周，后改为口服 ACV200mg，每天 5 次。由于口服 ACV 的眼内通透性良好，也可无需静脉给药，根据国内外文献资料及笔者的经验，建议角膜内皮炎口服剂量为 ACV 200～400mg/ 次，5 次 / 天，国外有研究治疗剂量可高达 400～800mg/ 次，5 次 / 天。依据角膜内皮炎的炎症程度，口服抗病毒药物疗程可长达 3 个月以上。ACV 全身应用的副作用包括恶心、呕吐、腹泻及其他胃肠道反应。

2）文献报道[23]，口服更昔洛韦 1g，每日 3 次，共 8 周，联合局部 0.15%GCV 凝胶每日 4 次和 0.1% 氟米龙每日 3 次治疗 HSV 性角膜基质炎和角膜内皮炎，结果显示口服更昔洛韦能有效治疗单纯疱疹病毒性角膜炎，迅速缓解症状与体征，并明显缩短疗程。观察期间未见明显用药后不适感和肝肾功能损害等副作用。口服 GCV 也适用于治疗带状疱疹角膜内皮炎和巨细胞病毒性角膜内皮炎。

GCV 主要不良反应是血象变化，表现为白细胞下降（粒细胞减少）、血小板减少，用药全程每周测血象一次。其他不良反应尚有发热、腹痛、恶心、呕吐、厌食、稀便、瘙痒、出汗、视觉变化、继发感染等。

3）对于带状疱疹病毒性角膜内皮炎，也可以口服泛昔洛韦 250mg，每天 3 次，共 7 天。

4）对口服 ACV 和 GCV 治疗无效者，也可给予广谱抗病毒药。

（4）预防：国外文献报道口服 ACV 400mg 2 次 / 天，持续 12～18 个月，可明显降低 HSK 复发，尤其是对预防基质型 HSK 复发的效果优于上皮型 HSK。也有文献报道口服 VCV500mg，每日 1 次，共 12 个月，与口服 ACV400mg 每日 2 次的预防 HSK 复发的作用相同[24]。然而，由于服药时间长及可能存在的副作用，国内患者很难接受类似的预防方案，因此，尚无国内相关文献。迄今为止尚无明确的理论依据指导预防病毒性角膜内皮炎的复发，也无特效抗病毒药能杀灭神经节内的 HSV，同时长期口服 ACV 或 VCV 存在肝肾毒性的风险。因此，临床需长期口服 ACV 或 VCV 时应权衡利弊。

2. 糖皮质激素 虽然糖皮质激素的应用尚存在争议，但国内外文献均支持角膜内皮炎时应使用糖皮质激素，且不可忽视长期应用可能带来的问题，如糖皮质激素性青光眼、白内障，以及促使病毒进入角膜、延长基质炎反应等。

（1）局部应用：对于局部糖皮质激素的用药频率和持续时间尚无统一标准，最关键的是避免快速减量或突然停药以免出现反跳。根据美国疱疹性眼病研究组治疗免疫性角膜基质炎的研究结果，笔者建议局部糖皮质激素治疗角膜内皮炎的治疗期应超过 10 周。具体方法为：第 1 周 1% 泼尼松龙滴眼液 4～8 次 / 天（轻度 4 次 / 天、重度 6～8 次 / 天），病情控制后开始逐渐减量，将作用强的糖皮质激素改为作用弱的（泼尼松龙改为氟米龙或氯替泼诺），剂量越低、使用时间越长，当剂量减至 1 次 / 天时需使用大约 3 周，共计用药 10～12 周。

部分患者在逐渐减药的过程中，当剂量低于某一水平时，炎性反应突然加重（这一糖皮质激素水平称为 flare dose），对于此类患者应在炎性反应控制稳定几个月后才能减至低于此剂量水平。对某些患者低浓度及低频率局部激素长期维持，如氟米龙或氯替泼诺 1 次 / 天或隔日 1 次滴眼，可能是阻止炎性反应复发，防止瘢痕、新生血管形成和视力下降的重要手段。

为了减少病毒性角膜内皮炎的复发，在使用局部糖皮质激素时，必须联合抗病毒药物（如 GCV 凝胶或滴眼液，每日 4 次），在局部激素减量过程中，保持抗病毒药物的用药频率与糖皮质激素相同。

（2）全身应用：部分病情严重的角膜内皮炎，如线状角膜内皮炎和弥漫性角膜内皮炎可联合口服糖皮质激素,通常的用法为口服泼尼松 40～60mg,1 次 / 天。如果炎性反应迅速得到控制、角膜水肿明显减轻、泼尼松口服不超过 1 周,可立即停药,并继续局部药物治疗;否则,应根据病情逐渐减药。在治疗角膜内皮炎的过程中,由于顾虑糖皮质激素引起的并发性白内障和糖皮质激素性青光眼等并发症而常出现用量不足或停药过早过快等问题,导致病情迁延或反复。

3. 其他药物　对于病情严重的角膜内皮炎患者应散瞳治疗。角膜内皮炎治疗周期长、易复发,长期局部抗病毒与糖皮质激素治疗可导致角膜上皮毒性反应,因此治疗中应给予角膜上皮保护剂,同时要去除引起复发的全身诱发因素,如慢性疲劳、精神紧张及暴晒等。

（二）手术治疗

部分患者由于误诊或病情严重、反复发作等原因导致角膜失代偿,需行穿透性角膜移植或角膜内皮移植等手术治疗(见第三篇)。

八、预后

如果角膜内皮炎的诊断正确、治疗及时,则该病的预后较好,通常仅在病变处遗留薄翳伴轻度视力下降;若误诊或治疗不当,可导致病情迁延不愈,角膜失代偿,此时抗病毒治疗无效,遗留角膜瘢痕。

九、典型病例

1. 病史　患者女,69 岁,因左眼红、视力下降,反复发作 5 个月就诊。第一次发病时曾有感冒,否认外伤。患者曾在外院诊断为角膜炎,治疗包括口服阿昔洛韦 200mg,3 次 / 天,局部阿昔洛韦滴眼液,4 次 / 天及氧氟沙星滴眼液,4 次 / 天治疗,效果不明显。

2. 查体　视力:右 0.4J5,左 0.16J7 不见,IOP 右 10mmHg,左 11mmHg。右眼前节及眼底正常。左结膜轻度充血,角膜中央盘状水肿(图 6-1-14A),水肿区隐约看见 KP(图 6-1-14B),角膜知觉减退,前房反应看不清,瞳孔形圆无粘连。前节 OCT 可见角膜水肿及 KP(图 6-1-15)。激光角膜共焦显微镜检查可见:角膜上皮水肿及囊泡形成,上皮基底层可见大量朗格罕细胞聚集,上皮下神经纤维丛消失,角膜基质细胞肿胀、活化,角膜内皮细胞层结构不清,可见大量炎性细胞及 KP(图 6-1-16)。

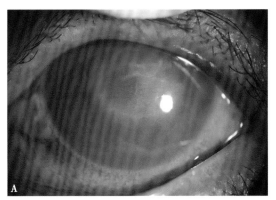
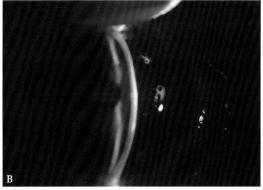

图 6-1-14　盘状角膜内皮炎
A. 角膜中央盘状水肿;B. 角膜水肿区 KP 看不清

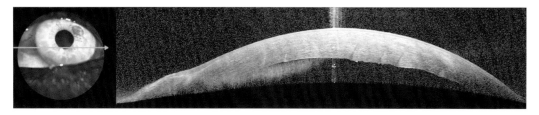

图6-1-15　眼前节OCT：可见角膜水肿及KP

3. **诊断**　左眼盘状角膜内皮炎。

4. **治疗经过**　阿昔洛韦200mg，口服，5次/天，0.15%更昔洛韦凝胶4次/天，1%醋酸泼尼松龙4次/天，妥布霉素地塞米松眼膏每晚一次，复方托吡卡胺每晚散瞳一次。

2天后复诊，患者症状及体征明显减轻，左眼视力0.4，IOP16mmHg，角膜水肿明显减轻（图6-1-17A），角膜后KP明显可见（图6-1-17B）。

调整治疗方案：停妥布霉素地塞米松眼膏，其他治疗不变，指导患者随病情好转局部激素逐渐减量（外地患者不能按时复诊）。

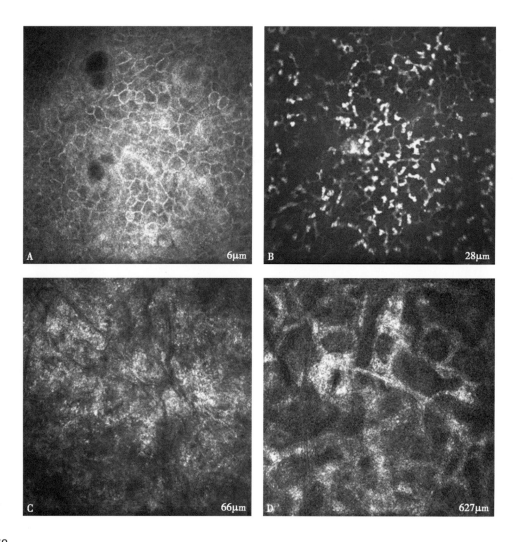

联合口服糖皮质激素，通常的用法为口服泼尼松 40～60mg，1 次 / 天。如果炎性反应迅速得到控制、角膜水肿明显减轻、泼尼松口服不超过 1 周，可立即停药，并继续局部药物治疗；否则，应根据病情逐渐减药。在治疗角膜内皮炎的过程中，由于顾虑糖皮质激素引起的并发性白内障和糖皮质激素性青光眼等并发症而常出现用量不足或停药过早过快等问题，导致病情迁延或反复。

3. 其他药物　对于病情严重的角膜内皮炎患者应散瞳治疗。角膜内皮炎治疗周期长、易复发，长期局部抗病毒与糖皮质激素治疗可导致角膜上皮毒性反应，因此治疗中应给予角膜上皮保护剂，同时要去除引起复发的全身诱发因素，如慢性疲劳、精神紧张及暴晒等。

（二）手术治疗

部分患者由于误诊或病情严重、反复发作等原因导致角膜失代偿，需行穿透性角膜移植或角膜内皮移植等手术治疗（见第三篇）。

八、预后

如果角膜内皮炎的诊断正确、治疗及时，则该病的预后较好，通常仅在病变处遗留薄翳伴轻度视力下降；若误诊或治疗不当，可导致病情迁延不愈，角膜失代偿，此时抗病毒治疗无效，遗留角膜瘢痕。

九、典型病例

1. 病史　患者女，69 岁，因左眼红、视力下降，反复发作 5 个月就诊。第一次发病时曾有感冒，否认外伤。患者曾在外院诊断为角膜炎，治疗包括口服阿昔洛韦 200mg，3 次 / 天，局部阿昔洛韦滴眼液，4 次 / 天及氧氟沙星滴眼液，4 次 / 天治疗，效果不明显。

2. 查体　视力：右 0.4J5，左 0.16J7 不见，IOP 右 10mmHg，左 11mmHg。右眼前节及眼底正常。左结膜轻度充血，角膜中央盘状水肿（图 6-1-14A），水肿区隐约看见 KP（图 6-1-14B），角膜知觉减退，前房反应看不清，瞳孔形圆无粘连。前节 OCT 可见角膜水肿及 KP（图 6-1-15）。激光角膜共焦显微镜检查可见：角膜上皮水肿及囊泡形成，上皮基底层可见大量朗格罕细胞聚集，上皮下神经纤维丛消失，角膜基质细胞肿胀、活化，角膜内皮细胞层结构不清，可见大量炎性细胞及 KP（图 6-1-16）。

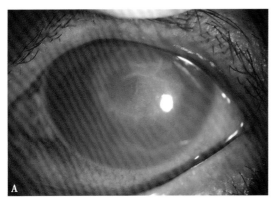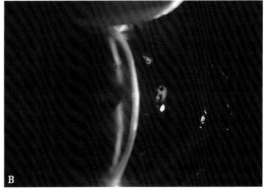

图 6-1-14　盘状角膜内皮炎
A. 角膜中央盘状水肿；B. 角膜水肿区 KP 看不清

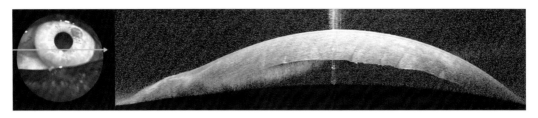

图 6-1-15　眼前节 OCT：可见角膜水肿及 KP

3. **诊断**　左眼盘状角膜内皮炎。

4. **治疗经过**　阿昔洛韦 200mg，口服，5 次 / 天，0.15% 更昔洛韦凝胶 4 次 / 天，1% 醋酸泼尼松龙 4 次 / 天，妥布霉素地塞米松眼膏每晚一次，复方托吡卡胺每晚散瞳一次。

2 天后复诊，患者症状及体征明显减轻，左眼视力 0.4，IOP16mmHg，角膜水肿明显减轻（图 6-1-17A），角膜后 KP 明显可见（图 6-1-17B）。

调整治疗方案：停妥布霉素地塞米松眼膏，其他治疗不变，指导患者随病情好转局部激素逐渐减量（外地患者不能按时复诊）。

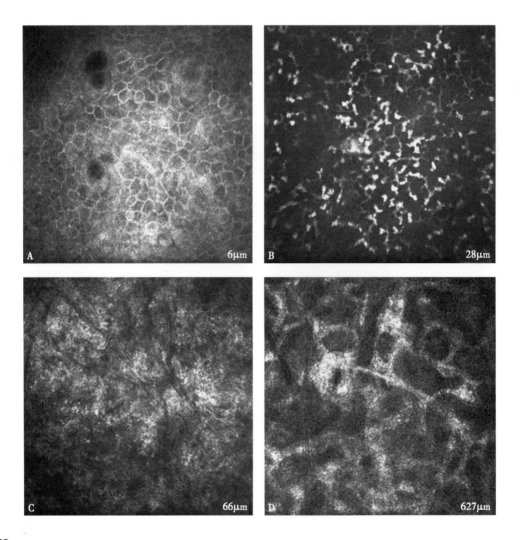

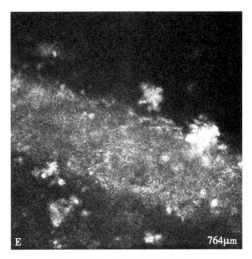

图 6-1-16 角膜共焦镜检查

A.角膜上皮水肿及囊泡形成；B.上皮基底层可见大量郎格罕细胞聚集；C.上皮下神经纤维丛消失；
D.角膜基质细胞肿胀、活化；E.角膜内皮细胞层结构不清，可见大量炎性细胞及 KP

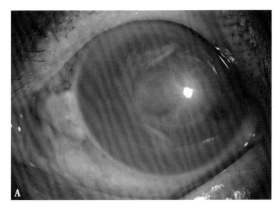

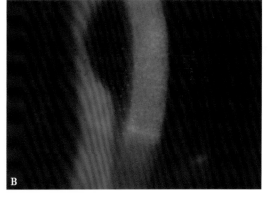

图 6-1-17 治疗 2 天后

A.治疗 2 天后角膜水肿减轻；B.治疗 2 天后角膜水肿减轻，KP 明显可见

8 周后复诊，病情进一步好转，左眼视
力 0.6J4，IOP11mmHg，裂隙灯检查无角膜
水肿（图 6-1-18），KP 阴性，前房浮游物及
闪光均阴性，瞳孔形圆无粘连。角膜内皮
镜检查：右 3118/mm²，左 3355/mm²，中央角
膜厚度：右 529μm、左 513μm。角膜共焦镜
检查：上皮细胞层仍有炎症细胞及少量郎
格罕细胞，上皮下神经纤维恢复，内皮细胞
层无炎症细胞及 KP（图 6-1-19）。

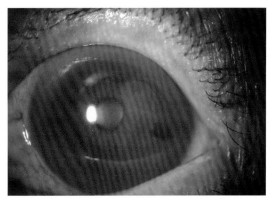

图 6-1-18 治疗 8 周后，角膜无水肿

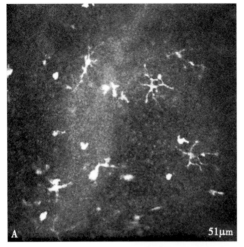
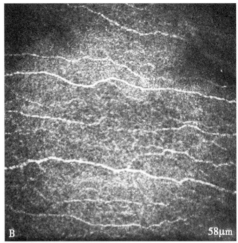
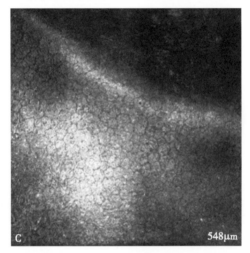

图 6-1-19 治疗 8 周后角膜共焦镜检查

A. 病灶区上皮细胞层朗格罕细胞明显减少；B. 角膜神经恢复；C. 角膜内皮细胞恢复正常

治疗：停口服阿昔洛韦及 1% 泼尼松龙滴眼液，改为 0.1% 氟米龙 2 次 / 天，1 周后改 1 次 / 天，0.15% 更昔洛韦凝胶 1 次 / 天，一周后停药，玻璃酸钠滴眼液 3 次 / 天。

10 周复诊，患者无不适，视力双 0.5J5，矫正视力 1.0J1，IOP 右 14mmHg 左 12mmHg，左无充血，角膜薄翳，KP+ 呈细小棕色（图 6-1-20），其余无异常。停用局部氟米龙及更昔洛韦凝胶，仅用玻璃酸钠 3 次 / 天，并嘱患者预防感冒，避免疲劳。

5. 病例分析 盘状角膜内皮炎多由单纯疱疹病毒所致，感冒是其诱因之一，其病理损害是由病毒感染直接侵害和对

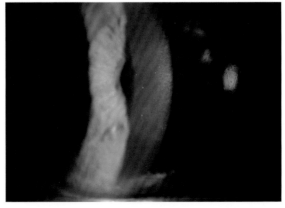

图 6-1-20 治疗 10 周角膜薄翳及少量棕色 KP

病毒抗原的迟发型超敏反应共同形成的。因此,盘状角膜内皮炎的治疗必须是在足量抗病毒药物治疗的前提下联合应用糖皮质激素。患者在外院没有联合应用糖皮质激素,同时抗病毒药物阿昔洛韦使用的量不足,所以治疗效果不佳。由于阿昔洛韦的半衰期较短,一般需每日服用 5 次,治疗初期局部阿昔洛韦可每日点眼 5～7 次。更昔洛韦抗病毒作用比阿昔洛韦强,且半衰期长达 8 小时,因此,局部每日 4 次即可,尤其是凝胶在眼表停留时间长,治疗效果更好。经合理治疗后角膜内皮炎的角膜水肿消退较 KP 快,因此,当角膜水肿减轻后水肿区的 KP 会更明显,这是角膜内皮炎的特征之一。此外,在糖皮质激素的使用过程中应密切观察眼压,依据病情好转的程度逐渐减量,当减量至每日一次时需维持一段时间,总疗程需 10～12 周,否则易复发。

在角膜内皮炎治疗过程中何时停用局部激素尚没有统一的标准,根据笔者的经验,停药依据可包括三方面的观察:①症状和体征消失;②患眼角膜厚度略低于健眼;③角膜共焦镜检查病灶区上皮层仅少量或无郎格罕细胞,角膜神经恢复,内皮细胞层炎症细胞及 KP 消失,内皮细胞形态正常。

(晏晓明)

参 考 文 献

1. Khodadoust AA, Attarzadeh A. Presumed autoimmune corneal endotheliopathy. Am J Ophthalmol, 1982;, 93: 718-722.

2. Rowe AM, St LAJ, Jeon S, et al. Herpes keratitis. ProgRetin Eye Res, 2013, 32: 88-101.

3. 史伟云. 重视单纯疱疹病毒性角膜炎内皮型的诊治. 中华眼科杂志, 2011, 47(1): 4-6.

4. 刘盛春. 王琳. 610 例角膜移植流行病学分析. 华西医学, 2007, 22(4): 711-712.

5. Yawn BP, Wollan PC, St Sauver JL, Butterfield LC. Herpes zoster eye complications: rates and trends. Mayo ClinProc, 2013, 88(6): 562-570.

6. Sugar A, Smith T. Presumed autoimmune corneal ednothelipathy. Am J Ophthalmol, 1982, 94: 689-691.

7. Inoue Y. Review of clinical and basic approaches to corneal endotheliitis. Cornea, 2014, 33(suppl)S3-S8.

8. Sonoyama H, Araki-Sasaki K, Osakabe Y, al. e.Detection of cytomegalovirus DNA from cytomegalovirus corneal endotheliitis after penetrating keratoplasty. Cornea, 2010, 29(6): 683-685.

9. Suzuki T, Hara Y, Uno T, Y. O. DNA of cytomegalovirus detected by PCR in aqueous of patient with corneal endotheliitis after penetrating keratoplasty. Cornea, 2007, 26(3): 370-372.

10. Shiraishi A, Hara Y, Takahashi M, et al. Demonstration of "owl's eye" morphology by confocal microscopy in a patient with presumed cytomegalovirus corneal endotheliitis. Am J Ophthalmol, 2007, 143(4): 715-717.

11. Yokogawa H, Kobayashi A, Sugiyama K. Mapping owl's eye cells of patients with cytomegalovirus corneal endotheliitis using in vivo laser confocal microscopy. Jpn J Ophthalmol, 2013, 57(1): 80-84.

12. Ando K, Ishihara M, Kusumoto Y, et al. A case of corneal endotheliitis with mumps virus RNA in aqueous humor detected by rt-PCR.Ocul Immunol Inflamm, 2013, 21(2): 150-152.

13. Inoue T, Takamatsu F, Kubota A, et al. Human herpesvirus 8 in corneal endotheliitis resulting in graft failure after penetrating keratoplasty refractory to allograft rejection therapy. Arch Ophthalmol, 2011, 129(12): 1629-1630.

14. Yokogawa H, Kobayashi A, Yamazaki N, al. e.Identification of cytomegalovirus and human herpesvirus-6

DNA in a patient with corneal endotheliitis. Jpn J Ophthalmol, 2013, 57（2）: 185-190.

15. 晏晓明. 角膜内皮炎. 中华眼科杂志, 2008, 44（2）: 189-192.

16. Niederkorn JY. Role of NKT cells in anterior chamber-associated immune deviation. Expert Rev ClinImmunol, 2009, 5（2）: 137-144.

17. Zheng X, Yamaguchi M, Goto T, et al. Experimental Corneal Endotheliitis in Rabbit. Invest Ophthalmol Vis Sci, 2000, 41（2）: 377-385.

18. Holland EJ, Schwartz GS. Classification of herpes simplex viruskeratitis. Cornea, 1999. 18: 144-154.

19. LiesegangTJ. Classification of herpes simplex virus keratitis and anterior uvitis.Cornea, 1999, 18: 127-143.

20. 邓世靖, 李炜炜, 侯文博, 等. 角膜内皮炎的激光共聚焦显微镜活体观察. 中华眼科杂志, 2012, 48（1）: 9-15.

21. Subhan S, Jose RJ, Duggirala A, et al. Diagnosis of herpes simplex virus-1 keratitis: comparison of Giemsa stain, immunofluorescence assay and polymerase chain reaction.Curr Eye Res, 2004, 29（2-3）: 209-213.

22. CheeSP, Bacsal K, Jap A, et al. Clinical future of cytomegalovirus anterior uveitis in immunocompetent patients. Am J Ophthalmol, 2008, 145: 834-840.

23. 王欣, 徐建江, 乐琦骅, 等. 更昔洛韦胶囊治疗单纯疱疹病毒性角膜炎的临床观察. 中华眼科杂志, 2010, 46（11）: 994-999.

24. Miserocchi E, Modorati G, Galli L, et al. Efficacy of Valacyclovir vs Acyclovir for the prevention of recurrent herpes simplex virus eye disease: a pilot study. Am J Ophthalmol, 2007, 114: 547-551.

第二节　巨细胞病毒性角膜内皮炎

一、概述

巨细胞病毒性角膜内皮炎（cytomegalovirus corneal endotheliitis）是由巨细胞病毒（cytomegalovirus, CMV）引起的角膜内皮炎症，其典型的表现包括：钱币状 KP 伴轻度角膜水肿或不伴角膜水肿，或线形 KP（类似于角膜内皮排斥线）伴严重角膜水肿；患者免疫功能正常；PCR 检查房水 CMV 的 DNA 阳性；更昔洛韦或缬更昔洛韦治疗有效；可伴前葡萄膜炎或眼压升高。该病自 2006 年由 Koizumi 等[1]首次报道以来才逐渐被大家认识，绝大多数文献来自亚洲人群，早期诊断及治疗是关键，否则可出现角膜内皮失代偿。近年来陆续有报道 CMV 角膜内皮炎也可以发生在长期全身或局部应用免疫抑制剂的患者，如角膜移植术后，其临床表现不同于典型的 CMV 角膜内皮炎，应引起眼科医生的高度重视。

二、病因

CMV 属于疱疹病毒科，也称细胞包涵体病毒、人类疱疹病毒 5 型，因感染宿主细胞肿大，并具有巨大的核内包涵体而得名。CMV 呈典型疱疹病毒形态，其 DNA 结构与 HSV 相似，比 HSV 大 5%，特异性高，广泛存在于自然界，是一种嗜淋巴细胞的大包膜双链 DNA 病毒，可通过性接触、母乳、唾液和器官移植等多种途径在人群中传播。人是 CMV 的唯一宿主，CMV 在人群的感染率相当高，我国成人 CMV 感染率为 80%～97%[2]，美国 40 岁以上人群 CMV 感染率为 80%～85%。CMV 多为隐性感染，可潜伏在唾液腺、乳腺、肾、白细胞或其他腺体。人一旦感染 CMV，将终身存在于体内，当机体抵抗力下降时被激活导致复发。

研究显示不同 CMV 株的毒力可能是影响病毒学应答的重要因素，CMV 株毒力之间的差异可能是因为基因遗传变异参与了病毒与宿主细胞的渗透、组织嗜性或病毒复制。其中较为重要的毒力因子是 CMV 糖蛋白 B（gB），它是 CMV 的主要包膜糖蛋白，其与 gH、gM、gL 共同参与病毒入侵宿主细胞，主要介导病毒进入宿主细胞、细胞与细胞间病毒传递，并融合感染细胞。它可能是宿主细胞免疫和体液免疫的重要靶点。CMV 含线状双链 DNA 分子，基因组长度为 220～240kb。有长短独特序列 UL（unique long）和 US（unique short），依据编码 gB 的 *UL55* 基因核苷酸多态性，可将 gB 分为 4 个基因型 *gB-1*～*gB-4*。不同基因型呈散在分布，而对特定的群体常以某种基因型为主，不同基因型的患者病毒载量有明显的差异，对药物治疗和发生排斥反应以及疾病转归也存在明显差异。

　　眼部 CMV 感染分为两类，其中免疫功能低下者（如 AIDS 患者和骨髓移植患者）表现为 CMV 性视网膜炎，免疫功能正常者表现为 CMV 性角膜内皮炎、前葡萄膜炎、炎症性高眼压综合征和青光眼睫状体炎综合征（也称 Posner-Schlossman 综合征，Posner-Schlossman syndrome，PSS）。一般认为，宿主免疫状态的差异在 CMV 感染潜伏与激活转归中起决定性作用，多项研究显示[3, 4]CMV 视网膜炎的 AIDS 患者 gB-2 阳性率较高，2015 年 Oka 等[5]首次证明 CMV 角膜内皮炎和虹膜睫状体炎患者的房水中 CMV *gB-1* 为绝对优势基因，表明 CMV 进入眼前节和眼后节的路径可能不一致。

三、流行病学

　　自 2006 年首次报道 CMV 性角膜内皮炎以来，其病例报告日益增多，但尚缺乏相关流行病学资料。到目前为止，仅有一篇大样本 CMV 性角膜内皮炎的报道[6]，共 106 例 109 眼，所有患者 HIV 阴性，均经房水 PCR 证实 CMV 阳性。患者多为中老年人，男性占 80.2%，部分患者有全身疾病，其中 16% 患者有糖尿病，20% 患者有高血压，9.4% 患者有癌症。很多患者明确诊断为 CMV 性角膜内皮炎前曾诊断为其他眼病，其中 48.6% 诊断为前葡萄膜炎、36.7% 诊断 PSS，39.4% 诊断为继发性青光眼或高眼压症。一些患者在诊断前曾行眼部手术，包括角膜移植术（25.7%）、青光眼手术（30.3%）和白内障手术（55%）。96.3% 患者曾局部使用糖皮质激素治疗，推测局部糖皮质激素的使用可能促进 CMV 的激活。现有的文献资料多来源于新加坡和日本等亚洲国家，也许，CMV 性角膜内皮炎与种族或遗传等因素相关。

四、发病机制

　　CMV 性角膜内皮炎的确切机制尚不清楚，初期认为该病可能是自身免疫疾病，因其表现类似于角膜移植排斥反应，并对糖皮质激素治疗有效。Suzuki 和 Ohashi 认为前房相关性免疫偏离（anterior chamber-associated immune deviation，ACAID）可能是 CMV 性角膜内皮炎的主要机制[7]：当潜伏感染的病毒发生间歇性再活化时，可有不同数量的病毒扩散至前房。病毒颗粒的反复脱落诱发针对病毒抗原的 ACAID，如果已经存在的抗体不能中和再活化的病毒时就会出现感染。此机制可以解释为什么临床上部分患者局部抗炎治疗有效，但停药后会复发，相反，如果联合抗病毒治疗，CMV 性角膜内皮炎的治疗效果更好。

五、病理特征

　　2015 年 Chan[19]等回顾性分析了 3 例角膜移植术后的 CMV 相关角膜移植片感染者的

病理特征,包括:①感染 CMV 的角膜基质细胞位于邻近角膜内皮的深基质层或植片与植床交界面;②病灶区无急慢性炎症表现;③无血管形成。上述结果表明 CMV 的角膜感染不同于 CMV 视网膜炎,后者 CMV 感染血管内皮细胞,导致周围胶质细胞、神经元细胞和视网膜色素上皮细胞感染。

六、临床表现

CMV 性角膜内皮炎的典型临床表现包括钱币状或线状 KP 伴或不伴角膜水肿,患者免疫功能正常,PCR 检查房水 CMV DNA 阳性,更昔洛韦或缬更昔洛韦治疗有效,可伴前葡萄膜炎或眼压升高。

1. **钱币状或线状 KP** 是 CMV 性角膜内皮炎特征性的临床表现,钱币状 KP 更常见。钱币状 KP 表现为中等大小的 KP 环形分布(图 6-2-1A),KP 环中央可伴或不伴轻度局限性角膜水肿(图 6-2-1B);线状 KP 常位于角膜水肿区的边缘(图 6-2-2),水肿严重,该型角膜内皮细胞损害呈进行性,因此预后差。Koizumi 等[6]的最新大样本研究显示,70.6% 的 CMV 性角膜内皮炎患者表现为钱币状 KP,8.3% 为线状 KP。钱币状 KP 和线状 KP 可同时存在。

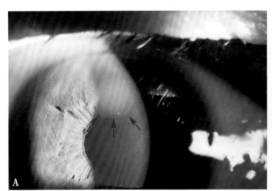
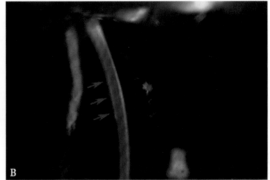

图 6-2-1 钱币状 KP
A. 钱币状 KP,KP 环形分布;B. KP 环中央轻度局限性角膜水肿

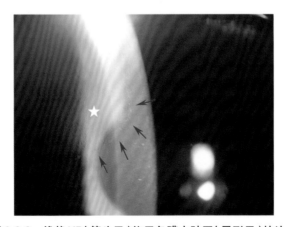

图 6-2-2 线状 KP(箭头示)位于角膜水肿区(星形示)的边缘

2. 角膜水肿　73.4%CMV 性角膜内皮炎有角膜水肿,角膜水肿的形态和位置与 KP 的排列有关,钱币状 KP 者角膜水肿呈圆形,水肿程度轻,水肿位于 KP 区域内;线状 KP者角膜水肿呈扇形,水肿程度重,自角膜缘向角膜中央进展,KP 线分布于角膜水肿区的边缘,类似角膜移植排斥的内皮排斥线。

3. 眼压升高　高眼压可能出现在 CMV 性角膜内皮炎的患者,其眼压升高可能与小梁网炎症相关。CMV 性角膜内皮炎者高眼压的发生率为 38.5%～87%[6,8],经抗 CMV 治疗,多数患者的高眼压可获得良好控制。

4. 前房炎症　67.9% 的 CMV 性角膜内皮炎者有轻到中度前房炎症,一般无房水闪光或虹膜后粘连。该现象可能与 ACAID 所导致的局部细胞免疫抑制有关。

5. 角膜免疫环　14.3% 的 CMV 性角膜内皮炎患者在病程中可出现角膜免疫环,其发生可能与角膜组织中存在的 CMV 所引起的炎症反应有关[9]。

6. 其他　房角镜可见部分患者房角周边前粘连,小梁网色素减少或增加。

七、诊断

由于 CMV 性角膜内皮炎是近年来才认识到的疾病,相关的诊断尚无统一标准。主要诊断依据包括特征性的眼部体征和房水病原学检查结果。同时,应详细询问病史及相关治疗史。根据日本角膜内皮炎研究组(Japan Corneal Endotheliitis Study Group,JCESG)的建议[6],CMV 性角膜内皮炎的确诊标准为:

1. 房水 PCR 检测 CMV DNA 阳性,同时 HSV DNA 和 VZV DNA 阴性。

2. 临床表现

(1)具有钱币状损害或线状 KP(类似于角膜移植排斥线)的角膜内皮炎

(2)局限性角膜水肿伴 KP 的角膜内皮炎,同时具备以下任意两条:

1)复发性/慢性前葡萄膜炎;

2)高眼压/继发性青光眼;

3)角膜内皮细胞减少。

根据上述结果,将 CMV 性角膜内皮炎分为典型性[1 和 2-(1)]和非典型性[1 和 2-(2)]。

由于目前国内很多单位尚不能进行房水病原学检查或角膜共焦镜检查,笔者建议其临床诊断标准:

1. 角膜内皮典型的钱币状损害或线状 KP 伴角膜水肿。

2. 全身免疫功能正常。

3. 更昔洛韦或缬更昔洛韦治疗有效。

八、实验室检查

1. 血清 CMV 抗原抗体检测　CMV 产生 CMV-IgG 并达到可检测程度需 12～17 周,感染 CMV 后其 IgG 在体内终身存在;CMV-IgM 抗体在感染 CMV 后 3～5 日即可出现,但在血液中仅存在 12～16 周,因此,CMV-IgM 阳性是诊断近期感染的指标。然而,CMV 性角膜内皮炎时 CMV 感染仅局限于眼部,它并不是全身性感染的伴随症状,因此,检测血清CMV 抗原抗体对于 CMV 性角膜内皮炎的诊断意义不大,但是,如果检查结果为阴性,则基本可排除该诊断。

2. 角膜共聚焦显微镜　2007 年 Shiraishi 等[10]首次报道 CMV 性角膜内皮炎在共焦镜下可见角膜内皮细胞层"鹰眼"样改变，表现为内皮细胞变大，在高反光核周围环绕低反光晕（图 6-2-3A），作者认为此为病毒包涵体的表现，有时可见变大的内皮细胞内呈车轮状的多个核内包涵体和高度反光的圆形小体（图 6-2-3B），该小体直径为 10～30μm。目前认为后者是 CMV 感染后向前房突出或脱落的坏死的内皮细胞，经治疗上述改变可消失。除此之外，角膜内皮密度下降。角膜其他层的变化包括上皮水肿、上皮下或基质神经纤维减少（病变治愈后可恢复）、基质细胞反光增强以及点或针状高反光[11]（图 6-2-4）。由于角膜共焦镜检查的非侵入性，在 CMV 性角膜内皮炎的诊断及监测疗效方面已得到广泛应用，但当角膜水肿严重时，角膜内皮细胞的观察可受影响。

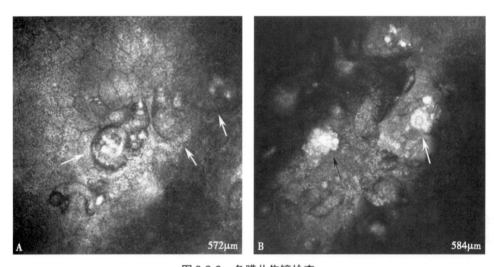

图 6-2-3　角膜共焦镜检查
A. 角膜内皮层可见典型鹰眼样细胞；B. 变大的内皮细胞内呈车轮状的多个核内包涵体（白色箭头）和圆形高反光点（红色箭头）

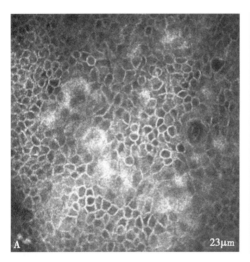
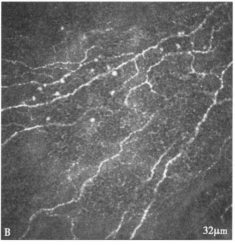

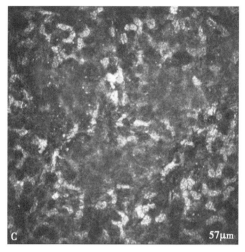
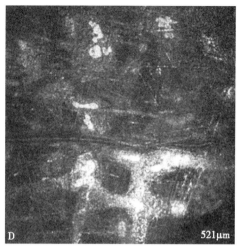

图 6-2-4 角膜共焦镜检查

A. 上皮细胞水肿；B. 上皮下神经纤维减少；C. 基质细胞活化及点状高反光；D. 可见点状或线状高反光

3. **眼前节 OCT** 裂隙灯下所见的角膜后壁形态改变（包括钱币状 KP）在 OCT 表现为角膜后壁形态多样的高反光[12,13]，呈树枝状、圆顶状、四角形或锯齿状，它可能是 CMV 感染的肿胀或坏死的角膜内皮细胞，抗 CMV 治疗后可消失，因此，可以用前节 OCT 监测病情变化和治疗效果。

4. **房水检测** 可检查房水病毒 DNA 和局部产生的抗体。房水病毒 DNA 检测阳性一般在疾病发作期或早期，但抗体阳性可见于任何时期。

（1）PCR 检测病毒 DNA：房水病毒 DNA 的检测通常包括 HSV、VZV、CMV 和 EBV DNA。自首例 PCR 发现房水 CMV DNA 诊断 CMV 性角膜内皮炎以来，已有大量相关文献报道。正常房水无任何病原体，因此在排除污染的前提下，若 PCR 测定 CMV 的 DNA 阳性，其结果应是可信的，但 CMV DNA 阴性并不能排除诊断。Kandori 等[14]发现房水中的 CMV 病毒载量与 CMV 性角膜内皮炎和前葡萄膜炎的严重程度密切相关，作者对 73 例难治性眼前节炎症（包括虹膜睫状体炎、角膜内皮炎和角膜葡萄膜炎）的研究显示，73 例患者中 24 例 RT-PCR 发现房水 CMV DNA 阳性，CMV 阳性与高眼压、钱币状角膜损害、复发以及角膜内皮细胞密度减少有关，并且，房水中的 CMV 病毒载量与角膜内皮细胞的减少程度以及病变复发次数密切相关[14,15]。因此 PCR 技术不仅用于 CMV 性角膜内皮炎的诊断，还可用于对病情预后的判断。虽然该检测方法在 CMV 性角膜内皮炎的诊断中优势明显，但其操作具有侵入性，因此临床应用受到限制。

（2）房水病毒抗体检测：房水中 CMV 抗体检测联合血清抗体检测也可协助诊断。使用 Goldmann—Witmer 系数计算公式[16,17]，若房水 IgG/ 血清 IgG 计算值大于 3 则视为阳性，即提示有眼内抗体生成。另一种计算方法是比较两种病毒的房水 / 血清抗病毒抗体的比值，当一种病毒的房水 / 血清抗病毒抗体比值与另一种病毒的房水 / 血清抗病毒抗体比值比较 ≥4 时，也提示眼内抗体生成。与 DNA 阳性出现在疾病初期不同，由于上述检查阳性结果出现在病程的不同阶段，建议联合不同检查方法以提高阳性率。

九、鉴别诊断

CMV 不仅导致角膜内皮炎，还可以表现为前葡萄膜炎、PSS 或 Fuchs 异色性虹膜炎，并且常常重叠，因此需要与其他 CMV 眼前节炎症进行鉴别诊断。

1. CMV 前葡萄膜炎　其特点为单眼慢性或复发性前葡萄膜炎，眼压升高伴轻度虹膜萎缩，部分病例合并角膜内皮炎，角膜内皮细胞减少，全身免疫功能正常，房水 CMV 阳性，房水 CMV 病毒载量与角膜内皮细胞密度减少密切相关。由于 CMV 前葡萄膜炎与 CMV 性角膜内皮炎的表现部分重叠，因而认为两者存在一定的关系或是同一种疾病的不同时期[15,18]。

2. PSS　早在 1987 年即有报道 11 例 PSS 中 7 例 CMV 阳性，另有研究显示 105 眼前葡萄膜炎患者 24 例 CMV 阳性者中 18 例为 PSS，占 75%[18]，Hwang 等[19]报道 19 例非 HSV 炎症性高眼压综合征且 PCR 检测为 CMV-DNA 阳性的患者中，15 例曾诊断为 PSS。笔者也有 2 例诊断为角膜内皮炎的患者曾被诊断为 PSS 治疗超过 20 年，之后按 PSS 给予控制眼压和局部糖皮质激素治疗无效，最终经口服及局部抗病毒药联合糖皮质激素治疗病情得以控制。也许长期糖皮质激素的应用使这些 CMV 阳性的 PSS 患者体内病毒活化，导致疾病反复发作。由于 CMV 阳性与阴性的 PSS 临床表现无差异，因此，对 PSS 患者如果经常规控制眼压及炎症，病情不能控制者，应考虑 CMV 感染的可能。

3. HSV 性角膜内皮炎　目前认为线状角膜内皮炎的病因既可以是 CMV，也可以是 HSV。前者可同时伴钱币状 KP 等特异性的体征，对更昔洛韦治疗有效；而后者的线形 KP 形成于角膜水肿的边缘，对阿昔洛韦治疗敏感。此外，房水 PCR 病毒检测可帮助明确诊断。

4. 角膜移植术后排出反应　近年来逐渐认识到 CMV 相关的角膜移植片感染是角膜移植失败的重要原因之一。有研究显示穿透性角膜移植术失败重复移植者，其失败的移植片经免疫组化和电镜证实 CMV 感染率为每年 6.3%[20]，并且在角膜基质内也有 CMV。CMV 相关的角膜移植片感染与角膜移植术后的内皮排斥极为相似，通常无典型 CMV 角膜内皮炎临床表现，当出现无法解释的突发性角膜上皮或基质水肿、眼压升高、色素性 KP、无或轻微前房反应，线状狄氏膜皱褶或毫无征兆的角膜内皮细胞减少时，如果经常规抗排斥治疗无好转，应高度怀疑角膜移植术后的 CMV 性角膜内皮炎，必要时行房水 PCR 检测。近年来随着角膜内皮移植的广泛开展，Anshu 等[21]发现角膜内皮移植术后 CMV 性角膜内皮炎的发病率较高，其可能的原因为：① CMV 性角膜内皮炎的患者易被误诊为 HSV 角膜内皮炎；②患者术前可能有 CMV 潜伏在角膜和眼前节组织，角膜移植术后免疫抑制剂的应用使病毒激活；③供体角膜来源的 CMV 导致病毒复制和感染。

5. Fuchs 异色性虹膜炎　Chee 等[18]报道 105 眼伴高眼压的前葡萄膜炎患者 24 例 CMV 阳性者中 5 例为 Fuchs 异色性虹膜炎，占 CMV 阳性病例的 20.8%，另一项 16 例 Fuchs 异色性虹膜炎中的 CMV 阳性率为 31.3%。在近期的研究中，Chee 等[22]发现 36 眼 Fuchs 异色性虹膜炎中的 CMV 阳性率为 41.7%（15 眼），作者在进一步分析 CMV 阳性与 CMV 阴性 Fuchs 异色性虹膜炎的区别时发现，前者多为男性、年龄较长，角膜内皮可见结节状病灶。

十、CMV 角膜内皮炎尚不明确的临床问题

CMV 性角膜内皮炎尚有许多问题不清楚[23]。首先，人类是 CMV 的唯一宿主，正常人群中 CMV 感染率较高。由于 CMV 可潜伏感染在骨髓 CD34+ 前体细胞和周围血单个核细胞，包括淋巴细胞、巨噬细胞等。当血眼屏障破坏时，巨噬细胞可迁徙至前房，因此，与 CMV 感染无关的前房炎症患者可能出现 CMV DNA 假阳性，因此，建议用 CMV DNA 定量结果来明确诊断并指导治疗。其二，角膜钱币状损害的真实特征不清楚，起初认为钱币形

状是 KP 形成，之后角膜共聚焦显微镜发现在角膜内皮细胞存在由包涵体形成的鹰眼样细胞，并证实鹰眼样细胞与钱币状角膜损害有关。现认为钱币状损害是由感染 CMV 的内皮细胞和白细胞与病毒抗原相互作用的结果。其三，抗 CMV 药物可导致骨髓抑制等严重副作用，然而，现有资料并没有报道与抗 CMV 治疗角膜内皮炎相关的严重副作用，这可能与患者免疫功能正常有关。最后，尚无抗 CMV 药物治疗剂量及疗程的统一方案。由于难于从体内去除 CMV，疾病的复发不可避免，尤其是角膜内皮细胞下降明显者，局部 GCV 的应用很难停止。

十一、治疗

治疗原则：应包括抑制病毒复制、减轻炎症导致的角膜损害以及保护角膜内皮细胞功能。根据 CMV 性角膜内皮炎的发病机制，其治疗应包括抗感染及抗炎两方面，通常采用全身和局部抗病毒药物联合局部糖皮质激素治疗。由于 CMV 性角膜内皮炎治疗的相关研究较少[3]，更缺乏大样本多中心的研究，因此，可参考与 CMV 相关的 PSS 治疗经验[24]。有研究建议[23]，并非所有 CMV DNA 阳性的患者都需要抗 CMV 治疗，只有当房水中的 CMV DNA 拷贝数超过 10^3/ml 时才需要治疗。

1. 抗病毒治疗 目前国内最常用的抗 CMV 的药物是更昔洛韦（ganciclovir，GCV），5mg/(kg·d)，静脉滴注，每天 2 次，共 6 周，然后改口服 GCV 1g，每天 3 次，共 6 周。更昔洛韦的主要不良反应为中性粒细胞减少，并与用药剂量有关，可逆，其他还有血小板减少、肾功能损害、肝功能异常等，因此，治疗期间应定期查血常规及肝肾功能。

依据角膜病变的严重程度，可行玻璃体腔注射 GCV，注射前先抽取 0.1ml 房水行病原学检查，然后玻璃体腔注射 0.5～3mg/0.1ml 的 GCV，每周注射一次，连续注射 3 次。需要强调的是 GCV 眼内注射采用玻璃体腔注射，而不是前房内注射，主要是为了避免药物对角膜内皮细胞的毒性作用。

最近有报道用 0.15%GCV 凝胶可有效治疗 CMV 角膜内皮炎[25]，具体用法：每日 6 次，共 12 周。在治疗 4 周后，角膜钱币状 KP、角膜水肿及前房炎症明显减轻，12 周角膜变透明，房水中 CMV 拷贝数明显下降，房水中 GCV 的浓度可达（162±202.4）ng/ml，且无明显毒副作用。有研究显示，长期局部应用 GCV 和低剂量糖皮质激素治疗 CMV 角膜内皮炎，可保护角膜内皮细胞[26]，因此，建议长期维持治疗。结合笔者经验，推荐：急性期，0.15%GCV 凝胶每天 6 次，1% 泼尼松龙滴眼液，每日 2 次；治疗 3 个月；维持期，0.15%GCV 凝胶每天 4 次，1% 泼尼松龙滴眼液，每日 1 次，至少用药 1 年。用药期间定期复查，尤其注意眼表及眼压变化。

缬更昔洛韦（valganciclovir）是更昔洛韦的缬氨酸醋类前体药物，是一种治疗获得性免疫缺陷综合征（AIDS）患者 CMV 视网膜炎的新药，口服生物利用度为 60%，是更昔洛韦的 10 倍，口服即可达到静脉注射更昔洛韦的血药浓度。由于进食脂肪后其生物利用度增加，因此应在进餐时服用。缬更昔洛韦以更昔洛韦形式通过肾小球滤过和肾小管分泌排出体外，因而肾功能不良病人剂量应作相应调整。血透析患者禁用。方法：缬更昔洛韦 900mg，每日 2 次，服 6 周，然后改为 450mg，每日 2 次，6 周。本品主要的不良反应（发生率 10% 以上）包括胃肠道、中性粒细胞减少和贫血、发热、头痛和失眠以及视网膜脱离等。

由于更昔洛韦和缬更昔洛韦全身用药可能导致骨髓抑制，缬更昔洛韦价格昂贵，而更昔洛韦眼用凝胶给药方式简单,且角膜穿透性强,在房水中可达到有效治疗浓度,因此,可作为治疗 CMV 性角膜内皮炎的一种选择,通常用 0.15% 更昔洛韦凝胶,每日 4～6 次,依据病情可连续应用 3 个月至 1 年。

对应用更昔洛韦和缬更昔洛韦治疗无效的患者,也可以考虑其他抗 CMV 的药物,如膦甲酸(foscarnet)、西多福韦(cidofovir)和福米韦生(fomivirsen)。膦甲酸可特异性直接抑制病毒诱导的 DNA 聚合酶和逆转录酶;西多福韦在体内转化为二磷酸西多福韦后可抑制病毒 DNA 聚合酶,对 GCV 耐药株仍有效;福米韦生则抑制 CMV 的基因表达和抑制 CMV 吸附宿主细胞。这三种抗 CMV 的药物的经验主要来源于 CMV 性视网膜炎,尚未见治疗 CMV 性角膜内皮炎的报道。

2. 抗炎治疗 对于 CMV 角膜内皮炎,在足量抗病毒药物治疗的前提下,应局部使用糖皮质激素抗炎。由于病变主要在角膜内皮层,应选择穿透性较强的药物,如 1% 醋酸泼尼松龙滴眼液或 0.1% 地塞米松滴眼液。但 CMV 角膜内皮炎角膜水肿程度较轻,因此,局部糖皮质激素如 1% 醋酸泼尼松龙滴眼液每日 2 次。如果患者有 IOP 高,可适当加抗青光眼药物。

值得注意的是患者停药以后,病情可复发,平均间隔 8 个月。这是因为虽然 GCV 对 CMV 具有高度特异性抑制作用,但此作用是可逆的,除去药物后,病毒 DNA 合成又重新开始。研究显示,GCV 治疗人 CMV 感染的免疫缺陷患者是非常安全的,可使 CMV 损害消退,病毒释放消失,但复发率高,停药 30 天约 80% 患者发生临床和病毒学的复发。GCV 或缬更昔洛韦治疗免疫正常的 PSS 的有效率可达 89%,但复发率也可高度 82%,虽然局部 GCV 眼用凝胶的有效率仅为 64.7%,但其复发率也相对较低,为 45%,因此,相对于全身用药,局部 GCV 凝胶可能更为安全,或采用全身及局部联合抗病病毒治疗,以减少复发。

十二、典型病例

苏某,男,57 岁。

主诉:右眼轻度不适 2 周。

现病史:患者 30 余年前因右眼"虹视,雾视"在外院诊断为"右眼青光眼睫状体炎综合征",予降眼压药加激素点眼治疗有效。病情间断发作,2008 年后发作渐频繁,伴视力下降,眼压 20～30mmHg,诊为右角膜内皮炎,给予全身及局部抗病毒 + 局部激素治疗,激素减量时复发。多次复发后,经全身及局部抗病毒 + 局部激素治疗,联合多种降眼压药物眼压仍控制不佳,于 2010 年 10 月在本院行右眼小梁切除术,术后眼压及炎症控制良好,但局部低剂量激素始终不能停药,停药后即可出现角膜后 KP,眼压一直维持正常。

既往:哮喘 40 年,间断全身使用激素,近视数年,从事放射科工作,母亲青光眼及孕期汞中毒。

查体:右视力 0.07,眼压 15mmHg,结膜滤过泡轻度隆起,角膜透明,可见钱币状 KP(图 6-2-5),浮游物及闪光阴性,虹膜萎缩,瞳孔形圆无粘连,晶状体明显混浊,眼底窥不清。

角膜共聚焦显微镜检查:角膜内皮细胞可见多个典型鹰眼样细胞(图 6-2-6)。

初步诊断:右眼 CMV 性角膜内皮炎,右眼并发性白内障,右眼小梁切除术后。

治疗经过:前房穿刺抽房水行病原学检查及炎症因子检测。给予 GCV 胶囊 1g,3 次 / 天,0.15%GCV 凝胶 4 次 / 天,妥布霉素地塞米松滴眼液 3 次 / 天。

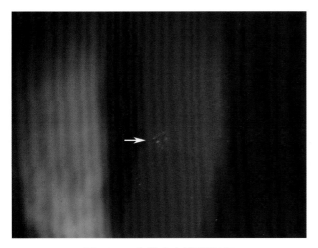

图 6-2-5 角膜内皮钱币状 KP

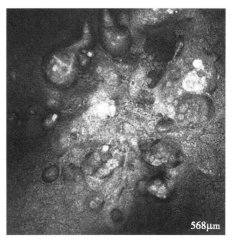

图 6-2-6 角膜共焦镜角膜内皮多个典型鹰眼样细胞

5 天后房水检测结果显示：CMV DNA 阳性（2.24×10³ 拷贝 /ml，参考区间 <1×10³ 拷贝 /ml），HSV、VZV 及 EBV 阴性，进一步确诊为右眼 CMV 性角膜内皮炎。

继续上述治疗四周后好转，视力 0.07j6，眼压 10mmHg，角膜后壁钱币样 KP 变淡、减少（图 6-2-7），角膜共焦镜：角膜内皮鹰眼样细胞明显减少（图 6-2-8）。修改治疗方案为 GCV 胶囊 1g，3 次 / 天，0.15%GCV 凝胶 3 次 / 天，妥布霉素地塞米松滴眼液 2 次 / 天。复查血常规及生化未见异常。

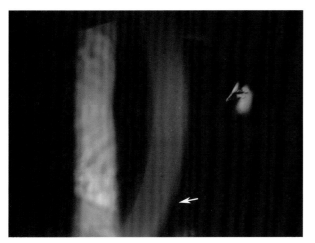

图 6-2-7 治疗后 4 周，角膜钱币样 KP 变淡、减少

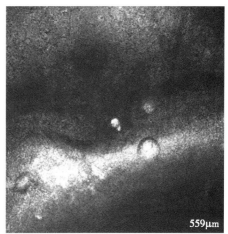

图 6-2-8 治疗后 4 周，角膜内皮鹰眼样细胞明显减少

治疗 6 周查视力：右 0.06J6，眼压 10mmHg，右眼无充血，角膜透明，KP（−）（图 6-2-9），浮游物（−），闪光（−），瞳孔形圆无粘连，晶状体明显混浊。血常规及生化无异常。调整治疗方案：GCV 胶囊 0.5g，3 次 / 天，0.15%GCV 凝胶 3 次 / 天，妥布霉素地塞米松滴眼液，1 次 / 天。口服 GCV 胶囊共 10 周，病情稳定，截止到 2016 年 2 月患者未复发。

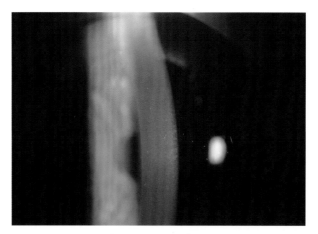

图6-2-9　治疗后6周，角膜透明，KP阴性

　　病例分析 CMV 性角膜内皮炎是近年来才逐渐认识的一种病毒感染性疾病，多见于亚洲人群，患者免疫功能正常，症状较轻，易误诊。当角膜表现为典型的钱币状 KP 或线状 KP 时，应高度怀疑 CMV 性角膜内皮炎。如具备相关设备和实验室检查，可行角膜共焦镜检查及房水检测 CMV DNA 帮助明确诊断。该例患者仅表现轻度眼部不适，但具备典型角膜钱币状 KP、共焦镜可见典型鹰眼样细胞，房水 PCR 证实 CMV DNA 阳性，HSV、VZV 及 EBV 阴性，可明确诊断为 CMV 性角膜内皮炎。患者因 PSS、角膜内皮炎长期低剂量局部激素的应用可能导致潜伏的病毒活化，从而出现 CMV 的感染。经全身及局部 GCV 联合局部糖皮质激素治疗病情控制稳定，半年来未复发。值得注意的是停用 GCV 后，CMV 可能复发，应密切随诊观察。

（晏晓明）

参 考 文 献

1. Koizumi N，Yamasaki K，Kawasaki S，et al. Cytomegalovirus in aqueous humor from an eye with corneal endotheliitis. Am J Ophthalmol，2006，141：564-565.

2. Wang PS，Evans AS. Prevalence of antibodies to Epstein Barr Virus and cytomegalovirus in sera from a group of children in the People's Republic of China. Infect Dis，1986，153：150.

3. Sheep DH，Match ME，Ashraf AB，et al. Cytomegalovirus glycoprotein B groups associated with retinitis in AIDS. J Infect Dis，1996，174：184-187.

4. Vogel JU，Otte J，Koch F，et al. Role of human cytomegalovirus genotype polymorphisms in AIDS patients with cytomegalovirus retinitis. Med Microbiol Immunol，2013，202：37-47.

5. Oka N，Suzuki T，Inoue T，et al. Polymorphisms in cytomegalovirus genotype in immunocompetent patients with corneal endotheliitis or iridocyclitis. Journal of Medical Virology，2015，87：1441-1445.

6. Koizumi N，Inatomi T，Suzuki T，et al. Clinical feature and management of cytomegalovirus corneal endotheliitis：analysis of 106 cases from the Japan corneal endotheliitis study. Br J Ophthalmol，2015，99：54-58.

7. Sukuki T，Ohashi Y. Corneal endotheliitis. Semin Ophthalmol，2008，23（4）：235-240.

8. Koizumi N，Suzuki T，Uno T，et al. Cytomegalovirus as an etiologic factor in corneal endotheliitis. Ophthalmology，2008，115：292-297.

9. Chee SP，Jap A. Immune ring formation associated with cytomegalovirus endotheliitis. Am J Ophthalmol，2011，152：449-553.

10. Shiraishi A，Hara Y，Takahashi M，et al. Demonstration of "owl's eye" morphology by confocal microscopy in a patient with presumed cytomegalovirus corneal endotheliitis. Am J Ophthalmol，2007，143：715-717.

11. Kobayashi A，et al. Clinical significance of owl eye morphologic features by in vivo laser confocal microscopy in patients with cytomegalovirus corneal endotheliitis. Am J Ophthalmol，2012，153：445-453.

12. Yokogawa H，Kobayashi A，Yamazaki N，K. S. In vivo imaging of coin-shaped lesions in cytomegalovirus corneal endotheliitis by anterior segment optical coherence tomography. Cornea，2014，33（12）：1332-1335.

13. Kobayashi R，Hashida N，et al.Clinical Findings of Anterior Segment Spectral Domain Optical Coherence Tomography Images in Cytomegalovirus Corneal Endotheliitis.Cornea，2017，36（4）：411-414. doi：10.1097/ICO.0000000000001103.

14. Kandori M，Miyazaki D，Yakura K，et al. Relationship between the number of cytomegalovirus in anterior chamber and severity of anterior segment inflammation. Jpn J Ophthalmol，2013，57：497-502.

15. Miyanaga M，Sugita S，Shimizu N，et al. A significant associationof viral loads with corneal endothelial cell damage incytomegalovirus anterior uveitis. Br J Ophthalmol，2010，94：336-340.

16. E.Bloch-Michel，et al. Possible role of cytomegalovirus infection in the etiology of the Posner-Schlossmann syndrome. International Ophthalmology，1987，11：95-96.

17. De Groot-Mijnes JD，Rothova A，Van Loon AM，et al，Polymerase chain reaction and Goldmann-Witmercoefficientanalysis are complimentary for the diagnosis of infectious uveitis. Am J Ophthalmol，2006，141：313-318.

18. Chee SP，Bacsal K，Jap A，et al. Clinical features of cytomegalovirus anterior uveitis in immunocompetent patients. Am J Ophthalmlo，2008，145：834-840.

19. Hwang YS，et al.The validity of clinical feature profiles for cytomegaloviral anterior segment infection Graefes Arch Clin Exp Ophthalmol，2011，249：103-110.

20. Chan AS，Mehta JS，Al Jajeh I，et al.Histological features of Cytomegalovirus-related corneal graft infections，its associated features and clinical significance.Br J Ophthalmol，2016，100（5）：601-606. doi：10.1136.

21. Anshu A，Chee SP，Mehta JS，et al. Cytomegalovirus endotheliitis in Descemet's stripping endothelial keartoplasty. Ophthalmology，2009，116：624-630.

22. Chee PS，Jap A. Presumed Fuchs heterochromic iridocyclitis and Posner-Schlossman syndrome：comparision of cytomegalovirus-positive and negative eyes. Am J Ophthalmol，2008，146：883-889.

23. Inoue Y. Review of clinical and basic approaches to corneal endotheliitis. Cornea，2014，33（suppl）S3-S8.

24. Chee SP and Jap A. Cytomegalovirus anterior uveitis：outcome of treatment. Br J Ophthalmol，2010，94（12）：1648-1650.

25. Koizumi N，Miyazaki D，Inoue T，et al.The effect of topical application of 0.15% ganciclovir gel on cytomeg alovirus corneal endotheliitis. Br J Ophthalmol，2017，101（2）：114-119.

26. Fan NW，Chung YC，Liu YC，et al. Long-Term Topical Ganciclovir and Corticosteroids Preserve Corneal Endothelial Function in Cytomegalovirus Corneal Endotheliitis. Cornea，2016，35（5）：596-601.

第七章 大泡性角膜病变

一、定义及概述

正常的角膜内皮细胞具有屏障和泵功能，使角膜基质处于相对的脱水状态，从而保持角膜的正常厚度和透明性。各种原因导致角膜内皮细胞数量减少、功能下降，不足以维持这一正常功能的病理状态称为角膜内皮失代偿（corneal endothelial dysfunction，CED），临床上会出现角膜基质水肿、上皮水泡形成等典型体征，因而又称为大泡性角膜病变（bullous keratopathy，BK）。大泡性角膜病变不仅可以严重损害患者的视力，而且一旦水泡破裂，角膜上皮下神经丛暴露，患者还会出现剧烈的疼痛、畏光、流泪和异物感。长期、慢性病变还可伴随新生血管的出现和纤维增生，导致视力进一步下降，部分患者还可发展为久治不愈的角膜溃疡。

根据角膜内皮细胞受损的原因，可分为先天性和后天性，前者即先天性遗传性角膜内皮疾病，包括 Fuchs 角膜内皮营养不良、先天性遗传性角膜内皮营养不良、后部多形性角膜内皮营养不良、A-R 综合征、黏多糖代谢障碍性角膜内皮病变等；后者最常见的原因是继发于各种内眼手术和外伤，在我国，随着白内障手术等各种内眼手术的不断增加，这类大泡性角膜病变的患者逐年增多。其中白内障手术是引起大泡性角膜病变的首位原因。除此之外，后天性角膜内皮细胞受损也可继发于一些眼部疾病（如角膜内皮炎、虹膜角膜内皮综合征、长期或反复眼压控制不良的青光眼、反复发作的葡萄膜炎等）。

本章节主要介绍的内容是各种内眼手术和外伤引起的大泡性角膜病变。而先天因素引起的和继发于眼部疾病的大泡性角膜病变的内容详见本书的其他相关章节。

二、流行病学

在欧美国家，大泡性角膜病变在穿透性角膜移植手术的原发病病因中占首位，为16%～26%[1,2]。我国的情况有所不同，山东省眼科研究所对 1997 年 1 月至 2002 年 12 月期间行穿透性角膜移植术的 1702 例患者进行回顾性原因调查，发现感染性角膜病在其中占近50%，而大泡性角膜病变 118 例，仅占 6.9%，但有逐年上升的趋势[3]。类似的，温州医科大学附属眼视光医院 1999 年 9 月至 2009 年 12 月进行各类角膜移植手术的 727 例患者中，大泡性角膜病变仅占 7.8%[4]。近年来随着我国各种内眼手术的不断增加，大泡性角膜病变在角膜移植病因中的比例也有日益增多的趋势。

在美国，Fuchs 角膜内皮营养不良是引起大泡性角膜病变进而施行角膜内皮移植的首位病因，而我国有很大不同。山东省眼科研究所回顾性分析了 2000 年 1 月至 2005 年 12 月的 324 例大泡性角膜病变患者（343 只眼）的发病原因，其中先天性因素占 10.78%；后天性因素占 89.22%。后天性因素中外伤和手术源性的占 81.85%（其中白内障手术引起的高达 59.46%），而青光眼、病毒性角膜炎、角膜移植术后内皮细胞功能失代偿等其他原因仅占 18.15%[5]。洪晶教授统计了北京大学眼科中心自 2007 年起至 2015 年完成的 1142 例角膜内皮移植手术，病因的第一位是白内障术后大泡性角膜病变，约占 50%，第二位是玻璃体切割术后大泡性角膜病变，第三位是眼外伤后大泡性角膜病变，第四位是 Fuchs 角膜内皮营养不良。由此可见，在中国，重视各种内眼手术和外伤引起的大泡性角膜病变尤为重要。

三、发病机制

正常角膜内皮细胞不仅是物理性屏障，限制房水从前房进入到角膜基质，而且具有主动的脉冲液体转运功能，将被黏多糖吸入到基质的水分泵回前房，使角膜中的水分进出达到动态平衡，维持在 76%～78% 的相对脱水状态而保持透明性。一般认为角膜内皮细胞单层发育成熟形成细胞接触后，在细胞周期 G1 期受到抑制即停止分裂、增殖，在正常条件下终生保持无复制状态。

因此当手术或外伤引起角膜内皮细胞受损后无法再生。通常认为角膜内皮细胞降至正常数量的 10%～15% 即 300～500/mm² 时将无法维持正常的泵功能，房水进入角膜基质，角膜基质小板之间因黏多糖吸水后距离增宽导致基质水肿、厚度增加，基质水肿到一定程度时角膜上皮也出现水肿。由于表层上皮细胞之间存在紧密连接，水分无法通过，造成水分在上皮细胞内和上皮细胞间堆积，上皮基底细胞与 Bowman 膜分开形成微囊和大泡。一旦大泡破裂，角膜上皮细胞缺损，神经纤维暴露，可引起剧烈的眼痛。虽然角膜上皮细胞可再生修复，但水泡会再次破裂，反反复复，水泡破裂时还易继发病原微生物的感染，导致迁延不愈的角膜溃疡。大泡破裂反复多次后，可在角膜上皮下形成弥漫的结缔组织瘢痕。角膜基质长期水肿也可导致角膜基质纤维增生、角膜混浊和新生血管长入[6]。

大泡性角膜病变形成的必要条件有两个，第一是角膜内皮细胞功能受损至一定程度，第二是角膜基质板层结构相对正常[7]。如角膜本身由于既往病变已形成大片基质瘢痕，水分就无法通过瘢痕达到上皮细胞层面形成大泡。

若导致角膜内皮细胞受损的致病因素解除后角膜内皮细胞数量及功能仍可达临界值之上，则大泡性角膜病变为可逆性；若其数量及功能始终在临界值之下，则是真正意义的角膜内皮细胞失代偿，导致不可逆性大泡性角膜病变。如在内眼手术后经过积极治疗 3 个月后，患者的角膜基质持续水肿，大泡病变持续存在，则为不可逆性的大泡性角膜病变。

四、病因

（一）手术

白内障摘除手术、玻璃体视网膜类手术、角膜移植手术、抗青光眼手术等各种内眼手术均可导致大泡性角膜病变的发生。其中，白内障手术是引起大泡性角膜病变的首位原因。另外激光虹膜切除术也可伤及角膜内皮细胞。

1. 白内障手术

（1）机械损伤：前房内操作过多，晶状体娩出，各种手术器械、人工晶状体等多次进出前房,术中前房塌陷,超声乳化颗粒及核碎片在前房内翻动,过高的灌注流速等均会对角膜内皮细胞造成机械性的损伤,甚至发生一定范围后弹力膜的撕脱后被误认为是晶状体囊膜被去除。尤其初学者手术欠熟练、患者病情复杂如浅前房、联合手术、术中发生后囊破裂等并发症需要进行后续处理时较容易发生。

(2)超声波振荡:目前超声乳化白内障摘除术是治疗白内障的主流手术。超声乳化探头每分钟产生数万次振动,尽管手术过程中大部分的超声能量被晶状体核碎片所吸收,但仍会对眼内组织尤其是角膜内皮细胞造成一定损伤。尽管随着设备的升级、超声模式的优化以及术者手术技巧的提高,大大降低了这一类损伤的程度,如有研究表明囊袋内超声乳化技术大大降低了角膜内皮细胞的丢失率,但是当晶状体核过硬、超声乳化能量高、超声时间长以及超声乳化操作平面接近角膜内皮平面时,仍不可避免地会对角膜内皮细胞有较明显的损伤。

(3)热损伤:超声乳化探头进入前房后,其高速振动会产生一定热量,尽管有硅胶套和灌注液冷却的保护,但当能量过高和手术时间过长时,也会对内皮细胞尤其是切口附近的内皮细胞造成热灼伤。

(4)化学因素:灌注液的 pH、渗透压、化学成分、前房内药物注入(如肾上腺素、毛果芸香碱、前房内麻醉药物等)均对角膜内皮细胞有一定影响,尤其灌注时间过长时。国内临床上使用较多的是平衡盐液和乳酸林格氏液,研究显示这两种液体对角膜内皮细胞均有一定程度的影响,角膜内皮细胞密度和六角形细胞百分率降低,平均细胞面积、面积变异系数和角膜厚度增加。有研究报导应用这两种灌注液在白内障超声乳化术后对角膜内皮细胞的长期影响并无明显差异。另外,灌注针头等器械的浸泡消毒液(如戊二醛)若误入前房,会严重地损伤角膜内皮细胞,甚至引起急性前节毒性综合征(toxic anterior segment syndrome,TASS)(第十章)。

(5)术后早期并发症如高眼压、炎症反应重等也可引起角膜内皮细胞进一步损伤。

(6)合并其他高危因素:患者本身合并 Fuchs 角膜内皮营养不良等内皮病变的,因高龄、眼外伤、青光眼、葡萄膜炎、糖尿病等原因术前角膜内皮细胞功能就欠佳的,更容易出现内眼手术引起的角膜内皮细胞损伤。2009 年瑞典的一项对 273 例白内障术后大泡性角膜病变患者的大规模回顾性研究发现,约有 43% 的患者术后立即出现角膜水肿并始终未得到恢复,这其中术前合并角膜内皮病变的患者是不合并内皮病变患者的近 4 倍[8]。洪晶教授2012 年的一项回顾性研究发现:在北京大学眼科中心就诊的 62 位因白内障摘除联合后房型人工晶状体植入手术引起大泡性角膜病变的患者中,通过对患者对侧眼的观察,发现有 8位是 Fuchs 角膜内皮营养不良的患者,比例高达 8%,其中部分在白内障术前是未得到正确诊断的[9]。

2. 玻璃体、视网膜类手术　虽然这类手术主要步骤在眼后节完成,但这类手术引起大泡性角膜病变的也并不少见。洪晶教授的总结显示:因手术源性大泡性角膜病变在北京大学眼科中心施行各类角膜移植手术的患者中,玻璃体、视网膜类手术占病因的第二位,仅次于白内障类手术。分析其原因,除了手术中的机械损伤、术后眼压控制不良、炎症反应等对角膜内皮细胞的影响外,与在中国施行这类手术的患者通常自身条件较差(即高危患者)有很大关系,如术前长期高眼压、多次手术、外伤史、硅油对角膜内皮细胞的影响、合并其他眼部疾病需联合手术等等。

3. **抗青光眼手术** 抗青光眼手术后发生大泡性角膜病变的主要原因包括：术前高眼压使患者角膜内皮细胞储备减少、手术中的机械损伤、术后眼压控制不良、术后炎症反应及引流阀对角膜内皮细胞的影响等等。

4. **角膜移植手术**

（1）供体角膜内皮细胞条件差：角膜移植尤其是角膜内皮移植手术对供体本身内皮细胞的数量和质量要求很高。若供体本身细胞计数少或六角形细胞比例低，取材或保存过程中处理不当，均可导致术后大泡性角膜病变的发生。

（2）手术损伤：术中操作不熟练或过多操作可直接机械损伤角膜内皮细胞。

（3）术后角膜移植排斥、炎症反应、继发青光眼、广泛虹膜前粘连等均可损伤角膜内皮细胞。

5. **眼部激光手术** 主要指激光虹膜切除术（laser iridotomy，LI）。尽管 LI 安全有效，但远期观察其对角膜内皮细胞仍有一定程度的损伤，继而发生角膜内皮失代偿甚至最终施行角膜移植的病例并非罕见。有关氩激光或 Nd：YAG 激光虹膜切除术对人角膜内皮细胞影响的英文文献自 1984 年起多达几十篇，其中有多篇文献报道在 LI 术后短期内至数年间出现角膜内皮失代偿。损伤可能的机制有：激光聚焦不当的直接损伤、热损伤、机械冲击波损伤、虹膜色素播散、一过性的眼压升高、炎症、房水扰动、对角膜内皮的剪切应力、血 - 房水屏障的慢性破坏、气泡损伤等。

患者本身潜在的危险因素包括：急性房角关闭、前房过浅、虹膜色素重（亚洲人常见）、患者本身存在角膜内皮病变和糖尿病等。其中患者本身有角膜内皮病变这一危险因素值得重视。有文献报道 5 例闭角型青光眼同时合并双眼 Fuchs 角膜内皮营养不良 I 期的患者，接受较大能量氩激光虹膜切除术，手术眼术后短期到几年间出现不可逆的大泡性角膜病变，而未进行激光治疗的对侧眼在随访期并未发现明显进展[10]。Ang 等的研究显示[11]，确诊 Fuchs 角膜内皮营养不良或有角膜 guttata 的患者在激光虹膜切除术后有近 1/4 都发生了角膜内皮失代偿。

激光的类型、应用能量的大小和治疗次数是术后发生角膜内皮损伤的外在危险因素。其中关于激光的类型，多数学者认为 Nd：YAG 激光因具有高能量、短脉冲、击射点数少的特点更适于虹膜切除，因此单独应用 Nd：YAG 或联合应用氩激光和 Nd：YAG 虹膜切除（对色素深的患者更适用）较单独应用氩激光引起角膜内皮损伤小。一个有趣的现象是同样是亚洲国家，尽管新加坡较日本有更高的原发性闭角型青光眼的发病率和激光治疗数量，但因新加坡多联合应用氩激光和 Nd：YAG 进行激光虹膜切除，而日本多应用氩激光行虹膜切除，因此新加坡报道的 LI 术后发生角膜内皮失代偿并发症的比例远低于日本[12]。

（二）创伤

各种眼部爆炸伤、钝挫伤、穿通伤甚至化学伤、热烧伤和冷冻伤均可引起角膜内皮细胞损伤，严重的可导致大泡性角膜病变。爆炸伤、钝挫伤在眼内形成的冲击波或直接接触、挤压是损伤角膜内皮细胞的主要原因。曾有汽车气囊外伤后患者出现持续性角膜大泡的报道[13]。穿通伤还可导致虹膜植入性囊肿，当囊肿过大时可直接触及角膜内皮造成数量减少、功能受损，当阻塞房角引起眼压升高时可进一步损害角膜内皮细胞。临床上观察到毒气引起的化学伤，因其具有很强的穿透性直接导致眼内细胞的损伤，引起大泡性角膜病变伴有虹膜脱色素的也不容忽视。

出生时产钳伤在数年后发生大泡性角膜病变的在临床上并不罕见。产钳损伤或其他负压损伤可导致后弹力膜破裂、卷曲，破裂处的内皮细胞缺损，被纤维组织或上皮样细胞替代，发展多年后可逐渐引起大泡性角膜病变。Honig 观察了 11 例产钳伤或负压损伤后发生大泡性角膜病变的角膜，并根据形态将 Descemet 膜损伤分为几种类型：如表现为损伤的 Descemet 膜分别向两侧卷曲；一侧卷曲另一侧 Descemet 膜飘向前房；多处 Descemet 膜小破裂伴局部纤维化增殖等等。电镜观察到产钳伤后角膜内皮细胞数量明显减少，形态呈纺锤样或星状改变，并伴有色素沉积[14]。Tetsumoto 等对 4 例产钳伤引起大泡性角膜病变的角膜进行光镜和透射电镜的观察，发现在 Descemet 膜破裂卷边处有内皮细胞堆积并侵入 Descemet 膜形成一层新的基底膜。其中一例出现内皮细胞向上皮细胞转化，出现类似于后部多形性角膜内皮营养不良时角膜内皮细胞的改变[15]。

五、临床表现

（一）症状

1. 视力下降 角膜基质水肿本身对视力影响不大，单纯角膜基质水肿即使厚度增加 70%，仍可保持相对正常视力。但轻度的角膜上皮水肿即可导致明显的视力下降，原因在于上皮水肿引起的角膜表面不规则散光。角膜内皮细胞处于失代偿的临界状态或失代偿早期时，常常以晨起视力模糊更明显，这是因为夜间睡眠时，眼睑闭合导致眼表蒸发能力明显降低，角膜上皮和基质内液体滞留。随着日间睁眼时间延长，角膜前表面的蒸发增强，角膜水肿减轻，视力因而较晨起时有所好转。但随着角膜内皮细胞数量和功能进一步减少和下降，视力就会呈现持续稳定的降低。若伴有 Descemet 膜皱褶，也可导致不规则散光使视力下降更明显。反复多次大泡破裂，角膜上皮下形成弥漫的结缔组织瘢痕，还可引起光线散射。角膜长期水肿可导致角膜基质纤维增生、混浊和新生血管长入，将导致视力进一步下降。

2. 异物感、疼痛等 因角膜上皮水泡形成，患者早期会出现异物感，常常进行性加重。水泡破裂时，角膜上皮下三叉神经眼支的神经丛暴露，患者会出现剧烈的眼痛、畏光、流泪，瞬目时尤为明显。上皮修复后水泡会再次破裂，疼痛反复发生。大泡反复多次破裂、角膜上皮下形成结缔组织瘢痕后角膜知觉可减退，上皮水肿减轻，有时疼痛反而会有所缓解。

（二）体征

1. 裂隙灯下可见角膜上皮水肿形成水泡或微囊，角膜表面不平（图 7-0-1）。水泡破裂后角膜上皮荧光素着染，甚至形成溃疡。反复多次发生大泡破裂后，角膜上皮下形成弥漫的结缔组织瘢痕（图 7-0-2）。早期角膜基质水肿增厚，透明性下降，后期角膜基质混浊呈磨砂玻璃样，可伴新生血管长入（图 7-0-3）。可伴 Descemet 膜皱褶。

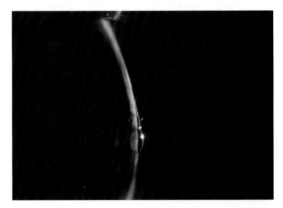

图 7-0-1 外伤性白内障摘除术后患者大泡性角膜病变裂隙灯下可见角膜上皮下水泡形成，角膜基质水肿

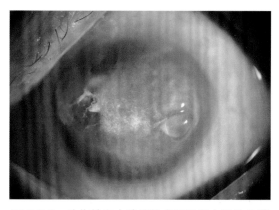

图 7-0-2 外伤性白内障摘除术后患者大泡性角膜病变裂隙灯下可见角膜上皮下大泡形成，上皮下形成弥漫的结缔组织瘢痕，角膜基质明显水肿混浊

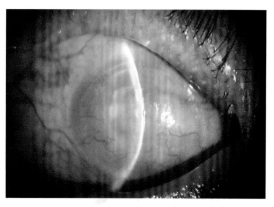

图 7-0-3 白内障、抗青光眼联合术后大泡性角膜病变患者角膜上皮下大泡形成，角膜基质明显水肿混浊，瘢痕形成，新生血管长入

2. 超声角膜厚度测量显示角膜厚度增加，中央角膜厚度常常 >600μm。临床上通常将 600～800μm 定义为角膜轻度水肿，800～1000μm 为角膜中度水肿，超过 1000μm 为角膜重度水肿。

3. 角膜共焦显微镜检查可观察到角膜上皮大泡形成（图 7-0-4）。大泡性角膜病变早期，角膜轻度水肿透明性尚可时，应用角膜内皮显微镜或角膜共焦显微镜检查可观察到角膜内皮细胞数量明显减少，通常 <800/mm²，并失去正常六角形细胞形态（图 7-0-5）。后期角膜中重度水肿或基质明显混浊时，就无法完成角膜显微内皮镜或角膜共焦显微镜检查了。

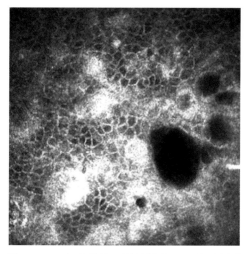

图 7-0-4 角膜共焦显微镜检查可观察到角膜上皮大泡形成

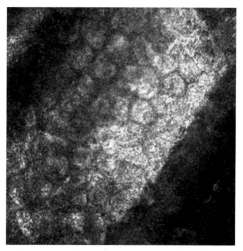

图 7-0-5 大泡性角膜病变早期角膜透明性尚可时，角膜共焦显微镜检查可观察到角膜内皮细胞变大，形态不规则，数量明显减少

4. 眼前节 OCT 检查可显示角膜上皮大泡，基质水肿、增厚或瘢痕形成，Descemet 膜皱褶（图 7-0-6）。

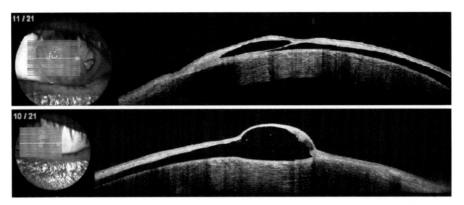

图 7-0-6　外伤性白内障摘除术后患者大泡性角膜病变眼前节 OCT 检查可显示角膜上皮大泡形成，基质水肿增厚

六、诊断

主要依靠患者的病史、临床症状及典型眼部体征进行诊断。诊断依据包括：①有内眼手术史或眼外伤史，前者多为老年人。②视力明显下降伴异物感和不同程度的眼痛。③裂隙灯下可见角膜上皮水肿形成水泡或微囊。水泡破裂后角膜上皮荧光素着染，可形成溃疡。反复多次发生大泡破裂后，角膜上皮下形成弥漫的结缔组织瘢痕。早期角膜基质水肿增厚，透明性下降，后期角膜基质混浊呈磨砂玻璃样，可伴新生血管长入。可伴 Descemet 膜皱褶。④超声角膜测厚显示角膜厚度增加，中央角膜常常 >600μm。⑤早期角膜透明性轻度下降时，应用角膜内皮显微镜或角膜共焦显微镜检查可见角膜内皮细胞数量明显减少，通常 <800/mm^2，并失去正常六角形细胞形态。⑥眼前节 OCT 检查可显示角膜上皮大泡，基质水肿增厚或瘢痕形成，Descemet 膜皱褶，可帮助诊断。

七、鉴别诊断

内眼手术术后角膜水肿应与以下疾病进行鉴别：

1. **Descemet 膜脱离（Descemet membrane detachement）**　Descemet 膜脱离表现为内眼手术尤其白内障手术后短期内即发生的角膜水肿，也与患者高龄、浅前房、手术过程中器械多次进入切口、初学者、复杂手术等因素有关，常常在切口附近（也多是脱离的起始端）水肿最明显，所以应与内眼术后的大泡性角膜病变相鉴别。鉴别要点是裂隙灯下仔细观察（角膜水肿明显时可应用高渗剂辅助）在角膜后方隐约可看到脱离的膜状物，并与角膜组织有一定距离（图 7-0-7）。应用 UBM 或眼前节 OCT 可帮助明确诊断（图 7-0-8）。

2. **毒性前节综合征（toxic anterior segment syndrome，TASS）**　是非感染性物质诱发的眼前节组织的毒性破坏，通常发生于内眼手术（白内障手术多见）后 24 小时，通常手术过程顺利，多与手术器械浸泡消毒未彻底冲洗、错误使用低渗灌注液以及结膜下注射的药物逆流入眼内等有关。患者常有眼红和明显的视力下降，除了有弥漫的角膜水肿，角膜内皮面可呈龟背样改变（图 7-0-9）。还伴有严重的前节反应，纤维素性渗出，甚至假性前房积脓。当出现假性前房积脓时易与术后眼内炎混淆，应立即行眼部 B 超检查，TASS 通常玻璃体无明显病变，而眼内炎玻璃体有明显感染表现。

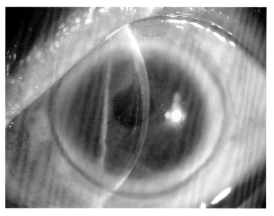

图 7-0-7 白内障术后 Descemet 膜脱离患者裂隙灯下在角膜后方可见脱离的膜状物,与角膜有一定距离

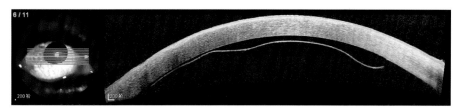

图 7-0-8 白内障术后 Descemet 膜脱离患者前节 OCT 可见角膜后方脱离的膜状物,部分角度可见断端

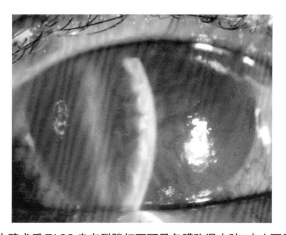

图 7-0-9 白内障术后 TASS 患者裂隙灯下可见角膜弥漫水肿,内皮面呈龟背样改变

3. **角膜内皮炎**(corneal endotheliitis) 多见于中青年,但发生于内眼术后者多为老年人,有虹膜炎或糖尿病史者更易发病,故需要与内眼术后的大泡性角膜病变相鉴别。但这类患者多有病毒性角膜炎的病史,通常内眼手术过程顺利,术后早期视力恢复良好,角膜透明,多在 1 周左右出现视力明显下降伴眼红、眼痛,裂隙灯下除了可见角膜基质水肿,内皮粗糙,上皮多完整,且在角膜水肿区或水肿区边缘可见灰白色 KP 分布,前房反应相对较轻(图 7-0-10)。此时,单纯抗炎治疗效果不明显,需联合抗病毒治疗。

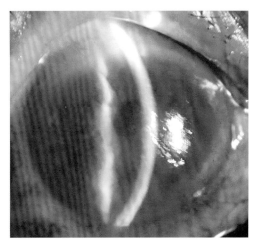

图 7-0-10　白内障术后病毒性角膜内皮炎患者角膜基质弥漫水肿及皱褶，角膜后壁隐见 KP

4. 角膜移植手术后内皮排斥反应　内皮排斥反应开始多为局限性水肿，约 2/3 患者可见内皮排斥线，随后可发展至全植片混浊水肿、内皮皱褶，角膜水肿始终局限于移植片。

八、预防

内眼手术前应完善角膜内皮显微镜的检查，对角膜内皮数量低于 1000/mm² 或六角形细胞比例过低的患者应格外注意。没有条件做角膜内皮显微镜检查的单位除了应用裂隙灯镜面反射法仔细检查患者角膜内皮有无营养不良等病变之外，对有晨起一过性视物模糊症状的患者还应注意测量其角膜厚度，对中央角膜厚度 >600μm 的患者应视为大泡性角膜病变的高危人群。还有高龄或伴有眼外伤史、青光眼、葡萄膜炎、糖尿病等角膜内皮细胞功能不良的高危患者，手术时都应加倍小心操作，白内障超声乳化手术尽量应用高负压低超声能量的模式，有条件的应使用角膜内皮细胞保护作用良好的黏弹剂。有条件进行角膜内皮移植手术的，对预估角膜内皮细胞已处于临界状态的患者可考虑同时行白内障摘除＋人工晶状体植入＋角膜内皮移植三联手术。

九、治疗及预后

角膜内皮细胞单层发育成熟形成细胞接触后，即停止分裂增殖，在正常条件下终生保持无复制状态。因此，一般认为当手术或外伤引起其损伤到一定程度导致角膜内皮细胞失代偿后是无法逆转的。但有研究显示角膜内皮细胞并没有退出细胞周期，仍具有增殖分裂的能力[16]。目前大量有关体外角膜内皮细胞的增殖培养、干细胞诱导分化成角膜内皮细胞、刺激离体和在体角膜内皮细胞再生的研究都已取得了一定的进展[17~19]，尤其近些年来关于 Rho 激酶（Rho associated kinase，ROCK）抑制剂对角膜内皮细胞修复的研究进展非常多，但其真正应用于临床治疗大泡性角膜病变以及其安全性还有待进一步研究[20~24]，具体详见相关章节。

目前的治疗方法包括保守治疗和手术治疗。

（一）保守治疗

内眼手术对角膜内皮细胞的影响可持续 3 个月之久，因此在术后或外伤早期应积极地进行保守治疗，尽可能恢复角膜内皮细胞的功能，而不是发现角膜大泡后立即进行角膜移植手术，手术并不是越早越好。

1. 抗炎药物　内眼手术或外伤后角膜水肿明显的患者，早期（3 个月内）应加强糖皮质激素药物的应用,积极抗炎,去除炎症对内皮细胞的侵害,并改善内皮细胞的功能。具体用法国内外尚缺乏相关循证医学支持的结论。根据临床经验可使用抗炎作用强且角膜穿透性好的糖皮质激素滴眼液,如 1% 醋酸泼尼松龙滴眼液或 0.1% 妥布霉素地塞米松滴眼液,6次/日,炎症反应或角膜水肿严重时可增加到每小时一次,或分组频点,如一日 3～4 组,每组为每隔 5～10 分钟一次 ×3 次。晚上可应用 0.1% 妥布霉素地塞米松眼膏。病情控制好转后逐渐减量至 4 次/日或 3 次/日。也可改为抗炎作用稍弱且对眼压升高作用较小的药物,如 0.5% 氯替泼诺滴眼液或 0.1% 氟米龙滴眼液,每日 3～4 次,酌情逐渐减量。部分病情重的患者术后可短期联合口服糖皮质激素,通常的用法为口服醋酸泼尼松(龙)30～40mg,1次/日。口服不超过 1 周,可立即停药,并继续局部药物治疗。用药期间,应密切监测眼压。

2. 降眼压药物 当角膜内皮细胞功能下降时,即使轻度的眼压升高甚至正常范围的眼压也可导致明显的角膜上皮水肿,因此适当应用降眼压药物可改善角膜上皮水肿。β 受体阻断剂、α 受体激动剂、碳酸酐酶抑制剂均可酌情应用,因前列腺素衍生剂和缩瞳剂会加重炎症反应一般禁用。

3. 重组牛碱性成纤维细胞生长因子(basic fibroblast growth factor,bFGF) 有研究表明,bFGF 可促进体外培养的兔、猫等动物角膜内皮细胞损伤的修复,促进内皮细胞的黏附生长,刺激内皮细胞增殖[25, 26]。在角膜冷冻损伤的兔、猫等实验动物前房内注入 bFGF 可促进角膜内皮细胞的修复[27, 28]。在中期保存液中加入 bFGF 可减少正常人角膜内皮细胞的损伤凋亡,改善角膜内皮细胞代谢[29]。bFGF 还可促进器官培养的受损的人角膜内皮细胞损伤的修复[30]。因此,有医生认为 bFGF 滴眼液或眼用凝胶可能有助于内眼手术或外伤后角膜内皮细胞功能的修复。但目前尚无 bFGF 滴眼液或眼用凝胶促进人内皮细胞修复的直接证据,同时应注意应用 bFGF 有引起基质细胞增殖和新生血管长入的风险,对后续角膜移植手术的实施可能有不利的影响,故需根据病人的具体情况酌情应用。

4. 佩戴绷带式角膜接触镜 可促进上皮愈合,保护暴露的角膜神经纤维,避免眨眼时引起的刺激,减轻患者的疼痛;亲水的接触镜增加了泪液蒸发,上皮水肿减轻,并且因为接触镜与角膜表面的间隙被泪液填充,修复了眼表的不平整,可提高部分早期患者的视力,对晚期角膜混浊、瘢痕形成后的视力改善没有帮助;联合药物应用时还可起到药物缓释的作用。但长期应用可能会加重新生血管的形成,并有感染的风险,应密切观察,定期更换镜片,并酌情使用抗菌药滴眼液,如 0.3% 妥布霉素滴眼液或 0.3%～0.5% 左氧氟沙星滴眼液,3～4 次/日,以预防感染。绷带式角膜接触镜多用于等待手术、暂不愿手术或不适合手术的患者短期佩戴。

5. 高渗剂的应用 原理是通过增加角膜表面的蒸发来减轻角膜水肿。早在 1942 年 Cogan 和 Kinsey 就将其用于临床。目前常用的高渗剂有 20% 葡萄糖、5% 氯化钠或甘油,因甘油引起疼痛明显目前较少临床应用。晚间可应用 20% 葡萄糖眼膏或 5% 氯化钠眼膏。同理,将吹风机的热风吹向角膜也可以一定程度帮助前表面的水分蒸发。但此类方法均治标不治本,只能暂时地、轻度地改善角膜水肿,并且长期应用高渗剂还会引起角膜基质混浊,使患者丧失后续角膜内皮移植的机会,应谨慎应用。

(二)手术治疗

1. 角膜移植手术 对内眼手术或外伤 3 个月后不可逆性大泡性角膜病变可实施角膜移植手术。对轻、中度角膜水肿,尚未形成角膜基质瘢痕的大泡性角膜病变,有条件的可行角膜内皮移植术(endothelium keratoplasty,EK)。但对重度角膜水肿或大泡性角膜病变时间过久已形成明显瘢痕或没条件进行角膜内皮移植手术的可行穿透性角膜移植术(penetrating keratoplasty,PKP)。角膜移植手术不仅可以消除患者的症状,更可明显提高患者的视力,具体详见相关章节。

2. **姑息手术** 对眼部合并其他严重疾病,预期术后难以恢复视功能的患者,或因角膜材料匮乏无法进行角膜移植手术或因各种原因拒绝接受角膜移植手术的患者可采取姑息手术,主要目的是缓解症状,减轻疼痛,但对提高视力没有帮助。此类手术方式较多,如角膜层间灼烙术、角膜错位神经根切断术、角膜板层切除术、角膜表面镜片术、羊膜覆盖术、角膜层间羊膜填塞术、板层角膜移植术、角膜前基质针刺术、紫外光核黄素交联术等等。有些手术方式可以根据病情联合进行或重复进行。

目前临床上常用的术式简单介绍如下:

(1)角膜层间灼烙术:目的是通过在角膜基质间形成一层薄的纤维结缔组织即瘢痕,破坏角膜正常的板层结构,阻挡水分向前渗,从而减轻角膜上皮及基质水肿,阻止角膜大泡形成,可缓解患者的疼痛症状。

(2)角膜神经根切断术:直接切断角膜三叉神经,缓解患者的疼痛症状。

(3)羊膜类手术:羊膜是无血管、神经、淋巴管,抗原性极低的透明组织,厚度为0.02~0.05mm,是一个理想的基底膜,可促进眼表上皮化,减轻炎症反应,抑制纤维组织增生和抑制新生血管形成。羊膜覆盖手术用于大泡性角膜病变可促进患者上皮愈合,恢复正常眼表,减轻疼痛,防止角膜溃疡等并发症出现。角膜层间羊膜填塞术可在角膜层间形成纤维膜屏障,阻止角膜大泡形成。

北京大学第一医院曾对28例不愿或无条件施行角膜移植手术的视功能差、仅要求解除疼痛的大泡性角膜病变患者进行角膜层间烧灼联合角膜错位神经根切断及羊膜覆盖术,最长随访3年,术后89.3%的患者术后疼痛感消失,10.7%的患者疼痛明显缓解,随访过程中症状无复发。术后92.9%的患者角膜上皮在1月内愈合,角膜大泡完全消失,7.1%的患者角膜大泡范围明显缩小。随访过程未发现大泡性角膜病变复发和其他并发症出现[31]。对于那些因各种原因暂时无法实施角膜移植的患者是一种比较安全有效的手术方法。

(4)紫外光核黄素交联术[32,33]:紫外光/核黄素角膜交联术(corneal collagen cross-linking,CXL)的基本原理是利用370nm波长的紫外光照射渗透到角膜基质内的光敏剂核黄素(即维生素B_2),核黄素被激发到三线态,产生以单线态氧为主的活性氧族,并诱导角膜胶原纤维的氨基(团)之间发生化学交联反应(Ⅱ型光化学反应),这种光化学反应在瞬间改变胶原的物理学特性和组织超微结构,从而增加了胶原纤维的机械强度和抵抗角膜扩张的能力。CXL也可增加对水肿的抵抗力,使胶原纤维整齐排列,从而对大泡性角膜病变有一定的治疗效果。多个研究显示CXL可使患者角膜上皮大泡缓解,疼痛减轻,厚度变薄,并有一定程度视力的提高。但对严重角膜水肿和纤维化的患者作用不明显,且通常仅维持3个月时间。CXL治疗大泡性角膜病变的远期效果和安全性还有待观察。

接受姑息类手术的患者,当条件具备时仍然可行穿透性角膜移植术或角膜内皮移植术。

十、典型病例

病例一:

患者张某,女,78岁,主因"左眼磨痛,流泪伴视力下降一年余"就诊。既往:20年前左眼因闭角型青光眼行小梁切除术,3年前行白内障摘除加人工晶状体植入术。14个月前诊断"左大泡性角膜病变",长期点高渗剂和人工泪液,自觉无好转,曾在外院行氩激光角膜基质光凝2次,自觉眼痛逐渐加重。查体:视力:右:0.7,J5,眼压15mmHg,可见虹膜激光周切口通畅，余前节及眼底未见明显异常。左：1 米光感，光定位不确切，眼压 Tn，可见结膜滤过泡，角膜上皮下大泡形成，部分破裂，角膜基质明显水肿增厚，前房中深，隐见人工晶状体在位，眼底窥不入（图 7-0-11）。诊断：左大泡性角膜病变，人工晶状体眼，抗青光眼术后。

治疗：患者要求解除症状，但因年龄大不愿接受角膜移植手术。结合患者目前光定位不确切，既往青光眼病史，角膜移植术后预期视力提高有限。综合患者年龄、视功能及自身诉求，遂考虑施行姑息手术，行左眼角膜层间烧灼联合角膜错位神经根切断及羊膜覆盖术。

术后 1 天：诉疼痛减轻。查：羊膜完整在位，呈半透明状，角膜大泡消失（图 7-0-12A）。术后 10 天，羊膜开始融解（图 7-0-12B）。术后 1 个月，诉症状消失，查：角膜大泡消失，角膜基质水肿减轻（图 7-0-12C）。术后一年复查症状消失，未发现大泡性角膜病变复发。

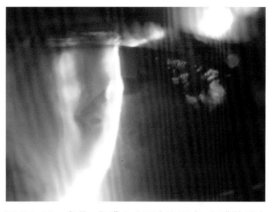

图 7-0-11　术前：角膜上皮下大泡形成，角膜基质水肿增厚明显

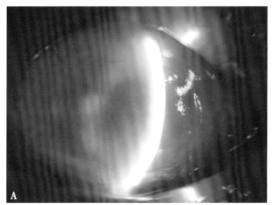

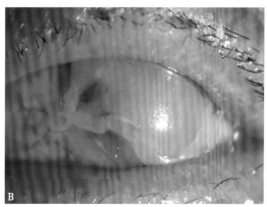

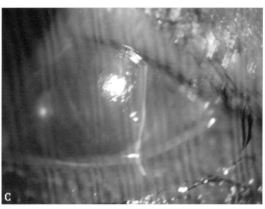

图 7-0-12　术后

A. 术后 1 天：羊膜完整在位，呈半透明状，角膜大泡消失；B. 术后 10 天：羊膜开始融解；C. 术后 1 个月：角膜大泡消失，角膜基质水肿减轻

病例二：

患者周某，男，68 岁，主因"左眼磨痛伴视力下降 2 年，加重 4 个月"就诊。既往 5 年前左眼因白内障行白内障摘除加人工晶状体植入术。2 年前诊断"左大泡性角膜病变，人工晶状体夹持"，查体：视力左：0.05，眼压 17mmHg，角膜上皮下大泡形成，角膜透明性下降，基质水肿，前房中深，虹膜周切口通畅，瞳孔变形，人工晶状体夹持（图 7-0-13）。诊断：左大泡性角膜病变，人工晶状体夹持。

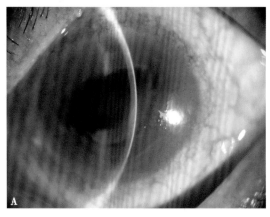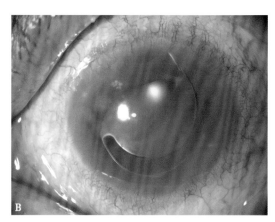

图 7-0-13　术前，角膜水肿，透明性下降，人工晶状体夹持

治疗：行左眼 DSAEK 术联合人工晶状体悬吊术。

术后 7 天：诉左眼磨疼消失。查：视力左：0.8，眼压 16mmHg，角膜透明性良好，角膜内皮植片在位，人工晶状体位置好（图 7-0-14）。

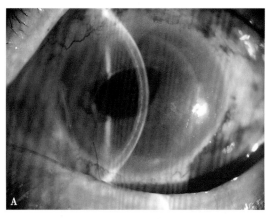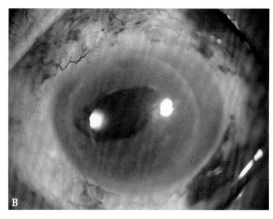

图 7-0-14　DSAEK 术后 1 周，角膜内皮植片贴附良好，角膜透明，人工晶状体位置好

（荣　蓓）

参 考 文 献

1. Vail A，Gore SM，Bradley BA，et al. Conclusions of the corneal transplant follow up study. Collaborating Surgeons. Br J Ophthalmol，1997，81（8）：631-636.

2. Kang PC，Klintworth GK，Kim T，et al. Trends in the indications for penetrating keratoplasty，1980-2001.

Cornea，2005，24（7）：801-803．

3. 谢立信，王富华，史伟云．1997 至 2002 年山东省眼科研究所穿透性角膜移植术的原因分析．中华眼科杂志，2006，8（42）：704-708．

4. 孙莉，马慧香，陈蔚．1999 至 2009 年温州地区角膜移植手术的临床分析．中华眼视光学与视觉科学杂志，2011.3：227-230．

5. 刘明娜，史伟云，金绘祥．324 例大泡性角膜病变病因分析．临床眼科杂志，2007，3（15）：209-211．

6. Kaufman HE，Barron BA，Mcdonald MB，et al．The Cornea.2nd．Boston：Butterworth-Heinemann，1997，453-475．

7. Cogan DG．Studies on the clinical physiology of the cornea；the interrelationship of corneal turgescence，epithelial edema，bullous keratopathy，and interstitial vascularization．Am J Ophthalmol，1949，32（5）：625-633．

8. Claesson M，Armitage WJ，Stenevi U．Corneal oedema after cataract surgery：predisposing factors and corneal graft outcome．Acta Ophthalmol，2009，87（2）：154-159．

9. 洪颖，殷英霞，靳瑛，等．白内障手术后角膜内皮失代偿原因分析——不可忽视的原发角膜内皮病变，中国实用眼科杂志，2012，9（30）：1071-1074．

10. Wilhelmus KR．Corneal edema following argon laser iridotomy．Ophthalmic Surg，1992，23（8）：533-537．

11. Ang LP，Higashihara H，Sotozono C，et al．Argon laser iridotomy-induced bullous keratopathy a growing problem in Japan．Br J Ophthalmol，2007，91：1613-1615．

12. Ang LP，Aung T，Chew PT．Acute primary angle closure in an Asian population：long-term outcome of the fellow eye after prophylactic laser peripheral iridotomy．Ophthalmology 2000，107：2092-2096．

13. Geggel HS，Griggs PB，Freeman MI．Irreversible bullous keratopathy after air bag trauma．CLAO J 1996，22：148-150．

14. Honig MA，Barraquer J，Perry HD，et al．Forceps and vacuum injuries to the cornea：histopathologic features of twelve cases and review of the literature．Cornea．1996，15（5）：463-472．

15. Tetsumoto K，Kubota T，Rummelt V，et al．Epithelial transformation of the corneal endothelium in forceps birth-injury-associated keratopathy．Cornea，1993，12（1）：65-71．

16. Joyce NC．Proliferative capacity of corneal endothelial cells．Exp Eye Res，2012，95（1）：16-23．

17. Joyce NC，Zhu CC．Human corneal endothelial cell proliferation potential for use in regenerative medicine．Cornea，2004，23（8）：8-19．

18. Shao CY，Fu Y，Lu WJ，et al．Bone marrow-derived endothelial progenitor cells：a promising therapeutic alternative for corneal endothelial dysfunction．Cells Tissues Organs，2011，193（4）：253-263．

19. Koizumi N，Okumura N，Kinoshita S．Development of new therapeutic modalities for corneal endothelial disease focused on the proliferation of corneal endothelial cells using animal models．Exp Eye Res，2012，95（1）：60-67．

20. Okumura N，Ueno M，Koizumi N，et al．Enhancement on primate corneal endothelial cell survival in vitro by a ROCK inhibitor．Invest Ophthalmol Vis Sci，2009，50（8）：3680-3687．

21. Koizumi，N．Okumura N，Ueno M，et al．Rho-associated kinase inhibitor eye drop treatment as a possible medical treatment for Fuchs corneal dystrophy．Cornea，2013，32（8）：1167-1170．

22. Okumura N，Inoue R，Okazaki Y，et al．Effect of the Rho Kinase Inhibitor Y-27632 on Corneal Endothelial Wound Healing．Invest Ophthalmol Vis Sci，2015，56（10）：6067-6074．

23. Okumura N，Okazaki Y，Inoue R，et al. Effect of the Rho-Associated Kinase Inhibitor Eye Drop（Ripasudil）on Corneal Endothelial Wound Healing. Invest Ophthalmol Vis Sci，2016，57（3）：1284-1292.

24. Okumura N，Okazaki Y，Inoue R，et al. Rho-Associated Kinase Inhibitor Eye Drop（Ripasudil）Transiently Alters the Morphology of Corneal Endothelial Cells. Invest Ophthalmol Vis Sci，2015，56（12）：7560-7567.

25. Petroll WM，Jester JV，Barry-Lane PA，et al. Effects of basic FGF and TGF beta 1 on F-actin and ZO-1 organization during cat endothelial wound healing. Cornea，1996，15（5）：525-532.

26. Miao HQ，Ishai-Michaeli R，Atzmon R，et al. Sulfate moieties in the subendothelial extracellular matrix are involved in basic fibroblast growth factor sequestration，dimerization，and stimulation of cell proliferation. J Biol Chem，1996，271（9）：4879-4886.

27. Rich LF，Hatfield JM，Louiselle I. The influence of basic fibroblast growth factor on cat corneal endothelial wound healing in vivo. Curr Eye Res，1992，11（8）：719-725.

28. Rieck P，Hartmann C，Jacob C，et al. Human recombinant bFGF stimulates corneal endothelial wound healing in rabbits. Curr Eye Res，1992，11（12）：1161-1172.

29. 闫超，王立，潘志强. 碱性成纤维细胞生长因子和表皮生长因子对角膜中期保存液保存人角膜内皮细胞的影响. 中华眼科杂志，2006，2（42）：166-170.

30. Hoppenreijs VP，Pels E，Vrensen GF，et al. Basic fibroblast growth factor stimulates corneal endothelial cell growth and endothelial wound healing of human corneas. Invest Ophthalmol Vis Sci，1994 Mar，35（3）：931-944.

31. 荣蓓，白静，吴元. 角膜层间烧灼联合错位神经根切断联合羊膜遮盖术治疗大泡性角膜病变。中国实用眼科杂志，2011，29（9）：937-939.

32. Bottos KM，Hofling-Lima AL，Barbosa MC，et al. Effect of collagen cross-linking in stromal fibril organization in edematous human corneas，Cornea 2010，29：789-793.

33. Wollensak G，Aurich H，Wirbelauer C，et al. Potential use of Riboflavin/UVA crosslinking in bullous keratopathy. Ophthalmic Res，2009，41（2）：114-121.

第八章　后弹力层脱离

角膜后弹力层（又名 Descemet 膜）是角膜内皮细胞的基底膜，由内皮细胞分泌形成，有助于保证单层的角膜内皮细胞行使功能维持角膜的透明性，其周边终止于 Schwalbe 线。该膜富有弹性，对化学物质及病理损害的抵抗能力较强，对机械损伤抵抗力较弱，受外力作用时常有断裂和断端卷起，很容易与相邻的后基质分离。当角膜后弹力层发生脱离时，角膜失去内皮泵，会导致严重的角膜水肿，有时甚至会导致不可逆的大泡性角膜病变和视力的丧失。角膜后弹力层脱离（Descemet's membrane detachment，DMD）在文献报道中并不多见，发生在各种内眼手术后、化学烧伤，甚至在某些患病眼上发生自发性后弹力层脱离。

角膜后弹力层脱离最早是由 Weve[1] 在 1927 年报道，但大多数文献认为 Samuels[2] 在 1928 年第一个将角膜后弹力层脱离进行系统描述和临床分类。1964 年，Scheie[3] 提出角膜后弹力层脱离是白内障摘除手术后潜在的威胁视力的并发症。众多研究显示角膜后弹力层脱离最多见于白内障手术[4-8]，并且随着白内障超声乳化手术采用透明角膜切口的增多，角膜后弹力层脱离有增多的趋势。虽然角膜后弹力层脱离有时会自动复位，但一些病例最终需要进行手术来复位。因此多年来，临床医师们一直在尝试通过识别后弹力层脱离的临床特征来确定进行手术复位的标准，以得到最好的视力预后。

一、流行病学

当角膜后弹力层撕裂时，房水通过撕裂口进入到后弹力层和角膜基质之间，就发生了角膜后弹力层脱离，常发生于裂伤口或内眼手术角膜切口处。导致角膜后弹力层脱离最常见的手术是白内障类手术。白内障囊外摘除术后影响视力的角膜后弹力层脱离的发生率是 2.6%[2]；白内障超声乳化术后影响视力的角膜后弹力层脱离的发生率是 0.044%~0.52%[7-8]；当用前房角镜仔细检查角膜内切口时，角膜后弹力层脱离的发生率可高达 43%~47%[5]。

二、病因学

角膜后弹力层脱离的危险因素包括患眼生理解剖[9-19]和手术操作[20-32]两个方面。手术操作危险因素与术者手术经验不足操作不当有关，在制作手术切口时切口位置靠前或正好在 Schwalbe 线附近；隧道切口前唇较薄；隧道切口过小、过长，手术器械进出切口困难[29]；手术器械多次进出前房角度不当，多次暴力非同轴方向进出，造成对切口的机械牵拉[31]；穿刺刀多次使用，刀锋不锐利，穿刺时强行顶钻进入前房[3,23-27]；误将液体或黏弹剂注入角膜后弹力层与角膜基质层之间[1,32]；注水密封隧道切口时压力过大，水进入角膜后弹力层与角膜基质层之间[32]；以上这些不当操作均会造成角膜后弹力层脱离。此外，手术显微镜分辨率过低或术者经验不足可能会导致术者将脱离的后弹力层误认为残留的晶状体前囊而继续操作造成更大范围的脱离[21、29]。

患眼生理解剖因素主要是角膜后弹力层与基质层连接疏松，当遇到不当外力作用时容易被分离。Ti[7]等报道白内障超声乳化术后16眼发生角膜后弹力层脱离，分析相关危险因素为：患者年龄>65岁，老年性白内障核硬度≥Ⅳ级，伴有角膜内皮病变，术后第1天角膜水肿；而多因素回归分析显示，患有角膜内皮病变是唯一有意义的术前危险因素。还有研究显示部分青光眼患者在接受白内障手术时容易发生角膜后弹力层脱离[2、15、21、22]，患者可能存在解剖易感因素，既往高眼压引起的一过性角膜水肿可导致角膜后弹力层与基质层之间的黏附力下降，在高灌注压下及术中虹膜恢复器的使用易发生后弹力层脱离。我们认为青光眼患者前房浅，手术操作难度大，手术器械进出前房困难，也会导致角膜后弹力层脱离。个别青光眼患者在接受顺利的白内障手术术后会发生后弹力层脱离，考虑是和术中眼内压波动有关，这种后弹力层脱离呈现吊床样改变，多可以自行复位。我们还观察到有虹膜前粘连的患者，在分离虹膜前粘连时也容易导致角膜后弹力层脱离。糖尿病患者角膜内皮细胞构型紊乱，可能引起后弹力层的改变及与基质层的黏附力降低，术后发生角膜后弹力层脱离的可能性也会增加[5-17]。除了手术导致的角膜后弹力层脱离，还有自发性角膜后弹力层脱离[9-11]。可以在圆锥角膜急性水肿时发生，也可以在顺利手术后几周延迟发生。这些延迟发生的角膜后弹力层脱离病例多为同一患者的双眼，或是病患具有兄妹关系，作者认为这些患者具有角膜后弹力层脱离的家族性解剖易感因素。对于那些没有明显角膜内皮病变的患者，有作者认为是基质和后弹力层之间的纤维连接蛋白，比如由转化生长因子β诱导的βig-h3蛋白功能障碍导致，这是由转化生长因子β诱导的基因突变引起的[19-20]。

上述这些易感因素的临床意义在于提示手术医师术前要和患者充分交流，术中谨慎操作，采取有效措施来避免角膜后弹力层脱离的发生。

三、临床表现和诊断

角膜后弹力层脱离的临床症状没有特异性，当脱离范围累及瞳孔区时会有视物模糊，其视物模糊程度和瞳孔区脱离了后弹力层的角膜基质水肿程度成正比。

角膜后弹力层脱离主要是术中通过手术显微镜和术后通过裂隙灯显微镜检查和辅助检查发现。

角膜后弹力层脱离见多发生在角膜的内切口，通常在术中发现类似于晶状体囊膜的透明膜状物与角膜基质分离，有时会反折附着于角膜内皮，这时应当往前房注水，观察漂浮膜状物和角膜及晶状体的关系，判断是否为脱离的后弹力层，切忌盲目把漂浮膜状物当做晶状体前囊膜吸出，也不建议此时在前房注入黏弹剂，这不利于判断膜状物和角膜的关系。

术后裂隙灯检查[27、33-43]是判断是否有后弹力层脱离的主要手段。当角膜没有严重水肿时，前房角镜检查[5、6、36]也可以发现周边切口附近小的不容易被发现的角膜后弹力层脱离。大范围的角膜后弹力层脱离表现为双前房。当角膜水肿影响裂隙灯检查时，可以眼局部滴用甘油或高渗剂使水肿的角膜脱水[31]，来提高裂隙灯显微镜检查的细节和阳性率。角膜后弹力层脱离的特点是[22]：角膜水肿多与切口相连，一般水肿区与透明区分界清楚，水肿的范围与角膜后弹力层脱离范围一致。但角膜严重水肿时，裂隙灯显微镜这些传统检查手段就受到限制。

眼前节光学相干断层扫描仪（anterior segment optical coherence tomography，AS-OCT）检查是一种新型的医学影像诊断技术，基于眼组织结构不同的光学散射性，采用干涉测量法进行二维显像和定量分析，其分辨率高，可精确到微米级。具有非侵入性、非接触性的特点。AS-OCT检查具有光学穿透性，不受角膜水肿的影响，可发现常规裂隙灯检查无法发现隐匿性的角膜后弹力层脱离[7, 38, 48-53]。同时AS-OCT是非接触性的检查，与超声生物显微镜检查比较，更适合于患者术后早期的检查，降低检查导致的感染风险。AS-OCT可以提供比裂隙灯显微镜多36%的诊断价值。AS-OCT可以进一步确定角膜后弹力层脱离的位置、程度、形态、范围，可直观地发现后弹力层撕裂口，为临床治疗方案提供有利信息，特别是当进行前房注气手术时，有助于术中确定穿刺口的定位，术后确定患者需要保持何种适当的体位，并监测治疗效果[8, 10, 26, 27, 33, 37, 40-43, 51, 53-56]。

超声生物显微镜也是一种有用的医学影像诊断技术，特别是当角膜严重水肿影响裂隙灯检查时，超声生物显微镜可用于确定后弹力层脱离的位置、程度、范围以及指导制定角膜后弹力层脱离的治疗方案[45-48]。与AS-OCT相比，超声生物显微镜的劣势在于它是一种接触性检查工具，这对于术后早期的检查，无疑会增加感染的风险。此外，共聚焦显微镜还也被用于提供后弹力层未脱离区和脱离区的内皮细胞的形态学图像，并提供内皮细胞计数[44, 45]。

四、分类

早在1928年Samuels[2]就笼统地将角膜后弹力层脱离分为主动脱离、被动脱离和因为基质和后弹力层的弹性不同而导致的脱离。

1977年，Mackool[22]等将角膜后弹力层分成平坦型（脱离的后弹力层与角膜后基质层最大脱离间距小于1mm）和非平坦型（脱离的后弹力层与角膜后基质层最大脱离间距大于1mm），并认为平坦型具有更好的预后，而非平坦性DMDs很难自然复位需要手术进行修复。Mulhern将此分类进一步补充为周边型、中央型和混合型，脱离距角膜缘距离小于等于3mm为周边型脱离，脱离距角膜缘距离大于3mm为中央型脱离。Assia[36]等按脱离的后弹力层边缘是否有卷边将角膜后弹力层脱离进行分类，并认为没有卷边的角膜后弹力层即使脱离程度大于1mm也可以自发复位，因此可以保守治疗观察等待。

20世纪90年代，我国的刘祖国[35]等人将角膜后弹力层脱离分为五度：①局限性小脱离：脱离范围小于角膜面积的1/8，无明显临床症状，不需处理。②轻度脱离：脱离范围等于或大于角膜面积的1/8，小于角膜面积的1/4，角膜局部水肿浑浊消失时间较短，一般为术后半年内恢复，对视力影响不大，预后好，可以处理或不处理。③中度脱离：脱离范围等于或大于角膜面积的1/4，小于角膜面积的1/2，角膜局限性水肿浑浊较重，可见角膜增厚，角膜水肿浑浊消失的时间稍长，一般为半年以上，甚至永久性浑浊，对视功能有一定的影响，预后较差，必须进行复位处理。④重度脱离：脱离范围等于或大于角膜面积的1/2，除角膜浑浊水肿外，还见显著角膜增厚，角膜一般难以恢复透明，最后常发展为持久性角膜水肿或大泡性角膜病变，对视功能影响大，预后差，必须进行复位手术，有些病例还需进行角膜移植术。⑤完全脱离：角膜严重弥漫性水肿，浑浊，增厚，一般发展为大泡性角膜病变及眼球萎缩。预后最差，需行大植片的穿透性角膜移植术。以上各度脱离如伴有虹膜、玻璃体前粘连，则预后较单纯性后弹力层脱离差。

近10年来随着临床研究的积累和新型的医学影像诊断技术应用于临床，又出现一些了进一步细化的分类。Jain[37]等将角膜后弹力层脱离分为轻中重三型：轻度是角膜后弹力层脱离位于周边且累及不到25%的角膜；中度是角膜后弹力层脱离区位于周边并且累及25%~50%的角膜；而重度是指角膜后弹力层的脱离范围超过50%的角膜或脱离区累及中央角膜。这种分类和前房注气术后的视觉结果直接相关。Jacob[26]等将角膜后弹力层脱离分为孔源性、牵拉性、大泡性、复杂性四类。孔源性角膜后弹力层脱离继发于Schwalbe线附近Descemet膜的撕裂。牵拉性角膜后弹力层脱离是由长期炎症或者虹膜周边前粘连等因素导致的纤维膜收缩造成的。大泡性的角膜后弹力层脱离表现为没有任何破孔和撕裂口的平滑的后弹力层脱离。复杂的角膜后弹力层脱离包括后弹力层有明显的皱襞，卷曲或卷边以及其他不同类型后弹力层脱离的组合。

Kumar[8]等人采用AS-OCT分析角膜后弹力层脱离的特点，提出根据角膜后弹力层脱离的高度、程度、长度（弦）和与瞳孔的关系来进行分类，并根据不同分类制定不同的治疗方案。首先将角膜分为3个区域。这3个区域分别为：1区（中央区、<5.0mm）、2区（旁中央区、5.0~8.0mm）和3区（外周区、>8.0mm）。角膜后弹力层脱离的长度小于1.0毫米，高度小于100微米，在任何区域都可以考虑药物保守治疗。如果角膜后弹力层脱离发生在1区，脱离的长度在1.0到2.0毫米之间，脱离的高度在100~300微米之间（无论有没有累及视轴）都应当手术治疗。如果角膜后弹力层脱离的脱离长度在1.0至2.0毫米之间，脱离高度在100至300微米之间，当这发生在2区或3区，则可以考虑药物保守治疗。当角膜后弹力层脱离的脱离长度大于2.0毫米、脱离高度大于300微米时，如果这发生在1区和2区，则应该进行手术治疗，如果发生在3区，则应该进行药物保守治疗。

目前并没有关于角膜后弹力层脱离治疗方案选择的金标准。在实际的临床工作中，大多数医师都是综合以上的分类来评估角膜后弹力层脱离的严重程度和自发复位的可能性，用以指导治疗，使患者获得最佳的视力预后。

五、治疗

到目前为止，关于角膜后弹力层脱离的治疗并没有大规模前瞻性对比性的研究。选择保守治疗还是手术治疗很大程度上是根据回顾性的病例分析、个案报道、医师的倾向以及患者的选择。治疗包括保守治疗（观察、局部使用糖皮质激素滴眼剂和高渗剂）和手术治疗[前房注气手术（视频8-0-1）、前房填充黏弹剂复位、穿透性全层角膜缝合复位、角膜内皮移植手术和穿透性角膜移植手术]两大类。

视频8-0-1

1. 保守治疗——观察和药物治疗　关于角膜水肿自行缓解有不少病例报道，主要是通过角膜后弹力层自行复位，和邻近内皮细胞移行来实现。

Mackool[22]认为平坦型角膜后弹力层脱离表现为自发复位倾向，保守治疗预后较好。Assia[36]认为没有卷边的角膜后弹力层即使脱离程度大于1mm也可以自发复位，因此可以保守治疗观察等待；其报道后弹力层自行复位的时间是2~3个月，而其他病例报道的自行复位时间平均是9.8周（3~20周）。

Kumar[8]认为角膜后弹力层脱离的长度小于1.0毫米，高度小于100微米，在任何区域都可以考虑药物保守治疗。如果角膜后弹力层脱离的脱离长度在1.0至2.0毫米之间，脱离高度在100至300微米之间，当发生在2区或3区，则可以考虑药物保守治疗。如果角膜后弹力层脱离的脱离长度大于2.0毫米、脱离高度大于300微米时，当发生在3区时，则也应该进行药物保守治疗。

保守治疗包括观察和药物治疗。虽然没有足够的证据证明药物的有效性，但许多报道使用局部糖皮质激素滴眼液（1%泼尼松龙滴眼液、0.1%地塞米松滴眼液、0.1%倍他米松滴眼液）和局部使用高渗剂（5%氯化钠滴眼液、6%氯化钠眼膏）[4, 7, 8, 27, 29, 30, 52, 57-59]。

但长期观察、一味保守治疗会导致的脱离的角膜后弹力层发生纤维化、挛缩，产生瘢痕和固定皱襞，从而影响视力恢复[4, 57]。然而，保守治疗等待自发复位可以避免手术和围手术期的风险。

我们的经验是对有自发复位可能的病例观察1个月，观察角膜后弹力层和角膜后基质之间裂隙的变化趋势，是逐渐变大还是逐渐变小；在保守治疗过程中不建议使用高渗剂滴眼液，虽然早期可以使角膜脱水暂时提高视力，但临床上我们观察到长期应用高渗剂滴眼液角膜后弹力层不易自行复位，并且脱离的角膜后弹力层容易发生纤维化导致后期手术复位成功率也受影响。

2. 手术治疗　虽然有大量关于角膜后弹力层自行复位的病例报道，但是也有大量后弹力层没有复位而最终需要进行角膜移植手术的病例报道。随着通过前房注气复位后弹力层的成功率越来越高，更多的术者倾向于早期进行手术干预，特别是对于卷边、脱离范围大、持续时间长或保守治疗失败有明显视力损害的病例更宜尽早手术治疗。防止长期脱离的角膜后弹力层纤维化挛缩形成固定皱褶，阻碍后弹力层复位甚至发展到需要进行角膜内皮移植手术的地步[8, 12, 13, 59, 61-67]。

（1）前房注气术——空气、非膨胀气体和膨胀气体：由于操作简单效果显著，前房注气术已经成为治疗角膜后弹力层脱离的首选方案[7, 12,, 54, 55, 68, 69]。Potter[61]等研究95%的角膜后弹力层脱离经前房注气后弹力层成功复位。虽然并没有文献比较前房内注入不同气体的功效，但大多数术中首选消毒空气和非膨胀性气体六氟化硫（15%～20%SF6）[4, 13, 14, 19, 21, 57, 70]，而把长效气体全氟丙烷（12%～14% C3F8）[12, 21, 61, 71-73]留给用前两种气体复位失败的病例以及后弹力层长期脱离的病例。动物实验显示三种气体具有类似的内皮毒性[74-78]。最近，越来越多的趋势是选择前房内注入消毒空气来治疗各种类型的角膜后弹力层脱离。前房注射消毒空气是一种安全有效的治疗方法，注入空气可以降低术后瞳孔阻滞发生的风险，较混合气体更安全且经济，但其作用周期较短[76]。

不同术者的注气技术有所差异，但注气通常都使用27～30G的针头，使前房密闭充满空气确保后弹力层贴附良好。部分术者在前房充满空气后等待15～20分钟，然后放出三分之一的气体，避免术后发生瞳孔阻滞性青光眼。另一些术者通过前房不注满气体，应用睫状肌麻痹剂，预防性激光虹膜切除和抗青光眼药物来避免发生术后高眼压[8, 72]。

角膜膜后弹力层与基质层间存在的液体可随体位变化而移动，可能会扩大脱离的范围导致手术失败。复位术前应认真检查，全面掌握脱离的状态，明确后弹力层脱离的断裂端所在位置和后弹力层脱离最明显的位置。首先在脱离最明显的位置做第一个穿刺口，穿刺止点是在角膜基质后和后弹力层前，放出或抽吸出脱离区后弹力层和角膜基质之间的积液，之后在角膜后弹力层断裂端的对侧角膜缘外做第二个穿刺口，确保穿刺进入前房而不是进入到脱离层间，从角膜缘外穿刺口向前房注入消毒空气，利用气流压平脱离的后弹力层。当找不到后弹力层的断端时，第二个穿刺口应当做在脱离最高点的对侧，避免从撕裂侧向前房注气导致把脱离的后弹力层进一步分离。如果手术显微镜上有辅助裂隙照明 可以更好地帮助术者判断后弹力层的复位情况。前房注气术后患者应保持面向上平卧位,这不仅有助于保持气体顶压作用,而且有助于避免气泡进入后房引起眼压升高。当前房没有完全填充气体时,可以嘱患者术后保持特定的体位使前房内的气体持续顶压断裂端脱离处。

(2)前房内填充黏弹剂复位:前房内填充黏弹剂复位角膜后弹力层有成功病例的报道[32、53、79-80]。但黏弹剂扩散较慢,残留的黏弹剂可能阻塞小梁网,引起眼压升高,需要密切观测眼压,或联合应用降眼压药物。黏弹剂一旦进入脱离的后弹力层与角膜基质层间则会成为阻碍复位成功的障碍,而致使病情更为复杂,而且术后改变体位对复位后弹力层也无益处[81-83]。

(3)穿透性全层角膜缝合复位:用于其他方法无法复位的角膜后弹力层脱离,尤其是对于半刚性卷曲性脱离,该法可能是其唯一有效的治疗方法[12、25、60、63、64、67、84-86]。在前房内注射消毒空气或 SF6 使脱离的后弹力层尽量展平贴附于基质层,应用 10-0 尼龙缝线从脱离部位近角膜中央侧进针,相距 3~4mm,于角膜周边侧出针,穿透角膜全层。进针和出针方向尽量与角膜面垂直,位置一次确定,不可重复操作,以减少角膜内皮的损伤。术中应避免用器械直接触碰角膜后弹力层,以免出现局部角膜内皮损伤。根据角膜后弹力层脱离的范围和形状,决定缝针的数量。前房内补充注入填充气体,以确保脱离的角膜后弹力层平整复位[64]。不推荐单纯角膜缝合治疗,因为缝合处的后矢状力作用会使后弹力层趋于再次脱离[59]。

(4)角膜内皮移植手术和穿透性角膜移植手术:对于已发生角膜内皮失代偿的角膜后弹力层脱离患者,可以进行角膜移植手术[4、16、26、87]。角膜移植手术的局限性是术后需要长期随访以及有发生感染和免疫排斥反应的风险[72、89]。有报道称大约 11.5%~13.3% 的角膜后弹力层脱离患者需要进行角膜移植手术[4、39]。相比穿透性移植手术而言内皮移植手术的优点不言而喻。Kim[88]报道了 3 例角膜后弹力层脱离病例由于前房注气复位失败而进行角膜内皮移植手术,在内皮移植手术术中发现 3 例均有大面积的后弹力层缺失,在进行内皮移植术后角膜均恢复透明并获得理想的视力,虽然术后常规有 +1D 左右的远视偏移。

角膜后弹力层脱离是一种发生率低但可致盲的疾病。其高危因素主要包括生理解剖的特殊性和手术操作不当等因素。早期诊断和妥善处理是使角膜后弹力层及早复位的关键。

典型病例:患者,男,79 岁。半月前在外院接受左眼白内障超声乳化联合人工晶状体植入手术,术后发现后弹力层脱离。入院查体:左眼视力 0.1,入院后在表麻下接受左眼前房注气术,术后第一天查体:左眼视力 0.8(图 8-0-1~图 8-0-8)。

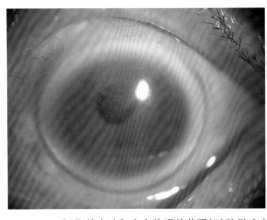 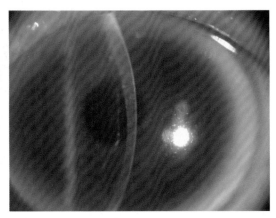

图 8-0-1 左眼 前房注气术术前眼前节照相(弥散光) 图 8-0-2 左眼 前房注气术术前眼前节照相(裂隙)

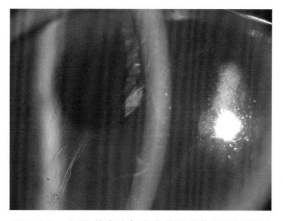

图 8-0-3　左眼 前房注气术术前眼前节照相（裂隙）

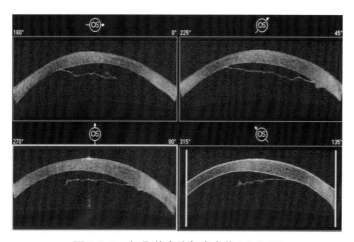

图 8-0-4　左眼 前房注气术术前 AS-OCT

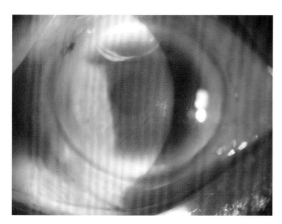 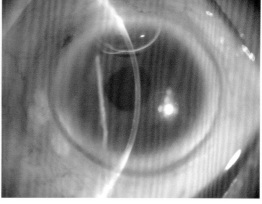

图 8-0-5　左眼 前房注气术术后眼前节照相（弥散光）　图 8-0-6　左眼 前房注气术术后眼前节照相（裂隙）

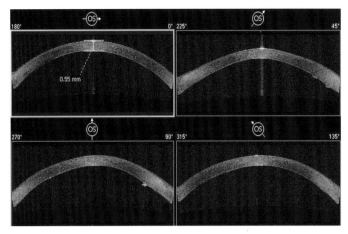

图 8-0-7　左眼 前房注气术术后 AS-OCT

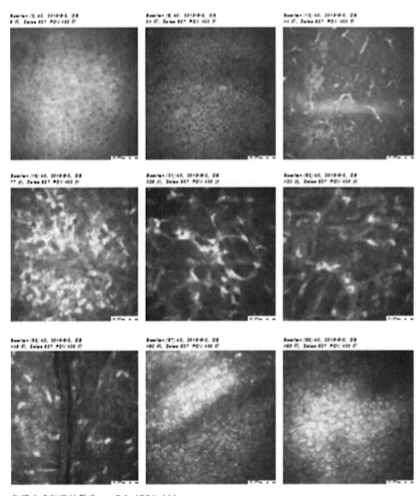

角膜内皮细胞计数为　　OS 1724±111

图 8-0-8　左眼 前房注气术术后共聚焦显微镜检查结果

（肖格格）

参 考 文 献

1. Weve H. Loslating der membraan van Descemet na lensextractie［Separation of the membrane of Descemet after extraction of the lens］. Ned Tijdschr Geneeskd 1927；71：398-400.

2. Samuels B. Detachment of Descemet's membrane. Trans Am Ophthalmol Soc 1928；26：427-437.

3. Scheie HG. Stripping of Descemet's membrane in cataract extraction. Trans Am Ophthalmol Soc 1964；62：140-152.

4. Marcon AS，Rapuano CJ，Jones MR，et al. Descemet's membrane detachment after cataract surgery：management and outcome. Ophthalmology 2002；109：2325-2330.

5. Monroe WM. Gonioscopy after cataract extraction. South Med J 1971；64：1122-1124.

6. Anderson CJ. Gonioscopy in no-stitch cataract incisions. J Cataract Refract Surg 1993；19：620-621.

7. Ti SE，Chee SP，Tan DTH，et al. Descemet membrane detachment after phacoemulsification surgery：risk factors and success of air bubble tamponade. Cornea 2012；32：454-459.

8. Kumar DA，Agarwal A，Sivanganam S，Chandrasekar R. Height-，extent-，length-，and pupil-based（HELP）algorithm to manage post-phacoemulsification Descemet membrane detachment. J Cataract Refract Surg 2015；41：1945-1953.

9. Nakagawa T，Maeda N，Okazaki N，et al. Ultrasound biomicroscopic examination of acute hydrops in patients with keratoconus. Am J Ophthalmol 2006；141：1134-1136.

10. Vanathi M，Behera G，Vengayil S，et al. Intracameral SF6 injection and anterior segment OCT-based documentation for acute hydrops management in pellucid marginal corneal degeneration. Cont Lens Anterior Eye 2008；31：164-166.

11. Felipe AF，Rapuano CJ，Nottage JM，Abazari A. Descemet membrane detachment among siblings. Cornea 2012；31：836-840.

12. Sparks GM. Descemetopexy surgical reattachment of stripped Descemet's membrane. Arch Ophthalmol 1967；78：31-34.

13. Gault JA，Raber IM. Repair of Descemet's membrane detachment with intracameral injection of 20% sulfur hexafluoride gas. Am J Ophthalmol 1996；15：483-489.

14. Zusman NB，Waring GO，Najarian LV，Wilson LA. Sulfur hexafluoride gas in the repair of intractable Descemet's membrane detachment. Am J Ophthalmol 1987；104：660-662.

15. Gatzioufas Z，Schirra F，Löw U，et al. Spontaneous bilateral late-onset Descemet membrane detachment after successful cataract surgery. J Cataract Refract Surg 2009；35：778-781.

16. Merrick C. Descemet's membrane detachment treated by penetrating keratoplasty. Ophthalmic Surg 1991；22：753-755.

17. Morrison LK，Talley TW，Waltman SR. Spontaneous detachment of Descemet's membrane. Case report and literature review. Cornea 1989；8：303-305.

18. Fang JP，Amesur KB，Baratz KH. Preexisting endothelial abnormalities in bilateral postoperative Descemet membrane detachment. Arch Ophthalmol 2003；121：903-904.

19. Kansal S，Sugar J. Consecutive Descemet membrane detachment after successive phacoemulsification. Cornea 2001；20：670-671.

20. Hirano K，Kojima T，Nakamura M，Hotta Y．Triple anterior chamber after full-thickness lamellar keratoplasty for lattice corneal dystrophy．Cornea 2001；20：530-533．

21. Saeed MU，Singh AJ，Morrell AJ．Sequential Descemet's membrane detachments and intraocular lens haze secondary to SF6 or C3F8．Eur J Ophthalmol 2006；16：758-760．

22. Mackool RJ，Holtz SJ．Descemet membrane detachment．Arch Ophthalmol 1977；95：459-463．

23. Mohammadpour M，Jabbarvand M，Nikdel M，et al．Effect of preemptive topical diclofenac on postoperative pain relief after photorefractive keratectomy．J Cataract Refract Surg 2011；37：633-637．

24. Payne T．Dull knives and Descemet's membrane detachments．Arch Ophthalmol 1978；96：542．

25. Makley TA，Keates RH．Detachment of Descemet's membrane（an early complication of cataract surgery）．Ophthalmic Surg 1980；11：189-191．

26. Jacob S，Agarwal A，Chaudhry P，et al．A new clinico-tomographic classification and management algorithm for Descemet's membrane detachment．Cont Lens Anterior Eye 2015；38：327-333．

27. Bhatia HK，Gupta R．Delayed-onset descemet membrane detachment after uneventful cataract surgery treated by corneal venting incision with air tamponade：a case report．BMC Ophthalmol 2016；16：35．

28. John ME，Noblitt RL，Boleyn KL，et al．Effect of a superficial and a deep scleral pocket incision on the incidence of hyphema．J Cataract Refract Surg 1992；18：495-499．

29. Wang Y，Guan H．A case of Descemet's membrane detachments and tears during phacoemulsification．Ther Clin Risk Manag 2015；11：1727-1729．

30. Orucoglu F，Aksu A．Complex Descemet's membrane tears and detachment during phacoemulsification．J Ophthalmic Vis Res 2015；10：81-83．

31. Asif GH，Kadri WM．Descemet's membrane detachment repair with sodium hyaluronate after phacoemulsification．Pakistan J Ophthalmol 2013；29：110-114．

32. Bhattacharjee H，Bhattacharjee K，Medhi J，Altaf A．Descemet's membrane detachment caused by inadvertent vancomycin injection．Indian J Ophthalmol 2008；56：241-243．

33. Samarawickrama C，Beltz J，Chan E．Spontaneously resolving Descemet's membrane detachment caused by an ophthalmic viscosurgical device during cataract surgery．Saudi J Ophthalmol 2015；29：301-302．

34. Kim CY，Seong GJ，Koh HJ，et al．Descemet's membrane detachment associated with inadvertent viscoelastic injection in viscocanalostomy．Yonsei Med J 2002；43：279-281．

35. 刘祖国，利华明，彭明德，等．白内障摘除术后角膜后弹力层脱离（附 11 列报道）．中国实用眼科杂志，1990，6（8）：335-339．

36. Assia EI，Levkovich-Verbin H，Blumenthal M．Management of Descemet's membrane detachment．J Cataract Refract Surg 1995；21：714-717．

37. Jain R，Murthy SI，Basu S，et al．Anatomic and visual outcomes of descemetopexy in post-cataract surgery Descemet's membrane detachment．Ophthalmology 2013；120：1366-1372．

38. Sharma N，Bandivadekar P，Agarwal T，et al．Incision-site descemet membrane detachment during and after phacoemulsification：risk factors and management．Eye Contact Lens 2015；41：273-276．

39. Shalchi Z，O'Brart DP，Ilari L．Bilateral descemet membrane detachment following cataract surgery．JAMA Ophthalmol 2013；131：533-535．

40. Tsaousis KT，Panagiotou DZ，Kostopoulou E，et al．Corneal edema after phacoemulsification in the early

postoperative period：a qualitative comparative case-control study between diabetics and nondiabetics. Ann Med Surg 2016；5：67-71.

41. Lundström M，Barry P，Henry Y，et al. Evidence-based guidelines for cataract surgery：guidelines based on data in the European Registry of Quality Out-comes for Cataract and Refractive Surgery database. J Cataract Refract Surg 2012；38：1086-1093.

42. Lundberg B，Jonsson M，Behndig A. Postoperative corneal swelling correlates strongly to corneal endothelial cell loss after phacoemulsification cataract surgery. Am J Ophthalmol 2005；139：1035-1041.

43. Tao A，Chen Z，Shao Y，et al. Phacoemulsification induced transient swelling of corneal Descemet's Endothelium Complex imaged with ultra-high resolution optical coherence tomography. PLoS One 2013；8：e80986.

44. Patel SV，McLaren JW，Hodge DO，Bourne WM. Confocal microscopy in vivo in corneas of long-term contact lens wearers. Invest Ophthalmol Vis Sci 2002；43：995-1003.

45. Zhang Z. Corneal cross-linking for the treatment of fungal keratitis. Cornea 2013；32：217-218.

46. Morinelli EN，Najac RD，Speaker MG，et al. Repair of Descemet's membrane detachment with the assistance of intraoperative ultrasound biomicroscopy. Am J Ophthalmol 1996；121：718-720.

47. Al-Mezaine HS. Descemet's membrane detachment after cataract extraction surgery. Int Ophthalmol 2010；30：391-396.

48. Winn BJ，Lin SC，Hee MR，Chiu CS. Repair of descemet membrane detachments with the assistance of anterior segment optical coherence tomography. Arch Ophthalmol 2008；126：730-732.

49. Radhakrishnan S，Goldsmith J，Huang D，et al. Comparison of optical coherence tomography and ultrasound biomicroscopy for detection of narrow anterior chamber angles. Arch Ophthalmol 2005；123：1053-1059.

50. Doors M，Berendschot TT，de Brabander J，et al. Value of optical coherence tomography for anterior segment surgery. J Cataract Refract Surg 2010；36：1213-1229.

51. Chaurasia S，Ramappa M，Rao HL. Descemet membrane detachment in a child with anterior megalophthalmos managed using intracameral perflouropropane（C3F8）gas injection. Cornea 2015；34：1516-1518.

52. Sharma N，Gupta S，Maharana P，et al. Anterior segment optical coherence tomography-guided management algorithm for descemet membrane detachment after intraocular surgery. Cornea 2015；34：1170-1174.

53. Schallhorn JM，Tang M，Li Y，et al. Optical coherence tomography of clear corneal incisions for cataract surgery. J Cataract Refract Surg 2008；34：1561-1565.

54. Wylegała E，Nowińska A. Usefulness of anterior segment optical coherence tomography in Descemet membrane detachment. Eur J Ophthalmol 2009；19：723-728.

55. Huang Y，Lan J，Zang X，et al. Optical coherence tomography-guided intracameral air injection for treatment of extensive Descemet's membrane detachment. Br J Ophthalmol 2012；96：1441-1443.

56. Zhou SY，Wang CX，Cai XY，Liu YZ. Anterior segment OCT-based diagnosis and management of descemet's membrane detachment. Ophthalmologica 2012；227：215-222.

57. Mahmood MA，Teichmann KD，Tomey KF，al-Rashed D. Detachment of Descemet's membrane. J Cataract Refract Surg 1998；24：827-833.

58. Zhang B，Pan F，Yao YF. Spontaneous resolution of extensive descemet membrane detachment caused by

sodium cyanide injury to the eye. Cornea 2012; 31: 1344-1347.

59. Shah M, Bathia J, Kothari K. Repair of late Descemet's membrane detachment with perfluoropropane gas. J Cataract Refract Surg 2003; 29: 1242-1244.

60. Sugar HS. Prognosis in stripping of Descemet's membrane in cataract extraction. Am J Ophthalmol 1967; 63: 140-143.

61. Potter J, Zalatimo N. Descemet's membrane detachment after cataract extraction. Optometry 2005; 76: 720-724.

62. Nouri M, Pineda R, Azar D. Descemet membrane tear after cataract surgery. Semin Ophthalmol 2002; 17: 115-119.

63. Jeng BH, Meisler DM. A combined technique for surgical repair of Descemet's membrane detachments. Ophthalmic Surg Lasers Imaging 2006; 37: 291-297.

64. Hagan JC. Treatment of progressive Descemet's membrane detachment. Ophthalmic Surg 1992; 23: 641.

65. Walland MJ, Stevens JD, Steele AD. Repair of Descemet's membrane detachment after intraocular surgery. J Cataract Refract Surg 1995; 21: 250-253.

66. Pieramici D, Green WR, Stark WJ. Stripping of Descemet's membrane: a clinicopathologic correlation. Ophthalmic Surg 1994; 25: 226-231.

67. Bergsma DR, McCaa CS. Extensive detachment of Descemet membrane after holmium laser sclerostomy. Ophthalmology 1996; 103: 678-680.

68. Qing G, Fu J, Wang N. 'Large' Descemet membrane detachment successfully repaired with intracameral air injection. Can J Ophthalmol 2010; 45: 294-295.

69. Chaurasia S, Ramappa M, Garg P. Outcomes of air descemetopexy for Descemet membrane detachment after cataract surgery. J Cataract Refract Surg 2012; 38: 1134-1139.

70. Ellis DR, Cohen KL. Sulfur hexafluoride gas in the repair of Descemet's membrane detachment. Cornea 1995; 14: 436-437.

71. Sukhija J, Ram J, Kaushik S, Gupta A. Descemet's membrane detachment following phacoemulsification. Ophthalmic Surg Lasers Imaging 2010; 41: 512-517.

72. Jain R, Mohan N. Outcomes of repeat descemetopexy in post-cataract surgery descemet membrane detachment. Am J Ophthalmol 2014; 157: 571-5.e1-571-5.e2.

73. Datar S, Kelkar A, Jain AK, et al. Repeat descemetopexy after Descemet's membrane detachment following phacoemulsification. Case Rep Ophthalmol 2014; 5: 203-206.

74. Van Horn DL, Edelhauser HF, Aaberg TM, Pederson HJ. In vivo effects of air and sulfur hexafluoride gas on rabbit corneal endothelium. Invest Ophthalmol 1972; 11: 1028-1036.

75. Foulks GN, de Juan E, Hatchell DL, et al. The effect of perfluoropropane on the cornea in rabbits and cats. Arch Ophthalmol 1987; 105: 256-259.

76. Lee DA, Wilson MR, Yoshizumi MO, Hall M. The ocular effects of gases when injected into the anterior chamber of rabbit eyes. Arch Ophthalmol 1991; 109: 571-575.

77. Olson RJ. Air and the corneal endothelium: an in vivo specular microscopy study in cats. Arch Ophthalmol 1980; 98: 1283-1284.

78. Landry H, Aminian A, Hoffart L, et al. Corneal endothelial toxicity of air and SF6. Investig

Ophthalmology Vis Sci 2011；52：2279-2286.

79. Donzis PB，Karcioglu ZA，Insler MS．Sodium hyaluronate（Healon）in the surgical repair of Descemet's membrane detachment．Ophthalmic Surg 1986；17：735-737.

80. Sonmez K，Ozcan PY，Altintas AG．Surgical repair of scrolled Descemet's membrane detachment with intracameral injection of 1.8% sodium hyalur-onate．Int Ophthalmol 2011；31：421-423.

81. Kumar MA，Vaithianathan V．Descemet's membrane detachment managed with perfluronoctane liquid．Indian J Ophthalmol 2012；60：71-72.

82. Mertens S，Bednarz J，Richard G，Engelmann K．Effect of perfluorodecalin on human retinal pigment epithelium and human corneal endothelium in vitro．Graefes Arch Clin Exp Ophthalmol 2000；238：181-185.

83. Weinberger D，Goldenberg-Cohen N，Axer-Siegel R，et al．Long-term follow-up of perfluorocarbon liquid in the anterior chamber．Retina 1998；18：233-237.

84. Makley TA，Keates RH．Detachment of descemet's membrane with insertion of an intraocular lens．Ophthalmic Surg 1980；11：492-494.

85. Amaral CE，Palay DA．Technique for repair of Descemet membrane detach-ment．Am J Ophthalmol 1999；127：88-90.

86. Greenhut J，Sargent R，Pilkerton R．Descemetopexy．A report of two cases．Ann Ophthalmol 1971；3：1244-1246.

87. Nosé RM，Rivera-Monge MD，Forseto AS，Nosé W．Descemet membrane detachment in femtosecond laser-assisted cataract surgery．Cornea 2016；35：562-564.

88. Kim JJ，Kim HK．Descemet membrane stripping endothelial keratoplasty for Descemet membrane detachment following phacoemulsification．Can J Ophthalmol 2015；50：73-76.

89. Suh LH，Yoo SH，Deobhakta A，et al．Complications of Descemet's stripping with automated endothelial keratoplasty．survey of 118 eyes at one institute．Ophthalmology 2008；115：1517-1524.

第九章 虹膜角膜内皮综合征

虹膜角膜内皮综合征（iridocorneal endothelial syndrome，ICE）是一组可累及虹膜、角膜以及前房角的致盲性疾病。可以引起进行性虹膜基质萎缩、周边虹膜前粘连、房角关闭及继发性青光眼。临床上多为单眼发病，分为 Chandler 综合征、进行性虹膜萎缩和 Cogan-Reese 综合征三种类型，ICE 综合征的特点是发病隐匿，临床表现多样，预后差，常常由于眼压失控和角膜内皮失代偿而致失明，所以早期诊断、早期治疗非常关键。然而，遗憾的是 ICE 综合征的发病机制尚不明确，目前主要有 Campbell 膜学说、病毒感染学说、缺血学说、神经嵴细胞学说等[1]。

1903 年，Harms 首先描述了一种涉及虹膜萎缩和青光眼的病变，并被命名为"原发性进行性虹膜萎缩"[2]。之后，Chandler 描述了另一种虹膜萎缩、角膜内皮营养不良和青光眼的综合征，随后称之为 Chandler 综合征[3]。Klein、Cogan 和 Reese 描述了第三种病变，与原发性虹膜萎缩有许多类似之处，但不同的是虹膜表面有色素性结节[4]。Wolter 和 Makley 又报道了一个具有更加弥漫的虹膜色素性病变的类似病例。随后，Scheie、Yanoff 报道了 14 例具有结节或弥漫性虹膜损害的病例，并称之为虹膜痣（Cogan-Reese）综合征[5]。临床表现常在成年以后变得明显，但也可在儿童时期即被发现。第一个症状往往是瞳孔变形，双瞳孔或虹膜上有一黑点。有的患者主诉视力障碍，这可能由于角膜水肿或继发性青光眼。晚期可有疼痛。本病主要侵犯女性，男女之比为 1:2～1:5，大多单侧受累，少数在另一眼上也有轻微的变化，双侧受累也可见到。家族史多为阴性。

一、病因

因为病因不清，发病机制也不清，目前尚无针对 ICE 综合征病因的有效治疗措施，往往是针对角膜内皮失代偿和继发青光眼这两大并发症进行治疗[1]。国内外的学者们就 ICE 发病病因及发病机制一直在不断进行研究，目前主要有 Campbell 膜学说、病毒感染学说、神经嵴细胞学说等。

病毒感染学说：这种观点认为 ICE 是一种低度的眼内炎症，多个学者报道了此类患者前色素膜炎的发作[6,7]，Scheie 和 Yanoff 报道了一例虹膜和玻璃体组织切片发现虹膜表面慢性炎症细胞簇，Shields 及同事在 3 例患者中发现了前节炎症[8]。Patel 等也在 2 例患者角膜内皮细胞上发现了巨噬细胞[9]。这些发现与 Alvarado 的发现相符合[7,11]。Alvarado 等推测 ICE 综合征患者角膜内皮病变源于病毒感染，因为发现 ICE 患者与病毒感染患者内皮改变接近。他提出一种假说，可能是在出生后单眼感染 HSV，数周后由于机体免疫反应的建立，保护了对侧眼免受感染，因此，ICE 综合征大多表现为单眼发病。少量双眼病例可能是双眼

Ophthalmology Vis Sci 2011；52：2279-2286.

79. Donzis PB，Karcioglu ZA，Insler MS. Sodium hyaluronate（Healon）in the surgical repair of Descemet's membrane detachment. Ophthalmic Surg 1986；17：735-737.

80. Sonmez K，Ozcan PY，Altintas AG. Surgical repair of scrolled Descemet's membrane detachment with intracameral injection of 1.8% sodium hyalur-onate. Int Ophthalmol 2011；31：421-423.

81. Kumar MA，Vaithianathan V. Descemet's membrane detachment managed with perfluronoctane liquid. Indian J Ophthalmol 2012；60：71-72.

82. Mertens S，Bednarz J，Richard G，Engelmann K. Effect of perfluorodecalin on human retinal pigment epithelium and human corneal endothelium in vitro. Graefes Arch Clin Exp Ophthalmol 2000；238：181-185.

83. Weinberger D，Goldenberg-Cohen N，Axer-Siegel R，et al. Long-term follow-up of perfluorocarbon liquid in the anterior chamber. Retina 1998；18：233-237.

84. Makley TA，Keates RH. Detachment of descemet's membrane with insertion of an intraocular lens. Ophthalmic Surg 1980；11：492-494.

85. Amaral CE，Palay DA. Technique for repair of Descemet membrane detach-ment. Am J Ophthalmol 1999；127：88-90.

86. Greenhut J，Sargent R，Pilkerton R. Descemetopexy. A report of two cases. Ann Ophthalmol 1971；3：1244-1246.

87. Nosé RM，Rivera-Monge MD，Forseto AS，Nosé W. Descemet membrane detachment in femtosecond laser-assisted cataract surgery. Cornea 2016；35：562-564.

88. Kim JJ，Kim HK. Descemet membrane stripping endothelial keratoplasty for Descemet membrane detachment following phacoemulsification. Can J Ophthalmol 2015；50：73-76.

89. Suh LH，Yoo SH，Deobhakta A，et al. Complications of Descemet's stripping with automated endothelial keratoplasty. survey of 118 eyes at one institute. Ophthalmology 2008；115：1517-1524.

第九章 虹膜角膜内皮综合征

虹膜角膜内皮综合征（iridocorneal endothelial syndrome，ICE）是一组可累及虹膜、角膜以及前房角的致盲性疾病。可以引起进行性虹膜基质萎缩、周边虹膜前粘连、房角关闭及继发性青光眼。临床上多为单眼发病，分为 Chandler 综合征、进行性虹膜萎缩和 Cogan-Reese 综合征三种类型，ICE 综合征的特点是发病隐匿，临床表现多样，预后差，常常由于眼压失控和角膜内皮失代偿而致失明，所以早期诊断、早期治疗非常关键。然而，遗憾的是 ICE 综合征的发病机制尚不明确，目前主要有 Campbell 膜学说、病毒感染学说、缺血学说、神经嵴细胞学说等[1]。

1903 年，Harms 首先描述了一种涉及虹膜萎缩和青光眼的病变，并被命名为"原发性进行性虹膜萎缩"[2]。之后，Chandler 描述了另一种虹膜萎缩、角膜内皮营养不良和青光眼的综合征，随后称之为 Chandler 综合征[3]。Klein、Cogan 和 Reese 描述了第三种病变，与原发性虹膜萎缩有许多类似之处，但不同的是虹膜表面有色素性结节[4]。Wolter 和 Makley 又报道了一个具有更加弥漫的虹膜色素性病变的类似病例。随后，Scheie、Yanoff 报道了 14 例具有结节或弥漫性虹膜损害的病例，并称之为虹膜痣（Cogan-Reese）综合征[5]。临床表现常在成年以后变得明显，但也可在儿童时期即被发现。第一个症状往往是瞳孔变形，双瞳孔或虹膜上有一黑点。有的患者主诉视力障碍，这可能由于角膜水肿或继发性青光眼。晚期可有疼痛。本病主要侵犯女性，男女之比为 1:2～1:5，大多单侧受累，少数在另一眼上也有轻微的变化，双侧受累也可见到。家族史多为阴性。

一、病因

因为病因不清，发病机制也不清，目前尚无针对 ICE 综合征病因的有效治疗措施，往往是针对角膜内皮失代偿和继发青光眼这两大并发症进行治疗[1]。国内外的学者们就 ICE 发病病因及发病机制一直在不断进行研究，目前主要有 Campbell 膜学说、病毒感染学说、神经嵴细胞学说等。

病毒感染学说：这种观点认为 ICE 是一种低度的眼内炎症，多个学者报道了此类患者前色素膜炎的发作[6,7]，Scheie 和 Yanoff 报道了一例虹膜和玻璃体组织切片发现虹膜表面慢性炎症细胞簇，Shields 及同事在 3 例患者中发现了前节炎症[8]。Patel 等也在 2 例患者角膜内皮细胞上发现了巨噬细胞[9]。这些发现与 Alvarado 的发现相符合[7,11]。Alvarado 等推测 ICE 综合征患者角膜内皮病变源于病毒感染，因为发现 ICE 患者与病毒感染患者内皮改变接近。他提出一种假说，可能是在出生后单眼感染 HSV，数周后由于机体免疫反应的建立，保护了对侧眼免受感染，因此，ICE 综合征大多表现为单眼发病。少量双眼病例可能是双眼同时感染的结果[7]。另外，怀疑病毒感染的特发性角膜内皮病变中多数患者房水中可以检测到 HSV-DNA，然而，尚无 ICE 与单纯疱疹病毒性角膜炎有关联的直接证据[7, 11]。尽管他们花费了 8 年时间使用超微结构或是病毒培养来证明这种假说都失败了，但是最终使用聚合酶链反应（PCR）的方式在角膜标本和房水中检测到了 HSV-DNA[7]，Alvarado 对 31 例角膜标本（25 例来自 ICE 综合征患者穿透性角膜移植手术时取下的角膜，6 例来自慢性疱疹病毒性角膜炎）以及 30 例对照者（15 例健康的志愿者，15 例其他非病毒性慢性角膜疾病：角膜基质炎、大泡性角膜病变、圆锥角膜等）进行单纯疱疹病毒（HSV）聚合酶链反应（PCR）的检测发现：①超过 60% 的检测标本 HSV-DNA 阳性，25 例 ICE 综合征的 16 例、6 例病毒性角膜炎中的 4 例 HSV（+），而对照组中 HSV 的 DNA 均为阴性；② 9 例 ICE 综合征标本、6 例病毒性角膜炎和 15 例正常对照者进行 HSV、带状疱疹病毒（HZV）、EB 病毒检测时，发现 5 例 ICE 综合征标本 HSV（+），4 例病毒性角膜炎 HSV（+）；9 例 ICE 综合征标本 HZV、EBV 检测均为阴性。而对照组 HSV 全部阴性；③当把 HSV（+）的 ICE 综合征标本去除角膜内皮后再次检测则结果阴性，因此 ICE 综合征可能是因角膜内皮 HSV 的感染而引起。

此外，Groh 等[12]对一例 ICE 综合征患者的房水进行 HSV 的 PCR 检测时，发现 HSV（+）；亦有文献报道在 ICE 综合征患者的角膜内皮之间发现单核细胞。提示 HSV 病毒感染可能是 ICE 综合征的病因。

学者 Tsai 等[13]对年龄、性别、种族相匹配的 ICE 综合征患者（n=13）和相同数量的健康对照者进行了血清 EB 病毒抗体效价的测定，发现在 ICE 综合征患者中 EB 病毒抗原的 IgG 抗体滴度增高，患者具有细胞免疫异常，而无体液免疫异常或胶原血管性疾病的证据，因而认为 EB 病毒的感染可能在 ICE 发展过程中有一定作用。

尽管 Alvarado 等的系列工作提示在 ICE 综合征发生发展过程中 HSV 是相关的病因，但是可能并非是单一因素，其病因至今仍然不清，需要更多的研究去证实。有研究认为，由疱疹病毒具有亲神经性可推测，病毒感染是基质神经改变的原因，这些研究都为进一步研究病毒感染学说提供了依据。随着共焦显微镜的普及，越来越多学者观察到角膜内皮的显微结构变化，这些改变在一定程度上支持了病毒感染学说。

二、发病机制

ICE 综合征病理改变是在角膜内皮细胞层和后弹力层。典型的病理改变是角膜内皮细胞的异常增生，弥漫性的角膜内皮细胞大小、形态、密度均呈多形性改变，丧失了正常的六边形镶嵌排列。前房角被一层由类似角膜内皮和后弹力层的膜状物质所覆盖，并形成虹膜周边前粘连。角膜内皮细胞位于角膜最内层，由一层六角形细胞组成的，胚胎时期由神经嵴细胞发育而来，正常情况下，是不能分裂的，成人以后，角膜内皮细胞大概密度是 3000/mm²，并且随着年龄增长而逐渐减少。

1. 三种假说

（1）Campbell 膜理论假说：1942 年 Rochat 和 Mulder 提出虹膜根部和角膜周边部"融合在一起"导致瞳孔向粘连处移位和虹膜基质萎缩。他们发现有一层玻璃样膜和一层内皮覆盖在房角和虹膜，但只认为是炎症的产物。1978 年，Campbell 等发展了这一学说，提出了"膜理论"假说，他们通过临床和病理研究认为 ICE 原发于角膜内皮细胞的不正常，从而出现增殖，并移行到房角等周围组织[7]，以往很多关于角膜内皮镜的研究发现 ICE 即使在早期，角膜内皮细胞也可以变成上皮样细胞[14, 15]，并且组织学检查也证实：细胞超微结构也有角膜上皮样改变，1985 年由 Sherrard 等取名为 ICE 细胞[15]，其他研究也证实了一层由单层内皮细胞以及一层后弹力膜样膜所组成的膜覆盖开放的前房角[1, 16]。随后，一系列电镜研究最终证实异常的内皮细胞具有上皮细胞特征[17]。内皮细胞具有同上皮细胞相似的电镜和免疫组化特征[17]，但是同波形蛋白有交叉反应，提示这些细胞同时也具有或者获得了内皮染色的特征。他认为内皮细胞的上皮化生可解释这种现象。Howell 等也通过实验证明 ICE 细胞具有上皮细胞的特征。此外，值得注意的是，ICE 患者出现角膜水肿的原因，并非完全是内皮细胞数量减少造成的，而是内皮细胞失去正常结构不能完成泵功能所致。Bourne 和 Brubaker 也发现，在出现慢性水肿发展之前，角膜内皮屏障与健康的角膜内皮相比已经出现问题[18]。这也支持疾病发病是由于炎症或是病毒感染造成的角膜内皮损伤修复有关，实际上已经证实，微绒毛或纤毛可以在动物实验角膜内皮损伤修复中或是 YAG 激光不慎损伤内皮的人眼中见到[19]。因此，在 ICE 综合征患者表现出角膜内皮细胞异常提示角膜内皮细胞损伤后被激活，然而，随后出现细胞损伤、坏死以及功能丧失更加提示了病毒或是炎症因素是 ICE 致病的病因[20]。

免疫组织化学研究发现 ICE 细胞中表达 vimentin 和 CK[21]。Levy 等[22]报道：ICE 综合征患者小梁切除术中切除的小梁组织（n=11）和角膜移植时取下的角膜植片（n=3）进行透射电镜和扫描电镜的检查发现，有一群分化良好的、具有上皮性质的异常细胞存在（即 ICE 细胞），其具有上皮的性质：细胞间桥粒连接、细胞内张力丝、细胞表面微绒毛等。此外，还有一些细胞类似正常的角膜内皮细胞、炎性细胞和成纤维细胞。Levy 等又对 7 例 ICE 综合征的标本用抗广谱细胞角蛋白单克隆抗体、抗细胞角蛋白检测，结果发现 ICE 细胞 CK5 和 CK19 阳性，CK3、CK8 和 CK18 阴性，同正常角膜缘上皮细胞具有相同的分化标记。因此，提示 ICE 细胞可能来源于胚胎异位的眼表上皮细胞，或是正常内皮细胞受化生刺激而产生质变。

最终这些细胞病变造成的结果是，由于异常的角膜内皮细胞形成"膜"越过开放的前房角，延伸覆盖在虹膜前表面，当部分膜细胞发生收缩时出现虹膜周边前粘连、瞳孔移位和色素膜外翻。前房角的逐渐粘连导致房角关闭，进一步引起眼压升高，从而产生继发性青光眼，46% 到 82% 的 ICE 患者会出现继发性青光眼[23]。

基于这种学说，认为虹膜的萎缩并非疾病过程中的"原发"因素，故对传统的名称原发性虹膜萎缩应予修正。Campbell 等提出用"原发性增殖性内皮变性"（primary proliferative endothelial degeneration）一词，Quigley 和 Forster 已用了"虹膜角膜变性"（iridocorneal degeneration）一词，而 Yanoff 则提议用"虹膜角膜内皮综合征"（iridocorneal endothelial syndrome），各种名称都有它的优点，而虹膜角膜内皮综合征一词似乎更具有吸引力。对于这一疾病的两个主要临床亚型的命名也有修正的必要，"原发性进行性虹膜萎缩"一词可缩短为"进行性虹膜萎缩"，由于虹膜上的结节未能在超微结构上见到痣的特征，故虹膜痣综合征一词有其局限性，还不如用 Cogan-Reese 综合征的名称来命名为好，Chandler 综合征一词不需更改。

（2）血管学说：Feingold 认为 ICE 为先天性血管障碍。DeSchweinitz 提议可能有一种毒素从身体或局部释放出来，导致虹膜血管发生病变。Heath 通过病理检查，发现本病的虹膜血管都有不同程度的闭塞，从而为血管学说提供了组织学证据，他认为瞳孔开大肌更易受到缺血的影响，并用某一象限的瞳孔开大肌丧失来解释瞳孔向对侧移位。但也有人对这一学说提出怀疑。Scheie 等认为正常虹膜血管的管壁增厚可能被误认为不正常。荧光造影确已证明虹膜血管有异常，但这种变化可能只是继发的改变。缺血学说认为原发性虹膜萎缩与虹膜供血不足有关，关于供血不足的原因，有很多推测，如血管硬化、先天性虹膜血管障碍、组织释放的毒素引起血管供血不足等，荧光造影发现原发性虹膜萎缩患者的血管异常，进一步支持了上述观点。有人认为虹膜缺血可能与 Campbell 膜学说中提到的膜的形成存在内部联系。

（3）神经嵴细胞学说：主要由 Bahn[24]提出，他认为神经嵴细胞分化成角膜内皮细胞，并且，显微镜下观察角膜内皮细胞，发现早期病变的角膜内皮细胞显著变小，与婴儿时期的角膜内皮细胞类似，因此推测 ICE 综合征可能由原始神经嵴细胞的异常增生引起。Lee 等对 ICE 细胞的超微结构进行扫描电镜的观察，发现这些细胞的大小、形态相对规则，呈半球状，表面覆盖大量微绒毛，而细胞中心部微绒毛较少，有一个突起，突起中心可见纤毛。透射电镜发现细胞胞质内有许多张力丝（80～100nm），线粒体具有板层状峭。细胞间皱褶明显，可以见到桥粒连接。某些细胞具有孤立的黑素小体。但也有作者在 ICE 综合征患者的角膜内皮细胞中没有发现类似的细胞。角膜内皮营养不良的改变是一种双侧非对称性损害，与角膜后部多形性营养不良有类似的组织超微结构病理学改变。故推测 ICE 综合征与起源于神经嵴细胞组织异常的一组眼病有关。如 Rieger 综合征等，这个推测是一组累及前房的眼病，同样也可能解释这组眼病家族性和散发性的遗传模式。因为 ICE 综合征多在成年以后发病，所以这一学说当时未被大多数人接受，直到 Blair[25]报道了一个患者，同时患有后部多形性营养不良和 ICE 综合征，他提出 ICE 综合征的发病机制可能为二次突变学说，ICE 综合征与后部多形性营养不良存在生殖细胞中的等位基因的异常，如果在胚胎发育过程中基因发生突变，则导致后部多形性营养不良；如果在成年时期发生基因突变，则导致 ICE 综合征。有学者认为病毒感染可能是诱发基因突变的一个重要因素。

总之，在 ICE 综合征的发病机制上还需要进一步的研究。

2. **后弹力层的病理改变——后胶原的沉积**[1]　后弹力层（Descemet 膜）是角膜内皮细胞的基底膜，由极其微细的胶原微丝构成。在妊娠第四个月时，内皮细胞开始分泌，其厚度随年龄增长而增加，到成人阶段其厚度达到 10～15μm。Descemet 膜包含一种细胞外胶质称为宽间隙胶原（wide-spaced collagen）。在健康人角膜宽间隙胶原位于前带纹区，排列高度有序。而在 ICE 综合征中大量的宽间隙胶原沉积在 Descemet 膜的后部，排列不规则，类似前带纹区，称为"后部胶原层"，这些异常的胶原沉积是由异常的内皮细胞分泌的[1]。Eagle 等[26]亦有类似发现，并发现这种胶原亦存于虹膜角膜前粘连处二者之间。但并非每一病例都有后胶原层。Levy 等[27]对 27 例 ICE 综合征的角膜标本检查证实其有三种形式：①大多数标本 Descemet 膜具有前宽间隙胶原层和后部包埋在无定形基质中的微纤维层；②4 例既无后胶原层，也无前带纹区胶原；③5 例 Descemet 膜正常。Levy 等证实前带纹胶原和后胶原层均为Ⅷ型胶原[1]。Lee 等对一例早期患者角膜标本检查发现，包埋在无定型基质内的微纤维是有带纹的胶原原纤维，呈螺旋状排列而使细胞面内陷或为长的细束条状与细胞表面平行排列。免疫组化检查结果为Ⅲ、Ⅴ型胶原，而外周无定型基质则是Ⅳ

型胶原。

三、临床表现

虹膜角膜内皮综合征临床不很常见，多发于中年女性，少见于孩子，无遗传倾向，无全身病症或合并其他眼病。单眼发病。白种人居多。ICE 综合征具有慢性、进行性特征，早期可无症状，或有轻度的视物模糊，多在早晨发生。病程可迁延 10 年之久才出现角膜水肿、角膜后部裂隙灯下呈现银屑样改变、虹膜周边前粘连、虹膜基质萎缩、瞳孔变形、多瞳、继发青光眼等典型的改变。

多数患者因瞳孔变形或是晨起雾视而来就医，部分因为继发青光眼出现视力损害或是炫光就诊。临床上 ICE 特征明显可以做出准确判断，但是部分因为角膜严重水肿而难以准确诊断。Eagle[28]等提出的将 ICE 综合征分为原发性进行性虹膜萎缩、Chandler 综合征、Cogan-Reese 综合征 3 种类型已逐渐得到公认。Wilson 等[29]对 37 例患者进行比较后发现 Chandler 综合征是最常见的临床变异型，而且 Chandler 综合征容易发生严重的角膜水肿；原发性进行性虹膜萎缩或 Cogan-Reese 综合征所引起的继发性青光眼更为严重。有学者对泰国 ICE 综合征 60 例患者进行分析，得出与 Wilson 不太一致的结果：东方人中 Cogan-Reese 综合征最为常见（38 例），其次为 Chandler 综合征（14 例）、原发性进行性虹膜萎缩（8 例）。46 例（76.7%）患者发生继发性青光眼，其中主要是原发性进行性虹膜基质萎缩或 Cogan-Reese 综合征。

1. Chandler 综合征　角膜内皮细胞异常所致的临床表现，虹膜萎缩等改变较轻，甚至在裂隙灯下也难以判断。因此早期最常见的是晨间的视物模糊，随着病情的发展，可出现继发性青光眼。Chandler 综合征是 ICE 最常见的临床变异型[29]，容易发生严重的角膜水肿，预后欠佳，最终常因眼压失控和角膜内皮失代偿而导致失明。其确切的发病机制尚不清楚，目前对本病尚缺乏可靠的早期诊断方法。Chandler 综合征具有异常的角膜内皮细胞，病理改变主要表现在角膜内皮层和后弹力层，这是与其他两种类型的区别。裂隙灯检查可发现角膜后部有细小金箔样斑，与 Fuchs 角膜营养不良极相似。

角膜内皮显微镜检查可见角膜内皮细胞呈弥漫性橘皮样出现，细胞大小不一，形态为多形性改变。密度明显低于同年龄的正常人，大部分细胞失去六边形形态，还可见与 Fuchs 营养不良一样的黑区。Chandler 型的虹膜前粘连，继发性青光眼的发生一般迟于进行性虹膜萎缩型。

在 Chandler 综合征病例中，虽然也有广泛的周边部虹膜前粘连存在，但不像原发性进行性虹膜萎缩那样虹膜前粘连发生的广泛。多数患者眼前部病变进展缓慢，眼压逐渐升高，并相继出现角膜水肿与视神经损害。另一些患者，房角广泛受累，角膜显著水肿，而眼压仅轻度或中度增高。眼压升高常与房角闭合的程度、房水流畅系数密切相关。然而一些具有广泛虹膜前粘连病例，却没有青光眼；相反另一些严重青光眼病例，却仅有相对局限的虹膜前粘连，甚至房角完全开放。后者的小梁网上被覆着一层细胞性膜。因此，ICE 综合征继发青光眼可有闭角和开角两个类型，房水排出受限是由于周边虹膜前粘连或细胞性膜所致（图 9-0-1）。

2. 原发性进行性虹膜基质萎缩　虹膜基质萎缩裂孔，程度不等的瞳孔异位和色素外翻；主要与周边虹膜前粘连有关。该型患者房角宽、开放，当发生虹膜萎缩，周边部虹膜为细锥状前粘连，逐渐粘连基底增宽呈桥状向角膜边缘部进展。粘连严重的部位，造成瞳孔变形，若干年后粘连广泛发展。越过大部分房角并累及小梁网，眼压逐渐升高，因同时存在高眼压和角膜内皮细胞的异常，故常出现角膜水肿、混浊，仅在轻、中度眼压升高时就发生。继发性青光眼并不完全是虹膜前粘连房角关闭的结果，还存在房角有异常膜覆盖的缘故。原发性进行性虹膜萎缩具有显著的虹膜基质萎缩、裂孔、程度不等的瞳孔移位和色素膜外翻，后两者经常朝向显著的周边粘连区域。有时虹膜向前受牵引而离开晶状体。虹膜变薄和萎缩。有的为纱网状，常发生裂孔。虹膜裂孔发生有两种形式：①虹膜粘连后牵拉性裂孔：细胞膜性挛缩，显著牵拉虹膜基质部的萎缩区域，故裂孔发生于正在伸展变薄的部位；②虹膜部分缺血造成溶解性裂孔：裂孔发生与虹膜变薄或瞳孔移位无关，眼前部荧光血管造影证实它是由于虹膜缺血所致，裂孔边缘常由渗漏的血管包绕（图9-0-2）。

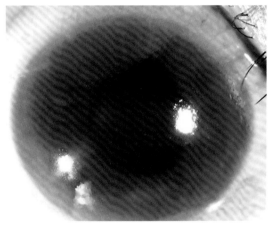

图 9-0-1 Chandler 综合征

角膜雾状水肿，周边部虹膜为细锥状前粘连，逐渐粘连基底增宽呈桥状向角膜边缘部进展瞳孔变形

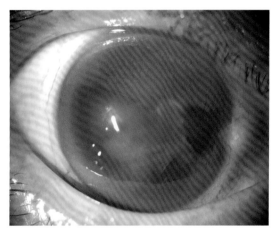

图 9-0-2 原发性进行性虹膜基质萎缩

角膜局部水肿大泡，虹膜实质萎缩，多个瞳孔，移位

3. **Cogan–Reese 综合征** 又称虹膜痣综合征，可有不同程度的虹膜萎缩，虹膜表面呈粗糙、无光泽草席状。有些患者还可见虹膜色素小结或弥漫性色素病。临床上显示虹膜表面有细小的结节，但常见于疾病的后期。在结节出现之前，患者往往已被诊断为原发性虹膜萎缩而随访多年。结节起初量少、细小，淡黑色或黄色，而后数量增加，变为棕黑色，可能误诊为恶性黑色素瘤而摘除眼球。光学显微镜下，结节被认为是异位的角膜内皮、有色素的基质细胞、痣细胞或更变了的团块细胞（clump cells），透射电镜下发现结节由多角形或纺锤形的黑色素细胞所组成。这种细胞的表面有微细绒毛，并有长而纤细的、相互交织的树枝状突起。另一型则表现为虹膜基质粗糙，虹膜表面呈天鹅绒样、螺旋状损害，隐窝消失这一型也可被误诊为恶性黑色素瘤而摘除眼球。以上两种病损很少同时存在于同一只眼上。但都可伴有异位性的内皮层和后弹力膜样膜，同时也可具有各种原发性虹膜萎缩的临床表现（图9-0-3）。

一致的表现：原发性进行性虹膜萎缩、Chandler 综合征和虹膜痣综合征。常具有许多共同的表现，这些表现可以相互重叠。产生原发性虹膜萎缩的中间变异，形成一组疾病。Chandler 综合征中的角膜改变总是存在的，但也可以在原发性进行性虹膜萎缩和虹膜痣综合征中见到。在原发性进行性虹膜萎缩和 Chandler 综合征中,可有类似的角膜和前房角的改变,但这些改变也可以在另一些疾病中见到。虹膜的缺陷虽有很大变异,可从 Chandler 综合征中的轻度虹膜萎缩和瞳孔移位到原发性进行性虹膜萎缩的显著萎缩和裂孔形成,但主要是程度上的不同。而任何程度的虹膜萎缩或瞳孔移位和虹膜表面的后弹力膜样膜是所有类型的原发性虹膜萎缩的共同组织学表现。

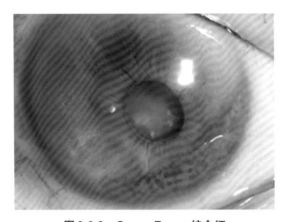

图 9-0-3 Cogan-Reese 综合征
可见角膜尚清亮,虹膜局部前粘连,瞳孔轻移位,虹膜表面有痣样色素小结节

Chandler 综合征的虹膜萎缩仅局限于实质表层,色素上皮相对完整,没有裂孔形成趋向,瞳孔正常或轻度移位,一些病例虹膜可能有无可察觉的变化。Cogan-Reese 综合征可有不同程度的虹膜萎缩,虹膜表面呈粗糙、无光泽草席状外观。它与其他临床变异的区别,主要是虹膜表面色素性小结节或弥漫性色素病变。开始结节少,细小,淡黑色或黄色,其后数量增加,变棕黑色,有时易误诊为恶性黑色素瘤(表 9-0-1)。

表 9-0-1 ICE 综合征各型临床特征

	Chandler 综合征	**原发进行性虹膜萎缩**	**Cogan-Reese 综合征**
一致的表现	任何程度的虹膜萎缩或瞳孔移位和虹膜表面的后弹力膜样膜是所有类型的原发性虹膜萎缩的共同组织学表现		
虹膜	部分萎缩(非全层孔)	全层孔	结节
瞳孔	瞳孔偏位	多个瞳孔	一般不明显
角膜	早期水肿,内皮细胞受累明显,共焦镜可见 ICE 细胞	角膜内皮受累,可见 ICE 细胞,可能有角膜水肿	角膜内皮受累,可见 ICE 细胞,可能有角膜水肿
房角	周边虹膜前粘连	周边虹膜前粘连	周边虹膜前粘连没有前两者广泛
典型图片			

但是,随着人们对 ICE 综合征的观察,发现许多不典型的临床表现[1]:

(1)双眼非对称性损害:以往多认为 ICE 综合征是单眼发病,并将这一特征作为和后部多形性角膜营养不良鉴别的重要依据。但近年来屡有报道双眼发病的患者。ICE 综合征也可见双眼非对称性损害[30~33]。Eagle 等对一例单眼 ICE 综合征患者死后的对侧眼进行光镜、扫描电镜、透射电镜检查发现"正常"的对侧眼具有显著的角膜内皮变性,Descemet 膜上可见典型的疣赘[28]。Teekhasaenee[33]报道了 60 例 ICE 综合征患者,发现 2 例对侧眼有典型的角膜内皮细胞改变,11 例对侧眼角膜内皮细胞有多形性改变(不伴虹膜改变)。Huna 等(1996)曾报道一例,一眼为 Cogan-Reese 综合征,而另一眼为 Chandler 综合征[31]。以前认为,ICE 综合征患者对侧眼如果没有临床症状则是正常的。Lucas-Glass 等[32]首次回顾了 28 例单眼患病的 ICE 综合征患者对侧眼的角膜内皮显微镜的检查结果,并设立了正常对照组,发现 ICE 综合征患者对侧眼的细胞大小的变异度(0.28)明显高于正常对照组(0.25),对侧眼的角膜内皮细胞密度(2588/mm^2)低于正常对照组(2759/mm^2),细胞面积的平均变异系数明显增加[32],但无统计学意义;刘祖国[30]等观察了 42 例已确诊为 ICE 综合征单眼患者的对侧眼,发现约有 52.56% 的单眼 ICE 综合征患者的对侧眼存在轻度异常,认为临床诊断为单眼 ICE 综合征的患者,其对侧眼亦可能存在亚临床的异常,其研究结果表示 ICE 综合征患者对侧眼内皮细胞密度(2593.4/mm^2)低于正常对照组(2784.9/mm^2),差异有统计学意义,其统计学结果与 Lucas-Glass 不同,分析原因可能是病例数太少和(或)种族差异。关于对侧眼的亚临床改变尚需进一步研究,研究的意义在于对此病发病机制的探讨,ICE 综合征患者对侧眼存在的异常改变提示在此病的发病过程中可能存在异常的遗传基因。

(2)次全 ICE 综合征:Levy 等观察到许多患者部分角膜内皮被异常的 ICE 细胞占据,余下的区域是正常的内皮细胞,他将这种外观称为"次全 ICE 综合征",交界区的细胞形态学上是静止的,但是处于高代谢状态。临近的内皮细胞被破坏[27]。

(3)剥脱性内皮病变:Stock 等曾报道一例 34 岁男性患者,单眼视物模糊 5 年,无虹膜病变,眼压正常。超微结构检查发现角膜内皮局灶性坏死,并有内皮细胞脱落到前房,正常内皮细胞在坏死内皮下方扩展,病理检查发现 Descemet 膜的改变类似 ICE 综合征。认为这是一种初发期的 ICE 综合征[34]。

四、辅助检查与诊断

早年诊断依靠角膜内皮镜检查,近年来,临床广泛使用角膜共焦镜及 UBM 检查帮助诊断。

ICE 综合征的诊断在角膜内皮镜出现后,发生了革命性的变化,Hirst 早在 1980 年就使用角膜内皮镜观察到 ICE 综合征患者的角膜内皮有弥漫性的异常改变,表现为大小、形态及密度各异的多形性内皮细胞,内皮细胞的六边形边界变得模糊,角膜内皮细胞失去正常的六边形镶嵌形态,细胞增大呈圆形或半圆形,呈"风筝样细胞",细胞数目明显减少,细胞内出现不同大小的暗区,人们命名这些异常的内皮细胞为"ICE 细胞"[35]。角膜内皮镜成像分辨率低,并且受到角膜透明度的限制,共焦显微镜以其不受角膜水肿和角膜透明度下降的影响,并且能对活体进行三维、实时、无创的扫描,已逐渐取代角膜内皮镜,被用来诊断 ICE 综合征。共焦显微镜能对各层角膜组织扫描形成高分辨率的图像,在细胞水平上观察病变组织,观察所得结果与病理研究相符,具有高度的准确性。共焦显微镜以它独特的优势，被越来越多的人用来观察和研究 ICE 综合征的角膜内皮病变。乐琦骅等在共焦显微镜下观察了 23 例 ICE 综合征患者，发现早期 ICE 综合征患者仅有少量的"风筝样"内皮细胞，有核内皮细胞比例也较低，随着病程的延长，"风筝样"内皮细胞逐渐增多，有核内皮细胞比例也明显增多，病情继续发展，"风筝样"细胞的大小和形态也发生了明显改变，出现"上皮样"内皮细胞，细胞变圆，细胞内可见立体感强、高反光的细胞核，还可以看到双核细胞以及正处于分裂状态的细胞核。"风筝样"内皮细胞和"上皮样"内皮细胞在 3 种类型的 ICE 综合征中都存在，说明 3 类 ICE 综合征具有相似的角膜内皮的形态改变，共焦显微镜在 ICE 综合征的分型上并不具有重大意义。Garibaldi[36]和 Grupcheva[37]的研究显示，"风筝样"内皮细胞见于早期的患者，仍保留有部分的内皮细胞形态，"上皮样"内皮细胞见于晚期的患者，已失去大部分甚至全部的内皮细胞的六边形结构特点。

（一）角膜共焦显微镜

传统的内皮细胞镜能够对内皮细胞进行活体观察，在大多数情况下可获得患者的角膜内皮图像。但当患眼角膜水肿，光线穿透被阻，角膜内皮镜分辨率较低的缺点就会影响角膜内皮镜的观察，无法拍摄到病变的角膜内皮，获取理想图像；且角膜内皮镜在观察除内皮之外的角膜其他组织时欠理想。近年来一些学者应用角膜激光共焦显微镜研究发现，共焦显微镜可早期识别检测到这些转化的内皮细胞的特性变化。

Chiou 等用共焦显微镜对 3 例 ICE 综合征患者的角膜 ICE 细胞进行检查，发现这些细胞具有上皮的外观、形态和大小多比较规则，类似翼状角膜上皮细胞或高度结构破坏的表层角膜上皮细胞。ICE 细胞在共焦显微镜下都具有强反光的细胞核，有些细胞胞质呈低反光，并具有高反光的细胞轮廓。细胞间的正常结构的形态和大小都发生改变，并在细胞间发现一些强反光的结构。这些改变都符合上皮的镜下特性，组织学检查发现一例行穿透性角膜移植患者的植片上角膜内皮呈现上皮样的复层结构[37~39]。

ICE 综合征临床上分为 Chandler 综合征、进行性虹膜萎缩和 Cogan-Reese 综合征三种类型，其中以 Chandler 综合征最为常见。Chandler 综合征患者的特征性改变之一，在共焦显微镜下角膜内皮细胞出现不同程度的疣锥状突起，这种内皮细胞是 Chandler 综合征与其他类型 ICE 综合征（如进行性虹膜萎缩、Cogan-Reese 综合征）鉴别的特点之一。以进行性虹膜萎缩、虹膜色素性结节为主要表现的 ICE 综合征，其角膜内皮面会出现异常的角膜内皮细胞，细胞形态和大小均显著不规则，内皮细胞失去正常的蜂窝状排列结构，出现"风筝样"内皮细胞而不是内皮细胞呈疣锥状突起，这是它们在共焦显微镜下的鉴别要点，总之，进行性虹膜萎缩、Cogan-Reese 综合征与 Chandler 综合征在共焦显微镜下的联系和区别尚需进一步的研究。乐琦骅等认为病程越长，内皮细胞密度越低[38]。

共焦显微镜下虹膜角膜内皮综合征的角膜各层细胞的特点：

1. 角膜内皮细胞 角膜营养不良是 Chandler 综合征患者的特征性改变之一，在共焦显微镜下病变的内皮细胞彻底丧失六边形结构，细胞变圆、变大，角膜内皮细胞出现不同程度的疣锥状突起，在中高反光的细胞体外有一圈由于细胞突起引起的暗反光结构。可以表现为在内皮面可见一个或数个疣锥状突起的角膜内皮细胞，或是在角膜内皮面形成不同程度的牵拉突起。

2. 角膜基质细胞 由于 ICE 患者内皮细胞功能代偿的不同和眼高升高程度的不同，可引起不同程度的角膜水肿；角膜上皮细胞及角膜基质细胞在可有不同程度的水肿，在共焦显微镜下可见角膜基质细胞由于反复水肿形成粗大的基质细胞结构（图9-0-4）。

3.**"风筝样"内皮细胞** 共焦显微镜下ICE综合征患眼的角膜内皮细胞出现内皮细胞面积变大，仍保留了部分内皮细胞的排列构架和形态特点；部分患者可见内皮细胞"上皮细胞样"的改变，已经部分或完全丧失了内皮细胞的特征，细胞内出现高反光的细胞核。

（二）UBM

在角膜水肿的患者中可以观察到房角的虹膜前粘连情况。

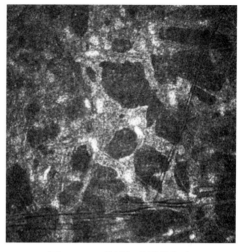

图9-0-4 基质细胞结构粗大

五、鉴别诊断

对于任何一个年轻的成人（尤其是女性），出现单侧虹膜异常、青光眼和（或）角膜水肿，应考虑ICE综合征（尤其是女性）。需要与角膜内皮病变如后部多形性营养不良（PPCD），Fuchs角膜内皮营养不良，虹膜疾病如Axenfeld-Rieger综合征、虹膜黑色素瘤或炎症虹膜和虹膜结节鉴别诊断。

（一）后部角膜内皮异常

1.**Fuchs角膜内皮营养不良** 和原发性虹膜萎缩很相类似，但前者多是双侧性的，而后者多系单侧。虹膜萎缩和周边前粘连的特征性表现，亦足以和Fuchs营养不良相鉴别。

2.**角膜后部多形性营养不良** 另一需要鉴别的疾病是角膜后部多形性营养不良（posterior polymorphous corneal dystrophy，PPCD）。PPCD是一种双侧性、家族性角膜内皮疾患，通常为常染色体显性遗传，无种族与性别倾向，典型角膜改变是在后弹力层水平发现呈串或呈族直线排列的小水泡样病变，并由灰色雾状晕轮围绕。有时可在后弹力膜的平面上见到赘生物或宽阔的条索。其他发现包括：后弹力膜增厚，呈现为突入前房的赘疣等。Fuchs内皮营养不良具有角膜中央后部典型碎银状外貌，没有虹膜角膜粘连，以及虹膜萎缩改变。多为双侧性、家族性、常染色体显性遗传。在PPCD和先天性角膜内皮营养不良FECD内皮细胞呈上皮样改变表达细胞角蛋白类似ICE综合征。角膜共聚焦显微镜可以鉴别，典型的"ICE"细胞的存在可以确定ICE综合征诊断。事实上，PPCD内皮细胞化生、瞳孔异常、虹膜改变，角膜水肿，和闭角青光眼可以类似ICE。通常鉴别可以通过该疾病的自然史以及角膜共聚焦显微镜，是双侧的，不是典型的"ICE"细胞，PPCD内皮存在囊泡样和带状混合改变，患者多数可能具有家族史，因为是一种常染色体显性遗传病。

（二）**虹膜融化**（dissolution of the iris）

1.**Axenfeld-Rieger综合征** Axenfeld-Rieger综合征也是由一层角膜内皮细胞异常引起的。唯一不同的是一个原始内皮细胞层的存在。也可见到广泛的周边前粘连，瞳孔移位，虹膜萎缩和裂孔。偶见有色素性虹膜结节。Rieger综合征属于眼前段、周边中胚叶发育不良，它具有虹膜实质发育不良、虹膜裂孔、瞳孔移位、色素膜外翻、广泛周边前粘连或偶有虹膜色素性结节特点，大约50%患者发生青光眼。为先天性、家族性，双侧受累，通常在5~30岁作出诊断，角膜清晰，内皮正常，静止性的虹膜异常，从周边虹膜伸向Schwalbe环的特有虹膜突等,借助这些特点可与 ICE 综合征区别。突出而前位的 Schwalbe 线的特征亦可见于原发性虹膜萎缩。由于 Rieger 综合征和原发性虹膜萎缩具有很多相似之点。有人认为其间可能有某种内在联系,但尚未证实。从临床的角度来看,在 Axenfeld-Rieger 发现双侧先天性往往是固定的或随着时间的推移只有轻微的发展。在共聚焦显微镜的角膜内皮细胞在这些患者中没有出现改变。

2. 瞳孔与晶状体移位、着色性干皮病、先天性虹膜基质发育不良等疾病中也有虹膜萎缩的特征。无虹膜多为双眼发病,常合并小眼球、小角膜、晶状体缺损以及混浊的小晶状体、脉络膜缺损、小视盘等先天性的眼部异常,常有家族史,为常染色体显性遗传,可合并全身的先天性异常,如四肢及外耳畸形、多指或多趾畸形、智力发育不全等,前房角镜检查可见残留的虹膜组织覆盖小梁网,阻碍房水流出,继而引起青光眼。ICE 可并发青光眼和角膜混浊。而无虹膜角膜混浊通常是由血管翳由于角膜缘干细胞缺乏,没有角膜内皮细胞功能障碍。此外,虹膜是由 Pax6 基因缺陷引起的双侧先天性疾病;因此,可能合并其他发育不全,包括视神经发育不全,患者通常会有很差的视力和眼球震颤。

3. 虹膜劈裂分为原发性和继发性两类,多见于老年人,常双眼发病,有虹膜前后实质层的分离,偶尔出现角膜水肿和继发性闭角型青光眼,继发性虹膜劈裂多发生在急性闭角型青光眼发作后,可出现虹膜孔洞。虹膜溶解性疾病没有 ICE 综合征特征性的角膜内皮病变,通过角膜内皮镜检查和共焦显微镜检查都可以很好地进行鉴别。

(三)虹膜的结节性和弥漫性色素病变

Cogan-Reese 综合征患者,其虹膜上的结节性还需要和其他条件类似虹膜变化相鉴别,如弥漫性色素病变应与神经纤维瘤病、恶性黑色素瘤和具有虹膜结节的前葡萄炎相鉴别,ICE 综合征特有的虹膜角膜粘连与其他类型闭角型青光眼的周边前粘连鉴别诊断具有非常重要的意义。除 ICE 综合征外,这种粘连类型仅见于术后浅前房、角膜穿孔以及先天性虹膜发育不良。

Von Reckling hausen 神经纤维瘤的虹膜结节是双边的、平坦的,更类似于虹膜痣。神经纤维瘤病,常伴有大小不同的虹膜结节和色素沉着,但几乎总是双侧性的。Cogan-Reese 注意到该虹膜结节较为扁平。更像普通的痣,而不像 Cogan-Reese 综合征的结节。虹膜恶性黑色素瘤常为单个的,但也可为多发的,也必须与虹膜痣综合征加以鉴别,一般没有角膜内皮细胞的变化和角膜水肿、PAS 和虹膜萎缩。前色素膜的炎症如结节病也可出现结节,眼内炎症的存在有助于鉴别结节病。

六、治疗的研究进展

ICE 综合征主要引起角膜混浊和继发性青光眼,因其病因不明,尚难进行病因治疗。Alvarado 等因发现病毒感染而提倡用抗病毒药物,并有一些患者病情得到控制,但是还未得到大多数学者的认可。目前,治疗措施主要是针对以下两种主要并发症进行对症治疗。

一些病例的青光眼和角膜水肿均可通过药物或手术降低眼压治疗得到控制或改变。另一些病例的角膜水肿,需要使用高渗溶液和软性接触镜。角膜(水肿)内皮功能失代偿的治疗角膜接触镜只能暂时缓解大疱性角膜病变的症状,彻底解决问题是行角膜移植术,才能增加视力和减轻症状。继发性青光眼如角膜内皮细胞数 >1000/mm² 的患者,可单纯行小梁切除等滤过性手术。对一些眼压高,虹膜有萎缩同时伴有轻度前粘连的患者,术前应进行角膜内皮镜检查，以排除 ICE 综合征。否则误诊而行抗青光眼手术，术后极易出现角膜内皮功能失代偿，造成医疗纠纷。

（一）角膜水肿的治疗

早期角膜水肿可以用高渗剂治疗使角膜上皮脱水，必要时可配戴角膜接触镜。当角膜混浊严重，大泡形成后可行穿透性角膜移植术，但是手术成功率低于无血管角膜白斑的角膜移植术。穿透性角膜移植术（PKP）是治疗严重角膜混浊、角膜内皮失代偿、角膜感染的主要方法。

（二）继发青光眼的治疗

疾病后期，青光眼和角膜水肿的药物治疗会越来越困难。ICE 综合征主要是由于内皮层增生膜覆盖小梁网，虹膜周边前粘连而引起的继发性青光眼。实施滤过手术有相当的成功率，但 2～3 年后常需重复手术，手术失败的原因主要是细胞性膜跨越角膜外缘滤孔，为此提倡手术时烧灼创口边缘以防止滤孔内皮化。单一或多个象限广泛虹膜切除已废除，因为这些病例中，尽管眼压降低，但随后发生更严重的角膜水肿，可能粘连处异常的角膜内皮被松散地撕裂，使角膜情况变得更恶劣。滤过性手术试图用来控制没有眼压高的角膜水肿，常常失败。因为尽管眼压很低，角膜水肿仍可继续存在。ICE 综合征中继发青光眼的发生率是 45%～80%。药物治疗对大多数患者几乎无效。Laganowski 等[42]报道一组 25 例 ICE 综合征继发青光眼的患者，仅有 3 例（12%）药物治疗有效。目前认为最有效的方法仍是手术，手术方式可选择滤过手术、睫状体光凝术等，多数医生愿意选择滤过性手术。ICE 综合征继发青光眼的手术成功率比原发性开角型青光眼的手术成功率低，而且部分患者需要多次手术。Laganowski 等报道小梁切除术初次手术成功率在术后第一年和第五年分别为 60% 和 21%，可见远期疗效还不是很理想，而二次和三次手术一年后的成功率分别为 20% 和 17%。需两次以上手术的患者占 45%。Kidd 等[43]报道的小梁切除术第一次手术后一年的成功率为 64%，与 Laganowski 等报道的一致。但二次和三次手术后一年的手术成功率分别为 79% 和 63%，与初次手术的成功率相仿。需多次手术的患者约占 57%。而且，原发性进行性虹膜基质萎缩，Chandler 综合征，Cogan-Reese 综合征三者的初次手术的成功率无明显差别。Wright 等[44]报道了 9 例 ICE 综合征并发青光眼的患者，其中 8 例曾接受过一次或多次滤过手术，行常规小梁切除术后结膜下注射 5-FU 以促进滤过泡形成。术后随访 6～54 个月（平均 25.3 个月），仅有 4 例不用或局部用降眼压药物后可使眼压控制在正常范围，其余 5 例均植入了 Molteno 引流管。在该组病例中年龄和手术成功率无明显关系。分析手术失败的原因，大多数学者认为是由于纤维组织增生使滤过泡瘢痕化，以及内皮细胞增殖膜堵塞了滤过孔。近年来众多学者在研究提高滤过手术成功率的方法，Lanzl 等[45]报道一组 10 例 ICE 综合征继发青光眼患者，小梁切除术联合术中应用丝裂霉素，平均随访 14.9 个月。其中 8 例眼压控制良好，2 例眼压失控而施行了青光眼引流阀植入，手术成功率达到了80%。丝裂霉素和其他手术方法的联合应用可在一定程度上提高手术的成功率。汪晓宇等对 10 例 ICE 综合征继发青光眼的患者行手术治疗，其中 3 例行 Ahmed 青光眼阀植入术，7 例行 Ahmed 青光眼阀术，术后 1 个月时，所有患者眼压均 <21mmHg，术后 6 个月以上时，眼压 <21mmHg 者 8 例，总成功率 80%，平均眼压（10.3±3.86）mmHg，有显著性差异（t=6.66，P<0.05），视力较术前略有提高，术后并发症为浅前房和纤维包裹。虽然各种术式会出现一些不可避免的并发症，但仍为 ICE 综合征继发青光眼的有效治疗方法。

一些研究报道成功率较高的 Chandler 综合征患者青光眼治疗和手术,推测不同临床结局的原因可能是不同程度角膜内皮细胞增生的结果,在 Chandler 较轻一些[46~48]。对于继发性青光眼,睫状体破坏性手术(睫状体光凝)最为常见,因为 ICE 患者眼压控制非常困难,尤其是与典型的青光眼患者相比,患者发病时更年轻,因此往往有更明显的瘢痕愈合反应,导致所有滤波手术失败。在眼压控制良好的角膜水肿晚期病例中,应考虑做角膜移植手术以改善视功能和减轻疼痛。

(三)ICE 患者的角膜移植手术的方法及预后

1. 穿透性角膜移植术(PK) BioMed 短期的随访报告显示成功率从 83% 到 100% 的[49~52]。穿透性角膜移植术可以改善视觉功能与 ICE 综合征患者缓解和疼痛;并且利于青光眼患者视野监测。1994 年 De Broff 等报道了 6 例虹膜基质萎缩 PKP 术后疗效,发现所有患者术后都有持续的前部葡萄膜炎并对糖皮质激素反应不良[53];6 例出现一次或多次排斥反应,有 5 例最终移植失败(83.3%)。其他两种变异型的术后效果还未见报道。移植失败可能与植床较大、虹膜前粘连、角膜缘血管充血、术后内皮丢失、继发青光眼、并发白内障等因素有关。陈家祺等报道 8 例 ICE 综合征,5 例植片透明,分析手术失败的原因为眼压高及植床周边无角膜内皮细胞。Crawford 等回顾了 9 例 ICE 综合征患者 PKP 治疗后 43 个月的情况,除一例发生角膜后部病变外,其余患者都保持移植片的透明,获得良好的术后效果。Chang 等回顾了 12 例 ICE 综合征患者 PKP 术后平均 30 个月的疗效,发现 10 例角膜移植片仍保持透明(83%),9 例视力≥20/40。因此,角膜移植对大多数 ICE 综合征患者均可获得令人满意的治疗效果。但是,对于每一种变异型的 PK 效果却没有太多的报道。

有学者认为 ICE 综合征患者角膜内皮细胞基本消失,角膜移植后,植片内皮细胞不仅得不到植床内皮细胞的补充,且植片内皮细胞尚需要向创口及植床移行,这样术后植片内皮细胞的密度明显减少,易引起植片水肿。但是随着角膜内皮移植的广泛开展,很多非 ICE 患者周边也没有细胞但术后仍然可以保持比较长的植片生存率,一定程度上否认了这种看法。有报告提示在所有的眼睛术后有前葡萄膜炎,并且对激素治疗效果不佳。Alvim 和同事随访 58 个月后的 ICE 综合征行 PK14 例患者修改了手术结果。早期排斥在 50%,随访结束时,85% 的植片保持清亮,6 例需要二次 PK 手术[54]。

2. 角膜内皮移植术 2007 年 M. O. Price 和 F. W. Price Jr. 成功使用剥除后弹力层的角膜内皮移植术(DSEK)在 3 例人工晶状体眼的 ICE 综合征取得成功[55],从此开始了在 ICE 综合征手术治疗中角膜内皮移植的可能。角膜内皮移植是一种选择性替代不正常内皮细胞,保留角膜基质和上皮细胞的外科手术。与 PKP 相比角膜内皮移植可以快速视力恢复并且屈光变化小,因为没有用缝线缝合,更好地保持了角膜受体的完整性和神经支配[56]。深板层角膜内皮移植术(DLEK 手术)和剥除后弹力层的角膜内皮移植术(DSEK)均在 ICE 综合征(55,57)患者中成功实施。DSEK 手术可以去除病变的内皮细胞以及后弹力层,DLEK 需要切除患者的部分后板层,DSEK 与 DLEK 相比预后视力更好[58]。DLEK 在 ICE 患者有更多优势,因为 ICE 的众多前节异常,虹膜前粘连,前房极浅的因素。7 例有晶状体眼的 ICE 患者成功完成了 DLEK(59,60),DMEK 手术尚无报道。但是各种类型的角膜移植手术其实都并没有完全去除异常的角膜内皮细胞,因此无法阻止周边前粘连以及青光眼的持续进展[51]。洪晶教授团队在 2007 年至 2017 年十年间进行的 ICE 患者(n=35)角膜内皮移植术后长期随访中发现植片存活率平均为 24 个月(图 9-0-5)。

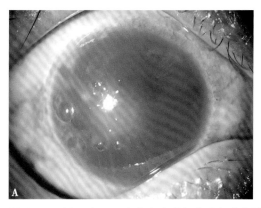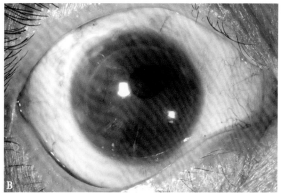

图 9-0-5　图 A 为 ICE 患者青光眼阀术后角膜水肿，阀门口过长可能也是加重角膜内皮失代偿的因素之一，图 B 为同一患者角膜内皮移植术后一年半，角膜植片透明，周边前粘连不明显，虹膜部分实质萎缩基本同术前，但瞳孔仍有进行性轻微移位，说明 ICE 仍然在缓慢进展

七、典型病例

患者男，23 岁，因左眼眼干偶然到眼科就诊。查体：视力右 1.0J1，左 1.0J1，IOP 右 12mmHg，左 13mmHg。左眼眼前节及眼底正常，左结膜颞侧轻度充血，角膜清亮，无 KP，瞳孔欠圆（图 9-0-6），周边粘连，激光角膜共焦显微镜检查可见：角膜基质细胞肿胀、活化，角膜内皮细胞层结构不清，失去六角形结构，可见内部核分裂象（图 9-0-7）。嘱观察，未予特殊治疗。3 个月后，视力 1.0，角膜清亮，瞳孔移位明显，颞侧充血（图 9-0-8），

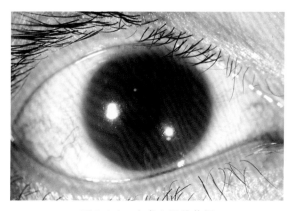

图 9-0-6　患者左眼前节相

共焦显示角膜内皮改变更为明显，细胞核呈高反光，细胞大小形态改变（图 9-0-9）；一年后随访，右眼视力 1.0J1，眼压 16mmHg，开始出现晨起雾视，裂隙灯检查可见多发周边前粘连（图 9-0-10），角膜共焦显微镜显示角膜内皮细胞异形性，可见细胞核大量变异，及核分裂象（图 9-0-11）。诊断：ICE 综合征。

病例分析：

ICE 综合征主要引起角膜混浊和继发性青光眼，因其病因不明，尚难进行病因治疗。多数就诊时已出现角膜混浊和继发性青光眼，此患者因干眼就诊偶然发现周边虹膜前粘连及内皮细胞的变化，尽管 Alvarado 等因发现病毒感染而提倡用抗病毒药物，并有一些患者病情得到控制，但是还未得到大多数学者的认可。患者就诊时视力 1.0 并且为青年男性，交代病情后观察，发现内皮细胞进展性发展，周边粘连也逐渐增多，眼压逐渐升高，逐渐向角膜失代偿及继发性青光眼发展，这是一个比较完整的从隐匿起病逐渐发展成为典型 ICE 的患者（图 9-0-12）。

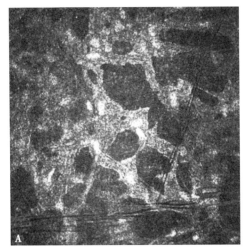
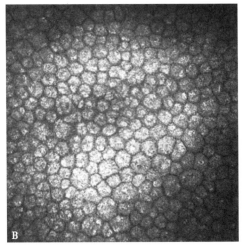

图 9-0-7　患者角膜内皮

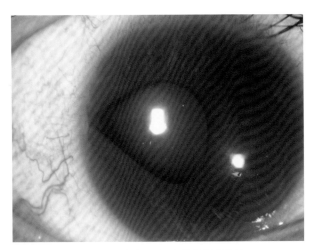

图 9-0-8　患者三个月后左眼前节相

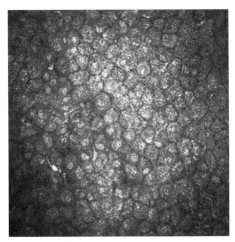

图 9-0-9　患者三个月后角膜内皮

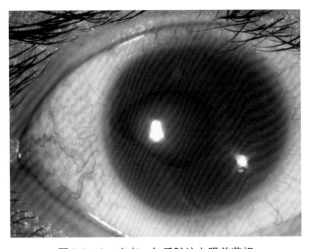

图 9-0-10　患者一年后随访左眼前节相

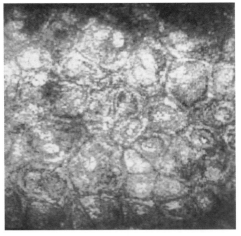

图 9-0-11　患者一年后随访左眼角膜内皮

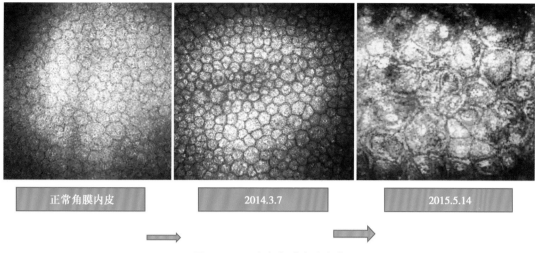

| 正常角膜内皮 | 2014.3.7 | 2015.5.14 |

图 9-0-12　患者角膜内皮变化

（冯　云）

参 考 文 献

1. 刘小伟，庞国祥. 虹膜角膜内皮综合征的临床和基础研究进展. 国外医学眼科学分册，2001，25：345-349.

2. C. Harms，Einseitige spontone Luckenbildung der Iris durch Atrophie ohne mechanische Zerrung"Einse-itigespontoneLiickenbildung der IrisrchAtrophieohnemechanischeZerrung，" *KlinischeMonatsblatter ¨fur Augenheilkunde¨*，1903，41：522-528.

3. Chandler PA. Atrophy of the iris：endothelial dystrophy，corneal edema，and glaucoma. Am J Ophthalmol，1956，41：607-615.

4. Cogan DG，Reese AB. A syndrome of the iris nodules，ectopic Descemet's membrane，and unilateral glaucoma. Doc Ophthalmol，1969，26：424-433.

5. Campbell DG，Shields MB，Smith TR. The corneal endothelium and thespectrum of essential iris atrophy. Am J Ophthalmol ，1978；86：317-324.

6. Scheie HG，Yanoff M. Iris nevus（Cogan-Reese-）syndrome - a cause ofunilateral glaucoma. Arch Ophthalmol，1975；93：963-970.

7. Alvarado JA，Underwood JL，Green WR et al. Detection of Herpes simplex viral DNA in the ICE syndrome. Arch Ophthalmol，1994；112：1601-1609.

8. Shields MB，Campbell DG，Simmons RJ. The essentialiris atrophies，The American Journal of Ophthalmology，1978，85（6）：749-759.

9. Patel A，Kenyon KR，Hirst LW，et al. Clinicopathologic features of Chandler's syndrome. *Survey of Ophthalmology*，1983，27（5）：327-344.

10. Ohashi Y，Yamamoto S，Nishida K，et al. Demonstration ofherpes simpled virus DNA in idiopathic corneal endotheliopathy，American Journal of Ophthalmology，1991，112（4）：419-423.

11. Alvarado JA，Murphy CG，Maglio M，et al. Pathogenesis of Chandler's syndrome，essential iris atrophy and the Cogan-Reese-syndrome，I：alterations of the corneal endothelium. Invest Ophthalmol Vis

Sci, 1986; 27: 853-872

12. Groh MJ, Seitz B, Schumacher S, et al. Detection of herpes simplex virus in aqueous humor in iridocorneal endothelial (ICE) syndrome. Cornea. 1999; 18(3): 359-360.

13. Tsai CS, Ritch R, Straus SE, et al. Antibodies to Epstein-Barr virus in iridocorneal endothelial syndrome. Arch Ophthalmol. 1990; 108(11): 1572-1576.

14. Liu YK, Wang IJ, Hu FR, et al. Chang, Clinical and specular microscopic manifestations of iridocorneal endothelial syndrome, *Japanese Journal of Ophthalmology*, 2001, 45(3): 281-287

15. Sherrard ES, Frangoulis MA, Muir MGK, et al. The posterior surface of the cornea in the iridocorneal endothelial syndrome: a specular microscopical study, *Transactions of the Ophthalmological Societies of the UnitedKingdom*, 1985, 104(7): 766-774.

16. Quigley HA, Forster RF. Histopathology of cornea andiris in Chandler's syndrome, *Archives of Ophthalmology*, 1978, 96(10): 1878-1882.

17. Hirst LW, Green WR, Luckenbach M, et al. Epithelial characteristics of the endothelium inChandler's syndrome, *Investigative Ophthalmology & VisualScience*, 1983, 24(5): 603-611.

18. Bourne WM, Brubaker RF. Decreased endothelialpermeability in the iridocorneal endothelial syndrome, *Ophthalmology*, 1982, 89(6): 591-595.

19. Minkowski JS, Bartels SP, Delori FC, et al. Corneal endothelial functionand structure following cryo-injury in the rabbit, *Investigative Ophthalmology & Visual Science*, 1984, 25(12): 1416-1425.

20. Buckley RJ. Pathogenesis of the ICE syndrome, *The BritishJournal of Ophthalmology*, 1994, 78(8): 595-596.

21. Kramer TR, Grossniklaus HE, Vigneswaran N, et al. Cytokeratin expression in cornealendothelium in the iridocorneal endothelial syndrome, *Investigative Ophthalmology & Visual Science*, 1992, 33(13): 3581-3585.

22. Levy SG, McCartney ACE, Baghai MH, et al. Pathology of the iridocorneal-endothelial syndrome: the ICE-cell, *Investigative Ophthalmology & Visual Science*, 1995, 36(13): 2592-2601.

23. Laganowski HC, Muir MGK, Hitchings RA. Glaucoma and the iridocorneal endothelial syndrome, *Archives of Ophthalmology*, 1992, 110(3): 346-350.

24. Bahn CF, Falls HF, Varley GA, et al. Classification of corneal endothelialdisorders based on crest origin Ophthalmology, 1984: 558- 563

25. Blair SD, Seabrooks D, Shields WJ, et al. Bilateral progressive essential irisatrophy and keratoconus with coincident features of posterior polymorphousdystrophy: a case report and propsed pathogenesis, Cornea, 1992, 11: 255- 256

26. Eagle RC, Font RL, Yanoff M, et al. Proliferative endotheliopathy with iris abnormalities. The iridocornealendothelial syndrome, *Archives of Ophthalmology*, 1979, 97(11): 2104-2111

27. Levy SG, McCartney ACE, Baghai MH, et al. Pathology of the iridocorneal-endothelial syndrome: the ICE-cell, *Investigative Ophthalmology & Visual Science*, 1995, 36(13): 2592-2601.

28. Eagle RC, Font RL, Yanoff M, et al. The iris naevus (Cogan-Reese) syndrome: light and electron microscopicobservations, *British Journal of Ophthalmology*, 1980, 64(6): 446-452.

29. Wilson MC, Shields MB. A comparison of the clinicalvariations of the iridocorneal endothelial syndrome, *Archivesof Ophthalmology*, 1989, 107(10): 1465-1468.

30. Liu Z，Zhang M，Chen J，et al，The contralateral eye in patientswith unilateral iridocorneal endothelial syndrome，*ChineseJournal of Ophthalmology*，2002，38（1）：16-20.

31. Huna R，Barak A，Melamed S．Bilateral iridocornealendothelial syndrome presented as Cogan-Reese and Chandler's syndrome，*Journal of Glaucoma*，1996，5（1）：60-62.

32. Lucas-Glass TC，Baratz KH，Nelson LR，et al．The contralateral corneal endothelium in theiridocorneal endothelial syndrome，*Archives of Ophthalmology*，1997，115（1）：40-44.

33. Teekhasaenee C1，Ritch R．Iridocorneal endothelial syndrome in Thai patients：clinical variations. Arch Ophthalmol. 2000；118（2）：187-192.

34. Stock EL，Roth SI，Morimoto D．Desquamating endotheliopathy. An incipient iridocorneal endothelial syndrome？Arch Ophthalmol. 1987；105（10）：1378-1381.

35. Hirst LW，Green WR，Luckenbach M，rt al．Epithelial characteristics of the endothelium inChandler's syndrome，*Investigative Ophthalmology & VisualScience*，1983，24（5）：603-611.

36. Garibaldi DC，Schein OD．Features of the iridocorneal endothelial syndrome on Confocal microscopy ［J］．Cornea，2005，24（3）：349 - 351.

37. Grupcheva CN，McGhee CN，Dean S，et al．In vivo confocal microscopic charicterist ics of iridocornea-l endothel ial syndrome. Clin Exp Ophthalmol 2004，32（3）：275 - 283.

38. 乐琦骅，徐建江，孙兴怀，等. 共焦显微镜下虹膜角膜内皮综合征的角膜形态学观察. 中华眼科杂志，2008，44：987-992.

39. Grupcheva CN，Wong T，Riley AF，McGhee CN．Assessing the sub-basal nerveplexus of the living healthy human cornea by in vivo confocal microscopy. ClinExperiment Ophthalmol 2002；30：187-90.

40. Marco Ardigo，Caterina Longo；Antonio Cristaudo，Enzo Berardesca，et al．Evaluation of allergic vesicular reaction to patch test using in vivo confocal microscopy，Skin Research and Technology，2012，18（1）：61-63

41. 李美玉. 青光眼学. 北京：人民卫生出版社，2004：410-411.

42. Laganowski HC，Sherrard ES，Muir MGK，et al．Distinguishing features of the iridocorneal endothelial syndrome and posterior polymorphous dystrophy：valueof endothelial specular microscopy，The British Journal of Ophthalmology，1991，75（4）：212-216.

43. Kidd M，Hetherington J，Magee S．Surgical results iniridocorneal endothelial syndrome，Archives of Ophthalmology，1988，106（2）：199-201.

44. Wright MM，Grajewski AL，Cristol SM，et al．5-Fluorouracil after trabeculectomy and the iridocornealendothelial syndrome，Ophthalmology，1991，98（3）：314-316.

45. Lanzl IM，Wilson RP，Dudley D，et al．Outcome of trabeculectomy with mitomycin-C in the iridocorneal endothelial syndrome，Ophthalmology，2000，107（2）：295-297.

46. Wilson MC，Shields MB．A comparison of the clinical variations of the iridocorneal endothelial syndrome，*Archives of Ophthalmology*，1989，107（10）：1465-1468

47. Kidd M，Hetherington J，Magee S．Surgical results in iridocorneal endothelial syndrome，*Archives of Ophthalmology*，1988，106（2）：199-201

48. Doe EA，Budenz DL，Gedde SJ，et al．Longterm surgical outcomes of patients with glaucoma secondary to the iridocorneal endothelial syndrome，*Ophthalmology*，2001，108（10）：1789-1795

49. Shields MB，McCracken JS，Klintworth GK，et al. Corneal edema in essential iris atrophy，*Ophthalmology*，1979，86（8）：1533-1548.

50. Buxton JN，Lash RS. Results of penetrating keratoplasty in the iridocorneal endothelial syndrome，*American Journal of Ophthalmology*，1984，98（3）：297-301.

51. G. J. Crawford，R. D. Sulting，H. D. Cavanagh，and G. O. Waring III，Penetrating keratoplasty in the management of iridocorneal endothelial syndrome，*Cornea*，vol. 8，no. 1，pp. 34-40，1989.

52. Chang PCT，Soong HK，Couto MF，et al. Prognosis for penetrating keratoplasty in iridocorneal endothelial syndrome，*Refractive & Corneal Surgery*，1993，9（2）：129-132.

53. DeBro BM ，Tof RA. Surgical results of penetrating keratoplasty in essential iris atrophy，*Journal of Refractive & Corneal Surgery*，1994，10（4）：428-432.

54. Alvim PDTS，Cohen EJ，Rapuano CJ，et al. Penetrating keratoplasty in iridocorneal endothelial syndrome，*Cornea*，2001，20（2）：134-140.

55. Price MO，Price FW. Descemet stripping with endothelial keratoplasty for treatment of iridocorneal endothelial syndrome，*Cornea*，2007，26（4）：493-497.

56. Terry MA ，Ousley PJ. Deep lamellar endothelial keratoplasty：visual acuity，astigmatism，and endothelial survival in a large prospective series，*Ophthalmology*，2005，112（9）：1541-1548.

57. Bahar I，Kaiserman I，Buys Y，et al. Descemet's stripping with endothelial keratoplasty in iridocorneal endothelial syndrome，*Ophthalmic Surgery Lasers and Imaging*，2008，39（1）：54-56.

58. Kymionis GD，Kontadakis GA，Agorogiannis GI，et al. Descemet stripping automated endothelial keratoplasty combined with phacoemulsifcation in Chandler syndrome，*European Journal of Ophthalmology*，2011，21（4）：495-497.

59. Price MO，Price FW. Descemet's stripping endothelial keratoplasty，*Current Opinion in Ophthalmology*，2007，18（4）：290-294.

60. Huang T，Wang Y，Ji A，et al. Deep lamellar endothelial keratoplasty for iridocorneal endothelial syndrome in phakic eyes，*Archives of Ophthalmology*，2009，127（1）：33-36.

第十章　眼前节毒性综合征

一、概述

20世纪80年代，随着显微手术技术的提升和人工晶状体植入的普及，现代白内障手术日趋成熟。但在白内障手术后会有一部分患者发生急性的、严重的、无菌性的眼前节炎症，有人认为这是人工晶状体的材料导致的眼前节炎症反应，故称之为"晶状体毒性综合征"（toxic lens syndrome），也有人为区别于术后眼内炎将其称为"术后无菌性眼内炎"（sterile post-operative endophthalmitis）。1992年，Monson等将这种眼前节炎症反应定义为眼前节毒性综合征（toxic anterior segment syndrome，TASS）。多年来TASS并未引起眼科界足够的重视，直至2005年美国多个州的白内障手术中心可疑使用了成分异常的灌注液，导致了TASS的一次暴发使其走进了人们的视野[1]。

二、病因

（一）眼内灌注液

眼内灌注液的理化性质与房水的差异，会导致眼前节一定程度的炎症反应和内皮损害，这是难以避免的。这种炎症反应和内皮损害的程度与灌注液的成分、手术操作的时间均有直接关系[2]。总的来说，平衡盐溶液优于乳酸林格氏液优于复方氯化钠溶液。当然各个商品化灌注液的配方略有不同，也会导致眼前节炎症反应程度的差异。通常合格的眼内灌注液并不会导致TASS，但如果灌注液pH、渗透压与房水差异过大，或者灌注液内加入的其他成分超量（比如抗菌药、肾上腺素、利多卡因等）则会对角膜内皮、虹膜及小梁网造成损害，从而导致TASS。而且根据我国《抗菌药物临床应用指导原则》，常规白内障手术使用的灌注液中不应当加入抗菌药成分。

（二）黏弹剂

黏弹剂相对于灌注液进入眼内的总量较少，且术毕时大部分被清除，故其并不是导致TASS的常见原因。但如果术毕时将纯度不高的黏弹剂过多存留于前房内，不仅会因为堵塞房角导致术后长时间高眼压，也会直接导致TASS[3]。

（三）手术器械相关的因素

不论实体器械还是空腔器械，如果其表面残留的清洗剂没有冲洗干净，均会对角膜内皮造成损害。而且更为严重的是，目前我国相当一部分基层医院在进行批量白内障手术时，还在对器械特别是超声乳化和注吸手柄进行消毒剂（碘伏、酒精、戊二醛等）浸泡消毒。其消毒效果姑且不论，如果再次使用该器械时没有进行充分冲洗，使得消毒剂进入眼内，即使总量很少，由于其内皮毒性过大，也会导致严重的 TASS。而且此类 TASS 经常批量发生，这和该消毒方式导致眼内炎的隐患均应引起我们的高度重视。

（四）前房注药

目前除卡巴胆碱对角膜内皮毒性较低、可直接以原液用于前房注射外，国内并没有处方适应证内的可以前房内使用的药品（包括抗菌药、抗病毒药物、散瞳剂、其他缩瞳剂、麻醉剂等）。大部分药物前房内注射后均有强烈的内皮毒性，特别是如果通过结膜囊频繁滴入眼药水或自行配制的高浓度药物溶液在前房内可以达到有效药物浓度的话，应尽可能地减少前房内注药。比如，在进行眼内炎治疗时，可以通过玻璃体腔注药（万古霉素 + 头孢他啶或阿米卡星）联合 1%～5% 的万古霉素溶液点眼，使得玻璃体腔和前房均能达到有效的药物抑菌浓度。如果需要进行前房灌洗时，灌注液中万古霉素浓度为 0.2%，头孢他啶浓度为 0.4%。在进行前房注药时，均应使用眼内灌注液来溶解药物，绝不能使用低渗透压的灭菌注射用水，否则哪怕只注入前房 0.1ml，也会导致 TASS[4]。

（五）人工晶状体

现有的人工晶状体材料眼内安全性都是毋庸置疑的，但如果人工晶状体在植入眼内过程中沾染其他物质，则要高度警惕。比如，人工晶状体若接触了冲洗眼表时残留的聚维酮碘，即使肉眼下晶状体表面冲洗干净了，由于人工晶状体的吸附作用，也会使其带入眼内并持续释放而导致 TASS。

（六）术后用药

白内障手术后 30 分钟，术眼眼压会出现一个低峰值，这时部分切口（特别是透明角膜切口）会失去自闭性，而导致部分眼表液体反流入眼内。这时，术毕时使用的眼药膏有可能进入眼内导致 TASS。术毕时如在伤口附近进行结膜下注射，也有此种反流风险。所以，术毕时宜在保证切口水密性的前提下适当提升眼压。

三、发病机制和临床表现

TASS 的发生是由于眼前节手术中，进入眼内的物质如果其理化性质不符合眼内的生理状态，导致与其直接或间接接触的眼前节组织发生了病理改变。所以，TASS 往往在术后早期即发生，多发生于术后 24 小时以内，甚至少数严重病例在术中即可发生。眼前节的主要组成部分（除晶状体外）角膜内皮、虹膜、小梁网在损伤后的表现分别为角膜水肿、虹膜脱色素甚至萎缩、前房炎症反应甚至纤维素性渗出或前房积脓及继发性青光眼。

由于角膜内皮对外界理化因素最为敏感，所以 TASS 中角膜水肿发生比例最高，程度也相对较为严重（图 10-0-1）。而小梁网接触外界物质机会最少，所以继发性青光眼仅见于严重的 TASS 病例。

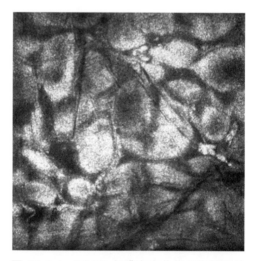

图 10-0-1　TASS 角膜内皮共焦显微镜图片（北京市眼科研究所提供）

可见角膜内皮细胞高度肿胀呈龟背样外观，正常形态消失

四、诊断和鉴别诊断

（一）TASS 的诊断要点

①术后 24 小时内发生；②顺利的眼前节手术后,发生与手术过程不相符的弥漫性角膜水肿（图 10-0-2）；可伴有轻度的睫状充血或混合充血；前房有纤维素性渗出,可以伴有前房积脓；虹膜脱色素、萎缩,严重的可以瞳孔不规则散大；可以发生继发性青光眼；③视功能受损,但无明显疼痛或疼痛程度较轻；④瞳孔红光反射好,B 超未见明显的玻璃体混浊加重；⑤房水和玻璃体细菌涂片和培养阴性[5]。

（二）鉴别诊断

1. 眼内炎　由于治疗方式迥异,TASS 一定要与眼内炎相鉴别；①眼内炎多发生于术后 3～7 天,少数发生于术后早期的,往往症状严重且进展迅速；②患者除视力严重下降外,眼部疼痛也较剧烈；③明显的睫状充血或混合充血；④瞳孔红光反射差,B 超见严重的玻璃体混浊；⑤房水或玻璃体细菌涂片或培养阳性。

2. 后弹力膜脱离（或离断）　白内障手术中由于穿刺刀过钝、器械反复进出切口、术中误吸或者器械不当碰触均可导致后弹力膜脱离或离断,如未能在术中及时发现,术后第 1 天即可出现与手术过程"不符"的角膜水肿,应与 TASS 相鉴别。部分后弹力膜脱离往往可以见到一个境界清楚的角膜水肿边界（图 10-0-3）,角膜内皮后方可以见到一条反光带（如后弹力膜已被误吸除或取出眼外则不可见）。UBM 或前节 OCT 可以见到脱离的后弹力膜和后弹力膜残端（图 10-0-4）。

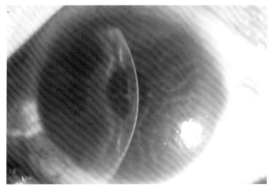

图 10-0-2　角膜呈"龟背"样水肿,无明显睫状充血或混合充血

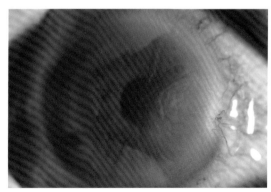

图 10-0-3　局部后弹力膜脱离　可见局限的边界清晰的角膜水肿

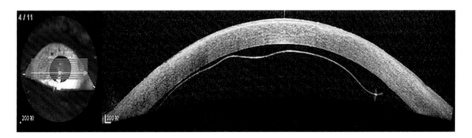

图 10-0-4　前节 OCT 可见脱离的后弹力膜

3. 白内障术后角膜水肿　超声乳化手术中如在无负荷情况下使用过多能量（即"空超"），会导致术后早期角膜水肿，亦为术后第 1 天即发生的无痛性角膜水肿。此类水肿多为角膜中央较重，周边特别是下方较轻，这与术中操作的位置有关。前房炎症反应情况视术中损伤情况可轻可重，严重者也可有纤维素性渗出。此类水肿从临床表现上可与 TASS 并无二致，但往往有术前内皮计数较少、有角膜原发疾病（角膜 Fuchs 内皮营养不良、角膜内皮炎等）、术中曾使用大量超声能量或长时间、较多的前房操作等因素，而且此类水肿往往消退较快。

五、治疗和预后

1. TASS 的主要治疗方法是在除外感染性眼内炎后，局部使用大量的糖皮质激素治疗为主，可考虑给予 1% 醋酸泼尼松龙滴眼液每小时一次，妥布霉素地塞米松眼膏每晚一次，根据患者恢复情况，逐渐减少激素用量，并密切观察眼压。治疗期间可辅以非甾体抗炎药和人工泪液。高渗剂（50% 葡萄糖溶液、90% 甘油、5% 的盐水或盐膏等）仅能短暂减轻角膜基质水肿，通常仅作为暂时改善屈光间质透明性，方便裂隙灯和眼底检查时使用。如果患者发生了大疱性角膜病变，可以使用较为黏稠的人工泪液（如卡波姆等）或者佩戴角膜绷带镜延缓大疱破裂和减轻破裂带来的眼表刺激症状。在少数合并眼表严重病变（严重干眼症、角膜溃疡等）或者前房炎症反应较为严重的患者，可以考虑口服糖皮质激素替代局部糖皮质激素治疗。

2. 如果明确前房内尚有残留的或者持续释放的毒性物质，可以及时进行前房冲洗。否则前房冲洗只会加重角膜内皮损害和前房炎症反应，并不能减轻已经发生的损害。

3. 如果发生继发性青光眼，需要加用降眼压药物，根据眼压情况，考虑给予一种或联合多种降眼压药，如 1% 盐酸卡替洛尔每日 2 次，布林佐胺滴眼液每日 2 次，酒石酸溴莫尼定滴眼液每日 2 次，或者联合口服降压药，如醋甲唑胺片 50mg 每日 2 次，降低眼压有助于减轻角膜内皮损害。

4. TASS 病情变化的观察指标主要是角膜水肿和前房的炎症反应情况[6]。如果在治疗过程中前房炎症反应突然加重，要高度警惕感染性眼内炎误诊的可能性。如果角膜水肿和前房浮游细胞明显减轻，可以判断病情好转，这时即使仍有较多前房纤维素性渗出，也可减少局部糖皮质激素的使用。

5. TASS 的预后因病情严重程度而不同。数日、数周甚至数月角膜方恢复透明性者均有。也有部分患者发展至角膜内皮功能失代偿，需要穿透性角膜移植或者角膜内皮移植。继发性青光眼眼压无法控制者应按开角型青光眼处理，必要时可行滤过性手术或者睫状体光凝术。

6. TASS 的最佳治疗方法是预防。TASS 的预防需要包括眼科、手术室、药剂科、消毒中心在内的手术相关的各个科室的密切配合，需要参与手术的每个人，包括医师、器械护士以及巡回护士的高度警惕，所有进入眼内的药品均要认真核对成分及浓度，避免人为差错。一旦发生 TASS，一定要在积极治疗患者的同时努力寻找病因，避免再次发生同样的问题。

六、典型病例

患者女，51 岁，因"左眼白内障超声乳化加人工晶状体植入术后一天角膜弥漫性水肿"转入院。查体：左眼数指 /1 尺，眼压正常，角膜呈弥漫性水肿，厚度 810μm，前房深，瞳孔圆，其余情况窥不清（图 10-0-5A）。追溯病史，患者手术过程顺利，手术器械用络合碘浸泡。诊断为眼前节毒性综合征。给予 1% 醋酸泼尼松龙滴眼液每小时一次，妥布霉素地塞米松眼膏每晚一次。治疗 1 周后视力 0.05，角膜上皮及基质水肿减轻，人工晶状体在位，1% 醋酸泼尼松龙滴眼液改为每 2 小时一次，余同前。治疗后 1 个月后视力 0.1，角膜上皮弥漫微囊样水肿，此时停用醋酸泼尼松龙滴眼液及妥布霉素地塞米松眼膏，改为氟米龙滴眼液每日 3 次，并辅以人工泪液每日 3 次（图 10-0-5B）。治疗 5 个月后视力 0.7，角膜仅手术主切口处局部水肿（图 10-0-5C）。治疗期间一直监测眼压均正常。

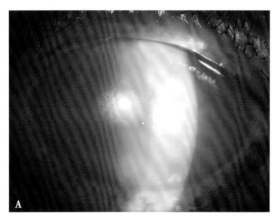
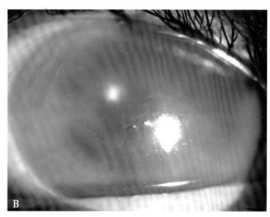
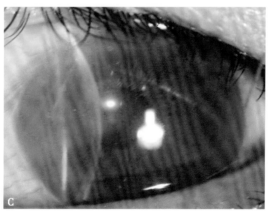

图 10-0-5　TASS 患者前节照像

A. 患者入院时角膜弥漫水肿；B. 治疗后 1 个月，角膜上皮及基质水肿减轻，上皮弥漫为囊样水肿；C. 治疗后 5 个月，角膜仅手术主切口处局部水肿

　　病例分析：患者术后第一天即发生和手术过程不相符的角膜水肿和前房炎症反应，不伴疼痛，考虑 TASS 可能性大，最可能的原因是手术器械残留络合碘。在病情早期，前房炎症反应重而且角膜内皮会因为这种炎症反应受到进一步损害，所以要给予大量糖皮质激素滴眼液频繁点眼。其后角膜水肿和前房反应减轻，考虑可排除感染性眼内炎。故继续使用糖皮质激素，随着前房炎症减轻，逐步减少了激素用量，此时虽然角膜仍然水肿，但抗炎已经对保护角膜内皮意义有限。最终角膜透明性的恢复是依赖于残存的角膜内皮细胞通过不断地移行、变形来填补损失的角膜内皮细胞留下的空间，这个过程可能持续数日到数月。

（杨松霖）

参 考 文 献

1. Cetinkaya S，Dadaci Z，Aksoy H，et al. Toxic anterior-segment syndrome（TASS）. Clinical ophthalmology，2014，8：2065-2069.

2. Cutler Peck CM，Brubaker J，Clouser S，et al. Toxic anterior segment syndrome：common causes. Journal of cataract and refractive surgery，2010，36（7）：1073-1080.

3. Song JS，Heo JH，Kim HM. Protective effects of dispersive viscoelastics on corneal endothelial damage in a toxic anterior segment syndrome animal model. Investigative ophthalmology & visual science，2012，53（10）：6164-6170.

4. Cakir B，Celik E，Aksoy NO，et al. Toxic anterior segment syndrome after uncomplicated cataract surgery possibly associated with intracamaral use of cefuroxime. Clinical ophthalmology，2015，9：493-497.

5. 谢立信，黄钰森 . 眼前节毒性反应综合征的临床诊治. 中华眼科杂志，2008，44（12）：1149-1150.

6. Sengupta S，Chang DF，Gandhi R，et al. Incidence and long-term outcomes of toxic anterior segment syndrome at Aravind Eye Hospital. Journal of cataract and refractive surgery，2011，37（9）：1673-1678.

第十一章　Descemet 膜前角膜营养不良

一、定义

Descemet 膜前角膜营养不良(pre-Descemet corneal dystrophy,PDCD)是一种角膜基质营养不良,临床表现为 Descemet 膜前角膜深层基质的细小灰白色或彩色混浊,病变一般不影响 Descemet 膜及内皮[1]。

PDCD 过去存在多种分类方法,目前角膜营养不良国际分类(International Classification of Corneal Dystrophy,IC3D)将 PDCD 统一分为散发 PDCD 和与性联隐性鱼鳞病伴发的 PDCD 两类[1]。

发病率及患病率目前未见报道。Grayson 和 Wilbrandt1967 年对 22 例 PDCD 患者进行分析,发现 PDCD 多见于 31～66 岁,且女性更为常见(14 例/22 例)[2]。性联隐性鱼鳞病仅在男性中发病,患病率约 1/6000,其中 50% 患者可存在 PDCD[3]。

二、病因及发病机制

(一)散发 PDCD

1. 遗传方式　目前无明确的遗传方式,致病基因不明[1]。已有的病例报道显示[2],散发 PDCD 有一定的遗传倾向,家系中男女发病者均可见。但是与其他常见的角膜营养不良不同,一个家系中通常只有不超过 2 名 PDCD 发病者[4]。散发 PDCD 中有一特殊类型为点状彩色 PCDC(punctiform and polychromatophilic pre-Descemet corneal dystrophy),呈明显的常染色体显性遗传[5,6],但无基因组学证实其遗传方式及致病基因。

2. 发病机制　目前无明确的发病机制。Currant 等人[7]报道了一例 PDCD 女性患者的角膜组织学结果。他们发现病变主要位于 Descemet 膜前角膜基质,Descemet 膜及内皮不受影响;光镜下可见病变区域角膜基质细胞增大,胞质内有类脂质颗粒堆积;电镜下可见细胞内大量空泡,由膜样物质包裹,部分空泡内可见高电子密度物质。他们推测空泡结构为次级溶酶体,其中可能包含类似脂质或脂褐质的物质。

由于发病者多为 30 岁以上的人群,角膜混浊可能随年龄进展,且临床表现和组织学和角膜粉样变性相似,过去部分学者推测 PDCD 可能像是一种退行性病变而非角膜营养不良[2,4]。但目前尚无定论。

(二)与性联隐性鱼鳞病伴发的 PDCD

1. 遗传方式　性联隐性鱼鳞病(X-linked ichthyosis,XLI)是鱼鳞病常见的亚型,为 X 染色体隐性遗传,致病基因为 X 染色体(Xp22.31)上的类固醇硫酸酯酶(steroid sulfatase,

STS)基因。患者均为男性。

2. **发病机制** XLI 的发病机制是 *STS* 基因缺失或突变，导致 STS 缺乏，影响胆固醇硫酸盐脱硫酸化，导致血浆胆固醇硫酸盐水平升高[8]，使得皮肤过度角化而形成"鱼鳞样"的外观（图 11-0-1）。通常 XLI 生后第一年即可发病，表现为肢体伸面及躯干部皮肤大片的有色素沉着的鳞屑[8]。

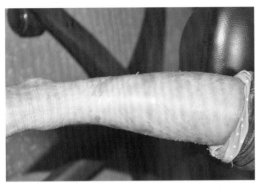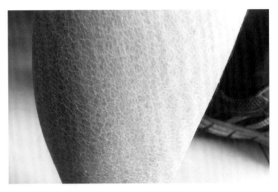

图 11-0-1 性联隐性鱼鳞病皮肤表现（李海丽医师、林志淼医师供图）
皮肤过度角化而形成"鱼鳞样"外观

Kempster 等人[9]发现在性联隐性鱼鳞病伴发的 PDCD 中，角膜基质中均可见类似胆固醇硫酸盐的沉积物。但由于与性联隐性鱼鳞病相关的角膜病变形态多样，胆固醇硫酸盐水平的升高与角膜基质混浊的关系目前尚有争议[3]。

三、临床表现

该病通常双眼发病，除点状彩色 PDCD 可见于儿童患者外，其余类型 PDCD 通常约在30 岁发病[1]。部分散发 PDCD 患者可伴发后部多形性角膜营养不良、圆锥角膜等其他角膜营养不良 / 变性[2, 4, 7]。

PDCD 不影响视力，一般无自觉症状。但当鱼鳞病患者伴发眼睑鳞屑或睑板腺功能障碍（meibomian gland dysfunction，MGD）时，可能会产生眼酸痛、干涩、畏光、流泪等干眼症状[10]。裂隙灯检查可见角膜深基质混浊，位于 Descemet 膜前（图 11-0-2），病变可呈多种形态，如点状、短线状、小片状或树枝状，多为灰白色。混浊可分布于角膜中央、近角膜缘 1～2mm 处或弥漫分布[2]，混浊之间的角膜完全正常。点状彩色 PDCD表现为位于角膜深基质的大量均一的彩色点状混浊结晶，均匀遍布角膜[5]。

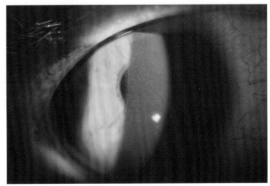

图 11-0-2 PDCD 前节像
Descemet 膜前角膜基质中灰白色小片状混浊

除点状彩色 PDCD 外，其余类型的 PDCD 均随年龄增长有所进展[1]。PDCD 通常不影响角膜上皮、前基质、Descemet 膜和内皮，但 Malhotra 等[11]曾报道 1 例 PDCD 患者角膜共聚焦显微镜下发现角膜内皮病变。

四、诊断

通常根据临床表现即可诊断，全身病史中如存在性联隐性鱼鳞病更加支持这一诊断。近年来，临床也广泛使用角膜共焦镜及眼前节 OCT 检查帮助诊断。

（一）角膜共聚焦显微镜（简称共焦镜）

PDCD 角膜病变位于角膜深基质，紧邻 Descemet 膜，有时不易判断病变位置，尤其病变是否已经累计内皮经常困扰临床医师。使用角膜共聚焦显微镜能够很好地观察角膜各层结构，判断病变位置、形态及严重程度。共焦镜下可见 PDCD 患者角膜浅基质内点状高反光混浊，角膜基质细胞正常（图 11-0-3A）；中层基质、角膜神经、角膜基质细胞均正常；深基质内亦可见点状高反光混浊，角膜基质细胞增大，胞质内可含有大量点状高反光物质（图 11-0-3B）[12,13]。病变一般不累及角膜上皮、Descemet 膜及内皮（图 11-0-3C）。

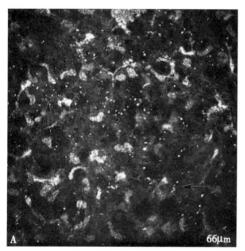
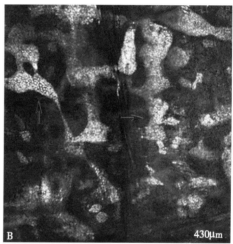
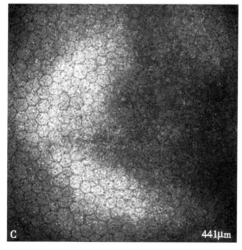

图 11-0-3　PDCD 角膜共焦镜图像

A. 角膜浅基质内点状高反光混浊（红色箭头示），角膜基质细胞正常；B. 深基质角膜基质细胞增大，胞质内可含有大量点状高反光物质（红色箭头示）；C. 角膜内皮细胞正常

（二）眼前节 OCT

眼前节 OCT 可辅助判断角膜病变的深度。PDCD 的前节 OCT 主要表现为 Descemet 膜前角膜基质呈高反光改变（图 11-0-4）。

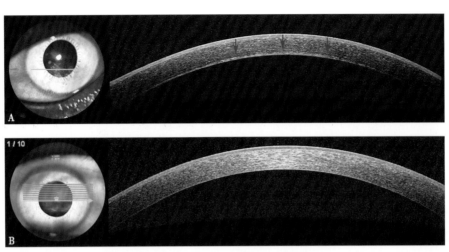

图 11-0-4　PDCD 眼前节 OCT 图像

A. 主要表现为 Descemet 膜前角膜基质呈高反光改变（红色箭头示）；B. 正常角膜眼前节 OCT，角膜基质反光均匀一致

（三）角膜内皮镜

对于没有共焦镜和眼前节 OCT 的单位，可以选择角膜内皮镜辅助判断患者是否存在内皮病变。通常 PDCD 不存在内皮病变，角膜内皮细胞大小、数量及形态均正常。

五、鉴别诊断

（一）角膜粉样变性

角膜粉样变性（cornea farinata）与 PDCD 临床表现极为相似，为 Descemet 膜前角膜深基质的细小灰白色混浊，呈面粉样外观[14]。两者的病理及共焦镜表现也比较类似，因此曾经将两者归为同一类角膜病变，但目前这两类疾病的关系尚没有明确结论。角膜粉样变性倾向于在老年人中出现，病变呈面粉样；而 PDCD 在中青年即可发病，病变较角膜粉样变性更大，而且可以存在多种形态[14]。

（二）Fleck 角膜营养不良

Fleck 角膜营养不良表现为细小的、半透明的或扁平状灰白色的"头皮屑样"角膜混浊，病变散在分布，可出现在任意一层角膜基质中。Fleck 角膜营养不良为常染色体显性遗传，致病基因位于 2 号染色体，出生后即可发病，通常不进展。这些特点均可与 PDCD 进行鉴别。

（三）前葡萄膜炎

前葡萄膜炎的患者可出现角膜后尘状 KP，表现为角膜内皮面细小的灰白色混浊，如果病变层次判断不清，可与 PDCD 的角膜深基质混浊相混淆。尤其前葡萄膜炎可同时存在畏光流泪的症状，当 PDCD 患者伴有眼表问题时，亦可有类似表现，容易导致误诊。但前葡萄膜炎患者通常存在明显的前房闪光及浮游物，而 PDCD 患者没有前房炎症表现，根据这一特点，两者可以进行鉴别。

六、治疗

（一）针对 PDCD

除点状彩色 PDCD 外，其余类型的 PDCD 均随年龄增长有所进展[1]。PDCD 通常不影响视力，病变不累及角膜上皮、前基质、Descemet 膜和内皮，一般不需要角膜移植等特殊治疗。

（二）针对眼表疾病

当患者因鱼鳞病产生 MGD 或睑缘炎而导致干眼时，可针对眼表疾病进行治疗。可行双眼热敷，温度约 40℃，一天两次；将无泪配方的婴儿洗发液加水稀释，用棉签蘸取清洗睑缘，一天两次，可帮助开放睑板腺开口，有利于睑脂排出，改善睑缘炎症。当睑缘炎症明显时，可在完成热敷及清洁后，酌情使用红霉素眼膏、氧氟沙星眼膏或妥布霉素地塞米松眼膏涂抹睑缘，一天两次。推荐使用不含防腐剂的人工泪液，每天 3 次，改善泪膜质量，缓解干眼症状。

七、典型病例

（一）病史

患者男，37 岁，因"双眼酸痛、流泪反复发作"5 个月就诊。外院曾以"双眼前葡萄膜炎"进行治疗，效果欠佳。患者及其父亲均患有性联隐性鱼鳞病，其余病史无特殊。

（二）眼科检查

矫正视力右眼 0.8 J1，左眼 1.0 J1；眼压右眼 14mmHg，左眼 17mmHg。双眼睑缘可见睫毛根部鳞屑，睑板腺开口堵塞及轻度睑缘充血（图 11-0-5A），外眦泡沫样分泌物（图 11-0-5B），marx 线前移（图 11-0-5C）。双眼结膜未见异常。双眼角膜上皮完整，荧光素染色（−）；角膜深基质可见弥漫灰白色点片状混浊（图 11-0-6），与内皮关系不明；KP（−）。双眼前房深度正常，闪光（−），浮游物（−），瞳孔及晶状体正常。双眼眼底正常。

（三）辅助检查

红外线睑板腺照片显示患者双眼睑板腺少量缺失，腺体边界模糊，可见白色点状改变

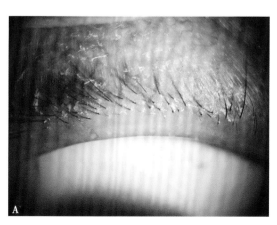
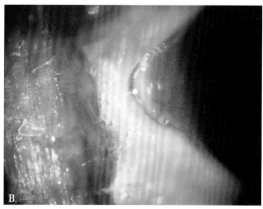

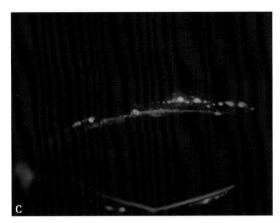

图 11-0-5　患者睑缘前节像

A. 睫毛根部鳞屑，睑板腺开口堵塞，睑缘充血；B. 外眦泡沫样分泌物；C. 荧光素染色显示 marx 线前移

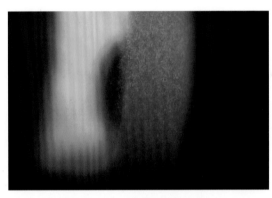

图 11-0-6　患者角膜前节像

角膜深基质可见弥漫灰白色点片状混浊，与内皮关系不明

（图 11-0-7）。前节 OCT 可见角膜病变位于深层基质（图 11-0-8），紧邻 Descemet 膜，内皮未见受累。共焦镜下可见双眼上皮及神经纤维层正常；浅层基质可见点状高反光混浊（图 11-0-9A），中层基质正常，Descemet 膜前角膜基质内角膜基质细胞增大，胞体内可见大量点状高反光物质（图 11-0-9B）；Descemet 膜及内皮正常（图 11-0-9C）。

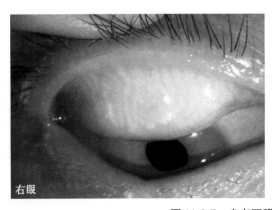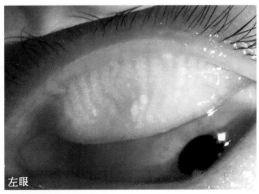

图 11-0-7　患者双眼红外线睑板腺照片

双眼睑板腺少量缺失，腺体边界模糊，可见白色点状改变

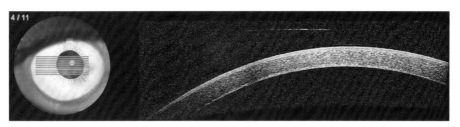

图 11-0-8　患者眼前节 OCT 图像

Descemet 膜前角膜基质呈高反光表现

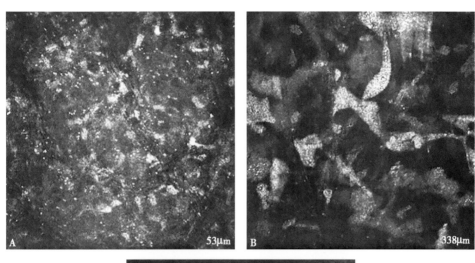

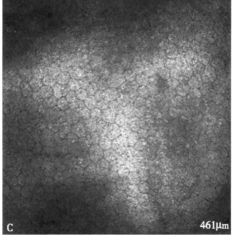

图 11-0-9　患者共焦镜图像

A. 角膜浅基质中可见点状高反光混浊；B. Descemet 膜前角膜深基质中可见角膜基质细胞增大，胞质中充满点状高反光物质；C. 角膜内皮细胞正常

（四）诊断

1. 双眼睑板腺功能障碍

2. 双眼 Descemet 膜前角膜营养不良

3. 性联隐性鱼鳞病

（五）治疗经过

热敷双眼，每天 2 次；清洁睑缘，每天 2 次；夫西地酸眼膏，涂于睑缘，每天 2 次；红霉素眼膏，涂于睑缘，每天 2 次；玻璃酸钠滴眼液，每天 3 次。

1 个月后复查，患者双眼酸痛、流泪好转，查体可见睑板腺开口堵塞及睑缘充血改善（图 11-0-10），Descemet 膜前角膜基质混浊无变化。

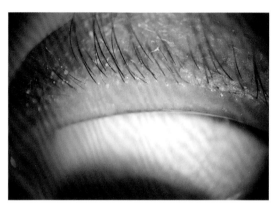

图 11-0-10 1 个月后患者睑缘前节像

患者治疗 1 个月后复诊，睑板腺开口堵塞及睑缘充血改善

（六）病例分析

患者年龄大于 30 岁，全身患有性联隐性鱼鳞病，眼部查体可见 Descemet 膜前角膜基质弥漫灰白色点片状混浊，Descemet 膜前角膜营养不良诊断明确。同时患者存在眼表刺激症状，睑缘可见睫毛根部鳞屑，睑板腺开口堵塞，睑缘充血，泡沫样分泌物，红外线睑板腺照相显示睑板腺减少，形态异常，MGD 诊断明确。MGD 是导致患者双眼酸痛流泪反复发作的主要原因，进行治疗后，患者症状有明显改善。

此前外院误将贴近 Descemet 膜的基质混浊当做 KP，在没有明显前房炎症加以佐证的情况下就给出"前葡萄膜炎"的诊断和治疗是欠妥的。当不易判断角膜病变深度时，眼前节 OCT 和角膜共聚焦显微镜是非常有效的辅助检查手段。

（汤 韵 晏晓明）

参 考 文 献

1. Weiss JS，Møller HU，Aldave AJ，et al. IC3D classification of corneal dystrophies-edition 2. Cornea，2015，34（2）：117-159.

2. Grayson M，Wilbrandt H. Pre-Descemet Dystrophy. Am J Ophthalmol，1967，64（2）：276-282.

3. Haritoglou C，Ugele B，Kenyon KR，et al. Corneal manifestations of X-linked ichthyosis in two brothers. Cornea，2000，19（6）：861-863.

4. Waring GO 3rd，Rodrigues MM，Laibson PR. Corneal dystrophies. I. Dystrophies of the epithelium，Bowman's layer and stroma. Surv Ophthalmol，1978，23（2）：71-122.

5. Lagrou L，Midgley J，Romanchuk KG. Punctiform and Polychromatophilic Dominant Pre-Descemet Corneal Dystrophy. Cornea，2016，35（4）：572-575.

6. Fernandez-Sasso D，Acosta JE，Malbran E. Punctiform and polychromatic pre-Descemet's dominant corneal dystrophy. Br J Ophthalmol，1979，63（5）：336-338.

7. Curran RE，Kenyon KR，Green WR. Pre-Descemet's membrane corneal dystrophy. Am J Ophthalmol，1974，77（5）：711-716.

8. Hung C，Ayabe RI，Wang C，et al. Pre-Descemet corneal dystrophy and X-linked ichthyosis associated with deletion of Xp22.31 containing the STS gene. Cornea，2013，32（9）：1283-1287.

9. Kempster RC，Hirst LW，de la Cruz Z，et al. Clinicopathologic study of the cornea in X-linked ichthyosis. Arch Ophthalmol，1997，115（3）：409-415.

10. Jay B，Blach RK，Wells RS. Ocular manifestations of ichthyosis. Br J Ophthalmol，1968，52（3）：217-226.

11. Malhotra C，Jain AK，Dwivedi S，et al. Characteristics of Pre-Descemet Membrane Corneal Dystrophy by Three Different Imaging Modalities-In Vivo Confocal Microscopy，Anterior Segment Optical Coherence Tomography，and Scheimpflug Corneal Densitometry Analysis. Cornea，2015，34（7）：829-832.

12. Kontadakis GA，Kymionis GD，Kankariya VP，et al. Corneal confocal microscopy findings in sporadic cases of pre-descemet corneal dystrophy. Eye Contact Lens，2014，40（2）：e8-e12.

13. Ye YF，Yao YF，Zhou P，et al. In vivo confocal microscopy of pre-Descemet's membrane corneal dystrophy. Clin Experiment Ophthalmol，2006，34（6）：614-616.

14. Kobayashi A，Ohkubo S，Tagawa S，et al. In Vivo Confocal Microscopy in the Patients With Cornea Farinata. Cornea，2003，22（6）：578-581.

第十二章 先天性遗传性角膜内皮疾病

第一节 Fuchs 角膜内皮营养不良

一、定义 分类 分期

Fuchs 角膜内皮营养不良（Fuchs endothelial corneal dystrophy，FECD）是一种以角膜滴状赘疣、角膜后弹力层增厚、角膜内皮细胞进行性丢失为特征的双眼遗传性角膜病变，这种病变可以导致疼痛性失明。

Fuchs 角膜内皮营养不良最初是由维也纳眼科医生 Ernst Fuchs 在 1910 年发现[1]，他报道了 13 例双眼角膜中央雾状混浊的老年患者，其中 9 例是女性。虽然 Fuchs 最初将其称为"角膜上皮性营养不良"，但他推测角膜水肿是由"后部内皮层的改变"引起。随后由于新的生物显微镜的引入，Koeppe[2] 在角膜水肿患者的内皮层发现了局部"酒窝"样改变。Vogt[3] 首先提出 Gutta 这一名词（希腊语中是滴状的意思），用来描述裂隙灯下角膜内皮的改变。在 1920 年，Kraupa[4] 首先正确地推论出从内皮改变到上皮水肿的进程。随后被其他人效仿[5-7]。此后正式被命名为 Fuchs 角膜内皮营养不良。20 世纪 70 年代电镜超微结构的研究进一步证实了 FECD 的上皮和基质的病理改变是角膜内皮细胞功能障碍的结果[8-10]。

FECD 有遗传成分。这类患者人群中，30%～50% 有明确的家族史[11]。尽管此疾病的一些特征使得疾病遗传型的判断还有困难，但目前认为 FECD 是种常染色体显性遗传疾病。尤其是 FECD 在疾病早期是无症状的，因此可能漏诊。临床显著的表现出现在晚年。

临床上 FECD 分为早发性 FECD 和晚发性 FECD。其中早发性 FECD 相对少见，在 1979 年由 Magovern 首次报道[12]。患者最早在 3 岁时就出现角膜滴状赘疣。用裂隙灯后部反光照明法检查时，与迟发性 FECD 粗糙清晰的滴状赘疣不同，早发性表现为细小、斑块状分布的滴状赘疣。角膜内皮镜检查时，与迟发性大的滴状赘疣不同，早发性是在内皮细胞中央出现小的、低平的滴状赘疣。早发性 FECD 的时间进展规律与晚发性 FECD 相似，只是出现得更早，在三四十岁时就出现明显的临床症状。早发性 FECD 在外显率上没有性别差异[12-14]。

迟发性发病率相对较高，多见于女性，某些病例报道中女性与男性的发病率比例为 4∶1[11]。疾病的外显率和表达可能因家族而异。女性患者的病情较严重，原因不明。家族中，女性出现角膜滴状赘疣的概率是男性的 2.5 倍，出现角膜水肿的概率是男性的 5.7 倍。疾病表现中外因可能起一定作用，但是还不很明确。FED 患者接受角膜移植的女和男的比例为 3∶1～4∶1[15, 16]。

美国的一项研究发现，高达 4% 的患者角膜内皮面有滴状赘疣，但最终发生角膜水肿的百分比要小得多[17]。其他地区也报道过更高的发病率，如冰岛人为 9%、新加坡人为 6.5%[18, 19]。

156

FECD 的患者中圆锥角膜、黄斑变性、心血管疾病的发病率也相对高[20-22]。相较于正常人群，FECD 的患者发生心血管疾病的危险性更高（44%/11%）。有学者指出 FECD 的发病与青光眼有关，但其间的联系还存在争议，有研究显示 FECD 常伴发短眼轴浅前房，还有研究发现 FECD 患者的房水引流较正常人群减弱，认为小梁网可能参与疾病的发生[23-24]。

FECD 进展缓慢，通常在发现角膜滴状赘疣后 20～30 年才出现视力下降，虽然是双眼疾病，但临床表现一般不对称。临床上一般分为四期[11, 25]。

第一期是滴状赘疣期（图 12-1-1，图 12-1-2），患者没有自觉症状。裂隙灯检查发现角膜中央内皮面有滴状赘疣（corneal guttae），但角膜厚度正常。滴状赘疣是不规则散在后部角膜的突起，通常伴有细小的色素堆积。滴状赘疣在裂隙灯直接照明法检查时表现为角膜后表面细小向后凸起的黑点；后部反光照明法检查时为散的露珠样表现；随着时间推移，滴状赘疣由中央逐渐向外扩散，同时也在中央增多融合，形成金箔样外观，用与角膜相切的宽光带照明法时，可见 Descemet 膜呈现金箔状变厚。角膜内皮细胞生物泵的功能一旦丢失，就进入本病的第二期。

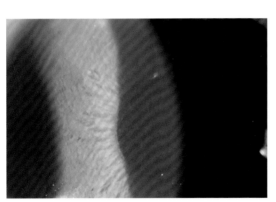
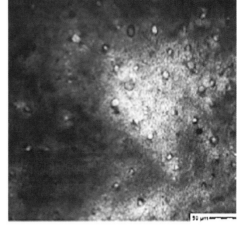

图 12-1-1　FECD 第一期 眼前节照相　　图 12-1-2　共焦显微镜 FECD 第一期 内皮面赘生物

第二期是角膜基质水肿期。这一期的特点是内皮细胞失代偿和基质水肿。这时，患者出现眩光症状和无痛性视力下降，尤其是早上醒来时，视力的变化与角膜水肿的程度呈正相关。早期可出现晨间视力差，到中午或傍晚视力提高，这主要与夜间睡眠时闭眼，导致角膜内皮细胞供养不足和角膜基质水分蒸发减少造成的角膜水肿有关。随着眼睛开后时间的延长，角膜基质水分蒸发增加，促进了角膜脱水，到下午或傍晚角膜水肿消退，视力会有提高。可以有眩光和光晕。角膜基质水肿最初出现在邻近后弹力层的后基质，用裂隙灯巩膜角膜缘分光照明法可以看到轻度的灰色混浊。此外，角膜基质水肿可以导致后弹力层出现细小的皱褶。随着疾病进展，整个角膜基质水肿，使得角膜呈毛玻璃样。

第三期出现典型的角膜上皮水肿（图 12-1-3），视力明显下降。最初可以发现细小的上皮微囊，上皮表面粗糙，外观不规则，裂隙灯巩膜角膜缘分光照明法可以清晰地看到上皮点状的改变，角膜荧光染色显示凸起的上皮微囊破坏了泪膜的分布。这个阶段角膜前表面的不规则和基质的水肿混浊导致视力进一步下降。刺激性的症状偶尔成为主要的主诉。检查可

以发现前基底膜改变。随着内皮功能持续恶
化，上皮囊泡融合，形成大的上皮内和上皮
下大泡。当大泡破裂时引起剧烈的眼痛和畏
光、流泪等症状，患者容易继发感染。

第四期是瘢痕期。角膜上皮下形成弥
漫的无血管的结缔组织，裂隙灯切向照明
可以清楚观察到。多次反复发作大泡破裂
者，更易形成瘢痕。由于瘢痕形成疼痛减
轻角膜知觉减退，上皮水肿减轻，疼痛有所
缓解，但是视力严重下降到手动水平。随

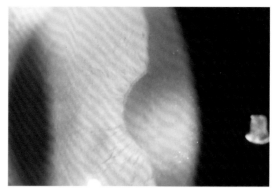

图 12-1-3　FECD 第三期 眼前节照相

着时间推移角膜周围可能逐渐出现新生血
管。这一期由于角膜移植手术的进步与普及，目前已经很少见了。

二、诊断

临床症状结合裂隙灯检查和（或）特殊检查就可以得出诊断。共聚焦显微镜可以清晰
的对 FECD 的特征性滴状赘疣成像，为临床诊断提供有力证据[26, 27]。

1．典型的临床表现　患者有临床症状，往往在 50 岁以后，逐渐出现视力下降，早期自
觉晨间比下午症状重。

2．裂隙灯显微镜检查　疾病早期可见
角膜内皮面有滴状赘疣和金箔样细小发光
点，之后逐渐出现基质水肿，上皮水泡。

3．角膜内皮镜检查　角膜内皮出现大
量黑区（图 12-1-4），角膜内皮细胞形态不均，
细胞增大并呈多形性，角膜内皮细胞密度明
显降低。

4．共聚焦显微镜检查　角膜内皮细胞
层可见大小不一、高反光圆点状赘疣，其周
围为暗区，晚期赘疣可融合，早期内皮细胞
形态正常，随病情进展，内皮细胞增大、肿
胀，失去多边形结构，终至结构不清，还会伴

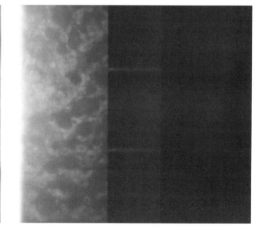

图 12-1-4　角膜内皮镜检查内皮面多个黑区

有上皮大泡、基质混浊、基质细胞网状激活状态等表现。

5．角膜超声厚度检查　疾病早期角膜厚度在正常范围内，当发生角膜内皮细胞功能失
代偿后角膜厚度大于 620μm。

三、鉴别诊断

FECD 的鉴别诊断可以包括任何具有滴状赘疣的疾病。有些老年性角膜内皮细胞退变也
会在角膜周边部出现滴状赘疣，也可出现类似本病的早期表现，但不会导致角膜水肿。病毒
性盘状角膜内皮炎、角膜基质炎、后部多形性角膜内皮细胞营养不良等均可观察到滴状赘疣
的形成。然而，在每一种疾病中，都会有其他角膜和眼前段的异常体征来鉴别诊断[11, 25-27]。

病毒性盘状角膜内皮炎有时会与 FECD 混淆,角膜后沉着物(keratic precipitate,KP)是鉴别诊断的要点。当急性水肿时 KP 不易被观察到,经过抗病毒联合糖皮质激素抗炎治疗,水肿减轻后 KP 就可以看到。

没有水肿的赘疣可以在基质角膜炎出现,特别是在角膜深层血管下线性排列。

赘疣也可以在后部多形性角膜内皮细胞营养不良出现,认真检查、密切随访,根据角膜的典型"双轨征"体征以共聚焦显微镜的图像可以做出鉴别。

角膜假性赘疣也可以在外伤、感染、炎症、角膜热成型术后出现,但这些赘疣是暂时的,当潜在病因消除以后,赘疣也会逐渐消失。因此,密切随访和检查有助于鉴别诊断。

Chandler 综合征是虹膜角膜内皮综合征的一种类型,内皮金属样的改变合并角膜水肿会与 FECD 赘疣相混淆,但此病多是单眼疾病,并伴有与 FECD 不同的眼前段改变,这些可以帮助鉴别。

四、组织病理学

在电子显微镜下正常的后弹力层(图 12-1-5,图 12-1-6)有两层:前部的条带层和后部的非条带层。前层只在胎儿发育过程中产生。大约 3μm 厚,由 110nm 带状胶原组成。后部非条带层在整个生命过程中连续沉积,平均速率为每 10 年 1～2μm。此进程导致后层的厚度从 20 岁时平均 3μm 到 80 岁时平均 10μm[28]。

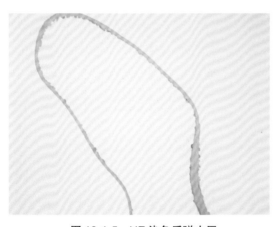

图 12-1-5　HE 染色后弹力层

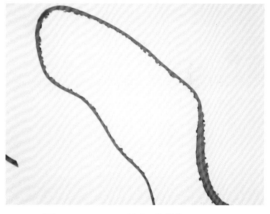

图 12-1-6　PAS 染色后弹力层

在 FECD,前部条带层正常;但是,后部非条带层变薄或缺失[8,29]。非条带层被异常的条带层替代,使得后弹力层增厚到 20μm 或以上[25]。这种异常的角膜含 110nm 的带状胶原纤维,类似前带状层的纤维,但排列不规则呈无序状态。异常的后层也含纺锤状胶原束、微纤维和不定型基质[29,30]。耐酸纤维这种不是后部角膜的正常组成成分,也可出现[31]。内皮细胞成纤维细胞化生,可能是异常物质沉积到后弹力层后层的原因[32]。

显微镜下,后弹力层增厚可以有 4 种形式[29,32,33]:①不连续的赘生物或滴状赘疣向前房突出;②多层赘生物;③赘生物埋藏在多层胶原组织内;④多层胶原组织没有赘生物。赘生物引起其上的角膜内皮细胞变薄、形态改变,导致内皮细胞变薄、核间距增宽尤其是在赘生物顶端。组织学上后弹力层显著增厚和内皮细胞减少的区域同临床上角膜严重水肿的区域是一致的。

超微结构研究发现 FECD 的角膜有许多改变。尽管在疾病早期内皮细胞形态大多数维持正常，还是可以发现线粒体嵴的丢失[11]。非特异性变性改变（如空泡、细胞器肿胀、髓样结构、内质网扩张、色素团和细胞质纤维增加）也会出现[8, 30, 33, 34]。随着疾病的进展，内皮细胞不能维持特征性的六角形形状。细胞大小从正常的 400μm² 增加到大约 1000μm²。细胞间连接复合体松解，引起内皮细胞单层不连续。扫描电镜明确 FED 不规则的后部角膜表面，显示严重变性的内皮细胞，伴有片状细胞丢失，暴露其下的胶原纤维组织网[32]。这些改变均位于角膜水肿区域。非水肿区域的角膜的内皮细胞的超微结构相对正常。

FECD 的基质改变不是很特异。在疾病早期，在镜下基质是正常的。如果出现基质水肿就说明胶原层的正常结构受到破坏，纤维间隙扩大，被激活的角膜基质细胞释放颗粒样纤维物质。大部分前弹力层保持完整，除了偶尔出现局灶性缺失被结缔组织填充[9]。在疾病晚期，可以发现前弹力层和上皮基底膜之间存在厚的无血管的上皮下结缔组织。这些纤维细胞层内含活化的成纤维细胞、胶原纤维和基底膜样物质，可以使基底膜的厚度增加到350μm，大约是正常厚度的 7 倍[9]。随着时间进展，此层可能会出现新生血管[35]。

随着角膜水肿加重，角膜上皮也会受到影响。最初可以发现上皮基底层出现上皮内水肿。随着更多的液体在细胞内的聚积，细胞破裂引起细胞间水肿。伴随着时间推移，局部上皮基底细胞可以从基底膜脱离形成上皮下大泡[9, 36, 37]。

五、病理生理学

FECD 的病理机制在于角膜内皮细胞的改变。病变的内皮细胞产生异常的胶原物质引起后弹力层出现滴状赘疣，并逐渐增多融合，导致后弹力层逐渐增厚，逐步造成内皮细胞形态的改变和内皮细胞功能的丧失。内皮细胞形态和功能的改变引起角膜水肿，并进行加重。

由于电解质通过 Na^+/K^+-ATF 酶泵从基质主动运输到前房（继发于房水顺着渗透压梯度的运输），角膜的脱水状态得以维持。在 FECD 早期泵的密度和速率可以增加[38, 39]，可能是一种对功能性角膜内皮细胞数目减少的代偿机制。随着疾病进展，功能性 Na^+/K^+-ATF 酶泵的数目也会逐渐下降[38, 39]。最后残余的内皮细胞不再能够维持角膜的脱水状态，角膜就会出现水肿。

完整的单层内皮细胞也能作为一种水和溶质从房水弥散的被动屏障。还不清楚这种屏障功能在 FECD 中是否也受到破坏。某些研究发现中央角膜滴状赘疣的内皮渗透性有增加，提示内皮屏障功能的破坏可能 FED 的早期表现[40, 41]。但是二维扫描荧光照相仪的结果不支持这些观点[42]。

尽管对 FECD 的原发病理机制和自然病程已经很了解，但造成特征性的内皮细胞功能障碍的原因仍然未知。对于 FECD 的病理机制提出了许多假设，但是都还没有得到明确证实。

有报道，在 FECD 患者的血清和房水中纤溶酶原降解产物增加，提示纤溶系统在 FECD 病理机制中可能有一定的作用[43]。在 FECD 患者的后弹力层，纤溶酶原 / 纤维蛋白抗原免疫荧光染色阳性，而正常眼为阴性[44]。最近，一项研究发现 FECD 患者出现大泡性角膜病变后，当应用全身抗纤溶制剂（氨甲环酸）治疗后，中央角膜厚度和视力都有改善[45]。但这个发现的意义还不清楚。

某些研究针对房水组成异常对 FED 发病机制的作用进行了研究。已经发现 FED 患者的前房多种氨基酸浓度有改变[46]，但是这些差异可能仅仅是角膜转运机制异常的结果。

由于女性 FECD 发生率相对高以及出现更严重的 FECD 表型概率较大，也有人提出是否激素在 FECD 的发病机制中有一定作用[35]，尽管这个假设的证据还很少。有趣的是，即使是正常人,到 70 岁时,女性后弹力层后部非条带层的厚度是同年龄男性的 2 倍[28]。

角膜内皮起源于神经外胚层。FECD 以及其他遗传性内皮营养不良,可能是神经嵴细胞末期诱导或终末分化异常的结果[35]。最近,在家族性和散发的 FECD 患者中发现了编码Ⅷ型胶原 α2 链(一种内皮基底膜的成分)的 *COL8A2* 基因发生错义突变[47]。在家族性 PPMD 患者中也发现了类似表现,作者由此假设Ⅷ型胶原可能影响这些疾病的角膜内皮细胞的终末分化。

一些证据提示凋亡或凋亡调控可能在 FECD 中起一定作用[48,49]。FECD 患者凋亡的内皮细胞平均百分比显著高于对照组,正常角膜细胞和 FECD 角膜细胞间凋亡差异明显,尽管透射电镜并没有发现 FECD 内皮凋亡增加的结论性证据。角膜细胞参与细胞外基质的转化,更重要的是它能提供物理性支持和生长因子维持正常的角膜内皮功能[50]。在培养角膜内皮细胞时,如果有角膜细胞参与则内皮细胞以 2 倍速度生长,提示角膜细胞可以分泌内皮细胞维持和增殖所需的生长因子[51]。角膜细胞过度凋亡,减少了生长因子的生成,这可能是内皮细胞功能障碍的第一步[52]。FECD 患者的角膜内皮细胞也发现有显著的线粒体超微结构的异常[11]。

线粒体有一些独特的特点[53]。它们含自身染色体外 DNA,为母系遗传,与细胞核 DNA 不同。线粒体基因组,是 16.6kb 环形双链 DNA,编码结构 RNA 和参与氧化磷酸化的蛋白。线粒体独立地复制、转录和翻译自身 DNA。但是有效能量的产生需要线粒体编码基因产物和细胞核基因产物协同作用。

线粒体 DNA 突变率是细胞核 DNA 的 10 倍。不仅是因为线粒体 DNA 沐浴在氧化磷酸化产生的自由基之中,同时它还缺乏保护性组蛋白和复杂的 DNA 修复系统。因为线粒体 DNA 没有内含子,所以突变更可能影响编码区域。线粒体 DNA 遗传的生殖细胞的突变沿母系向下遗传。除了可遗传的突变,体细胞也会发生不可遗传的线粒体 DNA 突变或缺失。体细胞突变的聚积可能是年龄相关性疾病,如帕金森病的病理机制[11]。正常和突变的线粒体 DNA 通常并存与同一个细胞,称为异质化。有一个阈值效应引起临床 ATP 产生缺乏所需要的突变线粒体 DNA 的比例因人而异,也因器官和特定的组织而异。

线粒体 DNA 异常引起许多种疾病,一般称为线粒体脑肌病。这些疾病包括 Leber 遗传性视神经病变和慢性进行性眼外肌麻痹,病变的表现多样,主要影响能最需求高的细胞和组织[54]。角膜内皮细胞有丝分裂期后的特点以及它们需要大量能量的事实提示角膜内皮可能是遗传性或获得性线粒体 DNA 损伤的高发部位。有许多线粒体异常的患者出现原发性角膜内皮异常的病例报道[55-56]。这些临床疾病的相关表现,以及线粒体 DNA 的独特特点和角膜内皮细胞的生物特性,都提示遗传的或获得性的线粒体 DNA 缺陷可能是 FECD 的病因。

六、分子遗传学

国外的研究指出,大约 30%～50%FECD 患者有阳性家族史,这表明疾病的发病具有很强的遗传性[11]。多年来诸多研究表明,与 FECD 发病有关的基因包括 COL8A2,SLC4A11,ZEB1,LOXHD1 和 TCF4 等[47,57-61]。

迟发性 FECD 于 1910 年初次报道时就被认为与遗传、性别、环境等因素有关。流行病学调查表明迟发性 FECD 具有家族遗传倾向,Rosenblum 等对 25 个家系的临床资料进行研究分析,认为其遗传模式为常染色体显性遗传,且女性发病率明显大于男性,发病年龄多见于 40 岁以上。2006 年,Sundin 等第一次将迟发性 FECD 基因位点定位于 13pTel-13q12.13。同年,其在对另 3 个迟发性 FECD 家系的研究中,又将第 2 个基因位点定位于

18q21.2-q21.32。

早发性 FECD 的主要致病基因是 COL8A2 基因。COL8A2 基因编码Ⅷ型胶原 α2 链。2001 年 Biswas 等通过对某家系 3 代成员的研究，证明 COL8A2 基因位于 1p32.3-p34.3。它可能改变了Ⅷ型胶原 α2 链三级结构，从而影响Ⅷ型胶原分子的稳定性。Ⅷ型胶原蛋白是角膜后弹力层的重要组成部分，由角膜内皮细胞分泌的，包括 α1 链和 α2 链。α1 链和 α2 链高度有序的排列形成具有特殊三维结构的胶原晶体。COL8A2 错义突变改变了Ⅷ胶原 α2 链的三维螺旋结构，α2 链错误折叠，错误折叠的蛋白激活未折叠蛋白反应，从而改变了Ⅷ胶原蛋白晶体结构。最后Ⅷ型胶原蛋白影响神经嵴分化成角膜内皮细胞，扰乱了角膜内皮细胞的结构与功能，产生了异常的基底膜与纤维胶原产物—滴状赘疣。滴状赘疣进一步损伤角膜内皮细胞，最终引起角膜细胞凋亡。

七、治疗和预后

FECD 在早期没有症状时无需治疗。当角膜没有水肿而需要进行白内障手术时，术前要注意对角膜内皮的检查，术中要注意保护角膜内皮。当 FECD 患者出现症状后，可以选择高渗剂等药物治疗，但一般是在患者自己对是否接受角膜移植手术持顾虑态度和等待角膜移植手术时的姑息治疗，不建议长期使用药物治疗导致错过最佳手术时机，因为目前还没有药物可以延缓角膜营养不良的进展；而随着角膜移植手术的革命性进步，FECD 患者接受角膜移植手术，特别是角膜内皮移植手术可以获得很好的预后。

FECD 早期没有无症状，不需要治疗。患者可能需要避免使用角膜接触镜，因为相对缺氧可能会加重角膜内皮的损伤[62, 63]。同样，这些患者如果有青光眼最好不用表面碳酸酐酶抑制，因为这些制剂可能会引起不可逆的角膜水肿[64]。

角膜失代偿的早期可局部应用高渗药物（如 5% 氯化钠盐水或眼膏，20% 葡萄糖软膏等）辅以消炎抗感染局部用药[35]。局部高渗制剂通过暂时增加角膜泪液层的渗透压而发挥作用。晨起后也可将吹风机放在距角膜一臂远的距离吹风，促进角膜脱水。另外，降低眼压也能减小静水压，静水压能推动液体向角膜移动，因此也能减少角膜水肿。当病情进展时，所有的药物保守治疗都不是特别有效。我们不建议长期使用高渗药物，避免错过最佳的手术治疗时期。对于大泡性角膜病变患者，特别是反复发生角膜上皮糜烂的患者，配戴高透氧率的治疗性绷带式角膜接触镜，可以减少刺激症状和缓解疼痛。可以添加睫状肌麻痹剂来缓解睫状肌痉挛引起的不适。是否使用局部糖皮质激素治疗 FECD 患者的基质水肿还不明确[65]。

眼科医生要重视预测有角膜滴状赘疣的患者是否有发生角膜内皮细胞失代偿的风险[66]。应用角膜内皮镜进行角膜内皮细胞检查十分必要。角膜内皮细胞计数和角膜水肿之间只有间接的统计相关性。当内皮细胞密度在 2000/mm² 到 750/mm²，增加细胞代谢活动和增加泵数量和密度的补偿机制会阻止发生显著的角膜水肿。然而，当内皮细胞密度降低到 500/mm²，补偿机制失效，角膜发生水肿。美国眼科学会建议当内皮细胞密度小于 1000/mm² 时应当重视内眼手术造成角膜内皮细胞失代偿的风险。美国眼科学会建议的另一个方法是进行角膜厚度测量，当角膜厚度大于 640μm 时[67]，白内障手术造成角膜内皮失代偿的风险增加。但角膜厚度在不同个体间存在较大差异，另一个有用的技巧是比较中周部和中央的角膜厚度，如果中央的角膜厚度大于中周部的角膜厚度，那说明是有临床意义的角膜增厚[66-71]。

谢立信[72]认为，因为本病早期常无症状，不少患者是在做老年性白内障手术，术前进行角膜内皮细胞检查时发现,临床上应注意与生理性黑区相鉴别。生理性黑区和病理性黑区的鉴别要点:①生理性黑区多为单眼,病理性黑区为双眼;②生理性黑区在某处偶然发现,多为单发,病理性黑区常在同一患者的角膜内皮多个部位均可发现,为多发;③临床上发现有生理性黑区者,无角膜内皮细胞功能失代偿现象,而有病理性黑区者,常表现为内皮细胞功能异常的临床征象。

谢立信[72]对 2026 例老年性白内障患者行白内障摘除联合人工晶状体植入术前行角膜内皮细胞检查(角膜内皮镜),确诊为 FECD 的患者 17 例,表明老年性白内障患者中 FECD 的发生率为 0.8%。

对于 FECD 一期(图 12-1-3)或二期有明显白内障的患者,如果角膜足够清亮到可以保持手术野清亮,那么可以单独进行白内障超声乳化。术前应与与患者充分交流,交代白内障手术后可能会出现角膜失代偿。但是如果没有发生失代偿,那么就可以延迟进行角膜移植手术。

FECD 患者对白内障摘除术的耐受性差,术中使用"软壳技术"(soft shell technique)可以减少白内障手术对内皮细胞的损伤[72, 73]。该技术是在术中联合使用两种黏弹剂,一种是弥散型(如 Viscoat),而另一种是内聚型(如 Healon),可以在白内障术中为内皮细胞创造一个缓冲层以减少机械力的损伤。超声乳化晶状体核时尽量采用低能量、高负压模式,增加对核碎片的握持力,减少浪涌现象。超声乳化头尽量埋于晶状体皮质下,避免朝向角膜内皮面操作,晶状体皮质和 Viscoat 共同阻挡超声波的能量,更有效地保护角膜内皮。短时间、低能量的乳化参数及娴熟的手术技巧可以将角膜内皮细胞的损伤降到最低程度。

多年来,角膜移植一直是使 FECD 患者恢复视力的唯一治疗方法。

随着显微外科技术的改进和手术方式的革命性进步,对 FECD 患者进行手术干预的门槛已经放宽。

在过去,穿透性角膜移植是治疗 FECD 的主要手术方法[74]。文献报道的 FECD 患者接受穿透性角膜移植的长期疗效存在差异,但植片存活和视力恢复的总体预后还比较令人满意。长期(至少随诊一年)植片透明率为 61%~98%[75-77]。FECD 穿透性角膜移植术后的视力和圆锥角膜相似,在 3 个月时有 50% 的患者视力超过 20/40[77]。FECD 角膜移植的终身预后还在观察中,因为存在着进行性的内皮细胞丧失,并且也没有健康的宿主角膜内皮细胞来源能使植片增生。植片排异,是移植失败的主要原因,在接受穿透性角膜移植手术的 FECD 患者中发生率为 5%~29%[75-77]。早期发现和积极治疗排斥过程可以降低移植失败的概率。尽管 FECD 患者穿透性角膜移植的成功率相对较高,但术中"开窗"的风险,术后散光、缝线相关的问题,以及眼球壁的构造强度永久性减弱,导致眼科医生往往会等到病情发展到晚期才进行穿透性角膜移植手术。

而过去 20 年发展起来的角膜内皮移植手术克服了穿透性角膜移植手术的许多缺点,从而使 FECD 患者能够在早期接受手术治疗。目前,角膜内皮移植术是 FECD 手术治疗的首选方法[74, 78]。

角膜内皮移植手术选择性地去除病变的角膜内皮和后弹力层,植入角膜内皮植片,术后散光小、视力恢复快、排斥反应风险小。角膜内皮移植手术经历了从深板层角膜内皮移植术(deeplamel lar endothelial keratoplasty,DLEK)、剥离后弹力层的角膜内皮移植术(Descemetstripping endothelial keratoplasty,DSEK)、角膜后弹力层剥除联合自动角膜刀取材内皮移植术(Descemet stripping automated endothelial keratoplasty,DSAEK)、后弹力膜角膜内皮移植手术（Descemet membrane endothelial keratoplasty，DEMK）的发展。

从 2005 年到 2014 年，美国穿透性角膜移植的比例 95% 降至 42%，而 DSEAK 则增长到 50%。根据 2016 年美国眼科学会统计报告，DSAEK 是美国最常用的角膜内皮移植手术，但自 2011 年以来，每年进行 DMEK 手术的数量逐年增加[74, 78, 79]。

与 DSAEK 相比，DMEK 的主要优点是更快的视力恢复、更好的最终视力和更低的排斥反应率（DMEK 为 1%，DSAEK 为 5%～14%）；这可能有助于减少长期外用糖皮质激素的需要，从而降低类固醇诱导的眼压升高的发生率[80-83]。虽然最近已经改进了一些简化 DMEK 手术的策略，但是由于在内皮植片展开和定位方面的挑战，DMEK 最初的学习曲线仍然比 DSAEK 陡峭一些。此外，DMEK 对前房和晶状体虹膜隔的完整性要求颇高，并非适宜应用在所有的角膜失代偿患者中[84-86]。尽管存在这些挑战，角膜内皮移植手术已经彻底改变了我们治疗 FECD 的能力。

近年来，研究发现 ROCK 酶抑制剂在体外可以促进角膜内皮细胞增殖，在体内可以促进角膜内皮细胞愈合，进而有研究应用 ROCK 抑制剂滴眼液治疗一例因 FED 角膜内皮失代偿的患者，取得了令人鼓舞的结果[87-92]。今后的研究将继续在培养内皮细胞联合 ROCK 抑制剂注入前房等方面深入展开[88, 91]。虽然角膜移植一直是 FECD 的唯一治疗方法。然而，组织工程技术的进步，如细胞疗法和药物制剂，将为 FECD 患者提供具有更微创更有效的治疗[93-95]。

（肖格格）

参 考 文 献

1. Ernest F. Dystrophia epithelialis corneae. Albrecht Von Graefes Arch Klin Exp Ophthalmol, 1910; 76: 478-508.

2. Koeppe L. Klinische Beobachtungenmit der Nernstspaltlampe und dem Hornhautmikroskop（German）. Graefes Arch Klin Exp Ophthalmol, 1916; 91: 363-379.

3. Vogt A. W Weitere Ergebnisse der Spaltlampenmikroskopie des vordern Bulbusabbbschnittes（German）. Graefes Arch Klin Exp Ophthalmol 1921; 106: 63-103

4. Kraupa E. Pigmentierung der Hornhauthinterflache bei "Dystrophia epithelialis（Fuchs）"（German）. Z. Augenheilkd, 1920; 44: 247-250.

5. Graves B. A bilateral chronic affection of the endothelial face of the cornea of elderly persons with an account of the technical and clinical principles of its silt-lamp observation. Br J Ophthalmol, 1924; 8: 502-544

6. Kirby DB. Excrescences of the central area of Descemet's membrane. Arch Ophthalmol, 1925; 54: 588-591.

7. Friedcnwald H, Friedenwald JS. Epithelial dystrophy of the cornea. Br J Ophthalmol, 1925; 9: 14-20.

8. Iwamoto T, DeVoe AG. Electron microscopic studies on Fuchs' combined dystrophy. Ⅰ. Posterior portion of the cornea. Invest Ophthalmol, 1971; 10: 4-28.

9. Iwamoto T, DeVoe AG. Electron microscopic studies on Fuchs' combined dystrophy. Ⅱ. Anterior portion of the cornea. Invest Ophthalmol, 1971; 10: 29-40

10. Pollack FM. The posterior corneal surface in Fuchs dystrophy. Scanning electron microscope study. Invest Ophthalmol, 1974; 13: 913-922.

11. Borboli S, Colby K. Mechanisms of disease: Fuchs endothelial dystrophy. Ophthalmol Clin North Am, 2002; 15: 17-25.

12. Magovern M, Beauchamp GR, McTigue JW, et al. Inheritance of Fuchs combined dystrophy.

Ophthalmology，1979；86：1897-1923.

13. Gottsch JD，Sundin OH，Liu SH，et al. Inheritance of a novel COL8A2 mutation defines a distinct early-onset subtype of Fuchs' corneal dystrophy. Invest Ophthalmol Vis Sci，2005；46：1934-1939.

14. Waring GO，Rodrigues MM，Laibson PR. Corneal dystrophies. Ⅱ. Endothelial dystrophies. Surv Ophthalmol，1978；23：147-168.

15. Dobbins KRB，Price FW，Whitson WE. Trends in the indications for penetrating keratoplasty in the Midwestern United States. Cornea，2000；l9：813-816.

16. Macno A，Naor J，Lee HM，cc al. Three decades of corneal transplantation：indications and patien characteristics. Cornea，2000；19：7-11.

17. Krachmer JH，Purcell JJ，Young CW，et al. Corneal endothelial dystrophy. A study of 64 families. Arch Ophthalmol，1978；96：2036-2039.

18. Zoega GM，Fujisawa A，Sasaki H，et al. Prevalence and risk factors for cornea guttata in the Reykjavik Eye Study. Ophthalmology，2006，113（4）：565-569.

19. Kitagawa K，Kojima M，Sasaki H，et al. Prevalence of primary cornea guttata and morphology of corneal endothelium in aging Japanese and Singaporean subjects. Ophthalmic Res，2002，34（3）：135-138.

20. Lipman RM，Rubenscein JB，Toreznski E. Keracoconus and Fuchs corneal endothelial dystrophy in a patient and her family. Arch Ophthalmol，1990；108：993.

21. Rao GP，Kaye SB，Agius-Fernandez. A. Central corneal endo thclial guttae and age-relaccd macular degeneration：is there an association？ Indian J Ophthalmol，1998；46：601-604.

22. Olsen T. Is there an association between Fuchs' endothelial dyscrophy and cardiovascular disease？ Graefes Arch Clin Exp Ophthalmol，1984-，221：239-240.

23. Pirts JF，Jay JL. The association of Fuchs corneal cndorhelial dyscrophy with axial hypermetropia，shallow amorior chamber，and angle closure glaucoma. Br J Ophthalmol，1990；74：601.

24. Roberts CW，Steinert RF，Thomas JV，et al. Endothelial guttata and the facility of aqueous outflow. Cornea，1984；3：5.

25. Wilson SE，Bourne WM. Fuchs' dystrophy. Cornea 1988；7：2-18.

26. 李凤鸣，谢立信. 中华眼科学，第3版. 北京：人民卫生出版社，2014.

27. 孙旭光. 活体角膜激光扫描共聚焦显微镜图谱. 北京：人民军医出版社，2014.

28. Johnson DH，Bourne WM，Campbell RJ. The ultrastructure of Descemet's membrane. Ⅰ. Changes with age in normal corneas. Arch Ophthalmol，1982；100：1942-1947.

29. Bourne WM，Johnson DH，Campbell RJ. The ultrastructure of Descemet's membrane. Ⅲ. Fuchs dystrophy. Arch Ophthalmol，1982；100：1952-1955.

30. Rodrigues MM，KrachmEr JH，et al. Fuchs corneal dystrophy. A clinicopathologic study of the variation in corneal edema. Ophthalmology，1986；93：789.

31. Alexander RA，Grierson I，Garner A. Oxytalan fibers in Fuchs' endothelial dystrophy. Arch Ophthalmol，1981；99：1622-1627.

32. Polack FM. The posterior corneal surface in Fuchs' dystrophy. Scanning electron microscope study. Invest Opbthaimol，1974；13：913.

33. Hogan MJ，Wood I，Fine M. Fuchs' endothelial dystrophy of thc cornea. Am J Ophthalmol，1974；78：363-383.

34. Kayes J, Holmberg A. The fine structure of the cornea in Fuchs endothelial dystrophy. Invest Ophthalmol, 1964; 3: 47-67.

35. Adamis AP, Filatov V, Tripathi BJ, etc al. Fuchs' endothelial dystrophy of the cornea. Surv Ophthalmol, 1993; 38: 149—167.

36. Bron AJ, Tripathi RC. Cystic disorders of the corneal epithelium. I. Corneal aspects. Br J Ophthalmol, 1973; 57: 361-375.

37. Tripathi RC, Bron AJ. Cystic disorders of the corneal epithelium. II. Pathogenesis. Br J Ophthalmol, 1973; 57: 376-390.

38. Geroski DH, ct al. Pump function of the human corneal endothelium. Ophthalmology, 1985; 92: 759.

39. McCartney MD, Wood TO, McLaughlin BJ. Moderate Fuchs' endothelial dystrophy ATPase pumpsite density. Invest Ophthalmol Vis Sci, 1989; 30: 1560,

40. Stanley JA. Water permeability of the human cornea. Arch Ophthalmol 1972; 87: 568.

41. Waltman SR, Kaufman HE. In vivo studies of human corneal endothelial permeability. Am J Ophthalmol, 1970; 70: 45.

42. Wilson SE, Bourne WM, O'Brien PC, ct al. Endothelial function and aqueous humor flow rate in patients with Fuchs' dystrophy. Am J Ophthalmol, 1988; 106: 270-278.

43. Bramsen T, Stenbjerg S. Fibrinolytic factors in aqueous humor and scrum from patients with Fuchs dystrophy and patients with cataract. Acta Ophthalmol, 1979; 57: 470-476.

44. Kenney MC, Labermeier U, Hins D, et al. Characterization of the Descemect's membrane/posterior collagenous layer isolated from Fuchs' endothelial dystrophy corneas. Exp Res, 1984 ; 39: 267-277.

45. Bramsen T, Ehlers N. Bullous keratopathy (Fuchs' endothelial dystrophy) treated systemically with 4-trans-amino-cyclohexano-carboxylic acid. Acta Ophthalmol, 1977; 55: 665-673.

46. Rosenthal WN, Blitzer M, Insler MS. Aqueous amino acid levels in Fuchs' corneal dystrophy. Am J Ophthalmol, 1986; 102: 570-574.

47. Biswas S, Munier FL, Yardley J, et al. Missense mutations in COL8A2, the gene encoding the alpha2 chain of type VIII collagen, cause two forms of corneal endothelial dystrophy. Hum Mol Genet, 2001, 10(21): 2415-2423.

48. Borderie VM, Baudrimont M, Vallee A, et al. Corneal endothelial cell apoptosis in patients with Fuchs' dystrophy. Invest Ophthalmol Vis Sci, 2000; 41: 2501-2505.

49. Li QJ, Ashraf F, Shen DF, et al. The role of apoptosis in the pathogenesis of Fuchs endothelial dystrophy of the cornea. Arch Ophthalmol, 2001; 119: 1597-1604.

50. Thalmann-Goetsch A, Engelmann K, Bednarz J. Comparative study on the effects of different growth factors on migration of bovine corneal endothelial cells during wound healing. Acad Ophthalmol Scand, 1997; 75: 490-495.

51. Senoo T, Takahashi K, Chiba K, et al. Stimulation of corneal endothelial cell proliferation by interleukins, complete mitogens and corneal parenchymal cell-derived factors. Nippon Gakkai Zasshi, 1996; 100: 845-852.

52. Tuberville AW, Wood TO, McLaughlin BJ. Cytochrome oxidase activity of Fuchs' endothelial dystrophy. Curr Eye Res, 1986; 5: 939-947.

53. Johns DR. Mitochondrial DNA and disease. N Engl J Med 1905; 333: 638-644.

54. DiMauro S, Moraes CT. Mitochondrial encephalomyopathies. Arch Neurol, 1993; 50: 1197-1208.

55. Ohkoshi K, Ishida N, Yamaguchi T, et al. Corneal endothelium in a case of mitochondrial

Ophthalmology，1979；86：1897-1923.

13. Gottsch JD，Sundin OH，Liu SH，et al. Inheritance of a novel COL8A2 mutation defines a distinct early-onset subtype of Fuchs' corneal dystrophy. Invest Ophthalmol Vis Sci，2005；46：1934-1939.

14. Waring GO，Rodrigues MM，Laibson PR. Corneal dystrophies. Ⅱ. Endothelial dystrophies. Surv Ophthalmol，1978；23：147-168.

15. Dobbins KRB，Price FW，Whitson WE. Trends in the indications for penetrating keratoplasty in the Midwestern United States. Cornea，2000；l9：813-816.

16. Macno A，Naor J，Lee HM，cc al. Three decades of corneal transplantation：indications and patien characteristics. Cornea，2000；19：7-11.

17. Krachmer JH，Purcell JJ，Young CW，et al. Corneal endothelial dystrophy. A study of 64 families. Arch Ophthalmol，1978；96：2036-2039.

18. Zoega GM，Fujisawa A，Sasaki H，et al. Prevalence and risk factors for cornea guttata in the Reykjavik Eye Study. Ophthalmology，2006，113（4）：565-569.

19. Kitagawa K，Kojima M，Sasaki H，et al. Prevalence of primary cornea guttata and morphology of corneal endothelium in aging Japanese and Singaporean subjects. Ophthalmic Res，2002，34（3）：135-138.

20. Lipman RM，Rubenscein JB，Toreznski E. Keracoconus and Fuchs corneal endothelial dystrophy in a patient and her family. Arch Ophthalmol，1990；108：993.

21. Rao GP，Kaye SB，Agius-Fernandez. A. Central corneal endo thclial guttae and age-relaccd macular degeneration：is there an association？ Indian J Ophthalmol，1998；46：601-604.

22. Olsen T. Is there an association between Fuchs' endothelial dyscrophy and cardiovascular disease？ Graefes Arch Clin Exp Ophthalmol，1984-，221：239-240.

23. Pirts JF，Jay JL. The association of Fuchs corneal cndorhelial dyscrophy with axial hypermetropia，shallow amorior chamber，and angle closure glaucoma. Br J Ophthalmol，1990；74：601.

24. Roberts CW，Steinert RF，Thomas JV，et al. Endothelial guttata and the facility of aqueous outflow. Cornea，1984；3：5.

25. Wilson SE，Bourne WM. Fuchs' dystrophy. Cornea 1988；7：2-18.

26. 李凤鸣，谢立信. 中华眼科学，第3版. 北京：人民卫生出版社，2014.

27. 孙旭光. 活体角膜激光扫描共聚焦显微镜图谱. 北京：人民军医出版社，2014.

28. Johnson DH，Bourne WM，Campbell RJ. The ultrastructure of Descemet's membrane. Ⅰ. Changes with age in normal corneas. Arch Ophthalmol，1982；100：1942-1947.

29. Bourne WM，Johnson DH，Campbell RJ. The ultrastructure of Descemet's membrane. Ⅲ. Fuchs dystrophy. Arch Ophthalmol，1982；100：1952-1955.

30. Rodrigues MM，KrachmEr JH，et al. Fuchs corneal dystrophy. A clinicopathologic study of the variation in corneal edema. Ophthalmology，1986；93：789.

31. Alexander RA，Grierson I，Garner A. Oxytalan fibers in Fuchs' endothelial dystrophy. Arch Ophthalmol，1981；99：1622-1627.

32. Polack FM. The posterior corneal surface in Fuchs' dystrophy. Scanning electron microscope study. Invest Opbthaimol，1974；13：913.

33. Hogan MJ，Wood I，Fine M. Fuchs' endothelial dystrophy of the cornea. Am J Ophthalmol，1974；78：363-383.

34. Kayes J，Holmberg A. The fine structure of the cornea in Fuchs endothelial dystrophy. Invest Ophthalmol，1964；3：47-67.

35. Adamis AP，Filatov V，Tripathi BJ，etc al. Fuchs' endothelial dystrophy of the cornea. Surv Ophthalmol，1993；38：149—167.

36. Bron AJ，Tripathi RC. Cystic disorders of the corneal epithelium. Ⅰ. Corneal aspects. Br J Ophthalmol，1973；57：361-375.

37. Tripathi RC，Bron AJ. Cystic disorders of the corneal epithelium. Ⅱ. Pathogenesis. Br J Ophthalmol，1973；57：376-390.

38. Geroski DH，ct al. Pump function of the human corneal endothelium. Ophthalmology，1985；92：759.

39. McCartney MD，Wood TO，McLaughlin BJ. Moderate Fuchs' endothelial dystrophy ATPase pumpsite density. Invest Ophthalmol Vis Sci，1989；30：1560，

40. Stanley JA. Water permeability of the human cornea. Arch Ophthalmol 1972；87：568.

41. Waltman SR，Kaufman HE. In vivo studies of human corneal endothelial permeability. Am J Ophthalmol，1970；70：45.

42. Wilson SE，Bourne WM，O'Brien PC，ct al. Endothelial function and aqueous humor flow rate in patients with Fuchs' dystrophy. Am J Ophthalmol，1988；106：270-278.

43. Bramsen T，Stenbjerg S. Fibrinolytic factors in aqueous humor and scrum from patients with Fuchs dystrophy and patients with cataract. Acta Ophthalmol，1979；57：470-476.

44. Kenney MC，Labermeier U，Hins D，et al. Characterization of the Descemect's membrane/posterior collagenous layer isolated from Fuchs' endothelial dystrophy corneas. Exp Res，1984 ；39：267-277.

45. Bramsen T，Ehlers N. Bullous keratopathy（Fuchs' endothelial dystrophy）treated systemically with 4-trans-amino-cyclohexano-carboxylic acid. Acta Ophthalmol，1977；55：665-673.

46. Rosenthal WN，Blitzer M，Insler MS. Aqueous amino acid levels in Fuchs' corneal dystrophy. Am J Ophthalmol，1986；102：570-574.

47. Biswas S，Munier FL，Yardley J，et al. Missense mutations in COL8A2，the gene encoding the alpha2 chain of type Ⅷ collagen，cause two forms of corneal endothelial dystrophy. Hum Mol Genet，2001，10（21）：2415-2423.

48. Borderie VM，Baudrimont M，Vallee A，et al. Corneal endothelial cell apoptosis in patients with Fuchs' dystrophy. Invest Ophthalmol Vis Sci，2000；41：2501-2505.

49. Li QJ，Ashraf F，Shen DF，et al. The role of apoptosis in the pathogenesis of Fuchs endothelial dystrophy of the cornea. Arch Ophthalmol，2001；119：1597-1604.

50. Thalmann-Goetsch A，Engelmann K，Bednarz J. Comparative study on the effects of different growth factors on migration of bovine corneal endothelial cells during wound healing. Acad Ophthalmol Scand，1997；75：490-495.

51. Senoo T，Takahashi K，Chiba K，et al. Stimulation of corneal endothelial cell proliferation by interleukins，complete mitogens and corneal parenchymal cell-derived factors. Nippon Gakkai Zasshi，1996；100：845-852.

52. Tuberville AW，Wood TO，McLaughlin BJ. Cytochrome oxidase activity of Fuchs' endothelial dystrophy. Curr Eye Res，1986；5：939-947.

53. Johns DR. Mitochondrial DNA and disease. N Engl J Med 1905；333：638-644.

54. DiMauro S，Moraes CT. Mitochondrial encephalomyopathies. Arch Neurol，1993；50：1197-1208.

55. Ohkoshi K，Ishida N，Yamaguchi T，et al. Corneal endothelium in a case of mitochondrial

encephalomyopathy（Kearns-Sayre syndrome）. Cornea 1989；8：210-214.

56. Albin RL. Fuchs' corneal dystrophy in a patient with mitochondrial DNA mutations. J Med Genet，1998；35：258-259.

57. Vithana EN，Morgan PE，Ramprasad V，et al. SLC4A11 mutations in Fuchs endothelial corneal dystrophy. Hum Mol Genet，2008，17（5）：656-666.

58. Chung DW，Frausto RF，Ann LB，et al. Functional impact of ZEB1 mutations associated with posterior polymorphous and Fuchs' endothelial corneal dystrophies. Invest Ophthalmol Vis Sci，2014，55（10）：6159-6166.

59. Riazuddin SA，Parker DS，McGlumphy EJ，et al. Mutations in LOXHD1，a recessive-deafness locus，cause dominant late-onset Fuchs corneal dystrophy. Am J Hum Genet，2012，90（3）：533-539.

60. Li YJ，Minear MA，Rimmler J，et al. Replication of TCF4 through association and linkage studies in late-onset Fuchs endothelial corneal dystrophy. PLoS One，2011，6（4）：e18044.

61. Kuot A，Hewitt AW，Griggs K，et al. Association of TCF4 and CLU polymorphisms with Fuchs' endothelial dystrophy and implication of CLU and TGFBI proteins in the disease process. Eur J Hum Genet，2012，20（6）：632-638.

62. Liesegang TJ. Physiologic changes of the cornea with contact lens wear. CLAO J，2002；28：12-27.

63. Nguyen T，Soni PS，Brizendine E，et al. Variability in hypoxia- induced corneal swelling is associated with variability in corneal metabolism and endothelial function. Eye Contact Lens，2003；29：117-125.

64. Konowal A，Morrison JC，Brown SV，et al. Irreversible corneal decompensation in patients treated with topical dorzolamide. Am J Ophthalmol，1999；127：403-406.

65. Wilson SE，Bourne WM. Effect of dexamethasone on corneal endothelial function in Fuchs' dystrophy. Invest Ophthalmol Vis Sci，1987；28（suppl）：326.

66. Roger A Goldberg，Sabri Raza，Eric Walford，et al. Fuchs endothelial corneal dystrophy：clinical characteristics of surgical and nonsurgical patients. Clinical Ophthalmology，2014；8：1761-1766.

67. Kopplin LJ，Przepyszny K，Schmotzer B，et al. Relationship of Fuchs endothelial corneal dystrophy severity to central corneal thickness. Arch Ophthalmol，2012；130（4）：433-439.

68. Ahmed KA，McLaren JW，Baratz KH，Maguire LJ，Kittleson KM，Patel SV. Host and graft thickness after Descemet stripping endothelial keratoplasty for Fuchs endothelial dystrophy. Am J Ophthalmol，2010；150（4）：490-497.

69. Prasad A，Fry K，Hersh PS. Relationship of age and refraction to central corneal thickness. Cornea，2011；30（5）：553-555.

70. Doughty MJ，Zaman ML. Human corneal thickness and its impact on intraocular pressure measures. Surv Ophthalmol，2000；44（5）：367-408.

71. Repp DJ，Hodge DO，Baratz KH，McLaren JW，Patel SV. Fuchs' endothelial corneal dystrophy：subjective grading versus objective grading based on the central-to-peripheral thickness ratio. Ophthalmology，2013；120（4）：687-694.

72. 谢立信，姚瞻，黄钰森等. Fuchs 角膜内皮营养不良患者白内障手术疗效分析. 中华眼科杂志，2003；39（10）：597-600.

73. 徐英男，龙潭，谢立信. Fuchs 角膜内皮营养不良患者白内障手术的临床观察. 中华眼视光学与视觉科学杂志，2014；（16）1：41-44.

74. Nanavaty MA，Shortt AJ. Endothelial keratoplasty versus penetrating keratoplasty for Fuchs endothelial dystrophy. Cochrane Database Syst Rev，2011；（2）：CD008420.

75. Fine M，West CE. Late results of keratoplasty for Fuchs' dystrophy. Am J Ophthalmol，1971；72：109-114.

76. Price FW，Whitson WE，Marks RG. Graft survival in four common groups of patients undergoing penetrating keratoplasty. Ophthalmology，1991；98：322-328.

77. Price FW，Whitson WE，Marks RG. Progression of visual acuity after penetrating keratoplasty. Ophthalmology，1991；98：1177-1185.

78. Price FW，Feng MT，Price MO. Evolution of endothelial keratoplasty：Where are we headed？ Cornea，2015；34（Suppl 10）：S41-S47.

79. Eye Bank Association of America（EBAA）. Surgical Use and Indications for Corneal Transplant Statistical Report Analysis-2016. Washington，DC，Eye Bank Association of America，2017.

80. Park CY，Lee JK，Gore PK，et al. Keratoplasty in the United States：A 10-year review from 2005 through 2014. Ophthalmology，2015；122：2432-2442.

81. Gorovoy MS. Descemet-stripping automated endothelial keratoplasty. Cornea 2006；25：886-889.

82. Melles GR，Ong TS，Ververs B，et al. Preliminary clinical results of Descemet membrane endothelial keratoplasty. Am J Ophthalmol，2008；145：222-227.

83. Price MO，Price FW，Kruse FE，et al. Randomized comparison of topical prednisolone acetate 1% versus fluorometholone 0.1% in the first year after descemet membrane endothelial keratoplasty. Cornea，2014；33：880-886.

84. Terry MA，Straiko MO，Veldman PB，et al. Standardized DMEK technique：Reducing complications using prestripped tissue，novel glass injector，and sulfur hexafluoride（SF6）gas. Cornea，2015；34：845-852.

85. Veldman PB，Dye PK，Holiman JD，et al. The S-stamp in descemet mem-brane endothelial keratoplasty safely eliminates upside-down graft implan-tation. Ophthalmology，2016；123：161-164.

86. Dapena I，Moutsouris K，Konstantinos D，et al. Standardized "no-touch" technique for descemet membrane endothelial keratoplasty. Arch Ophthalmol，2011；129：88-94.

87. Koizumi N，Okumura N，Ueno M，et al. Rho-associated kinase inhibitor eye drop treatment as a possible medical treatment for Fuchs corneal dystrophy. Cornea，2013；32：1167-1170.

88. Okumura N，Kinoshita S，Koizumi N. The role of Rho kinase inhibitors in corneal endothelial dysfunction. Curr Pharm Des，2017；23：660-666.

89. Okumura N，Fujii K，Kagami T，et al. Activation of the Rho/Rho kinase signaling pathway is involved in cell death of corneal endothelium. Invest Ophthalmol Vis Sci，2016；57：6843-6851.

90. Okumura N，Kinoshita S，Koizumi N. Cell-based approach for treatment of corneal endothelial dysfunction. Cornea，2014；33（Suppl 11）：S37-S41.

91. Kinoshita S. Clinical application of cultured human corneal endothelial cells. American Academy of Ophthalmology Annual Meeting 2016；2016；Chicago，IL.

92. Okumura N，Sakamoto Y，Fujii K，et al. Rho kinase inhibitor enables cell-based therapy for corneal endothelial dysfunction. Sci Rep，2016；6：26113.

93. Kim EC，Meng H，Jun AS. Lithium treatment increases endothelial cell survival and autophagy in a mouse model of Fuchs endothelial corneal dystrophy. Br J Ophthalmol，2013；97：1068-1073.

94. Kim EC，Meng H，Jun AS. N-Acetylcysteine increases corneal endothelial cell survival in a mouse model of Fuchs endothelial corneal dystrophy. Exp Eye Res，2014；127：20-25.

95. Hay EA，Knowles C，Kolb A，et al. Using the CRISPR/Cas9 system to understand neuropeptide biology and regulation. Neuropeptides，2017；64：19-25.

第二节 后部多形性角膜内皮细胞营养不良

后部多形性角膜内皮细胞营养不良（posterior polymorphous dystrophy，PPCD）是一种进展缓慢的角膜疾病，是一种罕见的、双侧角膜内皮及深基质层多形性改变的角膜后部营养不良，该病通常为常染色体显性遗传，亦有部分为常染色体隐性遗传，发病年龄不确切，对于大多数无临床症状的病人，无须特殊处理，但对于角膜功能失代偿的严重病例，则需行角膜移植术[1, 2]。

后部多形性角膜营养不良，在近 20 年逐渐引起人们的关注。有许多角膜移植术后移除角膜组织后的病理组织报道，然而，关于角膜移植术后临床以及相应的病理影响的报道非常少。第一个详细的综述性文章由 Grayson 在 1974 年发表。1974 年，Grayson 发表了一篇关于虹膜与前房条件以及牵拉联系的综述。在过去的 10 年中，检查了 120 例 PPCD 患者，其中 13 例进行了手术，病理上最显著的发现是角膜上皮样内皮细胞，因为这种细胞的存在和发展从而产生相应的一组临床表现。手术是否可以提高视力或是降低眼压与病理性的角膜内皮状态明显相关。Koeppe 在 1916 年第一次描述了后部多形性角膜营养不良的临床特征[1]，可以说是一种里程碑的事件，他描述了一种在后部角膜界面出现的大疱性的改变，首次在 6 例后部角膜营养不良的病人的双眼角膜后部发现大小不等的球面形片段沉着物，这种形态上的异常有别于 Fuchs 角膜营养不良角膜后部的病变。他将此病命名为"内部大疱性角膜病变"。虹膜与角膜相贴是 1964 年 SOUKUP 描述了一种 PPCD 非常显著易识别的临床特点[22]，青光眼并不是经常合并的特征。青光眼与 PPCD 的相关性是由 Rubenstein 和 Silverman 于 1968 年提出的。PPCD 是一种罕见的、双侧角膜内皮及深基质层多形性改变的角膜后部营养不良，该病通常为常染色体显性遗传，但是临床表现各异，即使在同一家族，比如，一个家庭成员可以只有单眼的一处内皮病变，而同胞兄弟可能出现角膜失代偿、广泛前粘连以及进行性发展的青光眼。亦有部分病例为常染色体隐性遗传，发病年龄不确切，对于大多数无临床症状的病人，无须特殊处理，但对于角膜功能失代偿的严重病例，则需行角膜移植术。目前国内关于 PPCD 的病例极少。

一、病因和发病机制

近 20 年有很多 PPCD 角膜移植以后病理的报告，但是没有临床能够影响 PPCD 病理性因素的报道。1974 年 Grayson 发表的文献回顾了虹膜和前房反应与角膜状态的关系。

1985 年在 Krachmer 的文献回顾中[14]，在后部多形性营养不良中最显著的病理改变是角膜上皮样的内皮细胞，而因此引发一系列临床改变，手术的预后，提高视力及降低眼压与内皮的病理改变直接相关。病理学检查可以发现角膜内皮异常，角膜内皮发生上皮化，引起这种转化的刺激因素目前还不清楚。

PPCD 是一种罕见的、双侧角膜内皮及深基质层多形性改变的角膜后部营养不良，欧美国家陆续有相关病例报道，但缺乏详细的流行病学资料。亚洲国家关于该病的报道甚少，日本的 Sani 等人曾对 1959 年至 1992 年期间 1259 眼行角膜移植的样本进行病因学统计分析，仅 1 例为 PPCD，临床上关于中国患 PPCD 的病例报道极为少见。

多数 PPCD 患者无自觉症状，常在眼科常规检查或家族调查时偶然发现，难以了解确切起病年龄，多为青少年。该病通常为常染色体显性遗传，目前认为 PPCD 的发生可能系某些基因的突变引起异常蛋白表达继发一系列病理过程所致的结果。

依据病变的严重程度不同,PPCD 的临床表现极不同。即使同一家系的不同患者,因致病基因外显程度不同,临床表现也极不同。绝大多数病人无自觉症状,视力无影响,病情趋于稳定状态。但本病亦可以缓慢进展,病情逐渐向角膜前部发展,最终形成角膜带状病变。此外,部分病人可在晚期出现虹膜角膜周边粘连而继发青光眼。

1995 年 Heon 等人[34] 在一个大家庭进行了全基因组连锁分析,发现 PPCD 20 号染色体长臂连锁(20p11.2-q11.2),目前被指定为 PPCD 1。随后 Vsx1 基因是由同一组映射到这个区域是 PPCD 的候选基因。他们发现两个两序列的变化(G160 和 p247r)[35]。Biswas 等人对早发性 Fuchs 角膜营养不良,和一二代家族 PPCD 的几个家庭的全基因组搜索,发现疾病过程中都对染色体 1p34.3-p32 短臂现在分为 PPCD 2 一个错义突变。突变的基因编码的胶原蛋白Ⅷ的 α2 链(COL8A2)。然而,对受影响的个体 PPCD 附加检查未能证实类似的突变[35]。

二、临床表现

早期无临床症状。用裂隙灯仔细检查可发现角膜后表面有孤立的或成簇的小囊泡,小泡表现为后弹力层上的细小的水泡,随病情发展,成簇的小泡聚积,可出现地图形的分散的灰线,有的为宽带状不整齐、类似贝壳状的边界。

各种形式的角膜基质水肿还可发生周边虹膜前粘连。10%～20% 患者可出现高眼压,角膜内皮显微镜检查可发现典型囊泡、内皮带或异常的角膜内皮细胞。

Waring 等将 PPCD 裂隙灯下的病变分成 3 型[4]:①泡状病变:典型表现为角膜后部数目 2～20 个不等的泡状混浊,周围囲以弥漫的灰色光晕。泡状病变融合可形成形似硬干酪图状图案,称之为地图样病变,其本质为泡状病变的较严重型(图 12-2-1)。

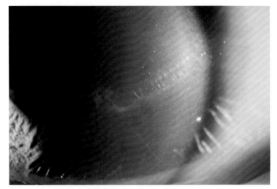

图 12-2-1　囊泡样改变

②带状病损:表现为角膜后部半透明的条带状,边缘为两条呈扇形花样平行的灰色改变(图 12-2-2)。③弥漫性病损:为整个角膜或大部分角膜的后弹力层灰色不规则的增厚,泡状病损变形,斑片状全层角膜水肿。角膜基质及上皮水肿与其他疾病引起的角膜水肿相似,无明显特异性,在此不作赘述(图 12-2-3)。

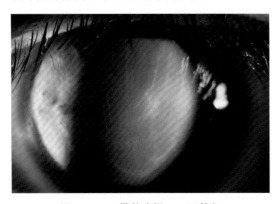

图 12-2-2　带状病损——双轨征

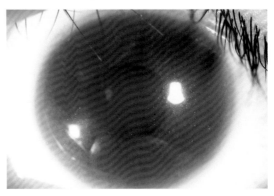

图 12-2-3　弥漫样混浊

三、PPCD角膜内皮镜和共焦显微镜的表现

1. **角膜内皮镜的表现**[3~5] 角膜内皮镜在角膜无水肿的情况下，可用于观察角膜内皮的大小形态和数目，是一种简便易行的检查手段。在角膜内皮镜下，泡状病变表现为紧贴于后弹力层后部的类圆形的暗区（图12-2-4），暗区四周围以体积变大且异形的内皮细胞。双眼内皮镜下可见，内皮细胞稀疏，数目明显低于正常同龄人。角膜内皮镜中PPCD可以观察到三种内皮病变的变化：①囊泡，斑驳的暗边包围环绕的点状改变；②宽条带形，边缘粗糙；③在后弹力层可见的坑槽、脊、赘生物。然而，据我们所知，如多细胞层和角膜内皮上皮化是无法使用角膜内皮镜发现的。角膜共聚焦显微镜的优点是它的高倍放大和更大的横向分辨率可以显示所有角膜层的能力，包括后弹力层和相邻的后基质角膜细胞。

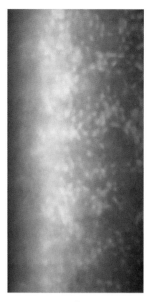

图12-2-4 角膜内皮镜下可见不均匀类圆形暗区

2. **PPCD共焦显微镜的表现** 共焦显微镜作为一种新型的光学显微镜，可以从细胞水平对活体角膜组织的各层进行实时的、无创的观察，已经较为广泛地用于PPCD的诊断和研究。在共焦显微镜下，泡状病变主要表现为内皮层类圆形的暗区，暗区周围及深基质层可见不定形的高反光物质，暗区周围内皮细胞密度下降且细胞呈多形性及异形性。共焦显微镜下可见角膜内皮层类圆形暗区，暗区周围成环状高反光，该病变周围内皮细胞变大，呈异形性或多形性，内皮计数明显减少，与典型的泡状病变的共焦显微镜表现一致。

PPCD病变，包括囊泡型病变（图12-2-5）、带状病变和弥漫性混浊，病变位于角膜内皮细胞和后弹力层水平[1,2]。

囊泡是裂隙灯检查病变主要的特点，可能会出现水泡，形成一个透明的中心和一个小的灰晕-白色混浊。在某些位置，这些小泡凝聚形成良好划定的曲线带。使用角膜共焦镜检查更容易识别这些特性的内皮水泡和带状病变，作为孤立的或组合的圆形或椭圆形的高反光病灶围绕异常的角膜内皮细胞的中心，在后弹力层的水平与边缘高高反光带并列[6,7,11,12]。内皮细胞层和后基质相邻的DM观察到的多个低反光的弹坑样水泡样改变，在后弹力层的水平呈高反光曲线与盘样改变。虽然一些小泡似乎是空的但有些表现为异常的细胞核临近的沉积物，水泡周围增加的高反射这似乎与出现在裂隙灯显微镜的"Gray晕"相符合，支持组织病理学上关于异常胶原材料沉积在后弹力层上沉积的结果[15,17]，电子显微特征是由表现为垂死PPCD内皮细胞空泡变性，后弹力层上的突起（图12-2-6）或赘疣滴（图12-2-7），和转化的内皮细胞变成为上皮细胞[1,13]（图12-2-8）。在文献中免疫组化电镜检查和细胞培养研究显示"上皮样"多层细胞分散存在于正常内皮细胞和胶原的异常物质沉积在后弹力层上，形成一个异常后部胶原层[14~17]。后弹力层（Descemet膜）是内皮细胞的基底膜，由极其微细的胶原微丝构成。在妊娠第四个月时，内皮细胞开始分泌，其厚度随年龄增长而增加，到成人阶段其厚度达到10~15μm。Descemet膜包含一种细胞外胶质称为宽间隙胶原（wide-spaced collagen）。在健康人角膜宽间隙胶原位于前带纹区，排列高度有序。而在ICE综合征中大量的宽间隙胶原沉积在Descemet膜的后部，排列不规则，类似前带纹区，称为"后部胶

原层",这些异常的胶原沉积是由异常的内皮细胞分泌的[1](图 12-2-9～图 12-2-11)。

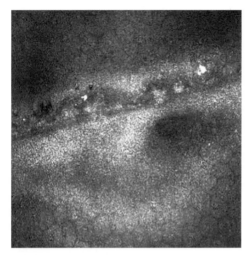

图 12-2-5 囊泡样改变共焦镜下所见

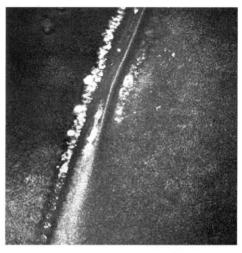

图 12-2-6 PPCD 患者共焦显微镜下后弹力层脊样改变

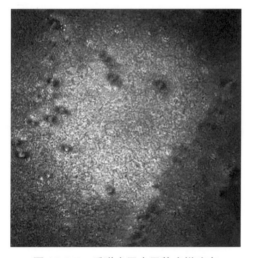

图 12-2-7 后弹力层水平赘疣样改变

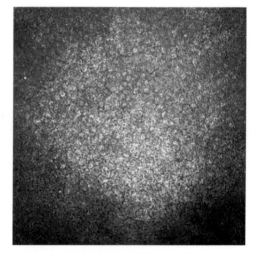

图 12-2-8 PPCD 患者角膜内皮细胞上皮细胞样改变,数目形态均改变

　　PPCD 角膜后表面有 4 种细胞,包括正常内皮细胞,减弱或退化的角膜内皮细胞,上皮样细胞和成纤维样细胞[13]。上皮样细胞中没有发现有角膜内皮细胞的紧密连接,而表现出上皮细胞稀疏的胞质内细胞器以及顶端微绒毛[18]。这些 PPCD 的上皮细胞经鉴定中间丝抗体染色阳性,人表皮细胞因子阳性[19],与单层扁平、正常六角形角膜内皮细胞相比,共聚焦显微镜中呈现的 PPCD 角膜内皮异常细胞细胞增大,具有简单的和分层的鳞状上皮细胞的改变[20]。共聚焦显微镜显示内皮细胞的形态学改变包括多形性,和明显的高反光细胞核[6~8,11]。除了 PPCD,角膜内皮细胞核也可以在接受白内障手术或穿透性角膜移植术的患者中观察到,在 Fuchs 角膜内皮营养不良和 ICE 综合征的患者中也可以观察到[9]。在 Patel 等人的研究中[7],所有的病例中都观察到了角膜内皮细胞突出的细胞核,以细胞面积

变异系数增高；相对而言，内皮细胞多形性并不是一个突出的特点，显示细胞形态和高比例的六角形系数低的变化情况。Patel 在 6 例 PPCD 患者中的 2 例发现有明显的角膜内皮细胞核，细胞质明亮并且有双核存在的内皮细胞[7]。在 Cheng 等人的研究中 [8]，PPCD 的所有患者中都观察到了角膜内皮细胞的多形性。然而，Chiou 等人的报道中有 2 例无法观察到不正常的角膜内皮细胞[12]。

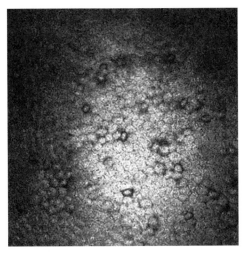

图 12-2-9　PPCD 患者共焦镜改变，可见细胞周围暗区及细胞形态的改变

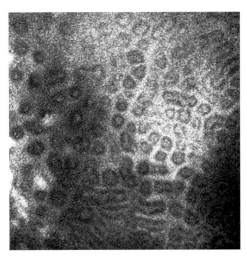

图 12-2-10　后弹力层水平不均匀增厚所见

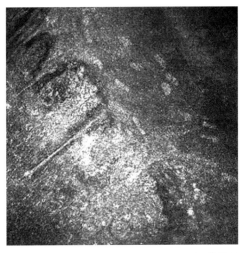

图 12-2-11　PPCD 带状病变中边缘脊处角膜共聚焦所见，可见脊样增生，其下可见形态仍大致正常内皮细胞

四、诊断和鉴别诊断

1. 依靠病史。
2. 典型的临床表现。
3. 角膜内皮显微镜或临床共聚焦显微镜检查有重要的诊断价值。
4. 应注意与 Fuchs 角膜内皮细胞营养不良相鉴别　本病在角膜内皮显微镜下可发现角

膜内皮面有典型的泡囊、内皮带或异常的角膜内皮细胞。Fuchs角膜内皮细胞营养不良者，其内皮细胞数量减少、大小和形态不均以及存在病理性黑区；晚期应注意与虹膜角膜内皮综合征鉴别，根据病程和相应的内皮细胞检查容易鉴别。

（1）虹膜内皮综合征 （iridocorneal endothelial syndrome, ICE）：ICE与PPCD共同具有的临床表现包括角膜内皮异常、角膜水肿、虹膜角膜周边前粘连、继发性青光眼、瞳孔异位等，临床上易误诊。但ICE无遗传倾向，罕有家族史，且多为单眼发病，发病年龄一般为中年，发病时即有明显临床症状且病程进展相对较快，其继发性青光眼的发生率亦远高于PPCD，这些特征都与本病例不符。ICE病例裂隙灯下可见中央角膜后部细小银屑样特征性改变，内皮镜下可见特征性的细胞色暗但中心及边缘较明亮的ICE细胞。组织病理学及电镜检查可以发现ICE病例中病变的内皮细胞仍保留了内皮细胞的显微结构，而PPCD中病变的内皮细胞呈上皮样改变。

（2）Fuchs角膜内皮营养不良：该病是另一种类型的内皮营养不良，较PPCD常见，亦为常染色体显性遗传，但最常见于绝经后的女性，存在种族间差异。该病特征性的表现为双眼角膜中央后部进行性增多的滴状疣，伴内皮进行性破坏，最终向前部发展至上皮及基质的水肿，上皮下结缔组织增生。与PPCD不同，病理组织学及电镜检查可见Fuchs内皮营养不良的后弹力层完整，病变内皮细胞少见上皮样改变。

（3）先天性遗传性内皮营养不良（CHED）：该病可为常染色体显性或隐性遗传，亦有部分为散发病例。常染色体隐性遗传者出生时即存在角膜病变，但保持稳定，无明显临床症状，但伴有眼震。常染色体显性遗传者与出生后1年至2年内出现临床症状，病情缓慢发展，但无眼震。典型裂隙灯下表现为全角膜上皮及基质水肿，后弹力层水平灰色增厚，但无泡状赘生物，部分病例可见内皮细胞镶嵌图案。组织病理学及电镜下先天性遗传性内皮营养不良及PPCD均可见后弹力层的前部条带结构正常，而后部无条带结构极薄，但先天性遗传性内皮营养不良病例的内皮细胞无上皮样改变。此外先天性遗传性内皮营养不良的角膜厚度常较PPCD增厚明显，为正常角膜厚度的2倍到3倍。

五、治疗及预后

治疗基本原则同ICE多数患者PPCD稳定无症状。然而，在少数的情况下持续进展并需要手术干预。在PPCD报道例数最多的文献中，包括120个人的8个家庭，只有13位患者需要角膜移植手术[14]。严重疾病的危险因素包括虹膜角膜粘连和眼压升高。只有27%的患者虹膜粘连，虹膜角膜粘连需要角膜移植患者占57%。同样，在这个系列中只有14%的患者眼内压增加，但有62%的眼内压增加的患者需要角膜移植。手术预后也与PAS和升高的眼内压相关[14]。50%的患者接受移植术后达到20/40的视力和55%的患者角膜植片可以保持透明性。然而，如果患者裂隙灯检查前房角镜检查出现虹膜前粘连PAS，则80%术后视力低于20/400。与此相反，PAS只有前房角镜检查可见或无粘连的患者91%可以维持角膜植片透明性，并且82%的患者术后视力达到20/40。在该研究中，所有患者术前眼压升高的患者术后都出现了眼压失控问题[14]。一般需要口服碳酸酐酶抑制剂和局部抗青光眼药物，或者进行手术干预，需要进行滤过手术或冷冻手术治疗，只有少数获得成功。13例术前眼压升高的患者中9例术后视力低于20/400。相反，术前眼压正常的患者术后没有遇到压力问题，移植后视力恢复良好。总之，无前房角镜检查的PAS可见和术前合并眼压升高的患者必须考虑术后植片失败的问题，在PPCD患者是角膜移植的相对禁忌证。

PPCD 角膜移植后可复发。在 Krachmer 报道的 22 例进行角膜移植的患者系列中，有 4 例患者出现角膜后膜，其中 3 例导致角膜植片不透明。只有一个角膜植片进行了组织学检查[14]，在移植物后表面有上皮样内皮细胞膜。Boruchoff 等人也报告了 PPCD 两例移植失败病例中有类似的膜[25]。Sekundo 等人发现一例 PPCD 患者的两只眼移植角膜上也有类似表现[15]。

六、组织病理学与电镜超微结构检查

PPCD 的角膜上皮细胞和基质没有显著特征，取决于它的持续时间和严重程度，可以表现出慢性水肿、上皮下纤维化和带状角膜病变。光镜下异常可以是一些增厚的角膜后弹力层的双层增大的角膜内皮细胞，3～4 层扁平的内皮细胞和 Descemet 膜局灶性不规则斑块。

Boruchoff 和 Kuwabara[18] 在电镜下有惊人的发现，问题处角膜内皮细胞中含有大量的鳞状上皮细胞，类似穿通损伤后角膜后上皮内生的情况。它们含有大量的 8～10nm 的中间丝，类似于上皮细胞，出现束样附着和连接到突起的桥粒间连接，但无角膜内皮细胞典型的紧密连接。细胞质中的线粒体、内质网和高尔基体稀疏。细胞表面被致密的微绒毛覆盖。这种不寻常的上皮样细胞型在随后的十年中，利用透射电子显微镜和扫描电子显微镜不断在报告被证实存在[4, 17, 18, 26~29]。正常内皮细胞很少或没有在它们的自由表面的微绒毛，也没有类似成纤维细胞含有突出的内质网[25, 28, 29]，衰减和退化的细胞始终存在，通过扫描电子显微镜观察到其表面的小泡或小坑。由 Rodrigues 等人报告了 PPCD 患者内皮细胞型上皮样特征[16]。它的人表皮细胞角蛋白中间丝染色阳性抗体。在组织培养中，上皮样细胞也类似上皮细胞在体外快速的增长，显示结果从 2 天到 3 天比正常供体眼角膜内皮细胞生长更快[19]。原代培养，上皮样细胞和正常的角膜内皮细胞长出两个细胞系，细胞角蛋白阳性限于上皮样细胞。几个成纤维细胞样的梭形细胞，但大多数是大的上皮样细胞[14]。

Cockerham 等人[30] 报道证明了上皮样 PPCD 内皮细胞不是从一个正常内皮细胞简单地改变成了表面上皮。7 例 PPCD 患者的角膜和 5 例对照的研究发现，表面上皮的阳性抗体的细胞角蛋白（CKS）通常存在于鳞状上皮细胞质细丝，包括 panCK（pancytokeratin）AE1 和 AE3。对照组内皮细胞没有与任何这些抗体的反应，但 PPCD 内皮细胞 panCK 反应强烈，与 AE1 和 AE3 反应少。有趣的是，CK7 在正常角膜上皮细胞以及非 PPCD 的角膜内皮细胞阴性，而在所有的 PPCD 患者内皮细胞阳性。CK7 是一种腺上皮细胞相关蛋白，在复层鳞状上皮与正常内皮细胞中表达阴性。CK7 在 PPCD 内皮中的强烈反应（CHED 患者中也表达阳性）。

在大多数 PPCD 病例中后弹力膜具有正常的 100～110nm 前带状区（ABZ），约 3μm 厚[4]，这个区域可以一生保持正常。在这个区域广泛的带状改变主要由胶原蛋白Ⅷ组成[31]，一种常见于胎儿的生命，尤其是血管周围的胶原蛋白。由于 ABZ 是在 3 个月和 4 个月的胎儿时期分泌，妊娠第七个月时所有的基底膜形成，因此有一个正常的 ABZ 是角膜内皮细胞在胎儿期功能正常的强有力的证据。许多 PPCD 患者出生时就有角膜混浊，Descemet 膜 ABZ 部分或局灶完全消失、变薄，或有非均匀带[15, 23]，提示内皮功能障碍可发生早于妊娠 12 周[15]。

正常的 Descemet 膜下一层，后非带状区（posterior nonbanded zone，PNBZPNBZ），在出生后慢慢地合成整个一个均匀的基底膜[32]，PPCD 患者中有很少或没有正常的 PNBZ，但只有胶原成分异常的混合物，经常出现多层夹层。这些层含有胶原纤维的聚集体，100nm 类似 ABZ 的带状物质，50nm 和 100nm 的带状胶原。均匀的Ⅳ型胶原基底膜可以混合在其后胶原层较深的部分（posterior collagenous layer，PCL），有时呈现一种两层 Descemet 膜的外观。

　　PPCD 临床上囊泡的特性至今没有完全令人满意的病理解释。一些研究表明，它们代表了垂死的角膜内皮细胞之内或之间的空泡变性，通常覆盖一层上皮细胞[33]。有人推断多层上皮细胞团块本身可能是其原因[18]。Descemet 膜的梭状突起也可能导致出现水泡，两层 Descemet 膜之间的致密斑块[28]，或在 PCL 的赘疣样聚集体[14, 33]。

　　在某些情况下，多层上皮样细胞迁移到小梁和虹膜造成广泛周边粘连和青光眼[19, 26]。在小梁也有类似异常的后弹力膜 -PCL 的厚膜。虹膜上有较少的基底膜和松散的胶原纤维，基质颗粒物质，和弹性纤维。上皮细胞是多层伴有突出的桥粒间连接，与 ICE 综合征角膜内皮细胞迁移的单层细胞不同，通过正常的连接复合体与薄基底膜[19]。角膜移植术后四例复发 PPCD 角膜植片为复层上皮样细胞，可以确认这些细胞能够迁移并保持自己的异常表型的能力[14, 15, 25]。

七、典型病例

　　患儿 8 岁，其母因青光眼角膜水肿就诊（图 12-2-12），考虑 PPCD，检查其女发现亦有类似双眼改变，一侧瞳孔已完全变形（图 12-2-13），角膜透明，角膜后表面有带状病损改变（图 12-2-14），角膜共焦镜检查可见角膜后弹力层囊泡样改变及脊样改变，后弹力层增厚，赘疣样改变（图 12-2-15）。

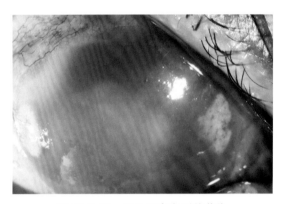

图 12-2-12　患儿母亲右眼前节像

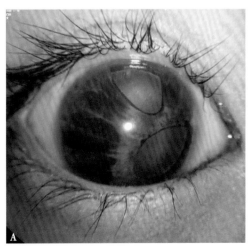
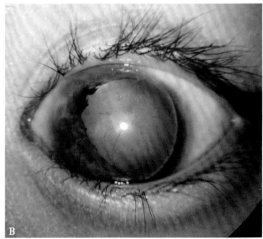

图 12-2-13　患儿双眼前节像所见

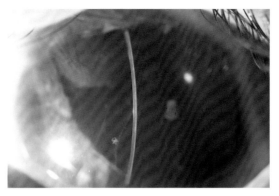

图 12-2-14　患儿角膜后表面有带状病损

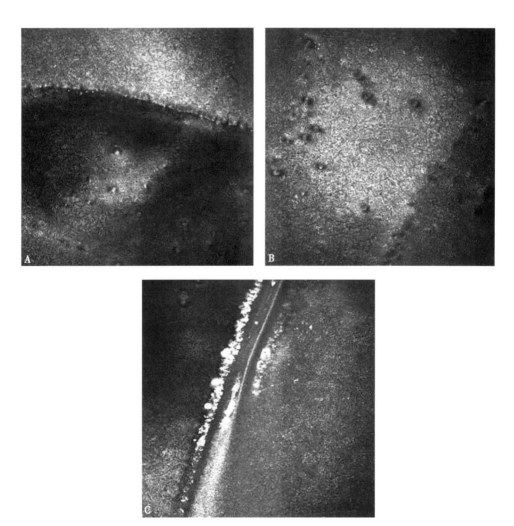

图 12-2-15　患儿角膜共焦镜检查可见角膜后弹力层囊泡样改变及脊样改变,后弹力层增厚,赘疣样改变

（冯　云）

参 考 文 献

1. Koeppe L. Klinische Beobachtungen mit der Nernstspaltlampe und dem Hornhautmikroskop. *Graefe's Arch Clin Exp Ophthalmol*, 1916, 91: 375-379.

2. Cibis GW, Krachmer JA, Phelps CD, et al. The clinical spectrum of posterior polymorphous dystrophy. Arch Ophthalmol, 1977, 95: 1529-1537.

3. Brooks AM, Grant G, Gillies WE. Differentiation of posterior polymorphous dystrophy from other posterior corneal opacities by specular microscopy. Ophthalmology, 1989, 96: 1639-1645.

4. Waring GO, Rodrigues MM, Laibson PR: Corneal dystrophies. Ⅱ. Endothelial dystrophies. Surv Ophthalmol, 1978, 23: 147-168.

5. Laganowski HC, Sherrard ES, Muir MG. The posterior corneal surface in posterior polymorphous dystrophy: a specular microscopical study. Cornea, 1991, 10: 224-232.

6. Grupcheva CN, Chew GS, Edwards M, et al. Imaging posterior polymorphous corneal dystrophy by in vivo confocal microscopy. Clin Experiment Ophthalmol, 2001, 29: 256-259.

7. Patel DV, Grupcheva CN, McGhee CN. In vivo confocal microscopy of posterior polymorphous dystrophy. Cornea, 2005, 24: 550-554.

8. Cheng LL, Young AL, Wong AK, et al. Confocal microscopy of posterior polymorphous endothelial dystrophy. Cornea, 2005, 24: 599-602.

9. Patel DV, Phua YS, McGhee CN. Clinical and microstructural analysis of patients with hyper-reflective corneal endothelial nuclei imaged by in vivo confocal microscopy. Exp Eye Res, 2006, 82: 682-687.

10. Szaflik JP, Kołodziejska U, Udziela M, et al. [Posterior polymorphous dystrophy—changes in corneal morphology in confocal microscopy] [article in Polish]. Klin Oczna, 2008, 110: 252-258.

11. Babu K, Murthy KR. In vivo confocal microscopy in different types of posterior polymorphous dystrophy. Indian J Ophthalmol, 2007, 55: 376-378.

12. Chiou AG, Kaufman SC, Beuerman RW, et al. Confocal microscopy in posterior polymorphous corneal dystrophy. Ophthalmologica, 1999, 213: 211-213.

13. Weisenthal RW, Streeten B. Posterior membrane dystrophies. In: Krachmer JH, Mannis MJ, Holland EJ, eds. Cornea and External Disease: Clinical Diagnosis and Management. St Louis, MO: Mosby, 1997: 1063-1090.

14. Krachmer JH. Posterior polymorphous corneal dystrophy: a disease characterized by epithelial-like endothelial cells which influence management and prognosis. Trans Am Ophthalmol Soc, 1985, 83: 413-475.

15. Sekundo W, Lee WR, Kirkness CM, et al. An ultrastructural investigation of an early manifestation of the posterior polymorphous dystrophy of the cornea. Ophthalmology, 1994, 101: 1422-1431.

16. Rodrigues MM, Newsome DA, Krachmer JH, et al. Posterior polymorphous dystrophy of the cornea: cell culture studies. Exp Eye Res, 1981, 33: 535-544.

17. Henriquez AS, Kenyon KR, Dohlman CH, et al. Morphologic characteristics of posterior polymorphous dystrophy. A study of nine corneas and review of the literature. Surv Ophthalmol, 1984, 29: 139-147.

18. Boruchoff SA, Kuwabara T. Electron microscopy of posterior polymorphous degeneration. Am J Ophthalmol, 1971, 72: 879-887.

19. Rodrigues MM, Sun TT, Krachmer J, et al. Epithelialization of the corneal endothelium in posterior

polymorphous dystrophy. Invest Ophthalmol Vis Sci，1980，19：832-835.

20. Jirsova K，Merjava S，Martincova R，et al. Immunohistochemical characterization of cytokeratins in the abnormal corneal endothelium of posterior polymorphous corneal dystrophy patients. Exp Eye Res，2007，84：680-686.

21. Cremona FA，Ghosheh FR，Laibson PR，et al. Meesmann corneal dystrophy associated with epithelial basement membrane and posterior polymorphous corneal dystrophies. Cornea，2008，27：374-377.

22. Soukup F.Polymorphous late degeneration of the cornea］. Cesk Oftalmol，1964，20：181-186.

23. Levy SG，et al： Early onset posterior polymorphous dystrophy. Arch Ophthalmol，1996，114：1265-1268.

24. Schmid E，Lisch W，et al：A new X-linked endothelial corneal dystrophy. Am J Ophthalmol，2006，141：478-487.

25. Boruchoff SA，Weiner MJ，Albert DM：Recurrence of posterior polymorphous dystrophy after penetrating keratoplasty. Am J Ophthalmol，1990，109：323-328.

26. Rodrigues MM，et al：Endothelial alterations in congenital corneal dystrophies. Am J Ophthalmol，1975，80：678-698.

27. Polack FM，et al：Scanning electron microscopy of posterior polymorphous corneal dystrophy. Am J Ophthalmol，1980，89：575-584.

28. Richardson WP，Hettinger ME. Endothelial and epithelial-like cell formations in a case of posterior polymorphous dystrophy. Arch Ophthalmol，1985，103（10）：1520-1524.

29. Johnson BL，Brown SI：Posterior polymorphous dystrophy：a light and electron microscopic study. Br J Ophthalmol 1978，62：89-96.

30. Cockerham GC，et al：An immunohistochemical analysis and comparison of posterior polymorphous dystrophy with congenital hereditary endothelial dystrophy. Cornea 2002，21：787-791.

31. Levy SG，et al：The composition of wide-spaced collagen in normal and diseased Descemet's membrane. Curr Eye Res，1996，15：45-52.

32. Murphy C，Alvarado J，Juster R：Prenatal and postnatal growth of the human Descemet's membrane. Invest Ophthalmol Vis Sci，1984，25：1402-1415.

33. McCartney ACE，Kirkness CM：Comparison between posterior polymorphous dystrophy and congenital hereditary endothelial dystrophy of the cornea. Eye，1988，2：63-70.

34. Heon E，et al：Linkage of posterior polymorphous corneal dystrophy to 20q11. Hum Mol Genet，1995，4：485-488.

35. Heon E，et al：VSX1：a gene for posterior polymorphous dystrophy and keratoconus. Hum Mol Genet，2002，11：1029-1036.

第三节　先天性遗传性角膜内皮营养不良

先天性遗传性角膜内皮营养不良（congenital hereditary endothelial dystrophy，CHED）是一种出生时或生后早期出现的非炎症性的双侧对称性角膜混浊，不伴有其他前节结构的异常。

CHED 缺乏相关的流行病学资料，目前已报道的病例多来自印度、沙特阿拉伯、中国等亚洲国家的近亲结合家庭。由于该病较为罕见，在临床上常与先天性青光眼、前节发育不良等疾病相混淆。

根据其遗传方式的不同，CHED 曾被分为常染色体显性遗传的 1 型与常染色体隐性遗传的 2 型[1]。但是，2015 年第二版国际角膜营养不良分类（International Classification of Corneal Dystrophies, IC3D）[2]中提出，以往文献中所报道的 CHED1，无论是在临床病理表现还是基因变异上，都无法与后部多形性角膜营养不良 1 型（posterior polymorphous corneal dystrophy 1, PPCD 1）相区分，故 CHED 1 这一分类已被取消，而目前 CHED 专指既往分类中的 CHED 2。因此，本章中后续的内容也将以最新的分类为准。

一、病因

CHED 是一种常染色体隐性遗传的疾病，致病基因是溶质载体家族 4，成员 11（solute carrier family 4, member 11, *SLC4A11*）基因。CHED 的致病基因最初由 Hand 等人通过连锁分析将定位至 20p13[3]，随后 Vithana 等人在多个患者家系中发现 *SLC4A11* 基因的突变[4]。据统计，至今在 CHED 患者中发现的 *SLC4A11* 基因突变已达 90 余种，包括错义、无义、移码及剪切位点突变等多种类型，涉及该基因 DNA 序列中 18 个外显子和 7 个内含子[5]。虽然各种突变在 CHED 中的比例尚不明确，但较高的基因异质性限制了基因测序和基因治疗在 CHED 中的应用。

此外，*SLC4A11* 基因的突变还可引起 Fuchs 角膜内皮营养不良（Fuchs endothelial corneal dystrophy, FECD）[6]以及角膜内皮营养不良合并感音性耳聋（corneal dystrophy and perceptive deafness, CDPD）[7]。

二、发病机制

SLC4A11 按照基因同源性归属于碳酸氢离子转运体家族，但其实际生理功能尚不明确。SLC4A11 蛋白广泛表达于眼、耳、血液、肺、脑、肾等全身多个部位[8]。根据氨基酸序列 N 端的不同，SLC4A11 分为 A、B、C 三型，其中 C 型主要分布于角膜内皮基底侧的细胞膜[9]，以二聚体的形式存在[10]。早期细胞研究发现，SLC4A11 是一种电压依赖性的钠离子-硼酸离子共转运体，并在硼酸离子缺乏时转运 Na^+、OH^-[11]。而之后的研究却得出了不同的结果，发现 SLC4A11 有水通道[12]或调节细胞内 pH 的作用[9, 13]。

由于功能不清，SLC4A11 究竟如何导致 CHED 至今仍无定论。*SLC4A11* 基因沉默的人角膜内皮细胞凋亡增加；向细胞中转染特定突变的 *SLC4A11* 基因后，细胞的抗氧化能力减弱[14]。由此推测，*SLC4A11* 基因的突变导致内皮细胞在应激后更容易诱导凋亡。由于角膜内皮细胞不可再生，这种假说也与 CHED 内皮细胞减少或缺失的病理表现相符。而在动物实验中，*SLC4A11* 基因敲除小鼠的角膜内皮及基质的水肿，其中钠离子浓度升高[15]；后弹力层的带下层增厚且成分改变[16]，提示突变的 SLC4A11 可能通过影响角膜内皮细胞的生理功能致病。另外，*SLC4A11* 基因敲除的小鼠还观察到了听力下降、多尿的表现[15~17]，也说明 SLC4A11 调节水电解质平衡的功能受到影响。

三、临床表现

（一）症状与体征

CHED 常在出生时到生后 6 个月内发病，多是由于家长发现患儿双眼角膜"发雾"，较年长的患者可感到视物模糊。疾病进展缓慢，患者主观症状轻微，很少出现畏光、流泪等眼部刺激表现。部分病情较重者可伴有眼球震颤，提示患者视觉发育受到严重影响。

裂隙灯下最主要的表现是双眼角膜弥漫性水肿（diffused corneal edema），全层增厚可达正常角膜厚度的2～3倍，呈灰蓝色或乳白色毛玻璃样外观（图12-3-1）。病程较长的患者可因角膜长期水肿继发角膜溃疡、新生血管。除此以外，CHED不伴有其他前节结构异常。眼压测量结果可因患者的角膜增厚而高于实际水平。

（二）特殊检查

多数患者视力差且年幼，难以配合前节相干光断层成像（anterior chamber optical coherence tomography，AC-OCT）及共焦显微镜检查。AC-OCT可观察到患者角膜均匀增厚，并除外其他前节结构的异常（图12-3-2）。多数CHED患者因角膜明显增厚而导致共焦显微镜无法扫描至内皮层，角膜前层主要为非特异性的水肿表现。

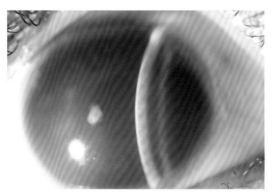

图12-3-1　CHED的裂隙灯表现
角膜弥漫性水肿、增厚

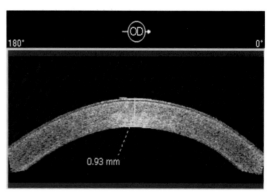

图12-3-2　CHED的AC-OCT表现
角膜均匀增厚

（三）病理表现

光镜下可见角膜基质层增厚2～3倍，其胶原纤维排列被打乱，以后部为著。后弹力层也显著增厚。内皮细胞稀少，甚至完全缺失，可见细胞变性（图12-3-3）。对于长期角膜水肿的患者，可出现上皮萎缩变薄、上皮下纤维化、前弹力层不连续等继发表现。

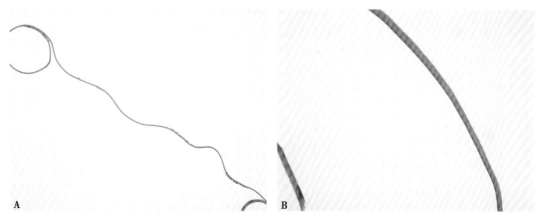

图12-3-3　CHED的病理表现（光镜）

A. 角膜内皮移植术中剥除的后弹力层上可见内皮细胞稀少；B. 角膜内皮移植术中剥除的后弹力层上未见内皮细胞

电镜下可观察到多数 CHED 患者具有正常的后弹力层前带状区，提示内皮细胞在胚胎早期分泌功能正常；而胚胎后期开始分泌的带下区则明显增厚，变为不均质的基底膜样物质，并与后胶原层（posterior collagenous layer）分界不清、相互融合。在残留的内皮细胞与后弹力层之间存在空泡样改变，有脱落的趋势（图 12-3-4A）。内皮细胞中的细胞器数量增加，线粒体肿胀、衰老，线粒体嵴消失变平；还可见大量空泡，但未出现 PPCD 中的上皮样变（图 12-3-4B）。

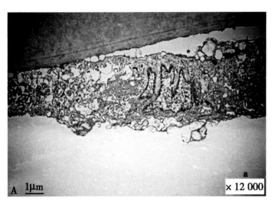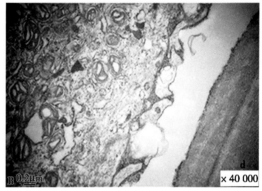

图 12-3-4 CHED 的病理表现（扫描电镜）
A. 角膜内皮与后弹力层之间存在空泡样改变，有脱落的趋势；B. 角膜内皮细胞中的细胞器数量增加，伴大量空泡

四、诊断及鉴别诊断

（一）诊断

CHED 在出生时或生后数年内出现，表现为非炎症性的双侧对称性的角膜雾状水肿，而不伴有其他前节结构的异常。做出诊断前需要排除其他原因导致的角膜混浊。

（二）鉴别诊断

由于 CHED 患者的角膜增厚，使得其眼压测量结果高于实际，常被误认为是先天性青光眼继发的角膜水肿。两种疾病的鉴别诊断要点（表 12-3-1）。

表 12-3-1 CHED 与先天性青光眼的鉴别诊断

	CHED	先天性青光眼
刺激性症状	无	显著，畏光、流泪等
角膜	直径正常，水肿，呈灰蓝色或乳白色毛玻璃样	直径随患者年龄增长而增大，水肿，后弹力层 Haab 纹
瞳孔	正常	散大
眼压	测量结果高于实际，但多<30mmHg	升高

其他先天性的角膜混浊多表现为单眼或双眼角膜不均质的混浊。前节发育不良，如 Peter 异常，还会合并其他前节结构的异常，如虹膜粘连、浅前房等。产伤造成的角膜后弹力层破裂、脱离可引起急性角膜水肿，但这种损伤多累及单眼，且可在后弹力膜破裂处观察到线状混浊。一些先天性的眼部感染，可因眼部炎症引起角膜混浊，但多伴有其他炎症表

现以及先天性感染特有的病变,例如先天性风疹可出现结膜充血、角膜新生血管、核性白内障、虹膜后粘连、视网膜脉络膜病变等。黏多糖储积病所引起的角膜混浊主要是由于降解不充分的黏多糖在角膜基质中蓄积,裂隙灯下表现为角膜基质层的浸润。同时患者多器官、系统受累,出现如粗糙面容、身材矮小、肝脾肿大等表现,尿液电泳可发现其中黏多糖增多。

其他类型的内皮营养不良,如 PPCD 的发病年龄多为 10~20 岁,裂隙灯下可见典型的泡状或带状病变。FECD 包含多种类型,其中早期发病型的发病年龄可与 CHED 重叠,但其角膜水肿程度相对较轻,典型病例可见到赘疣病变。另外,成年发病型中的 FECD4 与 CHED 的致病基因相同,为常显性遗传[6]。由于该病发病较晚(40~50 岁),且不完全外显,既往的家系报道并不多[18]。但目前已有报道在同一家系中,一对 *SLC4A11* 基因均突变的患者表现为 CHED,而其只携带一个致病基因的家属则表现为 FECD4 的案例[19]。这提示在诊断 CHED 时,还应对其家属进行检查、随访。

角膜内皮营养不良合并感音性耳聋(corneal dystrophy and perceptive deafness,CDPD),又称为 Harboyan 综合征。该病与 CHED 同为 *SLC4A11* 基因突变的常染色体隐性遗传病,其眼部表现也与 CHED 相同,同时伴有听力下降的表现。CDPD 与 CHED 究竟属于两种独立的疾病,还是同一疾病的不同表现尚不明确。目前还没有发现某一种突变能够导致这两种疾病。但是,有报道对起初诊断为 CHED 的患者随访数年后,发现其听力下降的病例[20]。因此,有必要对 CHED 患者的听力状况进行监测。

五、治疗与预后

(一)手术

角膜移植手术是目前治疗 CHED 唯一有效的方法。由于 CHED 在生后早期即发病,严重影响患者的视觉发育,应适当放宽角膜移植的手术适应证。与传统的穿透性角膜移植(penetrating keratoplasty,PK)相比,角膜内皮移植术(endothelial keratoplasty,EK)的切口小,并发症较少,已成为治疗 CHED 的首选术式。在一项回顾性的双眼对照研究中,CHED 患者行 EK 眼的屈光状态约在术后 3 个月趋于稳定,而行 PK 眼的散光在术后 1 年仍不断变化[21]。稳定的屈光状态更有利于患者术后的视力恢复,并预防弱视发生。鉴于 EK 的种种优势,我们建议 CHED 患者在角膜组织混浊程度不影响手术操作且能够耐受麻醉(一般为生后 6 个月以上)的情况下尽早进行 EK 治疗。而在 EK 术式的选择上,目前以角膜后弹力层剥除内皮移植术(Descemet stripping endothelial keratoplasty,DSEK)为主,尚未见后弹力层角膜内皮移植术(Descemet membrane endothelial keratoplasty,DMEK)应用于 CHED 治疗的报道。

不过,婴幼儿的前节空间狭小同样也为 EK 操作带来困难。另外,CHED 患者的角膜混浊影响术野暴露,角膜后弹力层与后基质粘连紧密,很容易在术中造成晶状体损伤。为此,可以采取相应的措施提高手术成功率,包括眼内光纤照明[22]、后弹力层的台盼蓝染色[23]、缝线辅助植片植入[24]及缩瞳药物保护晶状体等。还有学者提出对于 CHED 的患者,在术中不做后弹力层剥除[25,26],以降低手术风险。目前已报道的病例在术后短期的视力与 EK 术中剥除弹力膜的患者无明显差异[26]。但是,EK 术中保留后弹力层可能会影响植片与植床的贴附,导致植片脱位[27]。而 CHED 患者异常增厚的后弹力层在术后是否会继续对植片及植床产生影响,还需要长期的观察。因此,我们仍主张在 EK 术中剥除后弹力层。

对于 CHED 患者来说，传统的 PK 存在诸多问题：婴幼儿眼球壁硬度不足、前节空间狭窄、虹膜炎症反应强烈以及玻璃体腔压力高等特点大大增加了手术的难度，容易出现虹膜前粘连、脉络膜暴发性出血、巩膜塌陷等多种并发症[28]；术后较快的伤口愈合引起缝线松弛、磨损，刺激局部新生血管长入，增大了术后感染及排斥的风险[28]；即使术后患者植片透明，术后不断变化的不规则散光也将严重影响患者的视力恢复。因此，目前 PK 主要应用于角膜严重混浊无法行 EK 手术，或是 EK 术后出现植片脱位、排斥等并发症的 CHED 患者，且多数学者建议尽量避免或推迟手术[29, 30]。

（二）基因治疗

近年来有研究者提出将折叠纠正疗法（folding-correction therapy）应用于 CHED 的治疗。CHED 主要由 SLC4A11 基因的错义突变引起，这样的基因虽然能够完成转录翻译，但是合成的蛋白多滞留于内质网，无法完成折叠、到达细胞膜[4]。而折叠纠正疗法的原理正是通过筛选的药物，促进一些错义突变蛋白的折叠，使其成功转运至细胞膜上发挥功能。这种治疗最早应用于囊性纤维化中最常见的突变——F508del，并已成功进入临床试验阶段[31]。目前已有细胞实验证实，部分错义突变后的 SLC4A11 蛋白转运至细胞膜上时，能够发挥一定的水通道的作用[32]。通过高通量分析筛选出的非甾体类抗炎药格拉非宁，能够使几种特定突变的 SLC4A11 转运至细胞膜，并使其在水进入细胞的速度上与表达野生型 SLC4A11 的细胞相近[33]。然而，由于导致 CHED 的突变种类多样，依靠现有的研究结果，在短时间内还很难将折叠纠正疗法应用于临床。

六、典型病例

患儿女，9 岁。

患儿 7 岁时其家长发现患儿双眼发白、视物模糊，不伴有眼红、眼磨痛、眼胀痛等不适，就诊于本院门诊。患儿家长诉无家族遗传病史。

眼部检查：视力检查不配合，双眼眼压 Tn，双眼睑正常，结膜轻度充血，双角膜直径 10mm，全层弥漫性水肿伴增厚，中央部为著，KP（-），双虹膜色正、纹理清，瞳孔圆，对光反射灵敏，晶状体透明，双眼底可见红光反射，双眼角膜映光 +40°，双眼眼球震颤呈水平冲动型，余检查不配合。

初步诊断：双先天性角膜内皮营养不良、双共同性内斜视、双眼球震颤。

诊疗经过：2009 年 8 月 31 日于全麻下行左眼 DSAEK，手术过程顺利。术后患者哭闹，无法保持仰卧位。术后第 3 天（2009 年 9 月 3 日）查体示左眼角膜植片与植床之间存在间隙，考虑于全麻下行左眼前房注气术。术中发现患儿因眼球壁软，前房注气困难，植片难以贴附，改行左眼角膜内皮植片取出术。2009 年 9 月 25 日患儿于全麻下行左眼 PKP，手术过程顺利。

2010 年 10 月 27 日于全麻下行左眼角膜拆线术。2011 年 4 月 27 日因双共同性内斜视于全麻下行双眼斜视矫正术，手术过程顺利。

2011 年 12 月 12 日于全麻下行右眼角膜内皮移植术，手术过程顺利。术后第 3 天（2011 年 12 月 15 日）查体示右眼角膜植片与植床之间存在间隙。分别于 2011 年 12 月 16 日及 12 月 21 日于全麻下行右眼前房注气术，术后查体示右眼内皮植片贴附良好。

术后 1 年复查：视力右 0.12，左 0.15，眼压右眼 13mmHg，左眼 15mmHg，右眼角膜植片与植床贴附良好，植片透明，右虹膜周边于 4 点至 8 点位前粘连，1 点钟位可见周切口，瞳孔呈椭圆形，向下方移位；左角膜植片在位，5 点、7 点及 10 点可见缝线，虹膜色正、纹理清，瞳孔圆，对光反射灵敏。

门诊诊断为右虹膜前粘连。2012 年 7 月 13 日于全麻下行右眼虹膜粘连分离术，手术过程顺利。

术后 4 年复查：视力右 0.4，左 0.1，眼压右眼 12mmHg，左眼 9mmHg，右眼角膜植片与植床贴附良好，植片透明，右虹膜 1 点钟位可见周切口（图 12-3-5A）；左角膜植片在位，5 点、7 点及 10 点可见缝线，虹膜色正、纹理清（图 12-3-5B），双瞳孔圆，对光反射灵敏。

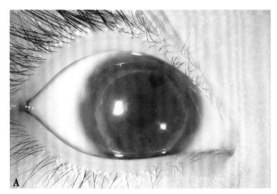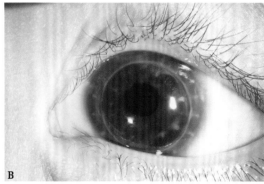

图 12-3-5　CHED 患者术后前节像
A. 右眼 EK 术后；B. 左眼 PK 术后

（郭雨欣）

参 考 文 献

1. Weiss JS，Møller HU，Lisch W，et al.The IC3D classification of the corneal dystrophies. Cornea，2008，27：S1-S42.

2. Weiss JS，Møller HU，Aldave AJ，et al. IC3D classification of corneal dystrophies-edition 2. Cornea，2015，34（2）：117-159.

3. Hand CK，Harmon DL，Kennedy SM，et al. Localization of the gene for autosomal recessive congenital hereditary endothelial dystrophy（CHED2）to chromosome 20 by homozygosity mapping. Genomics，1999，61（1）：1-4.

4. Vithana EN，Morgan P，Sundaresan P，et al. Mutations in sodium-borate cotransporter SLC4A11 cause recessive congenital hereditary endothelial dystrophy（CHED2）. Nature genetics，2006，38（7）：755-757.

5. National Center for Biotechnology Information. Database of single nucleotide polymorphisms［DB/OL］. United States.［2016-06-21］. https：//www.ncbi.nlm.nih.gov/snp/

6. Vithana EN，Morgan PE，Ramprasad V，et al. SLC4A11 mutations in Fuchs endothelial corneal dystrophy. Human molecular genetics，2008，17（5）：656-666.

7. Desir J，Moya G，Reish O，et al. Borate transporter SLC4A11 mutations cause both Harboyan syndrome and non-syndromic corneal endothelial dystrophy. Journal of medical genetics，2007，44（5）：322-326.

8. National Center for Biotechnology Information. Unigene Database［DB/OL］. United States.［2016-06-21］.

https：//www.ncbi.nlm.nih.gov/unigene/

9. Kao L，Azimov R，Abuladze N，et al. Human SLC4A11-C functions as a DIDS-stimulatable H（+）（OH（−）） permeation pathway：partial correction of R109H mutant transport. American journal of physiology. Cell physiology，2015，308（2）：C176-188.

10. Vilas GL，Loganathan SK，Quon A，et al. Oligomerization of SLC4A11 protein and the severity of FECD and CHED2 corneal dystrophies caused by SLC4A11 mutations. Human mutation，2012，33（2）：419-428.

11. Park M，Li Q，Shcheynikov N，et al. NaBC1 is a ubiquitous electrogenic Na+ -coupled borate transporter essential for cellular boron homeostasis and cell growth and proliferation. Molecular cell，2004，16（3）：331-341.

12. Vilas GL，Loganathan SK，Liu J，et al. Transmembrane water-flux through SLC4A11：a route defective in genetic corneal diseases. Human molecular genetics，2013，22（22）：4579-4590.

13. Ogando DG，Jalimarada SS，Zhang W，et al. SLC4A11 is an EIPA-sensitive Na（+）permeable pHi regulator. American journal of physiology. Cell physiology，2013，305（7）：C716-727.

14. Roy S，Praneetha DC，Vendra VP. Mutations in the Corneal Endothelial Dystrophy-Associated Gene SLC4A11 Render the Cells More Vulnerable to Oxidative Insults. Cornea，2015，34（6）：668-674.

15. Groger N，Frohlich H，Maier H，et al. SLC4A11 prevents osmotic imbalance leading to corneal endothelial dystrophy，deafness，and polyuria. The Journal of biological chemistry，2010，285（19）：14467-14474.

16. Han SB，Ang HP，Poh R，et al. Mice with a targeted disruption of Slc4a11 model the progressive corneal changes of congenital hereditary endothelial dystrophy. Investigative ophthalmology & visual science，2013，54（9）：6179-6189.

17. Lopez IA，Rosenblatt MI，Kim C，et al. Slc4a11 gene disruption in mice：cellular targets of sensorineuronal abnormalities. The Journal of biological chemistry，2009，284（39）：26882-26896.

18. Riazuddin SA，Vithana EN，Seet LF，et al. Missense mutations in the sodium borate cotransporter SLC4A11 cause late-onset Fuchs corneal dystrophy. Human mutation，2010，31（11）：1261-1268.

19. Kim JH，Ko JM，Tchah H. Fuchs Endothelial Corneal Dystrophy in a Heterozygous Carrier of Congenital Hereditary Endothelial Dystrophy Type 2 with a Novel Mutation in SLC4A11. Ophthalmic genetics. 2015，36（3）：284-286.

20. Siddiqui S，Zenteno JC，Rice A，et al. Congenital hereditary endothelial dystrophy caused by SLC4A11 mutations progresses to Harboyan syndrome. Cornea，2014，33（3）：247-251.

21. Ashar JN，Ramappa M，Vaddavalli PK. Paired-eye comparison of Descemet's stripping endothelial keratoplasty and penetrating keratoplasty in children with congenital hereditary endothelial dystrophy. The British journal of ophthalmology，2013，97（10）：1247-1249.

22. Inoue T，Oshima Y，Shima C，et al. Chandelier illumination to complete Descemet stripping through severe hazy cornea during Descemet-stripping automated endothelial keratoplasty. Journal of cataract and refractive surgery，2008，34（6）：892-896.

23. John T，Shah AA. Use of trypan blue stain in endothelial keratoplasty. Annals of ophthalmology（Skokie，Ill.），2009，41（1）：10-15.

24. Hong Y，Peng RM，Wang M，et al. Suture pull-through insertion techniques for Descemet stripping automated endothelial keratoplasty in Chinese phakic eyes：outcomes and complications. PloS one，2013，8

（4）：e61929.

25. Busin M，Beltz J，Scorcia V. Descemet-stripping automated endothelial keratoplasty for congenital hereditary endothelial dystrophy. Archives of ophthalmology（Chicago，Ill.：1960），2011，129（9）：1140-1146.

26. Ashar JN，Ramappa M，Chaurasia S. Endothelial keratoplasty without Descemet's stripping in congenital hereditary endothelial dystrophy. Journal of AAPOS：the official publication of the American Association for Pediatric Ophthalmology and Strabismus /American Association for Pediatric Ophthalmology and Strabismus，2013，17（1）：22-24.

27. Suh LH，Dawson DG，Mutapcic L，et al. Histopathologic examination of failed grafts in descemet's stripping with automated endothelial keratoplasty. Ophthalmology，2009，116（4）：603-608.

28. Krachmer JH，Mannis MJ，Holland EJ，ed. *Cornea*. 3 ed. Philadelphia：Mosby，2010.

29. Javadi MA，Baradaran-Rafii AR，Zamani M，et al. Penetrating keratoplasty in young children with congenital hereditary endothelial dystrophy. Cornea，2003，22（5）：420-423.

30. Ozdemir B，Kubaloglu A，Koytak A，et al. Penetrating keratoplasty in congenital hereditary endothelial dystrophy. Cornea，2012，31（4）：359-365.

31. Zhang W，Fujii N，Naren AP. Recent advances and new perspectives in targeting CFTR for therapy of cystic fibrosis and enterotoxin-induced secretory diarrheas. Future medicinal chemistry，2012，4（3）：329-345.

32. Loganathan SK，Casey JR. Corneal dystrophy-causing SLC4A11 mutants：suitability for folding-correction therapy. Human mutation，2014，35（9）：1082-1091.

33. Chiu AM，Mandziuk JJ，Loganathan SK，et al. High Throughput Assay Identifies Glafenine as a Corrector for the Folding Defect in Corneal Dystrophy-Causing Mutants of SLC4A11. Investigative ophthalmology & visual science，2015，56（13）：7739-7753.

第十三章　Axenfeld-Rieger 综合征

一、定义

Axenfeld-Rieger 综合征（A-R 综合征）属于先天性眼前节结构发育缺陷眼病，其青光眼的发生率很高，危害严重，是重要的致盲性眼病。其表型多样，并具有遗传异质性。患者典型的眼部表现可有虹膜发育异常，明显的角膜后胚胎环，房角处虹膜角膜粘连，小角膜，角膜混浊等，除眼部表现外，患者可伴有全身系统发育的异常，如上颌骨发育低下，牙发育不全，小牙，突脐，听力的损害，先天性心脏或肾的异常。它是一种常染色体显性遗传病，发病率大约在 1/200 000[1~3]。

二、病因

Axenfeld-Rieger 综合征为常染色体显性遗传，致先天性眼前节发育异常，男、女患病机会相等，常有家族性病史，但也可散发[4]。

三、发病机制

Rieger 首先提出 Axenfeld-Rieger 综合征由于中胚层的细胞发育异常引起，后来 Reese 和 Ellsworth 认为是由胚胎发育过程中尚不明了的分裂缺陷而致病。Reneker 通过对转基因小鼠的研究，认为在早期胚胎发育中，眼晶状体的转化生长因子 TGF 和内皮生长因子 EGF 表达异常，可改变角膜间充质细胞，向角膜内皮细胞的正常分化，导致眼前节发育异常。而后来的研究证实，不同类型眼前节发育异常的形成，由神经嵴细胞的间充质细胞迁移分化异常引起。神经嵴细胞来源于外胚层，但形态和功能与中胚层间充质相似，故称其为中外胚层或外间充质，神经嵴细胞的特征是高度迁徙能力和分化潜能，对其作用的几乎所有组织可产生诱导作用。另外它可就地分化为小梁网、Schlemm 管、疏松的葡萄膜基质、巩膜以及睫状肌等组织，可移行至眼前房形成角膜细胞、内皮细胞、虹膜的基质细胞、小梁网等。目前已知影响神经嵴细胞分化的因素有：①时空因素；②细胞外基质的异常；③某个特定的基因突变，这些因素的改变使神经嵴细胞的迁移分化过程出现异常，则会对眼前节的组织结构产生广泛的影响，神经嵴细胞发育停滞，可停留于虹膜及前房角，造成房角构形和小梁网的发育异常，可致 A-R 综合征中虹膜的发育不良、巩膜化角膜、大角膜和房水流出受阻引起的原发先天性青光眼；一些原始结构的收缩可引起虹膜间质变薄、瞳孔异位、裂孔形成等眼前段改变。神经嵴细胞在骨、颅软骨、牙、真皮的形成中亦起重要作用，因此神经嵴细胞的发育如受到阻碍，便可引起 A-R 综合征全身异常[5~8]。

四、临床表现

（一）眼部表现

1. **角膜**　典型的改变为角膜后胚胎环，即 Schwalbe 线增殖突出和前移，肉眼下或用裂隙灯显微镜可靠近角膜缘的角膜后表面有一条白色线或环，局限在某一部位（颞侧最常见）或呈 360°。角膜后胚胎环在一般人群中有 8%～15% 可见。也有少数患者无角膜后胚胎环。患者除角膜周边部改变外，其他部位均透明，偶有大角膜或小角膜。少数患者可见到角膜中央部有先天性混浊（图 13-0-1）。

2. **前房角**　前房角镜检查，可见典型突出的 Schwalbe 线，有条带自虹膜周边部跨越房角附于其上。条带的颜色和质地与虹膜组织类似，粗细不一，有的呈断裂状。一端附于角膜另一端附于虹膜。每个象限可有 1～2 条或几条组织条带，而有些则整个环周小梁网均被组织条带遮盖。在组织条带的稍远处房角开放，可以看见小梁网，但因周边虹膜附着高位看不清巩膜突，虹膜终止于小梁网后部。

3. **虹膜**　除了周边虹膜的异常外，有些眼虹膜正常（属于 Axenfeld 异常）。有些虹膜缺损从轻度基质变薄到明显虹膜萎缩，并有孔洞形成，瞳孔异位，色素膜外翻（属于 Rieger 异常）等。当有瞳孔异位时，在裂隙灯显微镜下可见瞳孔向一个明显的周边组织条带处移位，虹膜萎缩和孔洞形成则在远离瞳孔异位方向的象限。少数患者虹膜异位改变会逐渐发展，包括瞳孔异位或变形，虹膜变薄或裂孔形成，周边虹膜组织条带变粗等。

4. **青光眼**　约有半数患者发展为青光眼，可在婴儿期发生，但更多见于儿童或青年。多发生在有虹膜组织条带的患者，但组织条带的多少与青光眼发生率是否成正比尚未得到证实[9~11]。

（二）眼部以外表现

全身异常以牙齿和面骨发育缺陷多见，牙发育不全，少牙畸形或无牙。最常见的脱失牙是上中切乳牙和中切恒牙。面部畸形指鼻根部及面颊部扁平、鼻壁宽、两侧内眦距离较远、上嘴唇退缩、下嘴唇突出、短头颅、上颌骨发育不全。部分患者还伴随垂体功能异常、听力障碍、心血管缺陷、尿道下裂、脊柱畸形等。此外，生长激素缺乏和短身材也曾有报道[12, 13]。

五、诊断

根据角膜后胚胎环、前房角异常、虹膜异常、继发青光眼（50% 左右），双眼发病，常有家族史，可伴有全身异常，主要是牙齿和面部的发育缺陷可以明确诊断[14]。

六、鉴别诊断

（一）虹膜角膜内皮综合征

虹膜角膜内皮综合征（iridocorneal endothelial syndrome，ICE）由一组疾病组成，包括进行性虹膜萎缩、Chandler 综合征和虹膜痣综合征。其共同的特点均为角膜内皮异常，虹膜逐渐萎缩，周边部前粘连，房角关闭，继发青光眼。虹膜和房角的异常从临床和组织病理学上均与 A-R 综合征极为相似，这就使一些学者认为两种综合征都是一系列常见异常中的一部分，但临床表现可以区分为 ICE 的包括角膜内皮异常、单眼患病、无家族史、青年期发病。组织病理学方面，两种综合征的特点是有一膜在房角和虹膜表面，当膜收缩时可以形成许多不同的病变。但 A-R 综合征的膜是代表原始内皮细胞层的遗留物，而在 ICE 综合征则由于异常的角膜内皮增生所致。

（二）角膜后部多形性营养不良（posterior polymorphous dystrophy，PPD）

角膜后部多形性营养不良（PPD）与 A-R 综合征相似，均为先天性、双眼发病、常染色体显性遗传，多在成年期出现症状，可表现为虹膜萎缩及前房角异常等。但 PPD 的不同点是角膜内皮层和后弹力层异常，裂隙灯显微镜下可见角膜后面呈泡状或囊状外观，排列呈线状或簇状，由灰色模糊的晕轮环绕，部分可见角膜基质和上皮水肿。

（三）Peter 异常

Peter 异常（Peter anomaly）为一系列异常，包括角膜中央、虹膜及晶状体。因与 A-R 综合征有某些相似，Peter 异常的表现是角膜中央部有先天性白斑，并有相应部位的后基质层及后弹力层缺损。虹膜与角膜粘连常位于颞侧虹膜睫状区，相应部位有角膜白斑，但其他方位的角膜比较透明。粘连可为局部，也可扩展到 360° 虹膜睫状区。角膜水肿可有可无。合并青光眼时加重角膜水肿。虽然角膜缘的硬化常见但周边角膜常为透明，且受累的角膜很少有血管形成。

（四）无虹膜（Aniridia）

在此种发育异常中，残留的虹膜及前房异常并伴有青光眼，会使一些患者与 A-R 综合征混淆。

（五）先天性虹膜发育不良

先天性虹膜发育不良（congenital iris hypoplasia）仅为虹膜发育不良，无 A-R 综合征的房角或任何其他异常。但可以伴有青少年青光眼及常染色体显性遗传者。

（六）眼齿指发育不良

在眼齿指发育不良（oculodentodigitaldysplasia）中牙发育不良与 A-R 综合征相同，偶可见轻度虹膜基质发育不良、角膜缺陷、小眼球及青光眼。

（七）晶状体与瞳孔异位

晶状体与瞳孔异位（ectopia lentis etpupillae）为常染色体隐性遗传病。双眼晶状体及瞳孔异位，这两种组织均很典型地向对侧方向移位。瞳孔异位与 A-R 综合征相似，但无虹膜和房角发育缺陷为两种疾病不同之处[15~17]。

七、治疗

A-R 综合征在无继发性青光眼时只需长期随访，出现青光眼者可先行药物治疗，对已出现青光眼的患者，手术前先用药物治疗，毛果芸香碱及其他缩瞳药常无效。特别对虹膜呈高位附止于后部小梁网的患者要慎用，以免因睫状肌紧张而增加小梁网萎缩的趋势，而使房水排出减少。可选用 β 肾上腺素能阻断药如噻吗洛尔，拟肾上腺素药和碳酸酐酶抑制药，多数可获效。激光小梁成形术或虹膜切开术无效。应选择有切口的手术包括房角切开术、小梁切开术及小梁切除术。由于 Schlemm 管和小梁网外部发育不全，多数患者用前 2 种手术成功率低。最常用于 A-R 综合征伴有青光眼者为小梁切除术附加抗代谢药物。用药物及滤过手术均不能奏效时可采用睫状体冷凝术或穿过巩膜的睫状体光凝术，可能得到某些改善。A-R 综合征散发病例，同时具有眼前段周边部缺陷、虹膜改变及面部异常，应注意对其家族成员进行检查和随访[18, 19]。

八、预后

A-R 综合征导致的青光眼较其他类型的青光眼更难控制,最后可导致视盘损伤。

九、典型病例

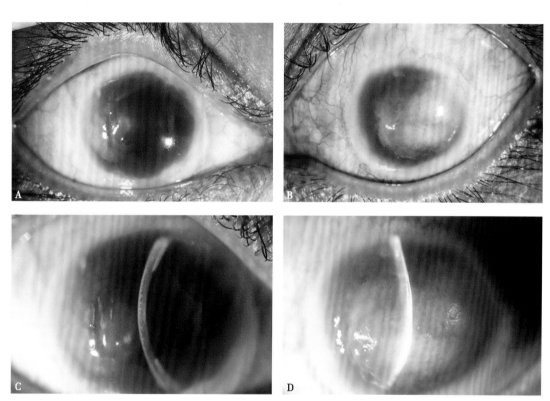

图 13-0-1 角膜周边见环形瓷白色胚胎环,虹膜发育异常,部分前粘连,瞳孔缘不整,眼压高致角膜基质水肿,上皮出现大泡(A~D)

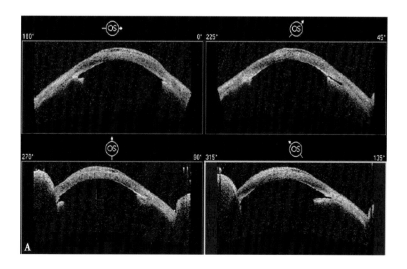

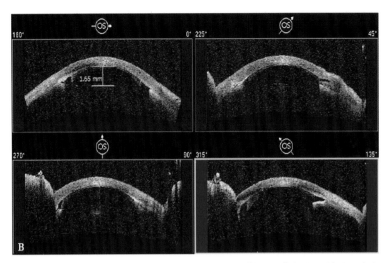

图 13-0-2　前节 OCT 显示角膜基质增厚，虹膜与角膜内皮面粘连，房角关闭，部分虹膜发育不良

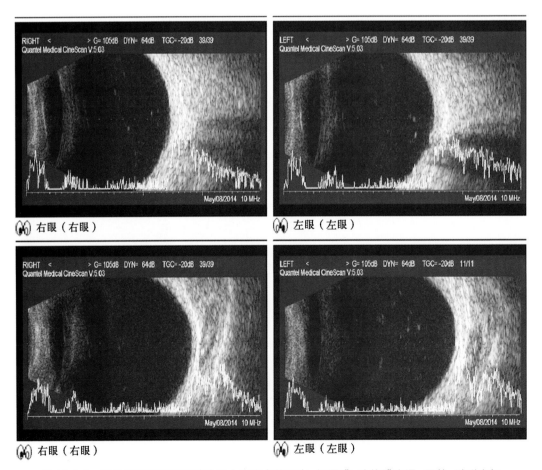

图 13-0-3　眼 B 超显示双眼玻璃体腔内少许点状回声，视网膜、脉络膜光滑，平整，贴附良好

Section (99)#0，2014-5-8，OD 1帧，Zeiss 63? FOV 400帧

Section (128)#0，2014-5-8，OD 22帧，Zeiss 63? FOV 400帧

Section (109)#0，2014-5-8，OD 54帧，Zeiss 63? FOV 400帧

Section (114)#0，2014-5-8，OD 77帧，Zeiss 63? FOV 400帧

Section (137)#0，2014-5-8，OD 234帧，Zeiss 63? FOV 400帧

Section (149)#0，2014-5-8，OD 571帧，Zeiss 63? FOV 400帧

Section (151)#0，2014-5-8，OD 596帧，Zeiss 63? FOV 400帧

Section (161)#0，2014-5-8，OD 598帧，Zeiss 63? FOV 400帧

Section (157)#0，2014-5-8，OD 600帧，Zeiss 63? FOV 400帧

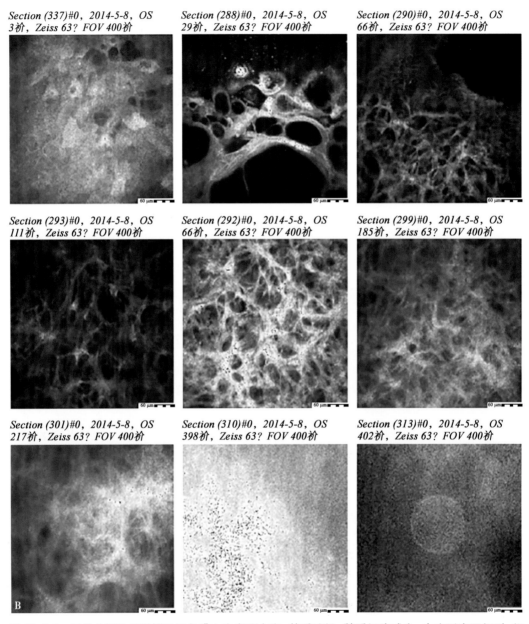

图 13-0-4　活体共聚焦显微镜显示角膜上皮出现大泡,基质疏松,基质细胞减少,内皮形态不规则,细胞数减少或无法检测

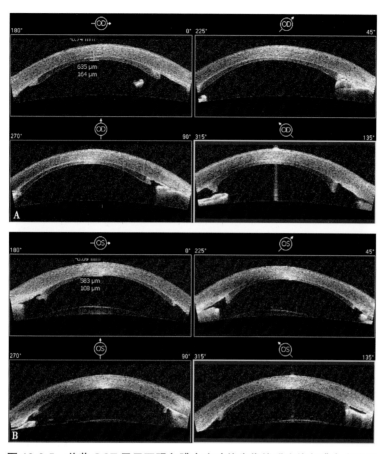

图 13-0-5　前节 OCT 显示双眼角膜内皮功能失代偿后实施角膜内皮移植（DSAEK）手术后 1 个月

（许永根）

参 考 文 献

1. 李美玉. 青光眼学. 北京：人民卫生出版社，2004：527-529.

2. 刘家琦，李凤鸣. 实用眼科学. 第 2 版. 北京：人民卫生出版社，2002：451-457.

3. Walter MA，Mirzayans F，Meat's AJ，et al. Autosomal-Dominant Iridogoniodysgenesis and Axenfeld-Rieger Syndrome Are Genetically Distinct. Ophthalmology，1996，103（11）：1907-1915.

4. Wang Y，Zhao H，Zhang X，et al. Novel identification of a four-base pair deletion mutation in PITX2 in a Rieger Syndrome family. J Dent Res，2003，82（12）：1008-1012.

5. 洪晶. 角膜内皮移植进展简介及其国内现状. 中华移植杂志，2011，5：10-12.

6. 洪晶，郝燕生，马志中，等. 角膜后弹力层剥除联合自动角膜刀取材内皮移植术的临床研究. 中华眼科杂志，2010，46：7-12.

7. 洪晶，郝燕生，马志中，等. 角膜内皮移植联合超声乳化白内障吸除及人工晶状体置换手术的疗效评价. 中华眼科杂志，2011，47：11-16.

8. Akkus MN. Congenital heart defects in two siblings in an Axenfeld-Rieger syndrome family. Clinical dysmorphology，2010，19（2）：131-135.

9. Maciolek N，Alward W，Murray J，et al. Analysis of RNA splicing defects in PITX2 mutants supports a gene dosage model of Axenfeld-Rieger syndrome. BMC Medical Genetics，2006，7（1）：34-39.

10. 卢文胜. Axenfeld-Rieger 综合征一家系. 中国实用眼科杂志，2009，27：12.

11. dela Houssaye G，Bieche I，Roche O，et al. Identification of the first intragenic deletion of the PITX2 gene causing all Axenfeld-Rieger Syndrome：case report. BMC Med Genet，2006，7：82.

12. Turner Z，Bach—Holm D. Axenfeld-Rieger syndrome and spectrum of PITX2 and FOXC1 Mutations. Eur J HamGenet，2009，3：39-43.

13. 赵红姝. 双眼虹膜角膜内皮综合征病例的误诊分析. 中华医学杂志，2012，92（19）：21-23.

14. 王志，李马号. 双眼虹膜角膜内皮综合征 1 例. 眼科新进展，2007，757.

15. Harissi-Dagher M，Colby K. Anterior segment dysgenesis：Peters anomaly and sclerocornea. Int Ophthalmol Clin，2008，（2）：35-42.

16. Rezende RA，Uchoa UBC，Uchoa Rapuano CJ，et al. Congenital corneal opacities in a cornea referral practice. Cornea，2004，23（6）：565-570.

17. Mayer UM. Peters Anomaly and Combination with Other Malformations.（Series of 16 Patients）. Ophthalmic Pediatrics and Genetics，1992，（2）：131-135.

18. Heon E，Barsoumhomsy M，Cevrette L，et al. Peters anomaly the spectrum of sssociated ocular and systemic malformations. Ophthalmic Pediatrics and Genetics，1992，13（2）：137-143.

19. Ozeki H，Shirai S，Nozaki M，et al. Ocular and systemic features of Peters' anomaly. Graefes Archive for Clinical and Experimental Ophthalmology，2000，238（10）：833-839.

第十四章　黏多糖代谢障碍相关角膜内皮病变

一、定义

黏多糖代谢障碍性疾病又称黏多糖病，是由一组先天性溶酶体缺乏或活性降低而引起黏多糖代谢障碍，致使过多的黏多糖贮积在人体结缔组织内而发病。患儿缺陷酶的活性常仅及正常人的 1%～10%。

二、病因

为先天性溶酶体缺乏或活性降低，使黏多糖体 - 葡糖胺聚糖堆积于内脏、肌肉、关节、呼吸道及角膜而致病。

三、发病机制

黏多糖病为常染色体隐性遗传，并非罕见。严重影响少年儿童心身健康以至累及年轻生命的隐性遗传病，至今尚无有效的防治方法。黏多糖是正常人体内不可缺少的重要成分，主要存在于结缔组织内。正常情况下，对维持细胞功能，调节细胞内、外体液成分，创伤愈合和成骨过程等均起着重要作用。黏多糖有多种，与本病有关者主要有三种，即硫酸软骨素 B、硫酸肝素和硫酸角质素。黏多糖分为三个亚型，本病的病理学改变主要包括以下三个方面。

（一）细胞内包涵体

结缔组织内大量沉积的黏多糖。即于胞质内出现边界清晰的空泡，称为包涵体或 Reilly 小体，含有此种包涵体的细胞称为 Haler 细胞或 Gagroyle 细。广泛存在于患者各种结缔组织内的此种细胞，是导致病理改变的主要因素。如角膜混浊、皮肤及皮下组织增厚、骨发育异常、关节畸形、心内膜增厚和神经系统病变等。

（二）胶原合成及沉淀增加

人体超微结构研究发现黏多糖患者的结缔组织细胞中除含有 Haler 细胞外，还有一种较小的颗粒细胞（granular cell）。此细胞内颗粒含有多量胶原纤维，认为本病患者的关节强直、腕管综合征、脑膜增厚和皮肤肥厚等与此胶原纤维的形成过多和沉积增加有关。

（三）脑脊液中黏多糖含量增高

其含量可高达 7～15 倍，并可造成严重的智力障碍[1~5]。

四、临床表现

（一）智力障碍

患者通常或轻或重均有智力低下，表现为反应迟钝、语言落后、表情呆板等，常进行性加重，以 Hurler 最常见，Sanilippo 最为严重，甚至可失语，也可见于 Honter，但出现较晚，发展缓慢。其余类型智力障碍均较轻微，也可基本正常。智力障碍主要是由于脑组织内、软脑膜下以及脑脊液循环系统有大量黏多糖的累积而引起脑细胞的变性、压迫、水肿和脑积水等所致。其他神经系统症状尚有脊髓受压症状，如 IV 型常有齿突发育不良或缺如，合并韧带、关节囊松弛，而引起环枢关节脱位或半脱位，造成脊柱压迫症状，周围神经症状，如腕管综合征、正中神经和尺神经受损，致手部痛觉减退、拇指外展无力或呈爪样畸形，主要是邻近结缔组织的肥厚压迫神经或因黏多糖在神经系统的堆积，直接损害周围神经所致。

（二）面容丑陋和肢体畸形

头大呈舟状，面丑，前额突出，两眼间距加大，鼻梁塌陷，鼻翼肥大，鼻孔向前上，唇厚外翻，舌大外突，牙齿疏小、灰暗、齿眼肥厚，以及下颌骨小等形成特殊的承榴样面孔。肢体畸形，主要是侏儒、肢体粗短、鸡胸、驼背、肝脾肿大、腹胀、腕膝内或外翻，以及手足屈曲、外翻畸形等。这些改变是由于过多的黏多糖沉积于软骨、肌腱、韧带、关节囊，以及肝、脾内的蓄积，致使细胞胀大、变性、坏死所致。

（三）视力障碍

由于过多的黏多糖在角膜基质层及前、后弹力层中积存，角膜内皮细胞受损，进而引起角膜基质水肿、混浊、增厚，致大泡性角膜上皮病变；甚至引起视网膜色素变性和视神经萎缩等而造成视力障碍。

（四）听力障碍或耳聋

可为传导性或神经性。系听神经受损或听小骨及内耳异常或感染等所致。

（五）心脏和肺部症状

由于黏多糖在心内膜、瓣膜、大血管、冠状动脉和心肌等处的累积而引起心内膜的肥厚、瓣膜增厚不规整、腱索短缩、心肌硬化及心腔狭窄等。临床上常闻及二尖瓣或主动脉瓣杂音，甚至可引起心衰、死亡。还可引起气管、支气管管腔狭窄，患者出现呼吸困难，尚可引起支气管、肺部感染，以至危及生命。

（六）皮肤

皮肤水肿、增厚、粗糙均可出现，有些还可有丘疹、结节和多毛等[6~10]。

五、诊断

出生时临床表现还不明显。在婴儿期和儿童期，身材矮小，骨骼发育不良，多毛症，发育异常逐步显现。特征性的面容：粗糙的皮肤，厚嘴唇，张开的嘴，扁平的鼻子，可进一步提示诊断。智能迟缓在生后几年内逐步变得明显。家族史对诊断也有帮助。通过对培养的羊水细胞和绒毛膜活检标本的酶活性的测定可以进行产前诊断。出生后尿的筛查试验常有假阳性和假阴性的结果，因此需仔细判断。即使是受到严重影响的患者，婴儿早期的测试也可能是阴性。测定白细胞，培养的纤维原细胞，或者某些类型的血清中特异酶的活性可以确定诊断。骨的放射学改变是典型的多发性的骨发育不良，各型的严重程度有明显的差异，而且这些表现的特异性足以进行准确的诊断。然而，这些放射学特征在整个儿童期变化相当大，必须仔细判断[11~14]。

六、治疗及预后

目前并无有效的疗法，但若以积极的关心与照护，配合适当的药物及康复治疗等，可减轻患者的并发症与不适，相对的也提高生活品质，能延长患儿的生存期。可施行重组型人

类 α-L-iduronidase 之酵素替代治疗,对于病情改善确有帮助。基因治疗虽仍在研发中,可望将来为此症带来一线生机。骨髓移植可以带给患者一线治愈希望,愈早诊断愈早移植为好。角膜内皮功能失代偿致角膜基质水肿、上皮出现大泡时可实施角膜内皮移植术。

（一）一般原则

由于骨骼可能会变形,而造成呼吸不顺畅,导致呼吸困难及呼吸道感染,以对症治疗为主,包括预防与治疗感染(如肺炎、中耳炎、龋齿等)。患者嘴唇、牙龈、舌头较肥厚,牙齿排列及发育差。因此,防止口臭及龋齿。疾病进行到后期患者可能会发生咀嚼、吞咽动作困难。

（二）特殊情况

1. **心脏瓣膜狭窄或闭锁不全** 因黏多糖储积,需定期行心脏超声波检查,甚至需以药物控制或行心瓣膜置换术。

2. **脐或腹股沟疝气** 需行手术矫治。

3. **大关节或脊椎挛缩** 严重时行手术矫正。

4. **腕隧道综合征** 腕部韧带肥厚压迫手部神经,必要时可行手术治疗。

（三）角膜

角膜基质及前、后弹力层储积黏多糖影响内皮功能,可使角膜内皮功能失代偿或因角膜基质渗透压增高所致角膜基质混浊、水肿,上皮出现大泡。出现上述角膜病变时可先给予人工泪液滴眼或佩戴治疗性绷带镜以缓解眼部刺激症状,角膜水肿、混浊严重,影响视力时,可考虑行穿透性角膜移植或角膜内皮移植手术。

（四）康复治疗

当患儿还小且能自己活动时,只需要定期随诊观察。随着年龄增长,脚关节和脚踝僵硬麻痹,任何引起疼痛的运动都应避免,实施主动和被动运动以及水疗法缓解关节病变和疼痛。当患儿无法自行活动时,应保持姿势的正确,以避免对某些部位的关节产生压力。若脚踝关节产生畸形将会使得行走困难,可在患儿适应的情况下,让其穿附有膝下支撑的靴子,可帮助患儿走较长一点的路[15~18]。

七、典型病例

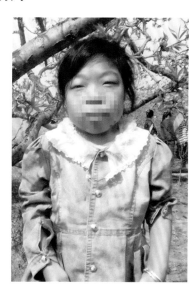
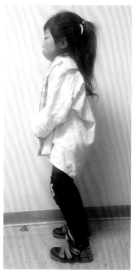

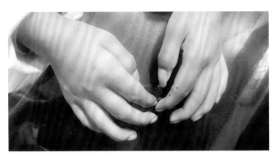

图 14-0-1　黏多糖病患者体貌特征

头大呈舟状，前额突出，两眼间距加大，鼻梁塌陷，鼻翼肥大，鼻孔向前上，唇厚外翻，舌大外突，牙齿疏小，下颌骨小等形成特殊的承榴样面孔。肢体畸形，主要是侏儒、肢体粗短、鸡胸、驼背，腕膝内或外翻，以及手足屈曲、外翻畸形等

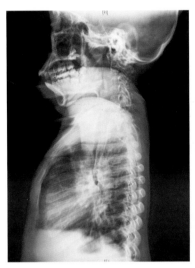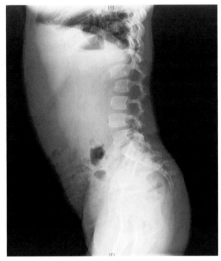

图 14-0-2　黏多糖病 X 线骨骼发育特征

头颅增大，眶顶和颅底致密硬化，前额突出。脊柱：椎体上下缘呈双凸或椭圆形，齿突发育不良或不发育，寰枢关节半脱位。胸腰段椎体发育不良、短小成呈三角形，并以此为中心后突畸形。坐骨竖直，耻骨联合增宽，股骨颈细长

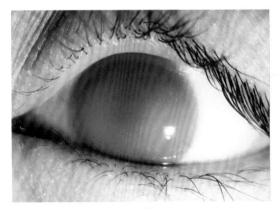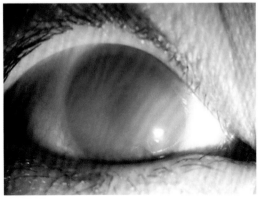

图 14-0-3　黏多糖病角膜病变特点

由于过多的黏多糖在角膜基质层及前、后弹力层中积存，角膜内皮细胞受损，功能失代偿，进而引起角膜基质水肿、混浊增厚，致大泡性角膜上皮病变

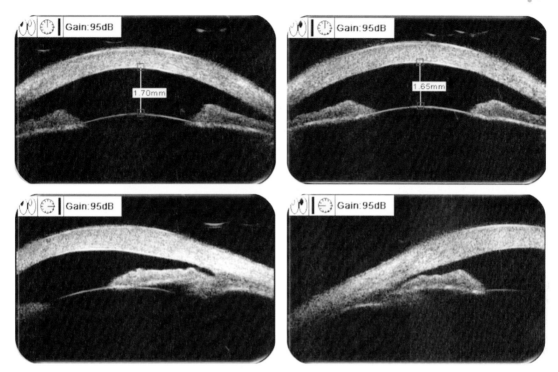

图 14-0-4　黏多糖病眼前节 OCT 显示角膜及眼前节病变特征
角膜基质增厚，前房浅，虹膜向前膨隆，房角狭窄

（许永根）

参 考 文 献

1. Clarke LA. The mucopolysacc haridoses: a success of molecular medicine. Rev MolMed, 2008, 18（10）: 412-417.

2. Chih-Kuang C, Shuan-Pei L, Shyue-JyeL, et al. MPS screening methods, the Berry spot and acid turbidity tests, cause a high incidence of false- Negative results in sanfilippo and morquio syndromes. J Clin Lab Anal, 2002, 16（5）: 253-258.

3. Mabe P, Valiente A, Soto V, et al. Evaluation of reliability for urine Mucopoly saccharidosis screening by dimethylmethylene blue and Berry spot tests. Clin Chim Acta, 2004, 345（1/2）: 135-140.

4. Mason KE, Meikle PJ, Hopwood JJ, et al. Characterization of sulfated oligosaccha ridesinmucopolysacchari dosistypeⅢAbyelectrosprayionizationmassspectrometry. Anal Chem, 2006, 78（13）: 4534-4542.

5. Fuller M, Meikle PJ, Hopwood JJ. Glycosamino glycan degradation Fragments Inmuco polysaccharidosisⅠ. Glycobiology, 2004, 14（5）: 443-450.

6. Fuller M, Rozaklis T, Ramsay SL, et al. Disease-specific markers For the mucopoly saccharidoses. Pediatric Res, 2004, 56（5）: 733-738.

7. Fuller M, Brooks DA, Evangelista M, et al. Prediction of neuropathology inmuco polysacc haridosis Ⅰ patients. Mol Genet Metab, 2005, 84（1）: 18-24.

8. Wang D, Eadala B, Sadilek M, et al. T and emmass spectrometric Analysis of dried blood spots for screening of mucopolysaccharidosis Iinnewborns.Clin Chem, 2005, 51（5）: 898-900.

9. Wang D, Wood T, Sadilek M, et al. T and emmass spectrometry for The direct assay of enzymes in dried

blood spots: application to new born screening for mucopoly saccharidosis Ⅱ（Hunter disease）. Clin Chem，2007，53（1），137-140.

10. Lualdi S，Regis S，DiRocco M，et al. Characterizationofiduronate-2-sulfatasegene-pseudo gene recombination sineight patients with Mucopolysaccharidosistype Ⅱ revealed by arapid PCR-based method. Hum Mutat，2005，25（5）：491-497.

11. QubbajW，Al-Aqeel AI，Al-Hassnan Z，et al. Preimplantationgenetic diagnosis of Morquiodisease .Pren at Diagn，2008，28（10）：900-903.

12. Tomi D，Schultze-Mosgau A，Eckhold J，et al. First pregnancy and Life after preimplantation genetic diagnosis by polar body analysis for mucopolysaccharido sis type. Reprod Biomed Online，2006，12（2）：215-220.

13. Hopwood JJ. Prenatal diagnosis of Sanfilipposyndrome. Prenat Diagn，2005，25（2）：148-150.

14. Muenzer J.Th emucopolysaccharidoses: a heterogeneous group of Disorders with variable pediatric presentations. JP，2004，144（5）：27-34.

15. Kakkis ED，Muenzer J，Tiller GE，et al. Enzyme- replacement the rapy inmu- copoly saccharidosisI. N Eng lJ Med，2001，344（3）：182-188.

16. Sifuentes M，Doroshow R，Hoft R，et al. A follow-up study of MPS patients treated with laronidaseenzy mereplacement therapy for 6 years. Mol Genet Metab，2007，90（2）：171-180.

17. MuenzerJ，Wraith JE，Beck M，et al. A phase Ⅱ /Ⅲ clinical study of enzyme replacement the rapy with idursulfase inmucopolysaccharidosis Ⅱ（Huntersyndro me）. GenetMed，2006，8（8）：465-473.

18. Harmatz P，Giugliani R，SchwartzIV，et al. Long-term follow-up of End urance and safety outcomes during enzyme replacement therapy for mucopoly saccharidosis Ⅵ ：Final results of three clinical studies of recombinant man N-acetylgalactosamine4-sulfatase. Mol Genet Meta，2008，94（4）：469-475.

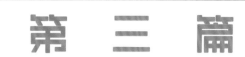

第 三 篇

手 术 篇

C o r n e a l

E n d o t h e l i u m

D i s e a s e s

第十五章　供体角膜内皮细胞活性检测

1953 年，Stocker 首次证明具有活性的角膜内皮细胞是维持正常角膜功能的基本条件，这一连续的单细胞层的物理性屏障和代谢性泵功能平衡的维持在保持角膜透明性方面起着重要作用[1]。眼库工作中角膜保存的重点是如何保持角膜内皮细胞的活性。虽然在穿透性角膜移植术后 2 周内植片的透明性是评价内皮细胞功能的重要标准. 但眼库更重要的任务是在供体角膜保存后能确切地评价内皮细胞活性，确保眼库提供质量可靠的角膜[2]。因而，角膜保存的研究重点在于维持内皮层形态和功能的完整性，临床上也将内皮细胞的形态和功能作为评价角膜质量、的重要指标。本章将就角膜内皮细胞活性检测的方法作一介绍。

一、角膜内皮细胞形态学检测

（一）眼库用倒置角膜内皮显微镜

专供眼库用的倒置内皮显微镜是最常用于观察离体眼球或角膜片的内皮细胞的设备（图 15-0-1），可以快速无创的评估角膜内皮细胞的形态和活性，已成为许多眼库筛选供体的常规手段[2]。非接触倒置角膜内皮显微镜技术主要应用于评价中期储存的植片（4～6℃低温储存），将装有植片和保存液的角膜保存瓶放置在显微镜的瓶托上，内皮面朝上，通过调整物镜焦点，可以半自动或全自动生成角膜内皮细胞层的图像。因为设备的放大倍数固定，可视化区域相对小，内皮评估区域通常局限于角膜中央区。角膜内皮显微镜下观察的细胞随温度、保存时间的长短和培养基而不同，室温下新鲜保存的角膜组织是最容易被评估的，低温状态下保存的角膜植片的角膜内皮细胞在倒置显微镜下通常无法直接观察清楚，故在显微镜检查之前，植片应当在室温下存放一段时间。

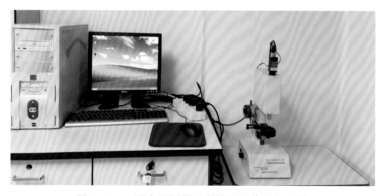

图 15-0-1　眼库用倒置显微镜及图像分析系统

1. **角膜内皮细胞评估时间** 保存液中的角膜植片内皮的评估通常在保存期间内会进行三次：初期、中期以及末期。许多眼库要求至少要在植片保存的最初和最终进行显微镜检查，而保存期间的检查通常只有在第一次镜检不清楚的情况下才会进行。还有一些眼库只在移植前才会评估角膜内皮细胞。在保存早期了解角膜内皮状况可以帮助评估者获得对植片质量的第一印象，也由此判断是否有价值进行下一步的保存。若保存初期角膜植片内皮细胞计数就低于移植所需要的最低数量或者发现明显的细胞坏死，则植片不能用于角膜移植。而且，在保存期间发现植片情况发生变化也是基于评估者对其初始情况的评估，若没有初始评估就难以发现角膜内皮细胞在保存期间丢失。最佳中期检测时间是从保存开始到用于移植的中间点，供体角膜储存数天后是判断其可移植性的重要时间点，与最初评价时植片状况比较可以发现其变化，例如显著的内皮细胞坏死提示可能发生细菌污染，此时培养液还没有出现显著的改变。在保存末期进行评价可以判断植片是否能达到角膜移植的标准，不管不同的机构及个人是否认同、是否需要在保存初期或中期进行角膜内皮评估，末期都一定要进行内皮细胞检查。

2. **角膜内皮评估标准** 在评价角膜植片内皮细胞时有三个要素尤为重要：细胞密度、细胞形态以及细胞活性。使用眼库倒置显微镜在植片中心，旁中心的 4 个象限以及周边部进行。每次评估后，应当详细记录结果，最好保存相应的内皮图像。

（1）内皮细胞密度：许多检测内皮细胞密度的方法都是根据同一原理进行的，首先观察到内皮细胞，并进行成像，然后在固定大小的区域中进行细胞计数，最后得出每平方毫米的细胞数量。

使用与显微镜相连的电脑来记录内皮细胞的影像可以使数字化的图像储存起来更加有效，通过使用不同软件直接在电脑上进行内皮细胞分析，也可以将电脑直接与打印机相连打印图片。

考虑显微镜和照相机的放大效应，在固定区域内用网格覆盖角膜植片内皮细胞图像，所采用的网格是等大的矩形，在固定参考区中的部分就叫兴趣区，完全在兴趣区或两条相邻边在兴趣区（ROI）的细胞就会被计数。这种方法是评估网格内细胞数量的简单方法（图 15-0-2），ROI内的细胞数量 /ROI 面积 = 细胞密度 /mm^2，所以细胞密度 =[ROI 内的细胞数量 ×1mm^2]/ROI 面积[3]。

目前有专门的眼库角膜内皮细胞分析软件，不需要手动计数，可以全自动计算内皮细胞密度，放大 100 倍的内皮细胞图像被传递给数据分析系统，可以马上得出结果[4]。这一技术和手工计数法的结果是一致的。如果不考虑计数方法，计数网格的大小对于准确的角膜内皮计数十分关键，因此，有必要定期检查以及调试显微镜和照相机看是否发生了变化，而且应当经常校正计数网格避免引起误差。计数网格的校正错误是导致的角膜内皮细胞计数错误最常见的原因。总的来说，我们推荐每 ROI 中至少有 100 个细胞来计算细胞密度，ROI中细胞数量越多，计算结果越准确。因为存在生理变异，需要计算不同中心区域的细胞密度，取平均值。若细胞形态不规则，则应该纳入更多的细胞来计算细胞密度以避免结果误差。好的细胞能见度以及照片质量同样对准确的细胞计数非常重要。若角膜植片肿胀，仅仅选择小的内皮区域观察计数通常容易导致错误的高计数。在制备角膜植片前估计内皮细胞数量也可以使用非倒置非接触角膜内皮显微镜，一只手在无菌环境中持供体眼球，另一只手操作检查装置获得内皮细胞密度。

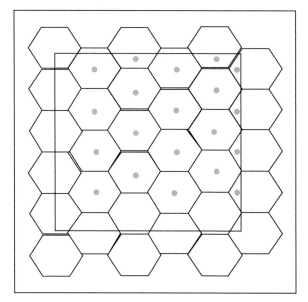

图 15-0-2 网格法内皮细胞计数

在将植片用作移植前，即在保存末期一定要保证植片有足够高的角膜内皮细胞密度，一般认为 2000～2200 /mm² 是移植后植片可以存活的最低限度[5]。受者植片是否能存活而且保持透明很大程度上取决于植片内皮细胞密度。不可逆的植片原发失败多发生在内皮细胞密度低于临界值 400/mm²。由于手术操作的原因，角膜移植手术中可能会损失 10% 的植片内皮细胞。此外在术后的一段时间里，与正常角膜内皮细胞丢失相比，细胞丢失速度显著提高（7～15 倍）。因此，对角膜植片正确的评估以及保证有足够的内皮细胞密度对于移植成功是至关重要的。

（2）内皮细胞活性：在植片保存期间，角膜内皮细胞密度会下降约 10%。从供体眼球摘除到制备的过程，都可能造成损伤，保存液中营养成分的变化以及植片所处的非生理环境也会对内皮细胞造成影响，而且保存期间角膜代谢也发生了改变，同样会对内皮细胞造成影响。坏死的内皮细胞可以脱离呈现缺损区，非常容易辨认。显微镜下可以初步评估内皮细胞坏死的程度。坏死的内皮细胞可能会蔓延到整个内皮表面，或者连续地影响一大片区域。这种明显的坏死多被认为是细胞层的融合脱离（图 15-0-3）。单个细胞坏死后的缺损可以由周边有活性的内皮细胞填充，但是大片坏死则会导致后弹力膜裸露。

内皮细胞坏死对供体角膜质量的影响与坏死的程度和位置相关，也和有活性的内皮细胞密度相关。一般认为坏死位置越周边，坏死区域越小，内皮细胞密度越高，坏死影响越小，而中央区多细胞或片状坏死则会导致角膜植片质量产生明显影响。

（3）内皮细胞形态：内皮细胞通常会表现出区别于典型的六角形形态的变异，形态学评估应当包括评估内皮细胞面积，六角形细胞比率以及内皮细胞颗粒化/液泡化。

除了细胞密度，角膜植片内皮细胞的规则性也是判断其是否适合移植的要点，若内皮细胞面积以及六角形细胞比率偏离正常范围则被认为是不利因素，在一定程度上会影响内皮细胞功能或是植片后期生存情况。

由于人类角膜内皮细胞层是有丝分裂后期产生的组织，若有细胞丢失则由剩余细胞扩大移行来填补缺损区,因此内皮细胞面积以及多形性增加。所有可以导致内皮细胞丢失的因素(例如衰老、缺氧、机械压力、后弹力膜皱褶以及角膜损伤)都可以使角膜内皮细胞面积增大以及多形性增加,尤其是后弹力膜皱褶处有较多细胞损失时,内皮细胞层形态学改变就很明显(图 15-0-4)。

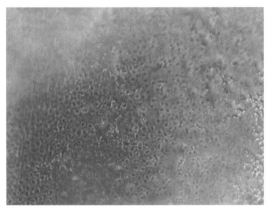

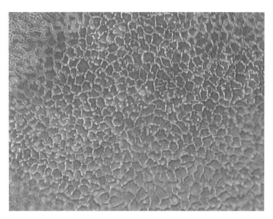

图 15-0-3　坏死脱离的内皮细胞　　　　　图 15-0-4　内皮细胞异形性

很多指标可以用来描述内皮细胞多形性以及其大小,最常用来描述多形性的是变异系数,可以表示为标准差 / 平均细胞面积。而描述内皮细胞大小可以用多形性以及六角细胞比率来表示。对角膜植片内皮细胞的多形性和大小进行精确的测定非常困难,需要特定的电脑程序的辅助。常用方法是手工标记细胞中心,电脑程序通过计算不同细胞中心之间的距离得出细胞大小变异性的数值,然后根据相邻细胞数目得出细胞多形性的数值。

除了内皮细胞自身形态学的变化,在显微镜检查或裂隙灯检查时还应考虑到其他病理性或者退行性变化。眼内炎以及色素播散都可见蛋白沉积,炎症细胞以及色素,角膜内皮细胞可以吞噬色素使色素沉积在内皮细胞中。

尤其应该注意小滴的存在,例如后弹力膜上的疣样赘生物,光学显微镜可以观察到小滴以及同等大小的内皮细胞(图 15-0-5),小滴类似于坏死,但是与坏死不同,它不在内皮表面而在其上。非接触角膜内皮显微镜检查时,小滴看起来类似内皮细胞层圆形小黑点,裂隙灯活体检查时小滴使得内皮细胞层看起来呈金箔样反光,内皮细胞间有细小的裂隙,故在高倍放大下很容易识别。小滴的存在通常伴随内皮细胞的丢失,用于角膜移植后术后内皮细胞丢失会更加迅速,因此此类植片不适合用于角膜移植[6]。

Hassall-Henle 疣或小体被认为是与内皮细胞层病理性衰退相关的有害改变,这些在后弹力膜前表面的圆形疣状凸起多在角膜周边,而小滴多在角膜中央。

(二)角膜内皮细胞染色

有多种染色方法可用来评价角膜内皮细胞形态,但由于所采用的染料都在一定程度上会对内皮细胞造成损伤,因此多应用于科研或者不影响角膜材料临床应用情况下的内皮细胞评估[7,8]。其中最常应用的是台盼蓝或茜素红染色或二者联合染色技术。

1. **台盼蓝(trypan-blue)**　台盼蓝是一种活性染料,正常的完整细胞膜不能被染料渗透,当细胞膜损伤时,它可进入而将细胞核着染,染色后用光学显微镜计数着染细胞(死亡细胞)和非着染细胞(活细胞)(图 15-0-6)。但因该染料具有致畸性,因此限制了它在临床上的应用。另外，该方法也具有一定的非特异性，其一是由于细胞膜通透性增加所造成的着染细胞并非一定是死亡细胞；其二是某些已死亡变质的细胞，由于核的退化则不能被染料着染；其三是由于观察者在计数细胞时也存在个体误差及制定标准的差异。但它作为一种简单、快捷的评价离体角膜内皮细胞活性状态的方法仍具有一定的应用价值。临床上可以将角膜移植剩余的角膜缘环进行台盼蓝染色，评估用于移植的角膜材料的内皮活性。角膜标本先用 0.25% 的台盼蓝染色后，用生理盐水漂洗 3 次，放置在显微镜下观察角膜内皮细胞染色情况。

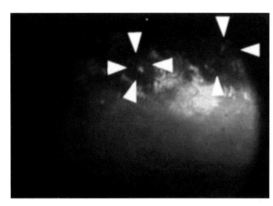

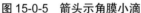

图 15-0-5 箭头示角膜小滴

图 15-0-6 人角膜内皮细胞台盼蓝染色

2. **茜素红（alizarin red）染色** 茜素红可清晰地着染细胞边界，也是一种可以快速地观察内皮损伤的技术。单纯茜素红染色时，先于角膜内皮细胞顶部出现小红点，随后各边相继着色，形成典型的六角形内皮细胞图像，细胞损伤愈重，染色愈快，着色亦愈深，严重损伤的细胞轮廓不清，边界模糊（图 15-0-7）。严重水肿的角膜，染色时间明显延长，有的只在六角形上出现一个小红点，而严重脱水的角膜，细胞边缘呈锯齿状。

3. **台盼蓝与茜素红（alizarin red）联合染色** 在台盼蓝染色后，再追加茜素红染色联合染色方法可以更清晰地显示损伤的细胞和正常的细胞，从而利于有效的评价（图 15-0-8）。角膜标本先用 0.25% 的台盼蓝染色后，用生理盐水漂洗 3 次，再用 pH 为 6.4 的 0.2% 茜素红染 1~1.5 分钟，漂洗 3 次，放置在显微镜下观察角膜内皮细胞形态、细胞间隙、细胞表面以及细胞质的染色情况。为了准确计数，可在物镜上放置一玻璃显微尺，在角膜内皮 5 个区域内计数 100 或 200 个内皮细胞，然后计算染色与不染色的细胞比例，镜下直接计数细胞密度时，应选用适当倍数的物镜，使目镜上的小方格与载物台上红细胞计数板上的小方格重叠，即为同等倍数，红细胞计数板上一个小方格的面积为 $0.0025mm^2$，计数 10 个小方格，乘以 40 即为 $1mm^2$ 的角膜内皮细胞数。照相计数，先将红细胞计数板在光镜下放大照相，角膜内皮细胞亦按此倍数放大照相，在相纸上刻出 10 个小方格套在内皮细胞照片上，即可计算出细胞密度。

4. **四唑氮蓝（nitro-blue tetrazolium，NBT）** 所有具有代谢活性的细胞，包括角膜内皮细胞，在进行活性检测的过程中需要多套酶系统的参与。其原理是四唑氮盐具有酶生化反应系统中截取氢的能力，此过程中其本身不断还原而与底物形成黑蓝色的双甲膳沉淀，使用光镜可观察到。用这种方法可检测出细胞质中的 α- 磷酸甘油脱氢酶、线粒体内的琥珀酸脱氢酶及细胞质和线粒体中均存在的苹果酸脱氢酶等。正常情况下，NBT 不能穿过完整的细胞膜和线粒体膜，如果细胞膜有损伤，则 NBT 可以进入细胞中，在底物存在的情况下使细胞着染。NBT 染色方法可以作为一种内皮细胞活性的排除试验，着染的细胞提示为死亡细胞。

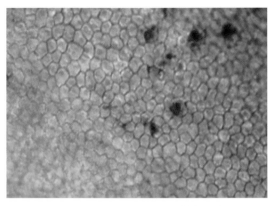

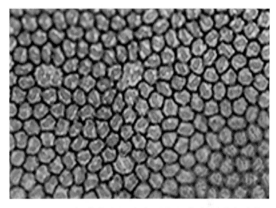

图 15-0-7　人角膜内皮细胞茜素红染色　　　图 15-0-8　角膜内皮细胞台盼蓝和茜素红联合染色

5. **吖啶橙/溴化乙锭**（acridine orange/ethidium bromide）　这两种荧光染料均可插入双股 DNA 中，吖啶橙可掺入活的内皮细胞发出绿色荧光，非活性细胞可被溴化乙锭着染并显示红色荧光，如果细胞丢失则无荧光出现。溴化乙锭不能使活细胞发出荧光的原因可能是由于该染料不能穿透完整无损的细胞膜，也可能是该染料的结合位点被活性细胞内与 DNA 联结的蛋白质所占据。这种染色方法的主要优点是可以使活性细胞与死亡细胞具有不同的染色，从而减少了观察者之间的误差，但与其他染色方法相似，一些可逆性细胞膜损伤的活性细胞也可被溴化乙锭所着染而被认定为死亡细胞。

6. **锚耶绿**（Janus green）　该染料与台盼蓝染色原理相同，但染色结果较台盼蓝更明显，因它不仅可将细胞核染成深蓝色，也可将细胞质淡染，这样着染的细胞可显示一清楚的轮廓。该技术具有简单、快速以及判断结果客观等优点。

7. **其他染色方法**　还有其他可用来检测角膜内皮细胞活性的染色方法，如丽丝胺绿（Lissamine green）、孟加拉玫瑰红（Rose Bengal）、伊文思蓝（Evans blue）以及吲哚青绿（Indocyanine green）等，但均未得到广泛的认可和接受。

（三）电子显微镜

使用电子显微镜技术观察角膜内皮细胞在亚细胞水平上结构的完整性，以此来推断细胞的活性形态[9]。包括透射电子显微镜和扫描电子显微镜。

1. **透射电子显微镜（TEM）**　使用 TEM 可清晰地观察到细胞器的结构和类型（图 15-0-9），当细胞受到损伤可以观察到核质的堆积、核膜不完整、染色质改变、线粒体肿胀、崩解、粗面内质网聚积膨大，细胞质空泡等，但并不能确定哪些结构的改变是不可逆的。当有轻度的损伤时，要判定细胞的活性并不容易，只有当细胞崩解、线粒体和其他细胞器破裂、核溶解等很严重的改变出现时，才能较容易地判断细胞的死亡。所以 TEM 对于判断内皮细胞的活性是一个有用的指标，但当解释结果时必须警惕这些影响因素，另外 TEM 也存在观察细胞数少和费时等缺点。

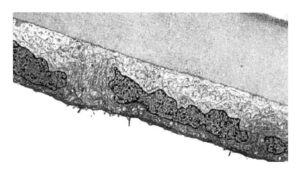

图 15-0-9 角膜内皮细胞透射电镜

2. 扫描电子显微镜(SEM) SEM 的优点是可以快速地观察大量的细胞,其放大倍数也完全能够满足观察那些光镜所不能见的一些细节,如细胞间连接等(图 15-0-10)。其缺点是判断失活内皮细胞的指标也仅仅依靠细胞膜的破裂,这样的标准对于角膜移植手术的要求显然是不合适的。所以,SEM 联合其他活性检测的方法较为妥当。

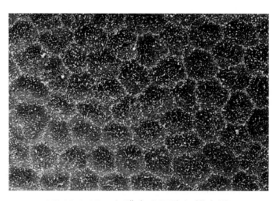

图 15-0-10 角膜内皮细胞扫描电镜

二、角膜内皮细胞功能测定[10,11]

1. 角膜厚度测量 角膜基质的蛋白多糖有将水吸进角膜,引起角膜水肿的倾向,角膜内皮的钠钾 ATP 酶(又称钠钾泵)主动转运离子从而对抗水分进入角膜,以保持角膜的透明。当角膜内皮功能低下或由于数目减少而失代偿时,角膜水合作用增加,表现为角膜厚度增加,二者之间呈线性关系,从而提示角膜厚度可用于评价角膜内皮细胞的功能。角膜厚度的测量仪器包括超声角膜厚度计、前节 OCT 等,已在临床广泛使用。

2. 温度逆转试验 这是一种通过检测低温保存的角膜片冻融后其厚度的变化从而了解角膜内皮功能的方法。其理论基础在于低温状态下内皮细胞的代谢泵机能减低,角膜水合作用增加,角膜水肿。冻融后,泵功能逐渐恢复,角膜水肿减轻,泵功能的恢复与内皮细胞的活性程度呈正相关。但角膜内皮维持角膜厚度的功能并不能区别究竟是由于内皮细胞的通透性增加抑或是由于内皮泵功能的减低所致。因而,测定保存于含有肿胀活性分子(尤其是当这些分子可以进入角膜基质)溶液中的角膜内皮的活性,使用温度逆转试验是不妥的。

3. 碳酸氢盐流量测定 通过角膜内皮的碳酸氢盐净流量说明所有的由角膜基质向前

房的液体流动。这个净流量由两部分组成：①碳酸氢盐主动地由角膜基质向前房的转运；②碳酸氢盐被动地从房水通过内皮渗入基质。所以净流量也代表内皮细胞主动转运的值，反映了内皮细胞的泵功能。但碳酸氢盐净流量与内皮细胞泵功能之间的关系到底是怎样的，目前仍未完全明了；再者测定过程的烦琐以及需要使用放射性同位素也给操作带来不便。

4. 经角膜内皮电位差测定（TEPn） 经角膜内皮电位差是内皮泵活动的结果，它可直接反映角膜内皮的生理功能。实验表明，电位差值是一非常敏感的指标，当内皮转运被阻断时，它出现明显的数值的改变，但内皮屏障功能的明显改变（从跨组织阻力所测量）则对电位差值几乎没有影响。所以它可作为一种理想的测定角膜内皮细胞生理活性的指标。

（接　英）

参 考 文 献

1. Stocker FW. The endothelium of the cornea and its clinical implications. Transactions of the American Ophthalmological Society，1953，51：669-786.

2. Schroeter J，Rieck P. Endothelial evaluation in the cornea bank. Developments in ophthalmology，2009，43：47-62.

3. Thuret G，Manissolle C，Acquart S，et al. Is manual counting of corneal endothelial cell density in eye banks still acceptable? The French experience. The British journal of ophthalmology，2003，87（12）：1481-1486.

4. Ruggeri A，Grisan E，Jaroszewski J. A new system for the automatic estimation of endothelial cell density in donor corneas. The British journal of ophthalmology，2005，89（3）：306-311.

5. Armitage WJ，Dick AD，Bourne WM. Predicting endothelial cell loss and long-term corneal graft survival. Investigative ophthalmology & visual science，2003，44（8）：3326-3331.

6. Borderie V，Sabolic V，Touzeau O，et al.Screening human donor corneas during organ culture for the presence of guttae. Br J Ophthalmol，2001，85（3）：272-276.

7. Bonci P，Bonci P，Della Valle V，et al. Preparation of donor corneas：a study of the endothelial population. European journal of ophthalmology，2008，18（3）：341-344.

8. Wilhelm F，Melzig M，Franke G. Vital staining by fluorescein diacetate（FDA）. A method for the estimation of corneal endothelium. Acta ophthalmologica，1990，68（1）：94-96.

9. Ellis MF，McGhee CN，Lee WR. A scanning electron microscope study of porcine corneal endothelium stored in chondroitin sulphate. Cornea，1992，11（2）：127-132.

10. Pels E，Beele H，Claerhout Ⅰ. Eye bank issues：Ⅱ. Preservation techniques：warm versus cold storage. International ophthalmology，2008，28（3）：155-163.

11. Pels E，Rijneveld WJ. Organ culture preservation for corneal tissue. Technical and quality aspects. Developments in ophthalmology，2009，43：31-46.

第十六章　角膜内皮移植术

第一节　角膜内皮移植手术的发展

一、概述

进入 21 世纪，在眼科医生不断探索和努力下，一种全新的手术方式——角膜内皮移植手术（endothelial keratoplasty，EK）问世了。EK[1,2]是现代手术史上的重大飞跃，具有里程碑的意义。它完全改变了传统的手术方式，将开放式角膜移植手术变为隧道切口的闭合式手术，EK 选择性地去除了病变的角膜后弹力膜和内皮细胞，保留了患者自体健康的基质层，通过角膜缘的隧道切口完成全部手术操作，减少了手术的风险和术中严重的并发症，减少了术后散光，使术后视力得到更快和更好的恢复。现在 EK 已经成为治疗角膜内皮病变的首选方法。

EK 手术开始至今，始终保持着一个基本原则：经角巩膜的隧道切口，植片无缝合的手术方法[3]。与穿透性角膜移植手术相比，角膜内皮移植手术的优点是只替换了病变的角膜内皮层，保留术眼正常的角膜上皮层及基质层，保证了角膜前表面结构和功能的完整性；避免了缝线引起的并发症；减少了繁琐的术后管理。角膜内皮移植术的出现和发展，使角膜移植手术可以达到较高的屈光要求。

EK 手术开展以来发展速度令人惊叹，手术方式不断更新，手术的数量也快速增加。美国眼库在 2005 年提供的 EK 角膜植片仅 1450 枚，占全部供体的 4.5%，2006 年提供了 6000 枚内皮植片，占全部供体的 16%，2007 年提供 14 500 枚，占全部供体的 28%，至 2014 年美国共实施角膜移植手术 46 513 例，其中角膜内皮移植手术 25 965 例占总手术量 55.9%，由此可见角膜内皮移植在美国逐渐成为角膜移植手术的主导术式[4]。

二、角膜内皮移植手术的发展

1950 年 Barraquer 首次提出了选择性角膜内皮置换的理念，为区别于前板层移植（LKP），将其命名为"角膜后部板层移植术"（posterior lamellar keratoplasty，PLK）（图 16-1-1），用于治疗角膜水肿，即经前路的后板层角膜移植（PLK）[5]，手术方法是采用双板层的手术方式，首先剥离掉前角膜基质，将其全部或部分掀开，暴露角膜后基质，再按穿透角膜移植的方式置换后部的角膜基质及内皮层，然后将前板层复位缝合，这种手术方式无论是术后视力的恢复还是内皮细胞的存活率都不令人满意，因此 PLK 在临床上开展很少。1999 年 Melles 及其团队将角膜内皮置换的概念再次引入，最先提出 EK 这一手术概念，手术技术有了突破性的改进。即通过气泡而非缝合的方式来固定供体的角膜植片，使其与受体角膜贴附在一起,并发表了关于经后板层进行角膜内皮移植的第一篇临床报道[2,6]。手术方法是使用特制的钻石刀在角膜缘做切口,在角膜基质层间约 1/2 厚度做水平剖切,制作角膜基质囊袋,在角膜基质层间进入特制的环钻,钻切后基质,钻切的直径约 6mm,然后植入相同直径的植片,依靠注入前房的气泡使植片与植床贴合,然后缝合角膜缘切口。然而由于手术过程繁琐,操作难度大,因此在临床上并未广泛开展。2001 年 Terry 和 Ousley[7]简化了手术的技术,并将其重新命名为深板层角膜内皮移植术(deep lamellar endothelial keratoplasty, DLEK)(图 16-1-2),由于方法简化了很多,这项技术在美国被广泛推广[8]。手术方式是首先利用人工前房将供体角膜片的前板层去除,然后制备成角膜内皮植片,在受体手术中,Terry 在角膜缘部制备 8mm 直径的隧道切口,将角膜内皮植片植入前房,然后向前房内注入消毒空气,将植片和植床贴附。此后 Melles 将角膜切口缩小到 5mm[9]植入折叠的角膜内皮植片,使得术后散光大大降低。

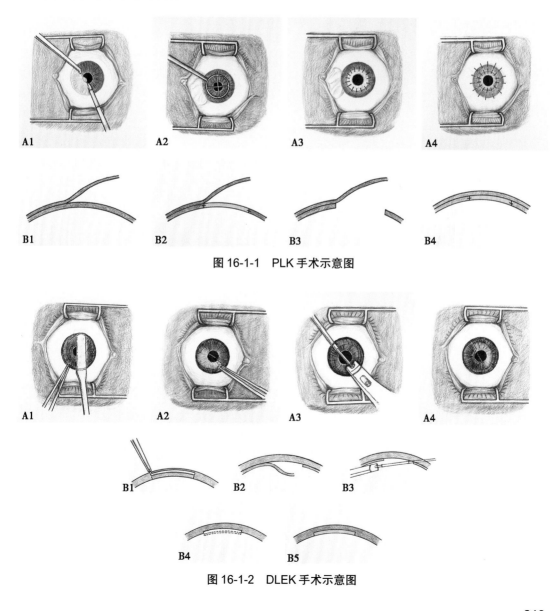

图 16-1-1　PLK 手术示意图

图 16-1-2　DLEK 手术示意图

2005 年 Price[10]进一步完善了手术技术，即目前仍然流行的角膜后弹力层剥除内皮移植术（descemet stripping endothelial keratoplasty，DSEK），此术式避免了对受体角膜基质进行板层分离，仅撕除患者的角膜后弹力层和内皮层，保留完整的角膜基质层。接着 Gorovoy 提出了角膜自动刀取材后弹力层剥除内皮移植术（descemet stripping automated endothelial keratoplasty，DSAEK）[11]。DSEK 与 DSAEK 的区别在于后者使用自动角膜刀用于供体植片的制备。自动角膜刀的应用对于角膜内皮移植术的普及有着极为重要的促进作用。无论是 DSEK 还是 DSAEK 因为植片保留了小部分的后基质，而受体仅去除了后弹力膜，因此手术后的角膜要比正常角膜厚，术后会有一定的远视偏移。随着自动角膜刀在角膜内皮移植术组织取材上的应用，植片材料的制备不再是唯有角膜手术医生才能完成的工作。美国眼库可以使用自动角膜刀完成对角膜内皮移植术植片的制备，并可以将提前准备好的植片直接寄给手术医生。提前准备好的植片的使用帮助角膜手术医生减少了取材的费用和取材失败的风险。由于手术医生不再需要亲自取材，节省了手术时间。大量研究证实提前制备好的植片的安全性[12, 13]，因此越来越多的医生接受了这种方式[14, 15]。随着 DSAEK 在美国的兴盛发展，角膜内皮移植术的改进，DSAEK 迅速替代了穿透性角膜移植术，成为治疗内皮细胞功能失代偿的首选方式[15]。

尽管 DSAEK 仍然是最普遍的角膜内皮移植术式，但临床越来越多的证据表明植片的厚度与视力成反比，即植片越薄视力越好。因此更新的手术技术不断推出。包括超薄植片 DSAEK（UT-thin DSAEK）[16]、角膜自动刀取材后弹力层内皮移植术（DMAEK）、后弹力层前膜角膜内皮移植术（Pre-Descemet's automated endothelial keratoplasty，PDAEK）和角膜后弹力层内皮移植术（DMEK）[17]。UT-DSAEK 植片制备的方式和手术方式与 DSAEK 基本相同，只是角膜植片厚度更薄，小于 100μm[18]。植片薄而软，易卷曲折叠，因而术中操作更为困难，手术难度要高于常规的 DSAEK。

2006 年 Melles 等人[17]又将术式进行了改进，植片仅带后弹力层和内皮层，即角膜后弹力层内皮移植术（Descemet membrane endothelial keratoplasty，DMEK），解剖替换后弹力层和内皮层。这是迄今为止完全符合正常角膜解剖结构的手术方式，也是理想化的术式，术后视力恢复又快又好，堪称屈光性的角膜内皮移植手术。DMEK 手术比 DSAEK 和 UT-DSAEK 更具有挑战性，学习曲线也更加陡峭[19]。DMEK 供体植片容易发生卷曲和翻转，导致内皮面朝上。DMEK 的操作方法与 DSAEK 迥异，且术后植片脱位需要再次前房注气的风险也更高，因此大大增加了医源性植片失功能的风险[19, 20]。尽管如此，近年来 DMEK 在美国越来越受欢迎，其原因有多种。其中最主要的原因是 DEMK 术后拥有更好的视力和更低的排斥率[19~22]。而且，美国眼库可以为医生们提前准备处理好的供体植片，为更多的角膜手术医生开展这项技术提供了可能性[23]。

为了降低 DMEK 手术的难度，2009 年 McCauley 等人首先开展了角膜自动刀取材后弹力层内皮移植术（Descemet's membrane automated endothelial keratoplasty，DMAEK）。DMAEK 在植片边缘保留了一圈角膜后基质[24]。在 DMAEK 术中，中心区域和 DMEK 一样是解剖替换，而周边区域的替换却和 DSAEK 类似。DMAEK 采用的植片融合了 DSAEK 和 DMEK 植片的特点，其术中操作方法更像 DSAEK，却拥有与 DMEK 一样的术后视力[24, 25]。DMAEK 的手术适应证与 DSAEK 相同。尽管 DMAEK 看似是最好的术式，然而由于其植片制备过程非常困难，并没有得到普及。DMAEK 植片的制备首先需要使用显微角膜刀进行板层分离，然后在植片中心打一个气泡将内皮和基质层分离，以便去掉中心区域的基质部分[25]。植片制备的困难阻止了更多的角膜手术医生采用这种内皮移植技术。

　　2014 年利用组织工程技术合成生物角膜内皮膜片的想法已经逐渐进入到临床试验阶段，这一技术的逐渐成熟将解决供体角膜材料匮乏的问题，为大范围临床开展角膜内皮移植手术创造了条件。2016 年人工角膜内皮膜片已经通过动物实验，即将进入临床试验，一旦成功将解决角膜移植术后排斥反应和供体不足的问题，这将大大提高手术成功率。

（洪　晶　余　婷）

参 考 文 献

1. Melles GR，Eggink FA，Lander F，et al. A surgical technique for posterior lamellar keratoplasty. Cornea，1998，17（6）：618-626.

2. Melles GR，Lander F，Beekhuis WH，et al. Posterior lamellar keratoplasty for a case of pseudophakic bullous keratopathy. Am J Ophthalmol，1999，127（3）：340-341.

3. Melles GR，Lander F，van Dooren BT，et al. Preliminary clinical results of posterior lamellar keratoplasty through a sclerocorneal pocket incision. Ophthalmology，2000，107（10）：1850-1857.

4. Park CY，Lee JK，Gore PK，et al. Keratoplasty in the United States：A 10-Year Review from 2005 through 2014. Ophthalmology，2015，122（12）：2432-2442.

5. Tillett CW. Posterior lamellar keratoplasty. Am J Ophthalmol，1956，41（3）：530-533.

6. Jones DT，Culbertson WW. Endothelial lamellar keratoplasty（ELK）. Invest Ophthalmol Vis Sci 1998，39（4）：S76.

7. Terry MA，Ousley PJ. Deep lamellar endothelial keratoplasty in the first United States patients：early clinical results. Cornea，2001，20（3）：239-243.

8. Melles GR，Lander F，Nieuwendaal C. Sutureless，posterior lamellar keratoplasty：a case report of a modified technique. Cornea，2002，21（3）：325-327.

9. Terry MA，Ousley PJ. Small-incision deep lamellar endothelial keratoplasty（DLEK）：six-month results in the first prospective clinical study. Cornea. 2005；24（1）：59-65.

10. Price FW Jr，Price MO. Descemet's stripping with endothelial keratoplasty in 50 eyes：a refractive neutral corneal transplant. J Refract Surg，2005，21（4）：339-345.

11. Gorovoy MS. Descemet-stripping automated endothelial keratoplasty. Cornea，2006，25（8）：886-889.

12. Rose L，Briceno CA，Stark WJ，et al. Assessment of eye bank-prepared posterior lamellar corneal tissue for endothelial keratoplasty. Ophthalmology，2008，115（2）：279-286.

13. Price MO，Baig KM，Brubaker JW，et al. Randomized，Prospective Comparison of Precut vs Surgeon-Dissected Grafts for Descemet Stripping Automated Endothelial Keratoplasty. Am J Ophthalmol，2008，146（1）：36-41.

14. Terry MA. Endothelial keratoplasty：a comparison of complication rates and endothelial survival between precut tissue and surgeon-cut tissue by a single DSAEK surgeon. Trans Am Ophthalmol Soc，2009，107：184-191.

15. Eye Bank Associaton of America. 2013 Eye Banking Statistical Report.

16. Busin M，Madi S，Santorum P，et al. Ultrathin descemet's stripping automated endothelial keratoplasty with

the microkeratome double-pass technique: two-year outcomes. Ophthalmology, 2013, 120(6): 1186-1194.

17. Melles GR, Ong TS, Ververs B, et al. Descemet membrane endothelial keratoplasty (DMEK). Cornea, 2006, 25(8): 987-990.

18. Busin M, Patel AK, Scorcia V, et al. Microkeratome-assisited preparation of ultrathin grafts for Descemet stripping automated endothelial keratoplasty. Invest Ophthalmol Vis Sci, 2012, 53(1): 521-524.

19. Rodriguze-Calvo-de-Mora M, Quilendrino R, Ham L, et al. Clinical outcome of 500 consecutive cases undergoing Descemet's membrane endothelial keratoplasty. Ophthalmology, 2015, 122(3): 464-470.

20. Guerra FP, Anshu A, Price MO, et al. Descemet's membrane endothelial keratoplasty prospective study of 1-year visual outcome, graft survival, and endothelial cell loss. Ophthalmology, 2011, 118(12): 2368-2373.

21. Anshu A, Price MO, Price FW Jr. Risk of corneal transplant rejection significantly reduced with Descemet's membrane endothelial keratoplasty. Ophthalmology, 2012, 119(3): 536-540.

22. Dapena I, Ham L, Netukova M, et al. Incidence of early allograft rejection after Descemet membrane endothelial keratoplasty. Cornea, 2011, 30(12): 1341-1345.

23. Deng SX, Sanchez PJ, Chen L. Clinical outcome of Descemet membrane endothelial keratoplasty using eye bank-prepared tissue. Am J Ophthalmol, 2015, 159(3): 590-596.

24. McCauley MB, Price FW, Price MO. Descemet membrane automated endothelial keratoplasty: hybrid technique combining DSAEK stability with DMEK visual results. J Cataract Refract Surg, 2009, 35(10): 1659-1664.

25. McCauley MB, Price MO, Fairchild KM, et al. Prospective study of visual outcomes and endothelial survival with Descemet membrane automated endothelial keratoplasty. Cornea, 2011, 30(3): 310-319.

第二节 供体角膜材料的筛选及植片的准备

角膜内皮移植的基本步骤包括：供体材料的选择、制备，患者角膜内皮层面的处理、前房的成形，植片的植入等关键环节。角膜内皮移植供体材料的筛选有别于穿透角膜移植，针对不同的术式如是 DSAEK 还是 DMEK？供体的要求也有很大的区别。

一、角膜供体的选择和保存

1. 供体年龄的选择 供体的年龄越小，携带的角膜内皮细胞数量就越多。因此对于角膜内皮移植供体材料选择更倾向于选择年龄小的供体，以保证植片有更多的内皮携带和储备。美国眼库将角膜供体的年龄设定在 2 岁到 72 岁之间。其他的眼库组织机构没有对供体年龄设定上限，但对于年龄下限普遍认为不宜太小，大多数设定为 2 岁。设定供体角膜材料下限年龄的原因是基于对取材的难易和角膜组织的发育程度而考虑。因为婴幼儿的角巩膜发育尚未成熟，角膜直径小、眼球壁软、硬度不够、角膜钻取后容易卷曲，用于穿透性角膜移植后会出现术后高度散光、继发圆锥角膜等严重并发症，因此婴幼儿供体不宜作为穿透角膜移植的供体材料。然而角膜内皮供体材料的要求是携带更多的内皮细胞仅包括少许的基质，因此儿童角膜材料能否作为角膜内皮移植的供体材料？如果单纯从角膜内皮数量上来考虑，儿童角膜供体在最好的材料，但实际上临床应用主要存在三方面的不足。一是内皮材料制备环节的困难：因角膜直径小而软，如果用微型角膜刀取材，在将角膜放置到人工前房时很容易因直径不够大而出现密封不严，导致无法取材或因为人工前房内压力维持不稳而出现不规则的切口；因角膜小而薄、曲率大，切割深度很难设定，经常在自动角膜刀走刀的过程中出现穿孔。年龄越小的供体角膜越软、越薄（图16-2-1），这些特点给取材带来非常大的困难。二是手术植入环节：婴幼儿角膜即便制成了内皮植片，也可能因植片软而无法成型，因此手术难度很大，在植入时如同一条软绵绵的肉条，很难掌控。在前房内也不会如成人植片自然展开，需要借助一些必要的手段方可使植片展平，给手术带来很大的困难。三是术后并发症环节：婴幼儿供体术后有一个独特的并发症就是植片边缘的挛缩和卷曲（详见并发症章节），供体的年龄越小这种并发症的发生率就越高，这在成人植片是极少见到的。因为这些诸多的缺点，婴幼儿供体被很多眼库所废弃。然而任何事物有一弊就有一利，我们眼库在前期供体的筛选和研究中发现，虽然儿童尤其是小于2岁的婴幼儿供体角膜有上述的缺点，但这些角膜具有极高的内皮细胞数，甚至高达5000个/mm²以上[1]，具有很高的内皮细胞储备（图16-2-2）。因此我们发现婴幼儿供体虽有令角膜医生无法接受甚至致命的缺点，但同时也具有不可替代的、独有的优点，一旦内皮植片制备成功、移植成功，角膜植片因缺乏自身的弹性和韧性，植片柔软性和可塑性很强，这种软而薄的植片贴附性好，一旦贴住很难移位和脱落，很适用于如先天性青光眼、眼外伤等角膜后表面凹凸不平、曲率异常的患者，这些病例用常规成人植片会出现层间缝隙，贴附困难，很容易脱位。

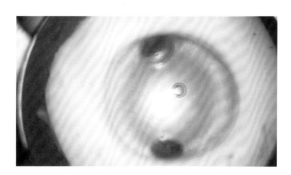

图16-2-1　年龄越小的供体，角膜越软越薄

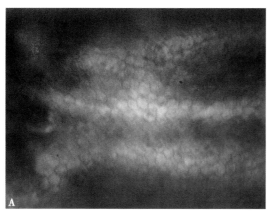
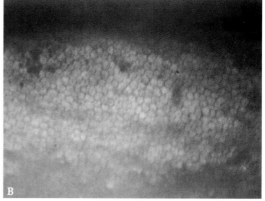

图16-2-2　A为成人内皮，B为儿童内皮

术式不同对供体年龄的要求也有所不同。DSEK 为手工取材，因此对供体年龄的要求并不严格，小到婴幼儿高到老年人均可使用此方法。笔者认为 6 个月以上的婴幼儿角膜均可作为供体材料采用 DSEK 术式。婴幼儿角膜供体的植片制备只能采用手工取材的方法，因为角膜直径小，为了满足人工前房直径的要求，在剪切角膜巩膜片时需要留有更多的巩膜组织，使得角膜巩膜片的整体直径在 17mm 以上（图 16-2-3）。DSAEK 因需用自动角膜刀取材，因此对供体的韧性和厚度有一定的要求。在一些眼库 DSAEK 手术理想的供体年龄在 25 岁左右，因为这个年龄的角膜有着较强的角巩膜缘硬度，同时具有很高的内皮细胞数量。我院的临床经验是 3 岁以上的供体角膜均可采用自动角膜刀取材，前提是取材前要明确供体角膜的厚度，选择合适的刀头和切割深度。DMEK 仅移植供体的后弹力膜，考虑到后弹力膜的厚度，供体年龄在 50 岁和 75 岁最佳。若年龄低于 50 岁，供体材料易出现紧绷的卷曲，且在 DMEK 手术操作时很难将植片平铺、手术难度大[2]。

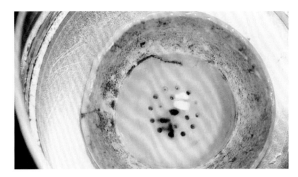

图 16-2-3 角膜巩膜片 17mm

2. 角膜植片内皮细胞数的选择 角膜内皮细胞数量越多，植片的质量越好，因为内皮细胞的密度在手术后会不断下降和衰减，并且不可再生。然而各眼库机构对角膜内皮细胞数量的要求并没有统一和严格的限定，有人认为植片的内皮细胞数超过 2000 个 /mm^2 就可用于内皮移植，也有人认为超过 2500 个 /mm^2 更佳，因为 EK 手术在早期内皮的丢失要更多。然而医生不同、手术熟练程度不同，对内皮细胞的损伤也有所不同。对于尚处于学习阶段和成长阶段的医生来所，角膜内皮细胞的数量最好在 2800 个 /mm^2 以上。对于熟练的角膜手术医生 2500 个 /mm^2 的内皮细胞数应该比较理想。然而细致轻柔的操作远比供体材料原本的内皮细胞密度更加重要。

3. 角膜植片的直径和保存的时间 角膜片从眼球剪切下来时要带有足够大的巩膜缘组织，保证角膜片的整体直径在 16～18mm 之间，以满足人工前房口径的要求，如果植片过小边缘无法被压实，水就会从边缘漏出，人工前房不能密闭保持压力，自然无法取材。然而角膜片过大超过 18mm 会使得过多的巩膜组织堆积，使人工前房的外环无法压实、贴合，也无法取材，因此最佳的角膜片的直径为 16～18mm。

角膜片取材和保存的时间原则上是越短越好，因为保存时间越长内皮细胞丢失越多。一般用于角膜内皮移植的供体在营养液中保存的时间在一周内应用为最佳。以往的研究表明，从供体死亡到移植时间要少于 165 小时，从取材到移植的时间要少于 94 小时，在这个时间段内不会增加移植后植片脱位或者植片失功的风险[3]。

二、角膜内皮植片的参数设定

1. 角膜内皮植片的直径　植片越大携带的角膜内皮细胞的数量越多[4,5]，然而过大的植片会挤压和阻塞房角，植片也不易展平，并会与周边的虹膜接触，增加植片粘连的风险和内皮丢失的可能，因此植片的直径应该比角膜最小径线小 3mm 为宜，这样可确保房角和角膜缘有合适的间隙。因种族的不同，角膜大小、眼前节的结构存在差异。欧美等国家报道最常用的内皮植片的直径是 8.5～9mm。然而亚洲人种的角膜曲率及角膜直径小，因此内皮植片的直径通常小于欧美人种的植片直径。亚洲人种的植片直径一般为 7.5～8mm，以保证植入后植片的边缘距角膜缘存在 1.5mm 左右的距离。

2. 角膜内皮植片厚度的选择　DSAEK 手术植片的厚度一般为 150～200μm，通常应用自动角膜刀或飞秒激光取材。临床上这种带有部分后基质的内皮植片因具有一定的韧性和弹性，在手术操作中更方便、更容易操作和展平，尤其适合初学者。因为植片的弹性，在植入到前房后，植片可以自动展开，减少了对植片的操作，减少了对内皮的损伤。大多数的微型角膜刀和飞秒激光制备的角膜植片中央薄边缘厚，这种植片厚度的增加和植片形态不均匀导致 DSAEK 术后会出现 0.75～1.5DS 不等的远视[6]。虽然大部分医生喜欢这种具有一定厚度的植片，但术后视力的比较研究发现植片越薄术后的视力越好。薄植片能使患者在手术后早期得到更快和更好的视力恢复[7]。因此，大多数具有一定经验的术者趋向于选择更薄的植片。有些人认为小于 130μm 的植片称之为超薄植片，但有人认为小于 100μm 为超薄植片，无论是 130μm 还是 100μm，薄植片已经成为角膜内皮移植操作熟练的医生追求的目标。DMEK 手术的植片厚度一般约为 10～15μm，只包含内皮层和后弹力层，厚度更加均匀一致。因为后弹力膜的厚度与年龄有关，年龄越大后弹力膜的厚度越厚，因此 DMEK 取材供体的最佳年龄通常大于 50 岁。然而正如人们所知，植片的内皮细胞数量会供体年龄的增大而减少，因此人们在想能否采用年轻供体材料做 DMEK 手术？这便是 DMAEK，即植片的中央区仅存后弹力膜，而周边区带有一定厚度的角膜基质，这样既满足最佳视力的要求，也减小了手术操作中的困难（图 16-2-4）。

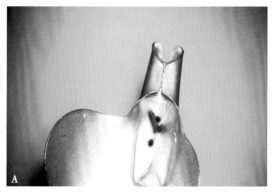
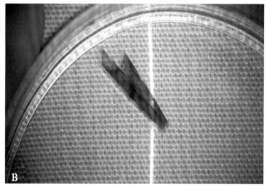

图 16-2-4　A 为正常厚度植片，B 为超薄 DMEK 植片

（洪　晶）

参 考 文 献

1. Peng RM，Guo YX，Qiu Y，et al. Clinical outcomes after Descemet's stripping endothelial keratoplasty using

donor corneas from children younger than 3 years. Clin Exp Ophthalmol, 2018. doi: 10.1111/ceo.13186. [Epub ahead of print]

2. Heinzelmann S, Huther S, Bohringer D, et al. Influence of donor characteristics on Descemet membrane endothelial keratoplasty. Cornea, 2014, 33(6): 644-648.

3. Chen ES, Terry MA, Shamie N, et al. Precut tissue in Descemet's stripping automated endothelial keratoplasty donor characteristics and early postoperative complications. Ophthalmology, 2008, 115(3): 497-502.

4. Price MO, Price FW. Endothelial cell loss after descemet stripping with endothelial keratoplasty influencing factors and 2-year trend. Ophthalmology, 2008, 115(5): 857-865.

5. Anshu A, Price MO, Price FW Jr. Descemet stripping automated endothelial keratoplasty for Fuchs endothelial dystrophy-influence of graft diameter on endothelial cell loss. Cornea, 2013, 32(1): 5-8.

6. Bahar I, Kaiserman I, Livny E, et al. Changes in Corneal Curvatures and Anterior Segment Parameters after Descemet Stripping Automated Endothelial Keratoplasty. Curr Eye Res, 2010, 35(11): 961-966.

7. Busin M, Madi S, Santorum P, et al. Ultrathin descemet's stripping automated endothelial keratoplasty with the microkeratome double-pass technique: two-year outcomes. Ophthalmology, 2013, 120(6): 1186-1194.

第三节　角膜内皮移植手术适应证的选择

因为角膜内皮细胞不可再生，因此只要角膜内皮失代偿最终都需手术治疗，理论上讲，只要是角膜内皮病变都可以进行角膜内皮移植，但在临床上却不尽相同。

（一）角膜内皮移植的适应证

角膜内皮病变根据其病因不同可分为先天性和后天性两种（表 16-3-1）：先天性角膜内皮病变包括 Fuchs 角膜内皮营养不良（Fuchs endothelial dystrophy）、先天性遗传性角膜内皮营养不良（congenital hereditary endothelial dystrophy，CHED）、后部多形性角膜营养不良（posterior polymorphous dystrophy，PPCD）等；后天性角膜内皮病变亦称继发性角膜内皮病变，是中国角膜内皮移植的主要适应证。其主要致病原因是内眼手术、眼外伤和角膜内皮炎和眼内炎症等。继发性角膜内皮病变在临床上不难诊断，这类病人多有外伤和内眼手术的病史，眼部检查角膜水肿伴角膜上皮水泡，角膜内皮镜检查不能看到正常角膜内皮细胞的形态和数量。这种角膜水肿应用任何药物均无法逆转，最终需角膜移植手术治疗。

表 16-3-1　角膜内皮移植术的适应证

先天性角膜内皮营养不良
先天性遗传性角膜内皮营养不良（CHED）
Fuchs 角膜内皮营养不良
后部多形性角膜内皮营养不良（PPCD）
内眼手术后的角膜内皮失代偿
白内障术后人工晶状体眼或无晶状体眼、有晶状体眼人工晶状体植入术后
青光眼滤过术后、青光眼引流阀植入术后等
角膜移植术后（穿透移植或内皮移植术后）
玻璃体切割术后

续表

角膜内皮炎症导致角膜内皮失代偿

　　角膜内皮炎

　　虹膜角膜内皮综合征（ICE）

其他原因所致角膜内皮失代偿

　　内眼手术引起的后弹力膜脱离无法复位

　　后弹力膜皱缩无法展平或内皮细胞严重损伤估计复位后无功能

　　产钳伤

　　眼外伤

（二）角膜内皮移植手术的禁忌证和相对禁忌证

EK 手术的特点决定病例的选择要具备一定的条件。如果患者的眼部条件影响角膜内皮移植手术的操作、术后的视力恢复及手术的成功率，就会成为手术选择的禁忌证或相对禁忌证（表 16-3-2）。因此术前的充分评估非常重要，要根据患者的眼部条件及手术设备、更要根据术者的手术经验分析利弊。在患者评估时，下列因素要予以充分考虑：①因为角膜内皮移植仅置换内皮细胞层，故理论上讲不适用于角膜基质混浊的病例。但如果角膜混浊或瘢痕区域不在视轴区，患者在角膜水肿发生前曾经有过较好的矫正视力，也可以考虑做 EK 手术，毕竟穿透角膜移植术后的视力恢复需要更长时间，同时还会出现与缝合相关的并发症及显著的不规则散光和规则散光。②在 EK 手术中植片植入前房后需要有足够的空间展开和贴附，因此前房浅、虹膜广泛前粘连、虹膜无力等影响植片展开和贴附的患者如 ICE 综合征等并不是 EK 手术的适合病例，但这些条件不能列为绝对禁忌证，对于应验丰富的术者仍然可以选择。③因为角膜内皮植片没有任何缝线固定，仅靠大气泡支撑使植片与植床贴附，因此虹膜大范围缺损或无虹膜、玻璃体切割术后的水眼、青光眼引流阀植入术后及低眼压眼球痨的病例是引起术后植片脱位的高危病例，选择做 EK 手术时要格外小心。

表 16-3-2　角膜内皮移植手术的禁忌证

中央区角膜基质混浊，对术后视力恢复有严重影响

严重浅前房通过前房分离手术无法恢复深度，影响植片植入和展开

不能控制的青光眼

低眼压 / 接近眼球痨的眼球（低于 5mmHg）

严重角膜水肿，术后角膜难以恢复透明

全身状况不能耐受手术

因身体原因术后不能平卧

（三）患者年龄的考虑

角膜内皮移植术并没有严格的年龄限制，但手术后体位的要求对患者的配合程度还是有一定约束的。与穿透性角膜移植相比，EK 术后恢复更快，因此无论对于儿童还是老年人都具有更大的优势。虽然年龄和术后视力恢复之间有微弱的相关性，年龄越小，术后视力恢复越好，但这并不影响老年患者选择 EK 手术。

对于老年患者而言，EK 手术具有更大的优势，原因在于穿透角膜移植术后要经历漫长的恢复过程、频繁的拆线和术后随访，需要患者来到医院的次数增加，这为原本行动不便的

老人增加了额外负担。对于术后视力恢复而言，由于不规则散光的存在，在裸眼状态下很难达到理想的视力，很多患者最终需要配戴框架眼镜或硬性接触镜来矫正视力，这对老年人来说是非常不方便的，因此即使角膜有轻度的基质混浊，角膜内皮移植术后会遗留一些上皮下或者基质的瘢痕，角膜内皮移植仍然比穿透角膜移植更受青睐。

对于儿童患者而言，为了达到更好的视觉效果，EK手术更应该作为优选术式。但儿童角膜内皮移植是很具有挑战性的手术，年龄越小难度越大。因为儿童的眼球尚未发育成熟，眼部的组织结构、空间大小、免疫系统都与成人有很大的差异。儿童眼球壁软，眼部组织的韧性相对较低，因而术中前房容易塌陷。另外儿童前房空间有限，玻璃体压力高，晶状体虹膜隔前移，是儿童内眼手术经常遇到的困难。因此儿童进行EK手术需要考虑的一个重要因素是前房空间是否足够大，将角膜内皮植片安全植入前房并放置在合适的位置而又不触碰到虹膜和晶状体并不是一件容易的事情[1]。儿童多为有晶状体眼，晶状体的保留对于他们今后的生活是非常重要的一件事，这样可以获得更好的远近视力，然而晶状体的保留会进一步增加手术的难度。儿童角膜内皮移植另一个挑战是后弹力膜菲薄，剥离非常困难，因此在划开后弹力膜时力量要适度，否则一旦进入角膜后基质将很难达到后弹力膜完整剥离。儿童术后的气泡管理更加困难，由于他们不能很好地配合平卧，一旦麻醉苏醒，就会躁动不安，这样前房内的气泡容易移位，甚至移到虹膜后，导致严重并发症的发生。因此我们通常在患儿苏醒后尚未出手术室前给予水合氯醛灌肠，以保证手术后2～4小时的睡眠状态，平稳度过植片贴附的关键期。小孩术后植片排斥的风险也比成人更高，因为小孩拥有更强大的免疫系统。然而，角膜内皮移植术相较于穿透性角膜移植术而言发生排斥反应的风险更低，因而对于角膜内皮功能失代偿的年轻患者来说角膜内皮移植术仍将是更好的选择。角膜内皮移植手术过程中只需要一个小切口，因而对于活泼好动的孩子来说更为安全。在我们医院接受角膜内皮移植手术的最小年龄是6个月，之前有报道2岁的孩子进行了角膜内皮移植术[2]。

（四）角膜水肿程度的影响

角膜水肿程度与术后的视力有密切的关系。角膜内皮功能失代偿早期接受治疗的患者大多数术后能迅速获得透明角膜和良好视力，有些甚至能在术后1周内即达到1.0的视力。角膜水肿越重，大泡性病变时间越长，术后恢复时间就越长。在这些病例中，角膜厚度在内皮移植术后恢复得较快，但是基质在术后数月甚至数年仍然表现为灰白色或颗粒状外观。角膜基质细胞的重塑一般从周边开始，逐渐向中间进展，最后到达中央瞳孔区。这种基质重塑很有可能导致了角膜内皮移植术后视力提高缓慢。即使在术后数年，这些患者的最佳矫正视力仍在提高[3]。对于角膜有瘢痕的患者，无论是因为长期水肿还是外伤所致，只要混浊区域不在视轴区，或即使在中央区但瘢痕较浅，仍然可以考虑做角膜内皮移植手术。尽管长期水肿的眼睛术后视力恢复非常缓慢，但穿透角膜移植术后的恢复可能会更加漫长，考虑到可能出现的缝合相关的并发症及显著的不规则散光和规则散光。角膜内皮移植术仍然是这些患者的可选术式。

当遇到角膜前表面显著不规则的眼睛时，我们需要考虑角膜内皮移植术和穿透性角膜移植术这两种术式哪一种更适合患者。一些前表面的瘢痕能在角膜内皮移植术过程中被刮掉，尤其是当瘢痕组织包含上皮或上皮下纤维时。在手术同时去除这些纤维对于角膜内皮移植术后提高视力非常有利。剩余的前基质混浊或者局限于基质前部50～100μm的瘢痕可以通过屈光性角膜切削术（PRK）治疗[4]。如果患者视力提高空间不大，角膜内皮移植术也可以作为较好的选择以减轻疼痛。然而，如果前表面极度不规则，或者角膜基质有巨大瘢痕，尤其影响到中后基质层，并且患者要求较好的视力时，穿透角膜移植术将会是更好的选择。

（五）各种原因角膜内皮病变手术适应证分析和选择

1. **Fuchs 角膜内皮营养不良**　是角膜内皮移植手术的理想适应证。根据 Fuchs 角膜内皮营养不良不同的临床分期，2、3 期是角膜内皮移植手术的最佳时期，即角膜后大量赘疣严重影响视力，或角膜出现后弹力层皱褶、水肿，视力明显下降时（图 16-3-1、图 16-3-2）。国外报道患者在 0.5～0.6 视力时即可选择角膜内皮移植手术，因为水肿较轻时，术后早期即可恢复很好的视力[5,6]。在中国，Fuchs 角膜内皮营养不良的适应证并没有放到如此之广，多半水肿比较严重时方来就诊。在疾病的晚期阶段，当角膜严重水肿，角膜厚度超过1200μm，或出现角膜基质混浊时则不是角膜内皮移植理想的状态，此时要评估角膜基质层的厚度和水肿混浊的程度，如果采用角膜内皮移植则需要很长的恢复时间，如果在水肿的同时伴有角膜基质的混浊可能需改行穿透性角膜移植。

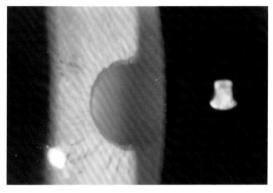

图 16-3-1　Fuchs 角膜内皮营养不良 2 期照片，角膜后表面可见大量赘生物

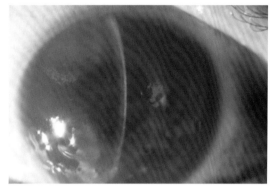

图 16-3-2　Fuchs 角膜内皮营养不良 3 期照片，角膜后弹力层皱褶，角膜水肿

2. **后部多形性角膜营养不良**　后部多形性角膜营养不良（PPCD）的早期不需要手术，当出现后弹力层皱褶和水肿时为手术的最佳时期。但 PPCD 通常在后期会出现房角的粘连，如果虹膜广泛前粘连，应明确粘连的范围和眼压的情况决定是否适宜角膜内皮移植手术。如果周边虹膜粘连小于 180°，没有不可控制的眼压升高，在手术中分离粘连没有困难，可以行角膜内皮移植。如果粘连范围大于 180°，且伴有前房变浅，应先行房角分离，前房成形手术，待炎症消退，前房稳定后再行角膜内皮移植术。

3. **先天性遗传性角膜内皮营养不良**　先天性遗传性角膜内皮营养不良是出生后即存在的角膜异常（图 16-3-3、图 16-3-4），将严重影响患儿的视力，手术时期的选择将决定术后的视力，因此在明确诊断后要尽早手术，手术越早越有可能获得理想视力。患儿的手术时机要根据患儿全身的发育情况、全麻耐受能力、眼部结构等决定。但如果水肿过重，角膜厚度超过 1000μm 并伴有基质混浊者，需要改为穿透移植。本中心通过对不同年龄段的患者手术治疗的结果分析看，小于 1 岁的患儿手术后视力恢复好，年龄越大视力恢复越差，考虑到儿童生存周期长,在选择供体时应考虑选择年轻供体,儿童供体最为适宜。虽然儿童前房浅,但在手术中还是应该保留晶状体,以期术后可以获得更好的远近视力,因此对于儿童手术应由有经验的医生完成。

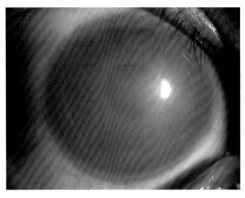
图 16-3-3　CHED 角膜中度水肿

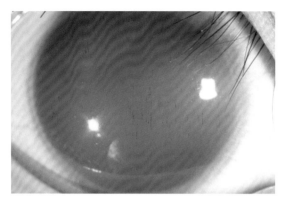
图 16-3-4　CHED 角膜重度水肿

4. 白内障、人工晶状体术后的大泡性角膜病变　随着白内障手术及有晶状体眼人工晶状体植入手术的广泛开展,白内障、人工晶状体术后的大泡性角膜病变已经成为角膜内皮移植手术最大的适应证。这些病例包括白内障术后的人工晶状体眼、无晶状体眼及屈光性人工晶状体植入术后(ICL)的大泡性角膜病变。这些患者眼前节的结构将直接影响角膜内皮移植手术的操作和术后效果。这些影响因素包括:人工晶状体的位置、虹膜的弹性和完整性、瞳孔的大小和后囊膜的完整性。这些因素将决定前房注入的消毒空气能否稳定地保持在前房内起到支撑植片的作用,否则将可能导致植片脱位。对于瞳孔和虹膜正常、后囊膜完整、人工晶状体位正的患者(图 16-3-5),因为晶状体摘除后加深了前房的深度,如果角膜水肿不重,应该是角膜内皮移植最理想的手术适应证,术后效果好,并发症发生率也低。然而对于晶状体虹膜隔不完整的患者,无论是手术的难度还是术后并发症的发生率都将增加。另外角膜水肿的程度将决定术后的效果,术前角膜厚度在 800μm 以下者术后恢复快、视力恢复好;角膜厚度为 800～1000μm 者术后角膜水肿恢复慢,视力恢复时间长,如果伴有角膜基质混浊者更加影响视力的恢复;因此对于角膜厚度超过 1000μm 者要酌情考虑是否

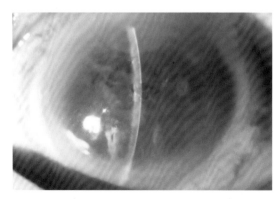
图 16-3-5　白内障人工晶状体术后大泡性角膜病变,
晶状体虹膜隔完整,瞳孔正常,EK 理想的适应证

适合行角膜内皮移植。部分患者长期角膜水肿会导致角膜上皮的纤维化和上皮层增厚，因此在评估角膜厚度时要看角膜基质层的厚度（图 16-3-6）。对于前房型人工晶状体或 ICL 植入术后的患者，术前要明确人工晶状体襻的位置与角膜和房角的关系，临床经常看到部分病例人工晶状体襻嵌入到角膜或虹膜组织中（图 16-3-7、图 16-3-8），手术时尽量将前房的人工晶状体取出，已增加术中前房的深度。

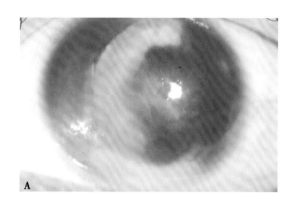

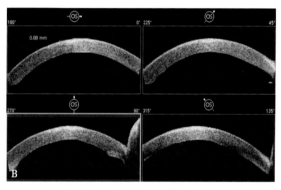

图 16-3-6　前节照相＋前节 OCT，白内障人工晶状体术后角膜严重水肿，角膜上皮纤维化，剥除角膜上皮后，可行 EK

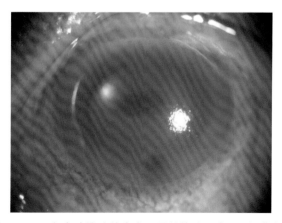

图 16-3-7　白内障摘除前房人工晶状体植入术后，角膜高度水肿，人工晶状体襻嵌入到角膜基质和房角内

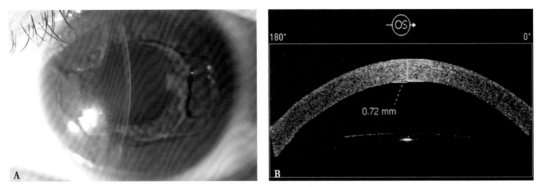

图 16-3-8　有晶状体眼人工晶状体植入术后，角膜水肿

5. 玻璃体切割术后的大泡性角膜病变　玻璃体切割术后的角膜内皮失代偿并不是角膜内皮移植理想的适应证，因缺乏正常玻璃体的支撑，而由水性物质替代充填玻璃体腔，常称为"水眼"。很多患者无晶状体、后囊破损、虹膜缺失即晶状体虹膜隔不完整，使前房和玻璃体腔融为一体，临床俗称"一腔眼"（图 16-3-9、图 16-3-10）。多次手术后，眼球壁僵硬，失

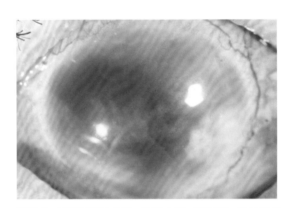

图 16-3-9　眼外伤玻璃体切割术后，角膜水肿、无虹膜、无晶状体，前节照相

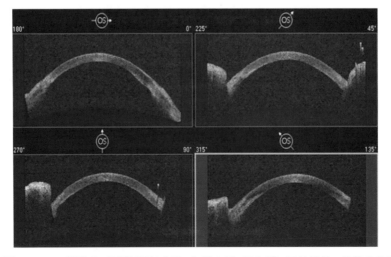

图 16-3-10　眼外伤玻璃体切割术后，角膜水肿、无虹膜、无晶状体，前节 OCT

去弹性,闭合性差,这种异常的解剖结构和眼部特点决定只要眼球壁有切口就会出现液体外流和渗漏、眼球容易塌陷,手术难度非常大,术后并发症发生率高。手术后的低眼压是玻璃体切割眼的最常见并发症,也是术后早期植片脱位的主要原因。

6. 青光眼术后的大泡性角膜病变　青光眼患者长期眼压波动和多次抗青光眼手术,是导致角膜失代偿的主要原因,此类患者在手术前一定要明确眼压是否稳定,需在眼压平稳1个月以上方可进行角膜内皮移植手术,因术后激素等药物的应用有增加眼压的风险,因此在手术前应评估眼压和眼底情况。另外抗青光眼术后的患者在角膜缘的位置会有瘢痕、滤过泡、青光眼引流阀管道通路等,因此在手术前一定要明确功能性滤过泡的位置,在制备角膜内皮移植的切口时要避开原来青光眼手术切口的位置,防止术后渗漏和对滤过泡的破坏(图16-3-11、图16-3-12)。青光眼引流阀植入术后的患者应注意引流管在前房内的位置,如果过长或方向接近角膜内皮需要手术前或手术中一并处理以避免对角膜内皮植片的影响。另一个影响手术操作和术后效果的因素是前房深度,如果前房深度小于2mm,尤其周边前房浅,将严重影响手术的效果,非角膜内皮移植的理想适应证,可考虑行穿透性角膜移植。青光眼引流阀植入术后的患者角膜内皮细胞的丢失要明显高于正常人和其他抗青光眼手术的患者。早至20世纪90年代,Chihara 等[7]的研究就已经发现,新生血管性青光眼患者 seton 手术(White pump shunt 植入术)术后6个月时患者的角膜内皮丢失率显著高于小梁切除术后值($P<0.0005$)。Koo 等[8]的研究显示 AGV 植入2年后,AGV 组的角膜内皮细胞数量下降显著低于对照组。Lee 等[9]的研究也显示,AGV 植入后患者角膜内皮细胞平均丢失率在1年随访时为15.3%,在2年随访时为18.6%。Kim 等[10]的研究显示,AGV 植入组的中央内皮细胞密度在6个月和12个月随访时与基线相比显著下降(分别为 $P<0.001$ 和 $P<0.005$),且术后6个月内皮细胞密度平均下降率为9.4%,12个月为12.3%。青光眼引流阀植入的位置对角膜内皮细胞的影响有很大的差异。Chihara 等[7]追踪了 AGV 导管睫状体平坦部植入术后的角膜内皮损害,发现该术式下角膜内皮数量丢失率低(6.5%±8.5%),角膜形态变化也较小。此前,Witmer 等[11]的工作已经证实了睫状体平坦部在控制眼内压方面的优越性。因而睫状体平坦部植入导管是一个减轻角膜内皮损伤的可选方式。在无晶状体或人工晶状体的儿童难治性青光眼方面,Banitt 等[12]发现,睫状体平坦部植入导管可有效降低导管-角膜接触,但眼后节并发症的发生率有可能会稍高于前房植入。

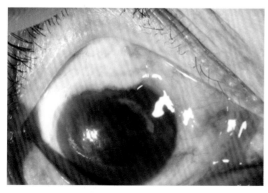

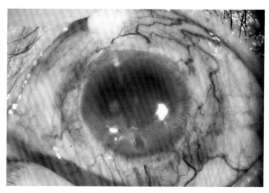

图 16-3-11　多次小梁切除术后角膜缘部位大量瘢痕,要选择非滤过泡的位置做切口

图 16-3-12　青光眼引流阀植入后,角膜缘及结膜大量瘢痕

对人工晶状体眼的患者来说，引流阀的后房植入也是一个安全有效的替代方法。Tello等[13]认为，引流阀后房植入不仅能减少前房植入的不良效应、减少内皮损伤，与睫状体平坦部植入相较还能避免平坦部植入时玻璃体切除带来的并发症。

Tan 等[14]发现跨虹膜植入的导管与在前房游离的导管相比，在术后 2 年的检查中更为稳定，导管末端向角膜内皮移动的距离显著低于前房游离组。因而利用原有边缘虹膜切除术的缺口或在术中人工制造缺口将导管穿过虹膜裂口，对前房浅或周边虹膜前凸的患者而言是一种极佳的替代选择。因此在行角膜内皮移植手术前，应该将引流管的位置调整好，以免术后对角膜内皮植片造成影响。

7. 角膜移植术后的内皮失代偿　角膜移植术后的内皮失代偿包括穿透移植和角膜内皮移植术后的内皮细胞失功。角膜内皮移植术失败的患者，如果角膜为单纯的水肿，无混浊可以再次行角膜内皮移植手术（图 16-3-13）。但穿透性角膜移植失败的患者能否行角膜内皮移植需要术前评估。对于穿透性角膜移植术后既往矫正视力好，角膜水肿但不混浊的患者需要检查角膜地形图明确角膜前曲率的情况，检查前节 OCT 明确角膜后表面是否光滑、有无植片和植床对合处的凸起影响内皮植片的贴附，上述情况得到满足可考虑角膜内皮移植（图 16-3-14）。对于眼表条件差，角膜缘新生血管多的患者再次穿透移植排斥反应的发生率会成倍增加，同时需要漫长的角膜植片与植床的再愈合过程，因此 PK 术后的角膜内皮失代偿患者，EK 手术是一个很好的选择。

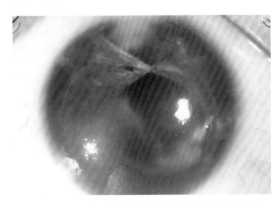
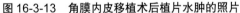
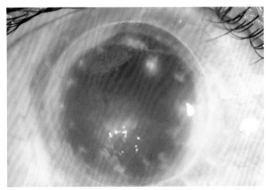

图 16-3-13　角膜内皮移植术后植片水肿的照片　　　图 16-3-14　穿透性角膜移植术后角膜水肿的照片

8. 外伤后伴有角膜瘢痕的大泡性角膜病变　角膜穿通伤后的大泡性角膜病变都会留有不同程度的角膜瘢痕，如果角膜瘢痕没有位于视轴区或角膜地形图视轴区的曲率变化不大或患者在角膜内皮失代偿前曾有过较好的视力，且角膜内皮面较光滑不影响植片贴附的患者都可以考虑角膜内皮移植手术（图 16-3-15）。因为角膜的瘢痕使这个部位的角膜后弹力膜粘连特别紧，用常规的方法很难剥离，需小心处理。很多外伤患者无晶状体、虹膜不完整（晶状体虹膜隔缺乏），虹膜前后粘连及房角粘连，部分角膜混浊（图 16-3-16）。这类患者术前评估非常重要，要判断是否适宜做角膜内皮移植。对于眼前节不完整的患者会增加术后并发症的风险。

9. 虹膜角膜内皮综合征（ICE 综合征）　当患者出现角膜内皮失代偿及持续性角膜水肿时，角膜移植是唯一可有效缓解症状并改善视力的治疗方法。由于 ICE 综合征患者常并发严重的虹膜前粘连及由此引起的青光眼，且多数患者在接受角膜移植手术前接受过小梁切除

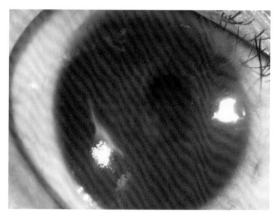

图 16-3-15　眼外伤角膜瘢痕的大泡性角膜病变

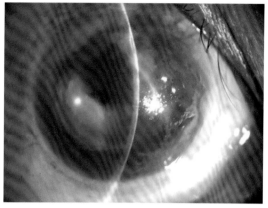

图 16-3-16　眼外伤角膜瘢痕伴有晶状体虹膜隔异常的大泡性角膜病变

术或引流阀植入术等抗青光眼手术，对患有 ICE 综合征的患者实施角膜移植手术难度较大。同时，由于该疾病临床发病率相对较低，目前只有少数系列病例研究对 ICE 综合征患者穿透性角膜移植的临床效果进行了报道。目前，有关 ICE 综合征患者穿透性角膜移植的临床研究累计共报道了 63 例患者手术后的植片存活情况。其结果显示，在 4.6 年的平均随访时间内，约 33% 的植片最终失活。同时，由于 ICE 综合征患者眼部情况的复杂性（长期存在的炎症状态、眼压失控、进展性的虹膜前粘连等），其排斥反应发生率高达 30%。随着内皮移植手术技术的逐渐成熟，针对 ICE 综合征患者的角膜内皮移植手术及其临床效果的报道逐渐出现，其中系列病例研究的病例数由 3 例至 12 例不等。由于角膜内皮移植术仅移植角膜内皮层，且避免了手术过程中与穿透性角膜移植相关的手术风险，该手术方式在 ICE 综合征患者等晶状体虹膜隔结构不完整的病例中具有一定优势。然而，由于涉及内皮植片在前房内的植入与展开、贴附，其对手术操作也提出了更高的要求。根据国内外学者的文献报道及我院眼科开展 ICE 综合征患者角膜内皮移植的手术经验，患者眼部广泛虹膜前粘连导致的浅前房是术中植片植入和展开困难的主要原因。由于术中植片植入操作难度增大、操作时间延长，术源性内皮细胞损失明显大于 Fuchs 角膜内皮营养不良等低危病例，因此后期内皮细胞失代偿的风险也随之大大增加。与此同时，虹膜破洞以及抗青滤过术滤过内口或引流管口的存在也使得前房内难以形成可以拖顶内皮植片的有效气泡，术后早期需警惕内皮植片脱位的发生。ICE 综合征患者接受角膜内皮移植术后的短期效果尚比较乐观。随着角膜水肿的缓解，患者视力逐渐恢复，至 3~6 个月可较稳定。然而，与其他常规内皮移植术后植片生存情况比较，ICE 综合征患者角膜内皮植片的平均生存时间明显降低。目前，有关 ICE 综合征患者角膜内皮移植术后效果的临床研究显示植片的平均生存期从 19 个月至 4.7 年不等，均远远低于常规角膜内皮移植术后植片的平均生存时间。根据我院眼科的临床诊疗情况，患者接受手术后的植片平均生存时间约为 2 年，术后高眼压、植片脱位或接受抗青光眼手术是植片失代偿的高危因素。ICE 综合征患者周边虹膜和房角广泛粘连、虹膜萎缩、前房变浅，因此在手术中前房非常不稳定，虹膜无力，手术中虹膜向上漂浮容易夹在植片与植床之间，因此前房浅植片植入和展开过程均会有一定的困难，也增加了植片内皮细胞损伤和丢失的可能，前房注气时气泡容易到虹膜后，导致一系列并发症，因此 ICE 综合征是术中和术后很难管理的病人。在本中心中 ICE 综合征患者术后角膜内皮细胞丢失的速度快、眼压很难控制，因此预后不好。ICE 综合征患者既往是角膜内皮移植手术的禁忌证，目前也是相对适应证[15]（图 16-3-17、图 16-3-18）。

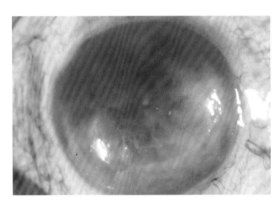

图 16-3-17　ICE 角膜内皮失代偿前节照片

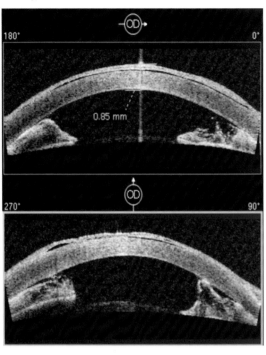

图 16-3-18　ICE 角膜内皮失代偿前节 OCT

10. 病毒性角膜内皮炎所致的角膜内皮失代偿　既往反复发作的角膜内皮炎和虹膜睫状体炎等所致的角膜内皮失代偿，病因并不明确。但现在越来越多的证据表明这些患者很多与病毒感染有关。本院所做的不明原因眼前节炎症而致的角膜内皮失代偿的患者经房水检测病毒的阳性率很高。因此目前将这类患者归类为病毒性角膜内皮炎所致的角膜内皮失代偿。这些患者如果手术前没有经过系统的抗病毒治疗，手术后非常容易因病毒的再次发作而导致植片水肿，甚至在手术的早期就出现植片的水肿。因此建议有条件的医院应该术中对房水和病变的后弹力膜进行病毒检查，明确有无病毒的感染，同时术前、术中或术后给予抗病毒药物。此类患者大部分伴有虹膜萎缩，虹膜基质变薄、弹性差，因虹膜无力手术中容易形成虹膜在水流的冲击下上下漂浮，影响植片的植入，更难以在前房内形成稳定的气泡，术后发生气泡移到虹膜后和瞳孔阻滞性青光眼的概率高（图 16-3-19）。

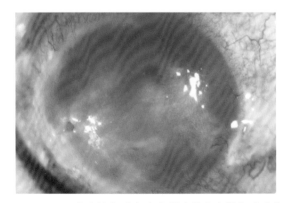

图 16-3-19　病毒性角膜内皮炎所致的大泡性角膜病变

（洪　晶）

参 考 文 献

1. Anwar HM，EI-Danasoury A. Endothelial keratoplasty in Children. Curr Opin Ophthalmol，2014，25（4）：340-346.

2. Jeng BH，Marcotty A，Traboulsi EI. Descemet's stripping automated endothelial keratoplasty in a 2-year-old child. J AAPOS，2008，12（3）：317-318.

3. Li JY，Terry MA，Goshe J，et al. Three-year visual acuity outcomes after Descemet's stripping automated endothelial keratoplasty. Ophthalmology，2012，119（6）：1126-1129.

4. Gulani A. Tips，insight ang techniques from other surgeons.//Price FW，Price MO. DSEK：What you need to know about endothelial keratoplasty. Thorofare，NJ：Slack Inc，2009：1468-1471.

5. Guerra FP，Anshu A，Price MO，et al. Descemet's membrane endothelial keratoplasty prospective study of 1-year visual outcome，graft survival，and endothelial cell loss. Ophthalmology，2011，118（12）：2368-2373.

6. Anshu A，Price MO，Price FW Jr. Risk of corneal transplant rejection significantly reduced with Descemet's membrane endothelial keratoplasty. Ophthalmology，2012，119（3）：536-540.

7. Chihara E，Umemoto M，Tanito M，Preservation of corneal endothelium after pars plana tube insertion of the Ahmed glaucoma valve. Jpn J Ophthalmol，2012，56（2）：119-127.

8. Koo EB，Hou J，Han Y，et al. Effect of glaucoma tube shunt parameters on cornea endothelial cells in patients with Ahmed valve implants. Cornea，2015，34（1）：37-41.

9. Lee EK，Yun YJ，Lee JE，et al. Changes in corneal endothelial cells after Ahmed glaucoma valve implantation：2-year follow-up. Am J Ophthalmol，2009，148（3）：361-367.

10. Kim MS，Kim KN，Kim CS，Changes in Corneal Endothelial Cell after Ahmed Glaucoma Valve Implantation and Trabeculectomy：1-Year Follow-up. Korean J Ophthalmol，2016，30（6）：416-425.

11. Witmer MT，Tiedeman JS，Olsakovsky LA，et al. Long-term intraocular pressure control and corneal graft survival in eyes with a pars plana Baerveldt implant and corneal transplant. J Glaucoma，2010，19（2）：124-131.

12. Banitt MR，Sidoti PA，Gentile RC，et al. Pars plana Baerveldt implantation for refractory childhood glaucomas. J Glaucoma，2009，18（5）：412-417.

13. Tello C，Espana EM，Mora R，et al. Baerveldt glaucoma implant insertion in the posterior chamber sulcus. Br J Ophthalmol，2007，91（6）：739-742.

14. Tan AN，De Witte PM，Webers CA，et al. Baerveldt drainage tube motility in the anterior chamber. Eur J Ophthalmol，2014，24（3）：364-370.

15. Ao M，Feng Y，Xiao G，et al. Clinical outcome of Descemet stripping automated endothelial keratoplasty in 18 cases with iridocorneal endothelial syndrome. Eye（Lond），2018，32（4）：679-686.

第四节　角膜内皮移植术前准备

　　角膜内皮移植所需的植片可以在手术当时由手术医生现场制备，也可以由眼库工作人员提前准备。自从美国眼库采用预先在眼库取材并采用自动微型角膜刀取材后，完全解放了手术医生取材的困扰,使角膜内皮移植的手术量突飞猛进地提高。但在中国因为眼库机构并不成熟,也没有专职的眼库工作人员从事这方面的工作,因此几乎都是由手术医生在现场制备内皮植片。制备的方法有以下几种。

(一)手工取材

手工取材是非常方便、便宜的取材方式,不需要昂贵的设备,对于没有自动角膜刀的单位比较适用。对于一些特殊的供体如婴幼儿角膜或者角膜小而薄不适合机器取材的供体,手工取材是必要的方式。手工取材虽然简单但要有一定的经验,否则穿孔的风险还是比较高。手动取材一般需要的器械为:人工前房、三通管、BSS 溶液、舌型隧道刀、虹膜恢复器、20ml 注射器等(图 16-4-1)。方法:供体角膜片(直径 16~18mm)内皮面涂少许黏弹剂,内皮面向下放置在人工前房上,在人工前房内加入 BSS,同时将表面的固定密封环固定锁死,密封后通过向人工前房侧壁的关注管注入 BSS 溶液来提高人工前方内的眼压,前房内压力不宜太低,一般在 40mmHg 以上。刮除水肿的角膜上皮细胞,一是为了增加角膜的透明性,二是防止出现上皮植入性囊肿。在角膜缘处制备切口深达基质深层,最好用可以设置深度的宝石刀,一般切口的深度为 400~450μm,因为周边角膜比较厚,如果希望获取内皮植片厚度在 100~150μm,切口的深度可能要更深一些,但这也增加了取材过程中穿孔的风险。深度确定后可以用隧道刀做一个水平的囊袋,然后用隧道刀或虹膜恢复器水平分离角膜基质层,将角膜从层间分开形成前后二个板层。用隧道刀分离的优点是界面光滑,没有阻力容易分离。缺点是容易穿孔。而采用虹膜恢复器分离安全性好,很少发生植片穿孔,但缺点是界面粗糙不平,可能形成术后的散光和层间的瘢痕,影响术后的视力。在分离时要注意要充分,所有的部位都达到角膜缘(图 16-4-2)。手工取材的潜在并发症包括剥离过程中的植片穿孔;植片的厚薄不均或植片偏厚。如果出现了植片穿孔的情况,要明确穿孔的位置,如果穿孔发生在周边区域,植片仍然可以用,如果发生在中央区则该植片将不能再用于角膜内皮移植手术。

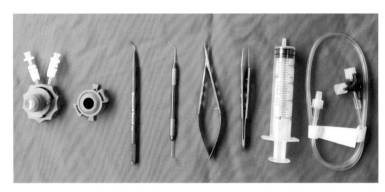

图 16-4-1 手工取材器械:从左到右一次为人工前房、舌形隧道刀、虹膜恢复器、显微剪、眼科显微齿镊、20ml 注射器、三通管

(二)自动角膜刀取材

自动角膜刀取材是目前主流的取材方式。与手工操作相比较,这些设备的优势包括方便、快捷、安全性好、准确性高、增加效率并减少了造成植片穿孔的风险。同时使用设备操作也减少了植片发生厚度及表面不均匀的风险。在自动角膜刀取材过程中,需将组织固定

于人工前房上并将前房内压升高至 60mmHg 以上，这一过程应尽量缩短，因为长时间的高压力也可能造成角膜植片的内皮损伤。许多术者使用角膜后弹力层剥除自动板层刀内皮移植术（Descemet stripping automated endothelial keratoplasty，DSAEK）这一名词来特指使用自动化设备而不是手工操作来预备植片的 DSEK 手术。尽管使用这些设备仍有可能出现组织的穿孔，但与手工操作相比，概率已大大减小。

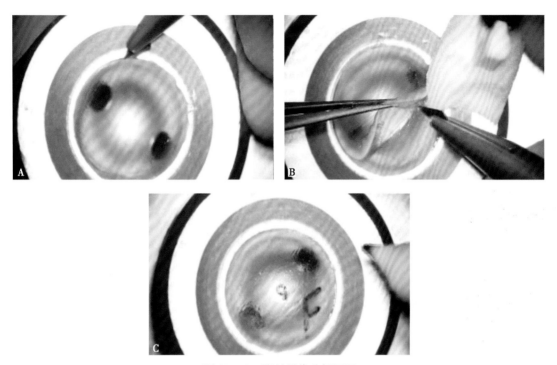

图 16-4-2　取材录像分解图示

A. 内皮面向下置于人工前房上，密封后注入 DSS 维持眼压，去除上皮，从角膜缘处制备切口深达基质深层；B. 做一水平囊袋，再水平分离角膜基质层，将角膜分为前后两个板层；C. 在基质面标记，以便植入和展开过程中辨别正反面

自动角膜刀取材所需的器械和设备包括：微型自动角膜刀主机、人工前房、切削刀头、刀片、BSS、升降架、脚踏板开关等（图 16-4-3）。超声厚度测量或者 SD-OCT（spectral domain optical coherence tomography）可用于植片制备前供体角膜厚度的测量。在切削前测量供体角膜厚度将有助于选择更精准的切割刀头，制备理想厚度的植片，减少穿孔的发生。

制备的方法：将角膜片放置在人工前房上，前房内注入 BSS 溶液，然后将人工前房的外环固定在角膜表面的巩膜处并扣死锁紧，避免漏水。然后通过注入管道注水升高人工前房内的压力约 60mmHg。去除角膜上皮后，用微型角膜刀切过角膜前表面，残留的角膜床厚度为 100～150μm。一些术者偏向于植片厚度薄于 100μm，被称为超薄 -DSAEK。这种超薄的植片可以通过一次设定较深的刀头或微型角膜刀两次切削的操作方法来获取[1]。如果选择合适深度的刀片，一次切割也可获得超薄的植片，这样就没有必要通过两次切割操作来得到超薄 -DSAEK 植片。获取超薄切片的风险是植片切穿，即使切割前测量了角膜的厚度，仍有这种可能性存在。切削后可以在植片的基质面做标记，一般用标记笔写上 S 或 F

等不对称的符号,目的是避免植片植入前房时发生翻转,无法判别内皮面。切割完成后将前板层角膜复位。人工前房是通过灌注 BSS 来维持,移动植片时应该特别小心,避免植片突然塌陷造成角膜内皮的损伤,将植片放置于保存液内(图 16-4-4)。

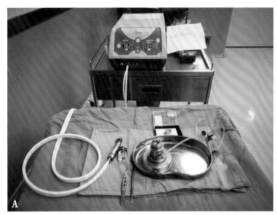

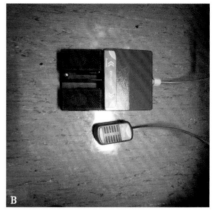

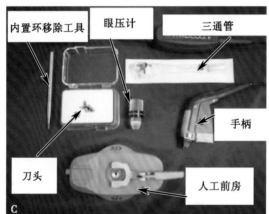

图 16-4-3　自动角膜刀取材器械和设备

A.角膜刀取材器械和设备整体观;B.脚踏板开关;C.人工前房、切削刀头、手柄、三通管、眼压计、内置环移除工具

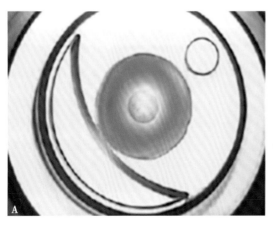

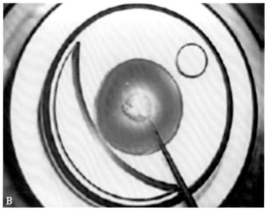

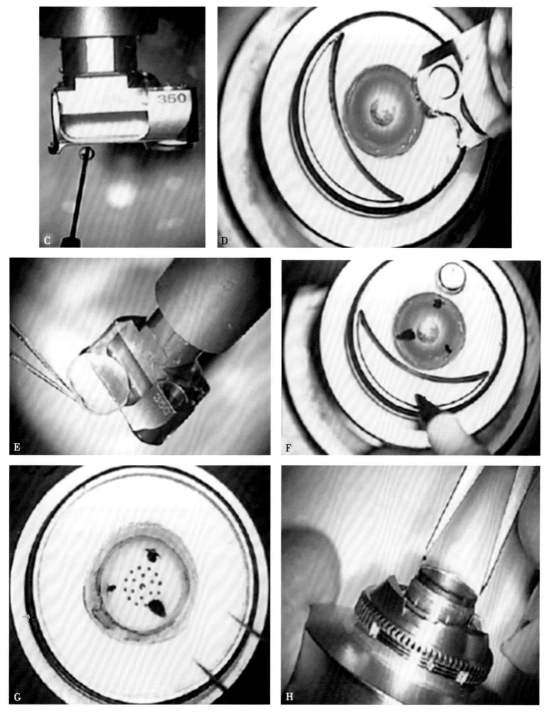

图 16-4-4 自动角膜刀取材分解步骤

自动微型角膜刀为角膜内皮移植切取植片：①角膜巩膜片被前环锁固定；②确定微型角膜刀的操作轨迹在前环锁顶部；③用平锥确保合适的真空吸力（<< 所指在平锥内的环距；< 所指实际的角膜的平面反射；当在角膜在环距内时，真空吸力比较合适）；④用 BSS 湿润角膜后，微型角膜刀开始操作；⑤微型角膜刀切取分离出角膜前部帽型结构和一个光滑的残留

角膜床；⑥植片内皮面朝上放置于 Barron 真空环钻上，用卡尺确认环钻的直径；⑦用 9.0mm 的环钻刀环钻后，植片即可嵌入人工前房。

（三）飞秒激光取材

目前飞秒激光的机器有几种，有些机器如 VisualMax 取材的植片中央和周边厚度一致，有些机器如 Intra-laser 通过压平角膜后再水平切割，取材的内皮植片中央薄、周边厚。因此取材时要根据机器的特点来设定参数。当使用飞秒激光进行取材时，还是要考虑激光能量的传递对角膜内皮细胞的影响，不同飞秒激光机器能量有很大的差异，因此在取材前应该明确能量的大小及切割的参数设计，尽量设置低能量切割模式。

飞秒激光切取 DSAEK 内皮植片的步骤为：将角膜材料放置到人工前房后通过灌注管向人工前房内注入角膜保存液或者 BSS 以充盈前房并升高前房内的压力，一般压力在 30mmHg 左右。去除角膜上皮层，有利于植片更透明，同时避免术后上皮细胞植入层间的植面。用超声厚度测量计或 SD-OCT 在取材前测量供体角膜的厚度，根据角膜的厚度来确定板层切割的深度。飞秒激光可用来做角膜后部的板层切割（层面）和环钻状切割（侧面）。用激光平锥负压环固定好供体材料后，启动飞秒激光，做直径 9～10mm 的板层切割，残余角膜床的厚度约 100～150μm。操作时，残余角膜床的厚度用超声厚度测量仪来测量，在植片的基质面标记上 F 或 S 以防止在植片植入过程中发生植片翻转出现辨别困难。将剥离下的角膜前板层复位放回到植床上（图 16-4-5）。利用飞秒激光制备超薄角膜内皮植片更加精准，植片厚度可以设定到 100μm 以下。虽然厚度可以达到理想的要求，但内皮细胞的损伤是否更大，远期内皮细胞衰减的速度是否更快，尚有待于进一步的观察。

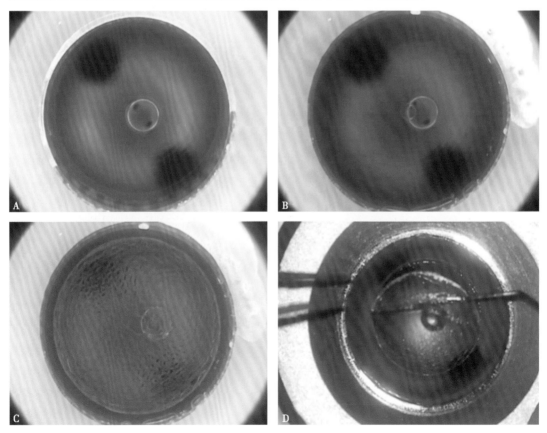

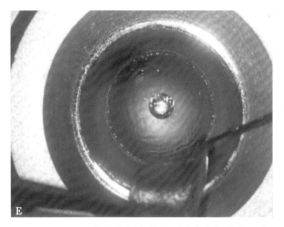

图 16-4-5　飞秒激光制备植片过程（分解步骤图）

（洪　晶　彭荣梅）

参 考 文 献

1. Busin M，Madi S，Santorum P，et al. Ultrathin descemet's stripping automated endothelial keratoplasty with the microkeratome double-pass technique：two-year outcomes. Ophthalmology，2013，120（6）：1186-1194.

第五节　DSEK、DSAEK 及 Ultra-DSAEK

角膜内皮植片的植入方法有很多，每种植入方法的特点、利弊分析，本章节将做系统的介绍。

（一）板层角膜瓣下后板层角膜移植术[1~4]（posterior lamellar keratoplasty，PLK）

该术式的名称并没有统一，1998 年 Jones 等[1]将其命名为内皮板层角膜移植术（endothelial lamellar keratoplasty，ELK），Busin 等[2]命名它为角膜内皮移植术（endokeratoplasty，EK），Azar 等[3]命名为后板层角膜移植术 PLK。

手术方式：利用自动角膜刀制作一个厚度为 160～230μm、直径 9.5～10mm 的前板层瓣，下方有蒂连接，将前角膜板层瓣掀开后暴露后部角膜基质，用 7mm 左右的环钻，钻取中央部的后板层，用同样的方法制备供体的后板层角膜植片，植片直径约为 7.25mm，将后板层植片用 10-0 的尼龙线间断缝合于植床后，再将前板层瓣复位并用 10-0 尼龙线将前板层瓣对位缝合。

效果评价：早期的报道术后最佳矫正视力为 0.25～0.8，术后散光为 1.25～8.0D[1，2]。但相继的临床报道认为由于高度不规则散光，最佳矫正视力只达到了 0.1。Silk 等[4]观察的 14 位患者，43% 的视力低于 0.2，50% 的视力低于术前。Azar[3]曾经报道了一例患者术后散光超过 16D，而且由于界面的混浊，两年后的最佳矫正视力仅为 0.1。此种术式虽然保留了受体的角膜上皮、减少了植片与表层血管的接触、缩短了术后恢复的时间，但由于需要内皮植片及角膜瓣复位后的双重缝合，术后存在双前房及缝线相关的并发症还有严重的层间混浊；同时也存在由制作角膜瓣引起的并发症，如上皮植入、角膜溶解等风险。此手术的设计虽然是角膜内皮移植的范畴但仍属于开放性手术，术中仍有眼内容物脱出和脉络膜出血的风险,因此此种手术方式在临床上已经被淘汰。

(二)后板层角膜内皮移植术(deep lamellar endothelial keratoplasty,DLEK)

2001 年 Terry 和 Ousley 对角膜内皮移植手术进行了重大的改进,将此类手术改为角膜缘切口,并命名为深板层角膜内皮移植术。根据植入方法的不同,角膜缘的切口也有很大的差异。开始时角膜内皮植片没有折叠,所以角膜缘的切口大小约为 9mm。2002 年,Melles[5]对该术式进行了改良,将角膜内皮植片折叠后再植入,这样切口可以缩小至 5mm,植入到前房后再将其展开。待飞秒激光应用于角膜移植后,这一术式变得更加精准,操作变得更加简单,副损伤更加减少了。DLEK 手术操作难度大、损伤大,界面混浊影响术后视力,因此现阶段此术式并非角膜内皮移植的主流术式,目前此术式适用于角膜后基质混浊的病例。

1. 植床的制备　在角膜表面用直径 7.5~8.5mm 的环钻打一浅印,作为去除后板层的标记。从上方角膜缘外 1mm 处做切口,长为 5~9mm,深至 2/3~3/4 角膜厚度,用角膜层间分离器或隧道刀进行板层分离,至标记环外 1mm 处。前房内注入黏弹剂,层间伸入角膜内皮剪,沿表面角膜标记线全周剪下后板层角膜基质和内皮层。将剩余黏弹剂清理干净。

飞秒激光制备植床:飞秒激光的应用使后板层移植手术变得更加精准,术前准确测量角膜病变的深度和范围,根据病变的大小设定激光切割的深度和直径,将病变的角膜全部切除。飞秒激光的应用使手术的精准度更高,角膜层间的界面更加光滑,使术后的视力得到更好的恢复。

2. 供体植片的制备　一般采用手工制备或飞秒激光的方法。将直径 18mm 的角巩膜植片的内皮面涂少许黏弹剂后置放在人工前房并密封固定,人工前房内用 BSS 充盈压力至 30~40mmHg,在角膜缘做一小切口深度 400~450μm,然后水平剖切,分离范围达全周角膜缘,取下制备好角膜片,内皮面向上放置在负压环钻上,用与植床相同直径的环钻钻取基质内皮片,在植片中央滴少许黏弹剂保护。飞秒激光制备植片,根据切除病变的情况,植片与植床的厚度和直径保持等大。飞秒激光取材的精准度更高,吻合度更好。

3. 移植过程　角膜缘 5~8mm 的切口,切口的大小与植入器的大小相一致,将植片放在植入器的托板上,内皮面向下送入前房;小切口时将植片折叠,供体内皮面向内,或用托板或用植入镊夹住植片从角巩膜缘切口将植片送入前房。缝合关闭切口,注入 BSS 溶液加深前房,大部分情况植片会自然展开,无法自然展开者可以用器械协助展开植片,调正植片的位置,使植床与植片边缘对合良好,之后向前房注入消毒空气,使植片与植床贴合。因植床有一凹槽存在,植片刚好放入到凹槽内,术后发生脱位的风险要低于 DSAEK。

4. 手术效果　术后视力恢复较快,患者术后 6 个月只产生轻微的散光。Terry 和 Ousley[6]对 100 只眼进行了观察,发现术后 6 个月散光从 1.07D ± 0.48 D 增长到 1.34D ± 0.86 D,平均增长了 0.28D ± 1.08 D。该组患者术后 6 个月平均矫正视力为 0.4(0.1~0.8)。这一术式保留了前角膜正常的解剖结构和生理功能,避免了上皮并发症的出现,术后几乎不出现高度散光,手术时间短,切口小,视力恢复快,闭和状态下的深板层角膜内皮移植减少了术中眼内容物暴露的风险,无缝线,减少了术后因需要拆线而复诊的次数,同时消除了缝线因素导致的角膜血管化,感染等。该术式的不足之处是:手术操作过于复杂,植片与植床的制备都是采用手工机械分离的方法,导致界面不够光滑,层间有界面混浊,因此采用这种术式最终的视力很难达到 0.6 以上。

飞秒激光制备植片是更精确的方法:设置与植床相同直径和厚度的内皮植片,能量要稍小于穿透移植所用的能量，进行板层和垂直切削。

（三）角膜后弹力层剥除内皮移植术（Descemet's stripping endothelium keratoplasty，DSEK）和角膜后弹力层剥除自动角膜刀取材内皮移植术（Descemet's stripping automated endothelium keratoplasty，DSAEK）

DSAEK 是目前的主流术式。该术式与 DLEK 的区别在于制备植床时，只是去除受体角膜的后弹力层和内皮层，不仅保持了其后基质结构的完整性，还使得植床面是光滑的，有利于植片与植床层间的愈合，避免界面瘢痕的产生，而且使手术操作更加简便。DSEK 和 DSAEK 的区别在于供体角膜的取材是应用手工取材还是机器取材。DSAEK 利用微型角膜刀制作供体植片，可以保证植片基质面的光滑度，操作更加简单和准确。正是由于 DSAEK 的开展和眼库前期对供体角膜预切割，减轻了角膜医生的负担，使角膜内皮移植手术在美国得到广泛的开展和推广（图 16-5-1）。

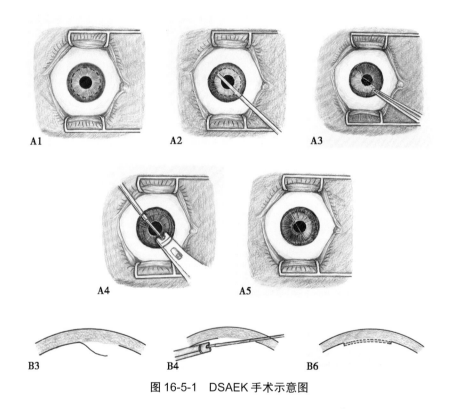

图 16-5-1　DSAEK 手术示意图

1. **切口的制备**　DSAEK 手术的切口一般有一个主切口，2～3 个侧切口，侧切口的多少和选择的方位依据术者的习惯、植片植入方法的不同存在差异。一般在角膜上皮标记好之后制备切口。主切口的位置通常选择在上方或偏颞侧，利于手术的操作。如果手术同时想矫正散光，还可沿散光轴做切口。对于一些复杂和特殊病例，尤其既往曾有过手术史的患者，手术切口要精心设计。如青光眼小梁切除术后、青光眼引流阀植入术后，一般上方角膜缘部位均有瘢痕或滤过泡，制备切口时一定要避开。玻璃体切割术后、眼外伤的患者，巩膜壁多有创口和瘢痕，要选择角巩膜球壁条件好的部位制备切口，否则均会出现切口渗漏和闭合困难，术后增加植片脱位的风险。切口的大小及类型因术者的习惯和植入方法不同而异，从 3mm 到 5mm 不等。切口部位可定位在巩膜、角膜缘或透明角膜。巩膜切口的优势为术中前房稳定性好、术后切口渗漏风险更小、角膜散光更小。不足之处在于结膜切口及止血需要更多时间，在植片植入时增加了供体角膜内皮损伤的风险。透明角膜及角膜缘切口的优势包括制备和闭合切口更加简单、植片内皮细胞损伤的可能性小。与巩膜隧道切口相比透明角膜及角膜缘切口造成的角膜散光更大，另外如果做透明角膜及角膜缘切口时主切口隧道长度不宜过长，否则隧道的内口会延伸至近中央区的角膜，影响植片的位置和贴附。然而更短的隧道将会增加术中前房塌陷或虹膜脱出的风险。亚洲人角膜小，前房浅，如果选择透明角膜切口，切口的内口处会进入到更多的透明角膜区，这样会严重影响植片的贴附和居中，因此亚裔眼尽量选择角膜缘的切口。侧切口做 1～3 个类似常规白内障手术的穿刺切口，第一个侧切口一般选择在 9～10 点方位，便于右手操作；如果左手操作者可选择在 2～3 点方位，可用角巩膜穿刺刀或做玻璃体切割 20G 的矛型穿刺刀做侧切口。做侧切口的位置同主切口一样的原则，尽量选择靠周边，以便减少在后续手术过程中插入灌注管或针头时对植片的接触或植片脱位的机会。也有一些术者更倾向把穿刺口建立在近透明角膜的位置，当内皮植片在合适位置时可以覆盖穿刺口，降低切口漏的风险。

2. 角膜后弹力层剥除 病变的角膜后弹力膜是否剥除持有不同的观点，有些术者喜欢剥除后弹力膜，认为后弹力膜的保留会影响术后的视力并影响植片的贴附。有些术者不建议剥离后弹力膜而直接植入内皮植片，认为保留后弹力膜减少了手术步骤，使手术变得更加简单。对此各人观点不一。笔者认为针对不同病因的患者还是要区别对待。根据以往的经验，继发性的角膜内皮功能障碍可保留角膜后弹力膜，如白内障手术、前房人工晶状体等内眼手术后的角膜内皮失代偿，病变是由于机械性角膜内皮细胞的损伤所致，这样的患者可以保留后弹力层。然而对于先天性角膜病变如先天性角膜内皮营养不良，如 Fuchs 角膜内皮营养不良、后部多形性角膜内皮营养不良、先天性角膜内皮营养不良或病毒性角膜内皮炎等原因所致的角膜内皮失代偿者，患者的后弹力层的组织病理和电镜结果均已经证实后弹力膜有增厚和特殊病变的存在，保留后弹力膜会增加术后复发的机会，也会影响视力的提高。这样的患者就应该剥除后弹力膜。

在剥除后弹力层前要根据角膜的水肿状态决定是否剥除角膜上皮层。角膜水肿严重者用虹膜恢复器或角巩膜穿刺刀将水肿和纤维化的角膜上皮刮除，同时用高渗剂脱水，提高角膜的透明度。根据角膜的大小用直径 7.5～9.0mm 的标记环在角膜中央压出印痕，用标记笔标记印痕，角膜后弹力膜剥除的范围的原则是保留周边角膜 1.5mm 的后弹力膜区域为宜。前房内通过注入黏弹剂、水灌注或者消毒空气支撑的条件下用 Sinskey 或 Price 钩即钝头的反向剥离钩沿着角膜上皮的定位环线，在上皮定位线内 1～2mm 进行划线或刻切内皮/后弹力层（图 16-5-2）。在划开后弹力膜时要轻微施压不要撕裂或破坏角膜基质纤维。留有 1～2mm 后弹力膜边缘的目的是为后期的内皮细胞爬行提供更好的附着界面。如果后弹力膜撕除范围过大，外周后弹力层的缺损区难以被供体内皮细胞覆盖，之后慢性上皮微囊泡或大泡性水肿都将会在此区域发生。随着时间的推移，供体内皮可能向没有内皮/后弹力层的区域迁移，这会导致内皮细胞的多形变和内皮细胞数量的减少。另外后弹力膜全部剥除到达房角区域可导致周边虹膜前粘连，增加术后青光眼的发生概率和植片与虹膜粘连的机会。对于瞳孔的散缩问题意见也不一致，一些术者倾向于散瞳，从而避免术后气泡造成的瞳孔阻滞。另一部分术者则更偏好于缩瞳，并在组织植入之前注入缩瞳剂，从而减少眼内晶状体与供体内皮接触、人工晶状体脱位、或诱发白内障的风险。较小的瞳孔也可以减少后续步骤气体后向流动的机会。缩瞳技术应联合虹膜周切以减少瞳孔阻滞的风险。一旦完成了内皮/后弹力层复合体360°的刻划，用宽的反向剥离钩将划开的后弹力层从后基质表面完整剥下（图16-5-3），然后可以移除病变的后弹力膜。这一步骤可以用相同的剥离器、剥离镊或灌注/抽吸手柄进行。

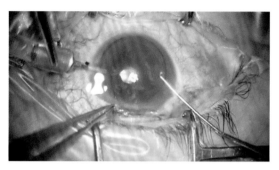 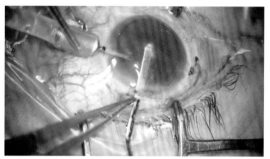

图16-5-2　前房维持稳定后，用钝头反向剥离钩沿角膜上皮的定位环线内1~2mm刻切内皮/后弹力层

图16-5-3　完成内皮/后弹力层复合体的刻划后，用宽的反向剥离钩将划开的后弹力层从后基质表面完整剥下

　　为了降低术后植片脱位的风险，一些术者喜欢在后弹力膜剥除后在旁中央区即中央光学区4mm外的范围用宽的剥离钩将后基质刮粗糙，以增加植片和植床间的摩擦力，避免植片脱位。

　　3. **植片植入**　植入过程是角膜内皮移植非常重要的环节。从角膜内皮移植手术问世以来，植入方法的改进一刻都没有停止过，从植入板到植入镊再到植入器等等，其目的是使手术变得更加简单、方便，对植片内皮细胞的损伤更小。在植片植入前要彻底清除前房内的黏弹剂，避免植片和植床间有黏弹剂残留，影响植片的贴附，这是非常重要的一个环节。有些医生尤其是初学者为了保证植片的顺利植入喜欢在保留黏弹剂的情况下植入植片，然后再将黏弹剂吸出。这种做法有几个问题：一是植片已经在前房内，此时前房内的任何操作包括灌洗和抽吸都会损伤内皮细胞，增加内皮细胞的丢失；二是难以保证层间的黏弹剂全部吸除干净，一旦残留将增加植片脱位的机会，同时在植片和植床间还会有一层灰白色的混浊界面，影响术后的视力；三是前房内的黏弹剂残留会导致术后的高眼压，而术后的反复前房放液等操作也增加了内皮损伤的风险。因此在植片植入前，前房内黏弹剂的彻底吸出是非常重要的步骤。

　　（1）植入镊：植入镊是早期应用的方法。将角膜内皮植片内皮面向内折叠，然后用镊子夹在角膜基质面，如同人工晶状体镊子植入的方法一样，从主切口将植片植入到前房。这种植片的折叠镊并非普通的植入镊，应选用非对称DSEK镊，这种特殊镊子的设计是镊子的前端呈一小圆形平面，镊子的顶端会以二个界面对合而非尖锐的头部，另外镊子头下面的体部对合时呈弧形中空的状态，这样在夹取植片时只有一个顶端的小平面接触植片的基质部，镊子的其他部位对植片没有挤压，因此不同于普通人工晶状体植入镊。普通镊子对植片挤压大、内皮损伤多。另外植片的折叠也有一定的技巧，50:50对称折叠在前房内植片不宜展开，尤其是前房浅的亚裔眼，植片展平更加困难，对内皮细胞影响非常大。

因此临床多采用非对称折叠的方式即 60∶40 折叠基质面向上、朝外，植片内皮面朝下、朝内，经扩大的切口植入到前房，在植片植入的过程中保持水灌注充盈前房，不对称折叠的植片一般在水流的冲击下多可自然展开，这样就减少了内皮细胞的丢失（视频 16-5-1）。在植入过程中前房内水流灌注的控制非常重要，水流太小前房过浅容易塌陷，植片植入过程中会与眼内组织产生摩擦，即增加了内皮细胞的损伤又会损伤虹膜或者晶状体（对于有晶状体眼），也容易导致人工晶状体偏位。但如果水流过大在撬开切口植片尚未植入前就会出现虹膜脱出，影响植片的植入（视频 16-5-2）。另外在植片植入前房后如果水流大，眼压高会导致植片从眼内弹出来。这种方法对角膜内皮的损伤较大，目前应用的比较少。

视频 16-5-1

视频 16-5-2

提示：应用非压缩镊和 60∶40taco 倒转皱褶技术通过 5mm 角膜缘切口行植片植入。注意镊子在植入过程中不能相互碰触，以免造成植片内皮的挤压伤。

（2）植入板：鉴于传统植片折叠和镊子夹取损伤内皮细胞的诸多问题，其他植入技术得以发明。Rosenwasser 植入铲是植入的另一种方法。将黏弹剂保护下的内皮植片采用内皮面向下平铺或折叠的方法放置在植入铲上面，随后经扩大的切口将植片植入前房。植入前房的辅助措施有以下几种方法。一是待植入板放入切口内后从植片的后部用镊子或虹膜恢复器推移基质面将其推入前房。这种方法仍有增加内皮损伤的风险[7]。因此人们又发明缝线牵引的方法。缝线牵拉技术被一些医生应用其目的是减少由于植入镊引发的角膜内皮损伤。这一技术是在植片末端缝合一针牵拉线，之前植片的内皮面被黏弹剂保护。在主切口对面做一侧切口，通过此切口用镊子或剥离钩将牵引线拉出。在植入时内皮面朝下通过牵拉缝线将植片拉过切口进入到眼内，一旦植片放入眼内，缝线就该剪断并经穿刺口从前房内移除。这项技术避免了植片的折叠和损伤，并且特别适用于前房狭窄或虹膜松弛综合征引起的虹膜过度脱垂的情况，而在这些情况下，镊子植入技术是难以处理的。

（3）植入器：上述两种植入方法均是在植片开放的情况下植入，对角膜内皮的保护不够，内皮损伤的风险大，因此许多其他内皮植片的植入器得以快速发展。供体植入器作为一个进入前房的平台，使得植片以正确的方向被拉入前房而不需要被折叠。例如 Busin glide（Moria, Anthony, France）是目前应用最多的植入器。供体植入器建立在人工晶状体植入器的概念上，将植片卷曲放入植入器内并将供体推注或拉入前房。

1）Busin glide：是一种可重复利用的漏斗型金属仪器，是对镊子折叠技术和植入板滑行技术的有效结合和改良[8]。其方法是将制备好的植片内皮面朝上放置在植入器的平坦部，并在内皮表面放少量黏弹剂以在植入过程中起保护作用。用显微镊将植片拉至植入器的漏斗状开口时，植片将自行内皮朝里卷曲起来。然后将植入器翻转，将其放置在上方 3.5mm 的主切口前缘，显微鸭嘴镊通过一个对侧的穿刺口进入前房，抓住植片并将其拉入前房，使植片在正确的方向自行展开。因植片在植入器内呈盘绕状态，可避免内皮的接触；植入器不需要上下翻转就能控制植片。在植片植入的过程中前房内放置一灌注管通过持续灌注 BSS 维持前房的深度，保持前房的充盈状态，但是前房灌注所致的压力可能导致虹膜通过开放的角膜切口脱出，甚至使植片从眼内或 Busin glide 植入器中逐出。在这种情况下，对应的措施是可以简单地将 Busin glide 和卷曲的植片刚好放置在切口外，用显微镊从对侧的侧切口穿过前房并从角膜主切口穿出，抓住植片，然后将植片从角膜切口拉入前房。这一做法的唯一不足就是植片在通过角膜切口时仍处于相对不受保护的状态（视频16-5-3）。

视频 16-5-3

植入器联合镊子牵拉的方法对内皮的损伤明显减小，但对于前房浅、晶状体虹膜隔不完整、玻璃体切割后的"水眼"患者在镊子穿入并从主切口穿出夹取植片的过程中很容易出现虹膜脱出、眼压骤降、眼球塌陷等风险，容易引发严重并发症，因此我们对植入器植入的方法又加以改进，即缝线引导的方法（图16-5-4）。

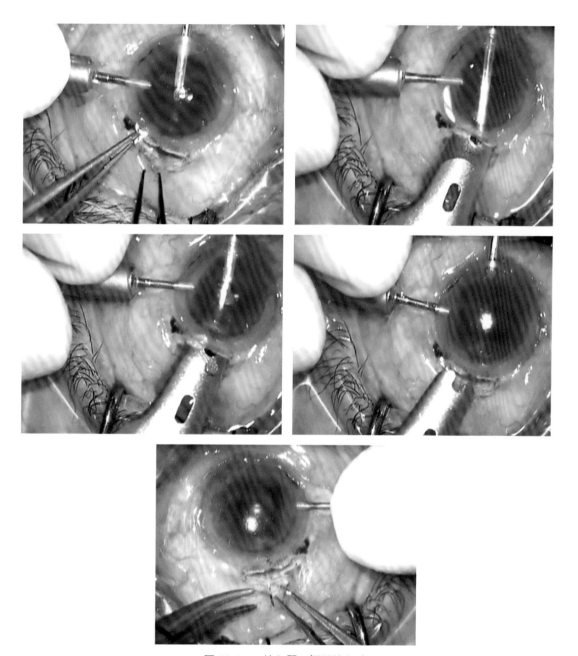

图 16-5-4　植入器 + 镊子植入法

2）Busin glide 植入器＋缝线牵拉法：将植片放置到植入器内的操作与前相同。当植片已经装置在 Busin glide 植入器内后，在植入器的前端植片的顶部基质面穿过一根 10-0 尼龙线不打结，线尾部要留足够长，缝针剪断后将两端的线头对合到一块打结成环襻，然后将缝线的尾部线环从主切口送入到前房，从对侧侧切口用剥离钩或镊子将缝线拉出。在水灌注的条件下将植入器放入到主切口内，然后拉动缝线将植片拉入到前房，此项技术对前房的影响很小，不会发生虹膜脱出和前房突然塌陷的意外，因此对于眼前节结构异常，尤其是有晶状体眼有很大的优势。这种方法成本低、方法简单，易于掌握[2]。在植片植入过程中前房的波动小，特别适合前房浅、晶状体虹膜隔不完整、有晶状体眼和玻璃体切割术后等眼内结构不正常的患者[9]（图 16-5-5，视频 16-5-4）。因此目前此方法已经成为我国 DSAEK 手术的主流植入方法[1]。

视频 16-5-4

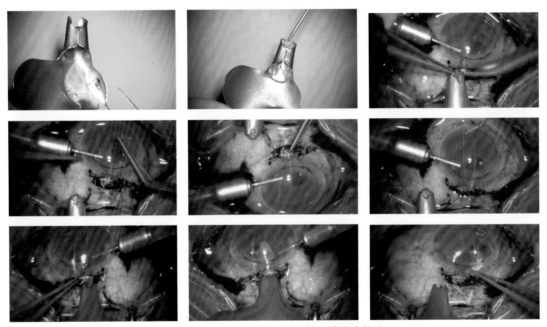

图 16-5-5　Busin glide 植入器＋缝线牵拉法

3）改良 Busin glide 植入器：最近人们越来越倾向在 DSAEK 中使用更薄的植片，这种转变源于移植更薄的植片会带来与 DMEK 类似的视觉结果，同时保留了 DSAEK 手术的优势，超越了更具挑战性的 DMEK 手术，称之为"超薄 DSAEK"[10]。为了方便这些更薄的植片的植入，改良 Busin glide 得以开发。与传统 Busin glide 相比，它增加了一个侧平台和一个更小的漏斗（图 16-5-6）。这个平台被用来获取在器皿中漂浮在 BSS 上的薄植片，然后通过 3mm 的角膜切口使用牵引技术将植片传递进入前房。改良滑行器的漏斗在传递过程中被植入切口，因此通过前房灌注的使用，防止了角膜切口对植片造成的挤压。需要注意的是超薄植片有形成皱褶的倾向并且更难调整到合适位置，这可能会导致额外的内皮细胞损伤。

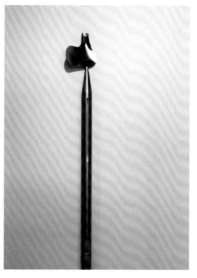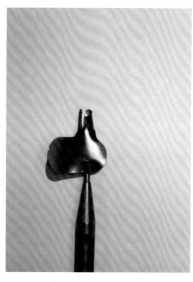

图 16-5-6　改良 Busin glide

4）一次性植入器：目前国外有很多一次性角膜内皮植入器问世，如 EndoGlide（AngioTech，Reading，Pennsylvania，USA/Network Medical Products，North Yorshire，UK）、EndoSerter（Ocular Systems Inc.，Winston-Salem，NC），和 Nsusidl 角膜植入器（NCI）（Fisher Surgical，Imperial，MO，USA）等。这些植入器都是建立在人工晶状体植入器的概念上。方法是植入器有一个可伸缩的托板，当将内皮面涂有黏弹剂的内皮植片放在托板上后，托板可卷曲并缩回到植入器的管腔内，使植片在植入过程中完全处在一个闭合的空间内。植入过程如同人工晶状体植入方法一样，将植入器置于主切口内，并在水灌注的情况下将供体推注或拉入前房。有一些植入器本身带有灌注管腔，手术更加简洁方便。然而这些植入器价格比较昂贵，均为一次性耗材，同时在中国没有取得 CFDA 的许可证，因此在中国临床应用很少。

4. 植片展平、居中、前房注气　一旦植片进入眼内，封闭切口是首要的步骤。根据切口的大小用 10-0 尼龙线缝合 2～4 针。切口较小时可以选择不予缝合[11]。很多研究表明越小的切口可导致越多的内皮损伤，因此，在决定切口尺寸时，必须进行权衡[12]。如果前房浅，为了减少虹膜与角膜内皮接触的风险，应在缝线关闭切口之前通过主切口注入少量 BSS。在切口闭合前应谨慎向前房内注入液体，因为过度的灌注可导致植片从切口逐出或快速翻转至内皮面朝上。

（1）植片展开：切口闭合后，需要确定植片的展开情况，大部分植片植入过程中在水流的冲击下会自动展开，无须特殊操作。如果植片展开不满意，可以通过在角膜表面轻压和敲打植片卷曲的位置，使其展开。如果仍然不能奏效可以通过穿刺口注入 BSS 或气体来完成整个展开过程。BSS 可以更安全地完成最初的展开，因为气体可能推动植片聚集，并使植片上下翻转。在前房极浅或薄植片的情况下，展开可能是困难的。注入气泡时应特别注意注入不能太猛以防止植片翻转，要在植片卷曲部之间缓慢注入少许气泡来使之展开。如果仍然不能展开植片需要用 2 个反向 Sinskey 钩从 2 个对称的穿刺口轻柔地钩住植片边缘可以机械地将其展开。但应尽可能避免钩子的多次使用，因为在钩子接触内皮的地方都会产生内皮损伤。对于特殊病例有时机械展开也是必要的，因为它可以减少多次尝试展开植片过程中对组织的操作。

（2）植片居中：在植片展开之后，大多数植片并没有居于中央的位置。为了使植片居中，首先需要用注射黏弹剂钝针头在角膜表面轻柔扫动，间接推压植片移位到中央的位置，扫动的方向是从偏位点向中心方向扫动，反复多次（从预想的植片运动的相反方向开始，沿预想的运动方向推赶）（视频16-5-5）。注意在扫动之前前房内不能充满太多的气体，因为过多的气体挤压会阻碍植片的滑动。应用这种方法可以避免对角膜内皮细胞的损伤。如果上述方法不能奏效就需要机械拖拉的方法，通过侧切口用反向Sinskey钩，钩住植片的边缘将其拖到中央区。后一种方法尽量少用，因为器械接触的位置会有内皮的损伤，另外器械可能将上皮细胞或微生物带到植片植床层间，造成上皮植入或感染性交界性角膜炎。

视频16-5-5

（3）前房注气：一旦植片被放置居中且内皮面朝下时，更多的气体将被注入到植片下方，以充满前房，使植片与植床形成良好的贴附关系。这一步骤通常用黏弹剂的钝针头从侧切口进针至植片下方的中央区，然后注气。在注气时用棉签压住注气口，以免气体外溢。如果气体通过其他侧切口或主切口溢出，则应重新缝合切口防止再次注气时发生外溢。在注气过程中如果发生植片偏位，需要采用上述方法重新居中然后再注气。

如果使用30号针头作一个长隧道再注入气体，则气体外溢的可能性较小。如果用的是针头而不是套管针，应在注气前向前房内填充少量的液体，以减小周边虹膜阻塞和气体流动到虹膜后的风险。为了保证植片保持正确的位置并贴复良好，注气后压力必须足够高，因为在手术中不能实现高压力的状态是脱位的最重要的危险因素。但另一方面，压力也不应该太高，因为过高的压力作用在视神经和视网膜的血管会导致缺血，一般压力维持10分钟左右就可以释放出少量气体，这可以避免因前房气体过多引起的瞳孔阻滞。部分术者提倡行下部虹膜周切，尤其对于瞳孔区气体覆盖的患者减少瞳孔阻滞的风险。通常手术结束后会遗留60%～70%的气体，但最终以气泡直径超过植片直径，能完整顶住植片为宜。有人主张术后散瞳药散大瞳孔可以减少瞳孔阻滞的风险，但这会增加房角阻塞的风险，尤其对于亚裔的窄房角眼要分外小心。充满前房的气体和高眼压确实为植片的贴复提供更多的时间，但这种操作确使患者面临Urrets-Zavalia综合征的风险，即角膜移植术后由于过高眼压造成的瞳孔散大和固定。处理方法通常用27或25号针头在裂隙灯下从侧切口缓慢释放气体，直到残留60%～70%气体或者直到瞳孔阻滞解除。气体应被释放至气泡下缘接近瞳孔下缘，以防止瞳孔阻滞的风险。通常地，当瞳孔阻滞发生时，周边虹膜和角膜接触一般发生在6点位方向，一旦气体释放，虹膜将缓慢与周边角膜分离。气体释放过程中应谨慎小心，避免前房突然变浅或塌陷，这将导致植片脱位。

前房内注入的气体为消毒空气，不必选用惰性气体。一般顶压4小时后，即使气泡大部分吸收，植片也可以很好贴附。而惰性气体在前房内滞留时间过长反倒会影响角膜内皮细胞。对于晶状体虹膜隔正常的患者，注气并非难事，但对于眼前节结构异常或玻璃体切割术后的患者，前房注气还是很具有挑战性。具体操作详见术后并发症植片脱位章节。

5. **手术效果** Gorovoy[13]对16例行DSAEK手术的患者进行了观察，除去有黄斑疾病和视神经异常的患者，剩余 13 名患者中，11 人在术后 12 周最佳矫正视力达到了 0.5 以上，其中 7 例在术后 6 周就达到了 0.5，另外 2 例患者在 6 周和 12 周的最佳矫正视力都是 0.4，共 14 例患者术后 1 年的最佳矫正视力都达到甚至超过了 0.5。Price 等[14]对 330 例患者进行观察，其中 DSEK114 例，DSAEK216 例，经过统计分析证明，DSAEK 组术后视力的恢复要快于 DSEK 组。最佳矫正视力与角膜厚度没有相关性，DSAEK 组的角膜厚度为 690μm±77μm，明显高于 DSEK 组的 610μm±62μm，两组的术后散光没有差异，都为 1.5D。术后 7 个月至 10 个月间的角膜内皮细胞密度平均为 1714 /mm^2。大多数研究报道了 EK 联合超乳的良好效果：一项研究发现，93% 的术眼在 6 个月时最佳矫正视力达到 20/40 或者更佳（在 122/225 只没有合并症的眼睛）；73% 的眼等效球镜不足 1D。该研究还发现 EK 联合超乳与 90 只同一时间段内只进行 EK 手术的眼相比，植片脱位或内皮失功的发生率没有增加[15]。另一研究报道三联手术后 12 只眼中，92% 视力得到提高，目标屈光度均在 3D 以内（平均漂移为 +1.46D）[16]。又一研究对 21 只眼进行了三联手术，62% 的患者目标屈光度为 1D 以内的正视，所有患者目标屈光度在 2D 以内[17]。鉴于 EK 技术的安全性已得到认可，EK 手术的进一步发展旨在追求更好的视觉效果。DSAEK 实现 20/20 的视力的局限包括切口引起的散光、上皮下混浊[18]、植片基质厚度不均引起的远视漂移[19, 20]、供体及受体角膜曲率不匹配[21]，当植片较厚时上述情况造成的影响将会加剧。尽管更多行 DMEK 的患者视力达到 20/15 到 20/25 不等，植片制备和植入可能充满挑战，因为展开这种极薄的植片至正确的位置是很困难的——术后植片脱位和双前房风险更大[22, 23]。有人主张将"超薄"DSAEK 作为实现良好的术后视力且减低术中及术后并发症的一种折中选择。一项研究报道植片厚度测量为 131μm 或更低的眼睛中，71% 实现了 20/20 的视力，明显高于植片厚度超过 131μm 的眼睛[24]。DSAEK 中 100μm 或者更薄的植片显示了良好的早期效果，超过 50% 的眼在 6 个月时视力可达 20/20 或更好[25]。

（洪　晶）

参 考 文 献

1. Jones DT，Culbertson WW. Endothelial lamellar keratoplasty（ELK）. Invest Ophthalmol Vis Sci, 1998, 39（4）: S76.

2. Busin M，Arffa RC，Sebastiani A. Endokeratoplasty as an alternative to penetrating keratoplasty for the surgical treatment of diseased endothelium: initial results. Ophthalmology, 2000, 107（11）: 2077-2082.

3. Azar DT，Jain S，Sambursky R，Strauss L. Microkeratome-assisted posterior keratoplasty. Arch Ophthalmol, 2000, 118（8）: 1112-1115.

4. W Silk，P Gupta，G Stevens. Endothelial Lamellar Keratoplasty: Ten pateint series report. Invest Ophthalmol Vis Sci, 2002, 43（1）: E-Abstract 4177.

5. Melles GR，Lander F，Nieuwendaal C. Sutureless, posterior lamellar keratoplasty: a case report of a modified technique. Cornea, 2002, 21（3）: 325-327.

6. Terry MA，Ousley PJ. Deep lamellar endothelial keratoplasty visual acuity, astigmatism, and endothelial survival in a large prospective series. Ophthalmology, 2005, 112（10）: 1541-1548.

7. Bradley JC，Mccartney DL. Descemet's stripping automated endothelial keratoplasty in intraoperative floppy-iris syndrome: Suture-drag technique. J Cataract Refract Surg, 2007, 33（7）: 1149-1150.

8. Busin M，Bhatt PR，Scorcia V. A modified technique for descemet membrane stripping automated endothelial keratoplasty to minimize endothelial cell loss. Arch Ophthalmol，2008，126（8）：1133-1137.

9. Hong Y，Hong J，Xu YG，et al. Comment on phakic descemet stripping automated endothelial keratoplasty：prevalence and prognostic impact of postoperative cataracts. Cornea，2013，32（2）：217.

10. Busin M，Madi S，Santorum P，et al. Ultrathin descemet's stripping automated endothelial keratoplasty with the microkeratome double-pass technique：two-year outcomes. Ophthalmology，2013，120（6）：1186-1194.

11. Koenig SB，Covert DJ. Early results of small-incision Descemet's stripping and automated endothelial keratoplasty. Ophthalmology，2007，114（2）：221-226.

12. Terry MA，Saad HA，Shamie N，et al. Endothelial keratoplasty：the influence of insertion techniques and incision size on donor endothelial survival. Cornea，2009，28（1）：24-31.

13. Gorovoy MS. Descemet-stripping automated endothelial keratoplasty. Cornea，2006，25（8）：886-889.

14. Price FW Jr，Price MO. Descemet's stripping with endothelial keratoplasty in 50 eyes：a refractive neutral corneal transplant. J Refract Surg，2005，21（4）：339-345.

15. Terry MA，Shamie N，Chen ES，et al. Endothelial keratoplasty for Fuchs' dystrophy with cataract：complications and clinical results with the new triple procedure. Ophthalmology，2009，116（4）：631-639.

16. Yoo SH，Kymionis GD，Deobhakta AA，et al. One-year results and anterior segment optical coherence tomography findings of descemet stripping automated endothelial keratoplasty combined with phacoemulsification. Arch Ophthalmol，2008，126（8）：1052-1055.

17. Covert DJ，Koenig SB. New triple procedure：Descemet's stripping and automated endothelial keratoplasty combined with phacoemulsification and intraocular lens implantation. Ophthalmology，2007，114（7）：1272-1277.

18. Espana EM，Huang B. Confocal microscopy study of donor-recipient interface after Descemet's stripping with endothelial keratoplasty. Br J Ophthalmol，2010，94（7）：903-908.

19. Holz HA，Meyer JJ，Espandar L，et al. Corneal profile analysis after Descemet stripping endothelial keratoplasty and its relationship to postoperative hyperopic shift. J Cataract Refract Surg，2008，34（2）：211-214.

20. Scorcia V，Matteoni S，Scorcia GB，et al. Pentacam assessment of posterior lamellar grafts to explain hyperopization after Descemet's stripping automated endothelial keratoplasty. Ophthalmology，2009，116（9）：1651-1655.

21. Dupps WJ，Qian Y，Meisler D. Multivariate model of refractive shift in Descemet-stripping automated endothelial keratoplasty. J Cataract Refract Surg，2008，34（4）：578-584.

22. Price MO，Giebel AW，et al. Descemet's membrane endothelial keratoplasty：prospective multicenter study of visual and refractive outcomes and endothelial survival. Ophthalmology，2009，116（12）：2361-2368.

23. Mccauley MB，Price MO，Fairchild KM，et al. Prospective study of visual outcomes and endothelial survival with Descemet membrane automated endothelial keratoplasty. Cornea，2011，30（3）：315-319.

24. Neff KD，Biber JM，Holland EJ. Comparison of central corneal graft thickness to visual acuity outcomes in endothelial keratoplasty. Cornea，2011，30（4）：388-391.

25. Busin M，Patel AK，Scorcia V. Ultrathin DSAEK：Future of endothelial keratoplasty？ American Society of Cataract and Refractory Surgery 2011 Annual Symposium，Course 28-306. SanDiego，CA.

第六节　角膜后弹力膜内皮移植术

采用后弹力膜撕除自动角膜内皮移植术（Descemet's stripping automated endothelial keratoplasty，DSAEK），大多数患者可以获得满意的视力。但是由于其内皮植片包含了一定厚度的角膜基质层，增加了手术后的角膜总体厚度，从而可能引起手术后角膜屈光力的变化，影响手术后最佳矫正视力（best corrected visual acuity，BCVA）的水平。实际上，无论是洪晶教授提出的超薄瓣概念，还是飞秒激光辅助的超薄瓣 DSAEK 技术，都是为了尽量减少供体角膜内皮植片携带的基质层厚度，而这也是 DSAEK 手术一直改进的方向。根据最新的多中心研究报道，DSAEK 手术后 9 个月的平均矫正视力为 20/34～20/66（相当于 0.3～0.6），这是由于其远视眼状态引起的，从 +0.7D 到 +1.5D（平均 +1.1 D）[1,2]。

于是就有学者设计并实施了理论上更接近完美的角膜后弹力膜内皮移植术（Descemet's membrane endothelial keratoplasty，DMEK）。这种手术方式在撕除患者病变角膜后弹力膜和内皮细胞层之前的步骤与 DSAEK 无异，不同的是植入的供体角膜仅含有后弹力膜和角膜内皮层，没有角膜基质层，从而使手术后的角膜仍然具有正常的角膜解剖层次和厚度，是真正意义的精准角膜解剖重建手术。

2006 年，美国的 Melles 医师报道了世界上第一例 DMEK 手术，手术后第 7 天患者最佳矫正视力达到了惊人的 20/20，也就是 1.0[3]。但是因为这一手术方式对手术技巧和辅助器械的要求很高，手术成功率不高，手术医生的学习曲线较长，在此后长达 5 年的时间内很少有文献报道。但是人们致力于这一手术方式改进的努力从来没有停止过，随着手术技巧的探索和辅助器械的发明改进，自 2011 年以后，DMEK 手术完成数量逐年成倍增多。据统计，2014 年美国共实施角膜移植手术 46 513 例，其中角膜内皮移植手术 25 965 例，占角膜移植总数的 55.9%，而角膜内皮 DMEK 术 2865 例，占角膜内皮移植术的 11%[4]。

DMEK 具有明显的优点：手术设计比 DSAEK 更符合眼的正常解剖结构，供受体界面更加光滑整齐，术后视力恢复更好、更快。但 DMEK 也面临着技术上的挑战：供体植片的制备要求更苛刻，操作要求更精细，特别是要尽量减少对内皮细胞的损伤；植片为薄膜状，有自发卷曲的倾向，在前房内漂浮难以固定，这使得植片的展开和固定困难较大，而正反面的区分比 DSAEK 更加困难。

这种情况很容易让人联想到一个古老的童话故事。由于不堪忍受猫的威胁，老鼠家族聚集在一起商量对策，试图找到一种及时发现猫并迅速逃跑的方法。有一只十分聪明的小老鼠提出了一个大胆的想法：在猫的脖子上挂上一个铃铛，当猫一出现的时候，老鼠们就能听到铃铛的声音，并迅速逃命。大家都十分兴奋地赞赏这是一种绝妙的好方法，可是问题来了：如何才能把铃铛挂到猫的脖子上呢？这种情况像极了人们目前对 DMEK 术的向往与实践的差距，理论上完美的 DMEK 手术，在实施过程中遇到重重困难，在世界范围内广泛推广的时代尚未到来。

目前 DMEK 角膜内皮移植术尚处在起步阶段，相信随着手术者技术的不断提高和专业器械研究的不断深入，它将会得到进一步的开展和普及。

（一）手术适应证

参照 DSAEK 一章，DMEK 术可用于治疗各种原因导致的角膜内皮失代偿（corneal endothelial dysfunction，CED）。与 DSAEK 不同的是，由于 DMEK 植片的可见度低于 DSAEK，植片操作难度更大，所以在手术过程中需要更清晰的观察和更准确的操作，即需要选择眼部条件更好的患者实施 DMEK，而更加严重的情况建议选择 DSAEK。一般选择视力水平"指数/眼前～0.3"之间，晶状体虹膜隔完整的患者实施 DMEK[4]。

（二）禁忌证

1. 角膜基质瘢痕性混浊。

2. 未控制的青光眼。

3. 活动性葡萄膜炎。

4. 其他内眼手术禁忌证 慢性泪囊炎、睑腺炎、急性结膜炎等。

5. 晶状体虹膜隔不完整 如外伤性虹膜缺损、扩瞳症、无晶状体眼。

6. 不适合实施择期手术的全身情况 如血糖水平过高、心脏病等。

（三）术前准备

1. 全身体检，排除择期手术禁忌证 DMEK 一般采用局麻手术，对需要全身麻醉的患者，需要按照全麻作术前准备。一般包括血尿常规、肝肾功能、血糖检验，心电图、胸部平片等。

2. 眼部准备 按照内眼手术常规准备。详细的眼部检查确认手术适应证并排除禁忌证。裂隙灯显微镜检查有利于判断手术中角膜透明情况，并根据患者眼窝凹陷程度、是否有翼状胬肉或周边部角膜病变等判断设计手术主切口及辅助切口的部位。常规行眼前节照相、OCT、活体角膜共焦显微镜、B 超等检查。手术前滴广谱抗生素滴眼液，一般选择第三、四代喹诺酮类滴眼液，每天 4 次连续 3 天；冲洗泪道、冲洗结膜囊。缩小瞳孔：一般采用 1% 毛果芸香碱滴眼液，每 10 分钟一次，共计 4 次。必要时候给予高渗剂，促使角膜脱水以增加透明性：一般采用 50% 葡萄糖注射液，每 5 分钟一次滴眼，共计 4 次。

（四）手术方法（视频 16-6-1、视频 16-6-2）

1. 受体准备 撕除角膜后弹力膜和内皮细胞层。

手术显微镜下，去除疏松的角膜上皮层，如上皮层不疏松可予以保留。以蓝色标记笔定位角膜瞳孔中心，以角膜压痕器标记拟撕除角膜后弹力膜和内皮细胞的范围，根据患者角膜直径，在周边部留下 1.5mm 的透明角膜区域。撕除受体角膜后弹力膜区域直径比供体大 0.25mm。9 点及 2 点钟做周边角膜穿刺，11 点钟做宽度 3mm 角膜缘隧道切口，注意内口控制在内皮植入区域之

视频 16-6-1

视频 16-6-2

外。前房注入高分子量黏弹剂支撑前房，以角膜内皮钩、晶状体囊膜镊等器械撕除病变角膜后弹力膜和内皮细胞层，并在角膜上皮面展平检查是否撕除完整。采用平衡盐溶液前房灌洗清除黏弹剂，可以采用冲洗针头冲洗，也可以采用超声乳化仪 I/A 注吸。

2. 供体植片制备 手术显微镜下，取新鲜供体角膜植片 1 枚，角膜内皮面向上放置于角膜供体准备台。以锋利的乳突刀片刮除残余虹膜及小梁网组织，自周边分离后弹力膜及内皮细胞层，采用无齿镊或特制的角膜内皮镊抓持后弹力膜周边部，分离后弹力膜与内皮细胞层（范围占全角膜 1/2～2/3 面积）。在后弹力膜面滴 0.06% 台盼蓝溶液，平衡盐溶液冲洗

去除多余染料,此时可见分离区域的后弹力膜清晰显示。平衡盐溶液轻轻冲洗展平,以环钻自内皮面切下后弹力膜及内皮层,抽吸植片进入植入器头。观察植片内皮卷曲方向及形态,以确保植入前房时内皮面向下(图16-6-1)。也可以采用0.25%吲哚青绿染色法辅助完成这一步骤(图16-6-2)。

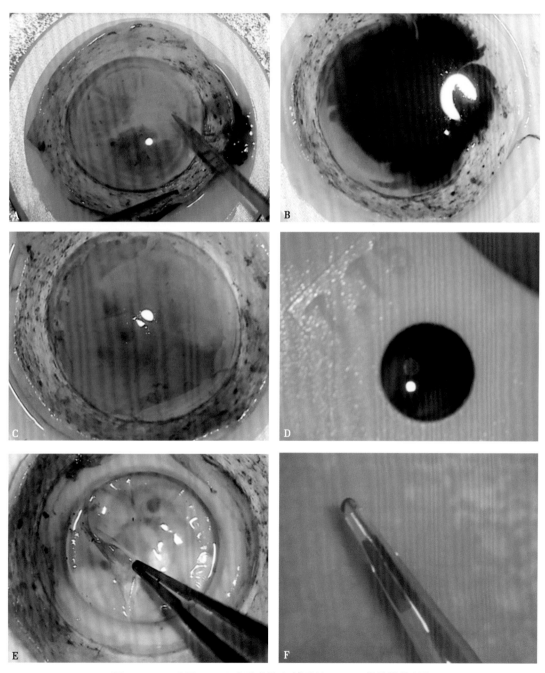

图16-6-1　采用0.06%台盼蓝染色辅助的DMEK供体植片制备

A. 去除虹膜及小梁网,分离周边后弹力膜;B. 0.06%台盼蓝染色1分钟;C. 继续分离后弹力膜,展平;D. 环钻钻切;E. 完全分离后弹力膜;F. 后弹力膜吸入植入器头

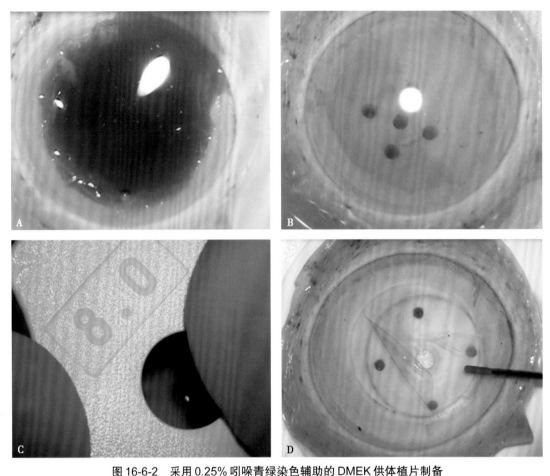

图 16-6-2　采用 0.25% 吲哚青绿染色辅助的 DMEK 供体植片制备
A. 0.25% 吲哚青绿染色 1 分钟；B. 继续分离后弹力膜，展平；C. 环钻钻切；D. 完全分离后弹力膜

3. 植片植入前房及展平、固定　检测 11 点钟角膜缘 3.0mm 隧道切口是否可以顺利进入内皮植入器头。自角膜缘切口推注供体植片进入前房，推注过程中密切观察后弹力膜内皮植片方位及舒展情况，内皮面朝下。立即以 10-0 尼龙线缝合固定切口。保持较浅的前房深度，采用敲鼓技术配合平衡盐溶液冲洗，调整植片居中。前房注入过滤消毒空气，顶压植片使之与角膜基质植床紧密结合。为了避免术后植片脱位，应在前房内注满空气，维持较高水平（约 40mmHg）并保持 2 小时以上。术中采用裂隙光判断，或者采用手术显微镜一体的实时光相干断层扫描检查（real-time microscope-integrated OCT）确定植片与植床是否紧密贴附（图 16-6-3）。

（五）术后管理及用药

1. 术后管理　手术后患者保持面部朝上体位转移回病房休息，4 小时内密切观察眼压变化。如果发生瞳孔阻滞性青光眼，表现为患者主诉术眼眼胀、伴同侧头疼，检查发现眼压显著升高，坐位时在裂隙灯显微镜下可见前房充满气体，瞳孔一般不足 6mm 大小，下方虹膜前膨，甚至接触角膜。此时需要放出部分前房气体，以解除瞳孔阻滞，降低眼压。操作方法为：裂隙灯显微镜下，以无菌冲洗针头轻轻压迫 9 点钟角膜穿刺口后缘，小心放出少量气体，此时可见房水迅速通过瞳孔进入前房，可以观察到瞳孔区有房水。要注意眼压不可过低,以免引起角膜变形,导致供体植片脱位。手术后持续仰卧位 4 小时左右,以利于气泡持续顶压植片,有利于植片与受体角膜基质贴附。

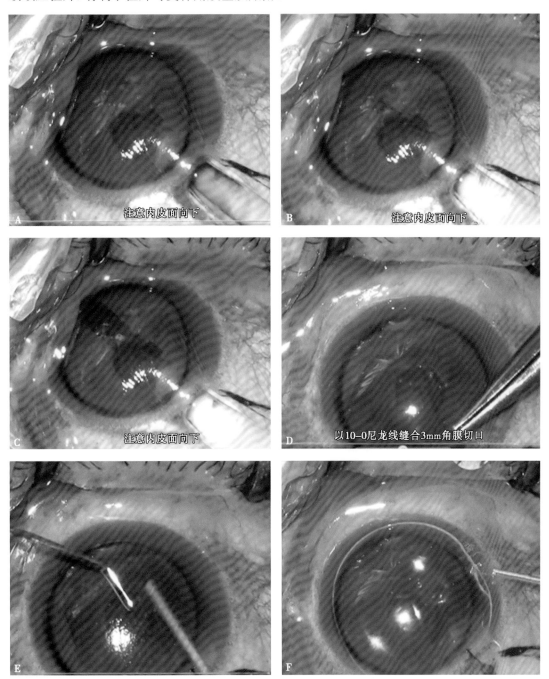

图 16-6-3 供体植片注入前房、展平及固定
A～C. 自 3mm 角膜缘隧道切口注入供体植片;D. 缝合角膜主切口;E. 敲鼓技术展平;F. 前房注入气体固定

2. 手术后用药

(1)全身抗生素、激素:预防感染及抑制炎症反应,一般采用广谱抗生素。

（2）局部抗生素、激素：如妥布霉素地塞米松、醋酸泼尼松龙、氟喹诺酮类滴眼液，一天4次。

（3）扩瞳剂：根据前房炎症反应适当给予扩瞳剂，一般采用短效扩瞳剂，如复方托吡卡胺滴眼液。

（4）免疫抑制剂：如0.1%他克莫司滴眼液一天2次，维持半年后改为一天一次再用半年。如果采用1%环孢素A滴眼液，则分别为一天4次或者一天2次。

（5）非甾体类抗炎药：如0.1%普拉洛芬或溴芬酸钠水合物滴眼液，一天4次，半年后改为一天2次，1年后停用，可以用于怀疑激素性青光眼患者。

（6）促进眼表细胞修复药物：玻璃酸钠滴眼液（0.1%或0.3%）、小牛血清去蛋白提取物眼用凝胶、重组牛成纤维细胞生长因子眼用凝胶等，一天4次，维持2～4周。

3. **手术后规范复诊** 一般术后一周无并发症患者可以出院，并分别于术后1个月、3个月、6个月、1年复诊，如有异常症状随时就诊。复诊内容包括裸眼视力、矫正视力、裂隙灯显微镜检查、眼前节照相、OCT、角膜内皮计数等，以便及时发现排斥反应等并发症，并评估术后视力恢复水平。

（六）并发症及处理

1. 术中并发症

（1）受体角膜后弹力膜及内皮撕除困难、撕除过深、过小或过大：在用角膜内皮钩切割圆形区域的时候，可能因力量过小切不开，或者力量过大进入角膜基质层，从而损伤基质层，或者导致部分病变后弹力膜残留。术中采用50%葡萄糖溶液滴眼，有利于短时间内增加角膜透明性，增加可视性，降低这种并发症。而初学者则应该在尸体眼球进行一定数量的练习，以熟悉角膜后弹力膜钩使用的力度和技巧。以适当直径角膜压痕器标记拟撕除角膜后弹力膜的范围，有利于准确控制撕除病变角膜后弹力膜和内皮细胞层范围大小。如果撕除范围过小，则根据手术需要扩大撕除范围；如果撕除范围过大，则根据受体直径范围选择扩大供体植片直径，使供体植片直径比受体角膜后弹力膜撕除范围小0.25mm，从而既能完全覆盖角膜内皮缺损区，又不会出现后弹力膜重叠现象。将取出的病变角膜后弹力膜及内皮细胞层在角膜表面展平检查（图16-6-4），可明确撕除的病变后弹力膜大小，有助于及时发现这类并发症。

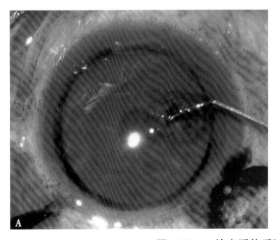
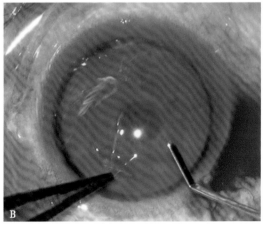

图16-6-4 检查受体后弹力膜内皮撕除完整性

A. 取出后弹力膜内皮层；B. 在角膜表面以盐水冲洗，展平检查

（2）供体植片撕裂：角膜后弹力膜内皮细胞层供体的总厚度仅为 8～17μm（其中后弹力膜出生时厚约 3μm，成人厚度增到约 12μm。角膜内皮细胞厚度约 5μm[5]），在从角膜基质层分离的时候非常容易出现撕裂现象，尤其是在没有染色的情况下，并且不容易被及时发现。年轻供体的后弹力膜韧性好，但是厚度薄，老年人的后弹力膜厚一些，但是脆性增加。当分离的过程中出现后弹力膜受力不均匀的情况，尤其是采用常规的显微无齿镊制作植片的时候，很容易出现撕裂。如果出现周边部的小撕裂口，可以更换镊子夹持部位继续分离后弹力膜内皮植片，如果完整区域的植片大小仍能满足手术需要，可以采取偏心钻切的方法，继续完成下面供体制备步骤。如果直径过小，则建议更换新的供体植片。正因如此，实施 DMEK 手术需要准备两片以上高质量角膜供体植片，建议如果首次制作植片失败，则改行成功率更高的 DSAEK 或者 PKP 术式。采用 1% 台盼蓝或 0.25% 吲哚青绿染色可以增加后弹力膜的能见度，有利于镊子准确夹持和保护供体植片，但是染色剂的应用可能引起细胞毒性损伤，增加内皮细胞丢失率（图 16-6-5）。

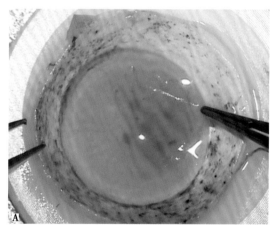
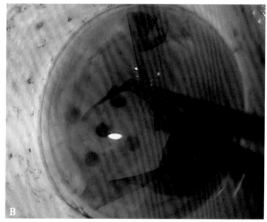

图 16-6-5　DMEK 供体制作时后弹力膜撕裂

A. 在不染色的情况下分离后弹力膜内皮植片，容易产生撕裂；B. 采用 0.06% 台盼蓝染色后，后弹力膜撕裂更清晰显示，从而可以及时更换镊子抓持部位，避免撕裂口进一步扩大

（3）供体植片不规则卷曲：由于后弹力膜与内皮细胞层力量分布的不均衡性，一旦后弹力膜内皮植片与基质层分离，这种不均衡的力量会引起后弹力膜的卷曲。在平衡盐溶液环境里，分离的后弹力膜内皮植片的卷曲具有不规律性（图 16-6-6）。多数情况下内皮面向外卷曲，但是也有的情况下内皮面向内卷曲，有的则呈现多层卷曲现象，很难展开。出现不规则卷曲现象会对后继的在前房内展平、固定等步骤产生致命影响，并大大增加角膜内皮细胞的损失率。

（4）供体植片滑出前房或丢失：角膜后弹力膜内皮细胞层植片是非常纤薄的透明组织，尤其是当角膜基质水肿较严重，前房能见度低的情况下，在显微镜下难以细致观察供体后弹力膜内皮植片。因此在前房注入液体的时候，可能因为前房内灌注压的增加导致植片自角膜切口滑出，甚至导致植片丢失（图 16-6-7）。采用 0.06% 台盼蓝或 0.25% 吲哚青绿染色有利于增加后弹力膜的能见度，有利于镊子准确夹持和保护后弹力膜内皮植片。即使进行了染色，也可能因为植片体积过小而迷失在视野之中，因此在制备 DMEK 供体植片的全过程中均应密切注视，避免丢失。而这也是在手术适应证中强调要选择角膜基质水肿较轻、视力较好的患者实施 DMEK，而条件差的患者采用 DSAEK 的原因之一。

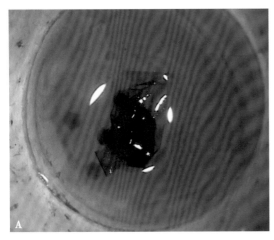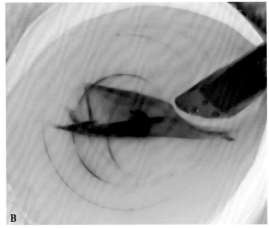

图 16-6-6　DMEK 供体不规则卷曲

A. 采用 0.06% 台盼蓝染色，可见分离的后弹力膜内皮植片不规则卷曲；B. 在平衡盐溶液中，这种卷曲具有不规律性

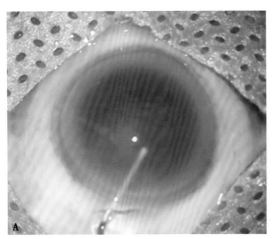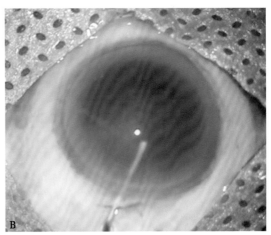

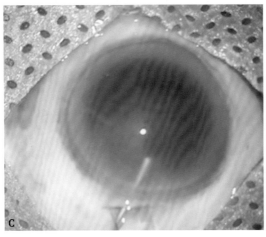

图 16-6-7　DMEK 植片滑出前房

A. 前房注入平衡盐溶液试图展平植片；B. 前房压力升高致使植片滑向 3.0mm 切口；C. 不及时停止注射平衡盐，压力继续升高致植片滑出前房

（5）供体植片上下方向颠倒：这种并发症在 DMEK 比 DSAEK 中更容易发生，表现为供体植片与植床贴附良好，而角膜基质仍有显著水肿。Monnereau 等 2014 年报道了 18 位手术医生的多中心研究结果提示这种并发症的发生率为 4.2%（在 431 例中出现 18 次）[6]。而 Veldman 等 2016 年报道采用"S"形标记器标记角膜后弹力膜的基质侧，成功地把这种并发症的发生率从 9.4% 降低到零[7]。采用"S"形标记器标记角膜后弹力膜的基质侧，可以在术中发现植片方向颠倒，从而做出翻转调整（图 16-6-8，视频 16-6-3）。

视频 16-6-3

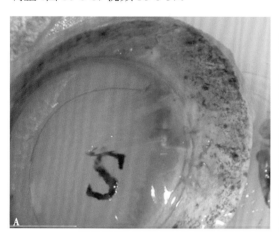
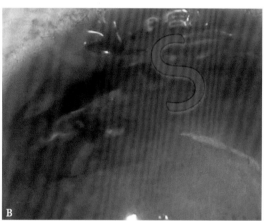

图 16-6-8 采用"S"形标记器标记 DMEK 植片后弹力膜面

A. "S"形标记直径为 3mm，自后弹力膜面观察为"S"形；B. 植入前房，展平固定后可见正向"S"形标记，提示植片上下方向正确

（6）供体植片展开困难：年轻供体由于柔韧性好，可能皱缩成一团无法展开，而年龄大的供体则可能由于过度卷曲而展开困难。后弹力膜的厚度和弹性与年龄相关，相对而言，年龄适当大的供体 DMEK 移植片因厚度增加而硬度增加，这将有利于植片在前房的展开，从而减少手术带来的内皮损伤。Kruse 等报道植片供体的年龄低于 55 岁可能引起植片过度卷曲[8]。Heinzelmann 等报道年龄大一些的供体植片更容易展开[9]。但是供体年龄越大，则内皮细胞密度越低，所以需要对供体角膜进行常规内皮细胞密度检测。选择内皮细胞密度 2000 个 /mm^2 以上的角膜作为供体。高分辨率的眼前节 OCT 可以提供角膜后弹力膜（DM）厚度的数据，结合内皮细胞密度和 DM 厚度，有助于判断角膜是否适合作为 DMEK 供体。供体植片展开困难势必会增加眼内手术操作，包括平衡盐溶液冲洗、敲鼓技术等，但这都会增加内皮细胞损伤的程度。如果后弹力膜内皮植片无法展开，则需要更换新的供体植片继续 DMEK 手术或者改行成功率更高的 DSAEK 术。

（7）供体角膜内皮细胞损伤：相对于穿透性角膜移植术（PKP）和 DSAEK 术，DMEK 术对供体内皮细胞面有更多的接触操作，因此 DMEK 术中供体角膜内皮细胞损失率比 PKP 术和 DSAEK 更高，Monnereau 等 2014 年报道在随访 6 个月时的 DMEK 内皮细胞丢失率为 47%[6]。DMEK 供体植片的分离、植入、展平、固定的过程均可能增加角膜内皮细胞损伤。在患者角膜水肿严重，前房能见度低的情况下，会增加手术操作时间和前房灌注液的使用，从而增加内皮细胞损失率。此外，由于 DMEK 制作供体植片的时间较长，出现内皮面干燥的机会较大，而这种干燥现象对内皮细胞的损伤是非常显著的，因此应该密切关注，务必采

用平衡盐溶液或者中期保存液保持内皮细胞面的湿润,并尽量减少操作时间。再者,采用
0.06% 台盼蓝或 0.25% 吲哚青绿染色的方法一方面增加了供体植片的能见度,减少了因为
操作带来的内皮细胞损伤,却同时可能引起细胞毒性损伤,增加内皮细胞丢失率,所以说这
是一把双刃剑。因此,为了减少内皮损伤,建议采用后弹力膜侧染色而不是内皮细胞侧的
染色方法,这样染色效果好,而且对内皮细
胞的接触减少,有利于保护内皮细胞。

（8）虹膜、晶状体等眼内组织损伤:如
前所述,DMEK 术比 DSAEK 术需要更多的
眼内操作,为了植入、展平、固定后弹力膜
内皮植片,手术器械需要多次进出前房,有
可能会引起虹膜脱出(图 16-6-9),损伤邻近
的虹膜、晶状体等组织,引起前房积血或者
白内障等并发症,粗暴的操作还会引起人
工晶状体脱位,破坏晶状体虹膜隔的完整
性,从而影响下一步的前房注气操作,产生
新的并发症。这一点在天然晶状体的眼应
特别注意,要避免晶状体损伤导致白内障。
在手术过程中需要注意预防,术中保持瞳

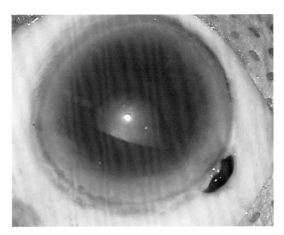

图 16-6-9　DMEK 术中虹膜脱出
可能由于切口自闭性不佳或虹膜松弛而导致

孔的缩小有利于预防虹膜、晶状体损伤等并发症的发生。

（9）球内出血:由于眼压的急剧变化,或者手术操作损伤虹膜血管,可以出现球内出血。
尤其是当虹膜松弛并从切口脱出的时候,器械的进出容易损伤虹膜引起出血。Monnereau
等报道这种出血的发生率为 0.5%。少量出血可以自行吸收,而较多的出血会影响视力的恢
复[6]。更重要的是,出血会影响后弹力膜内皮植片的观察,并且可能在层间存留影响贴附,
导致手术无法完成。当出血来自虹膜,且量不多的情况下,可以适当升高眼压止血后继续
完成手术,出血较多的情况下应中止手术,以免引起更严重的并发症。

2. 术后并发症

（1）植片脱位:植片脱位是角膜内皮移植术后最常见的并发症。表现为在裂隙灯显
微镜下观察到植片与植床之间有缝隙存在,角膜基质和上皮水肿明显,在高分辨率眼前节
OCT 上可以显示脱离的后弹力膜内皮植片,测量其脱离高度和范围(图 16-6-10)。

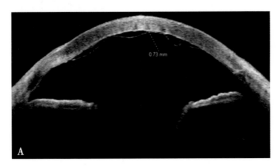
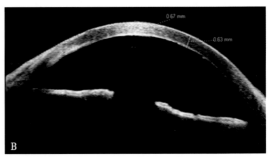

图 16-6-10　DMEK 术后 OCT 观察
A. 术后 3 天,植片脱位;B. 重新前房注气后 3 天,植片复位

根据脱位范围，植片脱位可分为部分脱位（不超过植片总面积的 1/3 或者超过 1/3）以及全脱位。早期报道 DMEK 术后的植片脱位发生率高达 58%～92%，而技术的改进已经把这种概率降低到了 18%～20%[10~12]。Rodríguez-Calvo 等报道了 500 例 DMEK 的研究结果，发现脱位率为 15.8%，其中 9% 的植片脱位面积小于 1/3，6.8% 大于 1/3 面积。其中供体年龄越大，植片脱位概率越低，而保存时间越长，植片脱位概率越高[13]。

　　脱离范围较小的情况下内皮植片有自发性复位的可能性[14, 15]，因此可以首先观察。而当脱位范围大于 1/3 面积时则需要及时进行前房注气复位处理。根据 Maier 等人的观察，DMEK 术后植片脱位小于 1/3 是否需要进行再次气泡复位，是早期还是晚些采取干预措施，是用空气还是惰性气体这些问题还需要进一步研究[16]。笔者通常采用的是过滤除菌的空气，一般再次注气后可以获得复位效果。由于后弹力膜脱落后有自发卷曲的趋势，因此即使小于 1/3 面积的脱位，也建议积极采取前房注气的方法尽早复位。

　　Rodríguez-Calvo 等报道的 500 例 DMEK 发生的植片脱位患者中，15 例需要再次气体复位，在手术后 6 个月有 9 眼因为植片脱位、2 眼因为原发性植片衰竭进行了第二次手术[13]。

　　植片脱位后常规的处理方法，可以参考白内障术后发生自体角膜后弹力膜脱离复位的原则和技巧。手术方法是从前房重新注入气泡以复位脱落的植片，此法对于大多数患者是可行的，但是对一些卷曲严重的内皮植片，可能需要重复 DMEK 术中展平、复位植片的步骤，如降低前房深度、敲鼓技术等，甚至重新更换植片（图 16-6-11）。

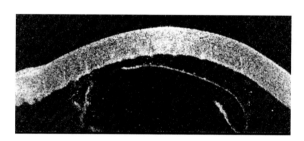

图 16-6-11　DMEK 术后 OCT 观察
术后 2 天，植片脱位且严重卷曲，可能需要再次展平固定，或者更换植片

　　角膜内皮植片的成功贴附与前房内气泡的稳定性有密切的关系，而晶状体虹膜隔的完整性与气泡在前房内的稳定有密切的关系。如果晶状体虹膜隔不完整，气泡容易进入玻璃体腔，无法顶住植片，就容易导致植片脱位。对于一些特殊病例，如晶状体虹膜隔异常，尤其是伴有虹膜缺损的患者，其植片脱位的发生率更高，因此不宜采取 DMEK 术，而应该选择更容易成功的 DSAEK。Weller 报道在合并前房复杂情况的病例中，DMEK 术后发生植片脱位需要再次前房注气复位的比例为 46%（11/24）[17]。

　　植片脱位发生的主要原因在于气泡支撑不足。DMEK 仅移植后弹力膜及内皮细胞层，缺乏基质的支撑，非常容易卷曲并漂浮在房水中，因此植片脱位发生率高。植片脱位的危险因素包括：黏弹剂残留，特别是残留在植片植床层间的黏弹剂使植片不能良好贴附；植片的大小与植床不匹配；前房气泡过小而不能很好地顶压植片，尤其是术后早期释放前房气体时过多过快导致眼球变形；特殊患者如小儿、精神病患者术后不能很好地配合平躺；用手揉眼和眼部碰撞、外伤等[18, 19]。

Rajan 等人的研究发现，植片脱离可能与三大因素有关：供体植片的保存方法、角膜内皮植入器的类型、手术中气泡维持时间。器官培养法保存的供体比中期保存液冷藏保存的角膜供体植片脱位发生率低，塑料的移植片植入器导致植片脱位可能性增加，而气泡维持时间应大于 1 小时[20]。术后病人仰卧位非常重要，Maie 的研究结果提示这是与植片脱位相关的最重要的因素[16]。

针对这些情况，除了谨慎地选择手术适应证以外，还应注意诸多方面：制作受体植床后，刮擦植床周边约 1mm 的环形区域，使边界变粗糙、增加摩擦力，还可为植片提供更多的纤维连接断端；尽量选用高黏型黏弹剂，以利于在植入后弹力膜内皮植片前可以完全从前房清除；可在受体角膜周边部做 3～4 个小窗放液或采用准分子激光原位角膜磨镶术中的滚轴按压技术，尽量减少植片与植床间的残余液体；适当延长平躺或眼内气体停留的时间，对没有发生瞳孔阻滞性青光眼的患者不采取释放前房气体的方法；瞩患者勿揉眼等。

（2）原发性植片衰竭：这是由于角膜内皮细胞严重损伤引起的并发症。DMEK 的角膜内皮细胞丢失率要高于 DSAEK，因为其平均手术过程中的并发症更多，操作时间更长。

供体植片的角膜内皮细胞丢失可发生于内皮植片的分离、钻切、植入、展平固定的各个环节。亚洲人一般前房浅，尤其是天然晶状体眼，植片植入和展开比较困难，在器械接触的过程中对角膜内皮细胞易造成直接的损伤。植入器的使用避免了植片的夹取，使角膜内皮细胞的丢失率大大下降，但总体的丢失率仍高于 PKP 术和 DSAEK 术。此外，为了增加后弹力膜内皮植片的可视性，采用 0.1% 台盼蓝或 0.25% 吲哚青绿染色，有利于镊子准确夹持和保护，但是染色剂的应用可能引起细胞毒性损伤，增加内皮细胞丢失率。

Baydoun 等报道 DMEK 手术后 7、8 年的平均内皮细胞密度分别为（952±366）个 /mm^2 和（771 ±321）个 /mm^2，与植片脱位发生率相关，也就是说植片贴附越好，内皮细胞存活率越高，而植片脱位发生后可能采取前房注气等手术操作，会增加内皮细胞的损伤[21]。

Weller 报道在合并前房复杂情况的病例，内皮细胞的密度在手术后 1、2、3、6 个月平均分别为（2478±185）个 /mm^2，（1454±193）个 /mm^2，（1301±298）个 /mm^2，（1374±261）个 /mm^2，其中 4 例患者（17%）发生植片内皮失代偿[17]。Gundlach 等报道穿透性角膜移植术后角膜内皮失代偿的患者接受 DMEK 手术后 6 个月内皮细胞密度为（1398 ± 510）个 /mm^2，损失率为 40%[22]。

（3）青光眼：DMEK 手术后发生的青光眼包括继发性青光眼和原有青光眼需要继续药物控制眼压这两种情况。前文说到未获得控制的青光眼是角膜内皮移植术的禁忌证，但是通过药物控制眼压于正常范围的患者是可以实施 DMEK 手术的。

关于 DMEK 术后青光眼发病率，Naveiras 观察了 275 例 DMEK 手术后患者，发现 18 例（6.5%）发生青光眼，其中 7 例（2.5%）为手术前存在的青光眼，而 11 例（4%）为手术后继发的青光眼，而后者包括瞳孔阻滞性青光眼和激素性青光眼[23]。

瞳孔阻滞性青光眼是角膜内皮移植手术早期，尤其是 8 小时内的常见并发症，如果不能及时发现处理，后果往往非常严重，其对视力及眼内结构的破坏作用类似于急性闭角型青光眼。它的发生原因是前房内注入的气泡压迫瞳孔并导致了瞳孔阻滞，房水无法通过瞳孔进入前房并通过小梁网排出，因此造成周边虹膜前膨隆导致房角关闭，从而引起进行性眼压急骤升高。Stanzel 等观察到 DMEK 手术后眼压从手术前的（12.1 ±2.9）mmHg 升高到（26.3±4.7）mmHg，尤其是手术后第 1 和第 2 小时升高最显著，分别升高了（19.4±10.5）mmHg 和（17.0±7.4）mmHg[24]。为了更好地支撑供体角膜内皮植片，前房气泡的直径要大于植片，最好充满前房并维持稍高于正常眼压水平 1 小时以上，才能确保植片完全贴附于受体基质面，而这种大气泡则会压迫瞳孔，引起瞳孔阻滞性青光眼。LUSK 等在术前常规采用 6 点钟周边虹膜切开术，可以预防大部分这种瞳孔阻滞性青光眼的发生，但是过大的虹膜切除手术有破坏前房稳定性的风险，小的虹膜周切孔由于渗出物阻塞或者被气泡压迫，仍然有发生瞳孔阻滞的可能性。因此在手术后 2 小时要在裂隙灯下观察患者，确保虹膜周切孔通畅。笔者采用的方法是在手术后 2～4 小时根据眼压和瞳孔阻滞情况及时释放适量气体，解除瞳孔阻滞。放气的时候，要确保瞳孔阻滞已经解除，表现为房水突然通过瞳孔大量涌入前房，瞳孔下缘淹没在房水内。但是要注意避免过多过快释放气体，以免引起眼压过低眼球变形，增加植片脱位的风险。

（4）免疫排斥反应：角膜内皮移植（EK）术后排斥反应发生率大大低于穿透性角膜移植术（PKP），这是 EK 相较 PKP 的一大优势。EK 术后排斥反应发生率低可能与以下因素有关：移植的组织少、不含上皮层，而且植片与含有大量抗原呈递细胞的受体上皮层之间有基质层隔开；植片与植床间无缝线固定，这减少了新生血管的产生，进而减少了排斥反应。但也有人认为这是由于 EK 手术患者的原发疾病不同于 PKP，EK 手术患者角膜一般不含新生血管。DMEK 术后免疫排斥反应的临床表现有别于其他角膜移植手术：约 1/3 的患者排斥反应发生时无任何自觉症状，仅在常规检查时发现。排斥反应的临床表现通常为睫状充血、KP 和角膜水肿，KP 常为弥漫性，而不是排斥线[25, 26]。排斥反应所致的角膜水肿要与角膜内皮植片功能失代偿相鉴别。一般来说，在术眼角膜已经透明的情况下突然出现的角膜水肿，或既往中央角膜厚度、角膜内皮细胞计数均正常而在短时间内出现角膜水肿者，大多为排斥反应所致，另外应用糖皮质激素后水肿消退也可以提示排斥反应的发生。排斥反应的发生一般与免疫抑制剂或糖皮质激素减量及停药不规则有关。

Monnereau 等报道 DMEK 手术后 2 年的免疫排斥反应发生率为 3.7%（在共计 431 例中有 16 例发生），移植排斥反应的发生可能和研究的群体有关。例如，非裔美国人与白种美国人相比，可能表现出更强的排斥反应[6, 26, 27]。而 Anshu 在 141 例 DMEK 手术后平均随访 13 个月发现仅有 1 例发生排斥反应[28]。

（5）角膜上皮缺损和溃疡：一般来说，DMEK 手术适应证患者角膜上皮干细胞功能是正常的，因此手术后如果内皮功能恢复，角膜基质水肿消退，上皮层可以很快愈合。但是如前所述，DMEK 术后有诸如植片脱位、角膜内皮细胞损伤等并发症，导致上皮层水肿或者缺损，这种上皮缺损的持续存在则会继发溃疡。Monnereau 等报道 DMEK 术后角膜上皮缺损和溃疡发生率为 3.0%（在共计 431 例中有 13 例发生）[6]。

（6）眼内炎：这是内眼手术均可能发生的并发症，发生率较低。眼内炎发生的危险因素包括供体植片污染、术后低眼压、切口闭合不良、泪道阻塞等。角膜供体的无菌性主要依赖取材过程中的无菌操作和稀释的碘伏、庆大霉素溶液的浸泡步骤，但是这些都无法保证其保持无菌，因此在植入眼内后有携带微生物的危险。其表现为感染性眼内炎的表现，即睫状充血、KP、前房积脓、视力下降等。DMEK 术后眼内炎需要尽早发现，采用眼内注射抗生素甚至玻璃体切割手术控制感染，必要时取出内皮植片。

（7）其他：其他发生率较低的并发症包括黄斑囊样水肿、虹膜前粘连、病毒性角膜炎、人工晶状体脱位、玻璃体脱出、白内障、角膜上皮下云翳、植片植床层间色素沉着等[6]。

（李贵刚）

参 考 文 献

1. Roberts HW，Mukherjee A，Aichner H，etal.Visual Outcomes and Graft Thickness in Microthin DSAEK-- One-Year Results.Cornea，2015，34（11）：1345-1350.

2. Lee WB，Jacobs DS，MuschDC，et al.Descemet's stripping endothelial keratoplasty：safety and outcomes - a report by the American Academy of Ophthalmology．Ophthalmology，2009，116：1818-1830.

3. Melles GR，Ong TS，VerversB，et al.Descemet membrane endothelial keratoplasty（DMEK）.Cornea，2006，25（8）：987-990.

4. Park C Y，Lee J K，Gore P K，et al. Keratoplasty in the United States：A 10-Year Review from 2005 through 2014. Ophthalmology，2015，122（12）：2432-2442.

5. 谢立信，史伟云．角膜病学．北京：人民卫生出版社，2007：46-47.

6. Monnereau C，Quilendrino R，Dapena I，et al. Multicenter study of descemet membrane endothelial keratoplasty：first case series of 18 surgeons．JAMA ophthalmology，2014，132（10）：1192-1198.

7. Veldman PB，Dye PK，Holiman JD，et al. The S-stamp in Descemet Membrane Endothelial Keratoplasty Safely Eliminates Upside-down Graft Implantation．Ophthalmology，2016，123（1）：161-164.

8. Kruse FE，Schrehardt US，Tourtas T. Optimizing outcomes with Descemet's membrane endothelial keratoplasty.Current opinion in ophthalmology，2014，25（4）：325-334.

9. Heinzelmann S，Hüther S，Böhringer D，et al. Influence of donorcharacteristics on Descemet membrane endothelial keratoplasty．Cornea，2014；33：644-648

10. Price MO，Price Jr FW. Descemet's membrane endothelialkeratoplasty surgery：update on the evidence and hurdles to acceptance.Curr Opin Ophthalmol，2013；24（4）：329-335.

11. Tourtas T，Laaser K，Bachmann BO，et al. Descemet membrane endothelial keratoplasty versus descemet stripping automated endothelial keratoplasty．Am J Ophthalmol，2012，153（6）：1082-1090

12. Anshu A，Price MO，Tan DT，et al. Endothelial keratoplasty：a revolution in evolution.Surv Ophthalmol，2012，57（3）：236-252.

13. Mora M，Beek EA，Frank LE，et al. Association Between Graft Storage Time and Donor Age With Endothelial Cell Density and Graft Adherence After Descemet Membrane Endothelial Keratoplasty.JAMA Ophthalmol，2016，134（1）：91-94

14. Balachandran C，Ham L，Verschoor CA，et al. Spontaneous corneal clearance despite graft detachment in Descemet membrane endothelial keratoplasty．Am J Ophthalmol，2009，148（2）：227-234.10.

15. Bucher F，Hos D，Müller-Schwefe S，et al. Spontaneous long-term course of persistent peripheral graft detachments after Descemet's membrane endothelial keratoplasty．Br J Ophthalmol，2015，99：768-772.

16. Maier AK，Gundlach E，Pilger D，et al. Rate and Localization of Graft Detachment in Descemet Membrane Endothelial Keratoplasty．Cornea，2016，35（3）：308-312

17. Weller JM，Tourtas T，Kruse FE. Feasibility and Outcome of Descemet Membrane EndothelialKeratoplasty in Complex Anterior Segment and Vitreous Disease.Cornea，2015，34（11）：1351-1357

18. 洪晶．关注角膜内皮移植术后的植片脱位．中华眼科杂志，2012，48（1）：6-8.

19. Ham L，Van Der Wees J，Melles GRJ. Causes of primary donor failure in Descemet membrane endothelial keratoplasty．American journal of ophthalmology，2008，145（4）：639-644.

20. RajanMS. Surgical strategies to improve visual outcomes in corneal transplantation.Eye, 2014, 28, 196-201

21. Baydoun L, Ham L, Borderie V, et al. Endothelial Survival After Descemet Membrane Endothelial Keratoplasty：Effect of Surgical Indication and Graft Adherence Status. JAMA Ophthalmol, 2015, 133（11）: 1277-1285.

22. Gundlach E1, Maier AK, Riechardt AI, et al. Descemet Membrane Endothelial Keratoplasty as a Secondary Approach After Failure of Penetrating Keratoplasty. Exp Clin Transplant, 2015, 13（4）: 350-354.

23. Naveiras M, Dirisamer M, Parker J, et al.Causes of glaucoma after descemet membrane endothelial keratoplasty. Am JOphthalmol, 2012, 153: 958-966.

24. Stanzel T P, Ersoy L, Sansanayudh W, et al. Immediate Postoperative Intraocular Pressure Changes After Anterior Chamber Air Fill in Descemet Membrane Endothelial Keratoplasty. Cornea, 2016, 35（1）: 14-19.

25. 洪晶. 角膜内皮移植手术并发症分析. 中华实验眼科杂志, 2011, 29（3）: 193-195.

26. Price MO, Jordan CS, Moore G, et al. Graft rejection episodes after Descemet stripping with endothelial keratoplasty：part two：the statistical analysis of probability and risk factors. British Journal of Ophthalmology, 2009, 93（3）: 391-395.

27. Price MO, Price FW Jr.Descemet's membrane endothelial keratoplasty surgery：update on the evidence and hurdles to acceptance. Curr Opin Ophthalmol, 2013, 24（4）: 329-335.

28. Anshu A, Price MO, Price FW Jr. Risk of corneal transplant rejection significantly reduced with Descemet's membrane endothelial keratoplasty. Ophthalmology, 2012, 119（3）: 536-540.

第七节　PDAEK 角膜内皮移植术

后弹力层角膜内皮移植术（Descemet's membrane endothelial keratoplasty, DMEK）是目前角膜内皮移植的最领先技术，从解剖学角度完美恢复了角膜组织的正常结构，可更好更快恢复视力，术后排斥反应显著降低[1]，避免了少量后基质残留引起的远视偏移，近年来全世界范围内得到广泛关注，手术数量逐年上升[2]。但是，DMEK 面临着技术上的巨大挑战，例如供体制备过程中后弹力层内皮植片的损坏甚至供体材料报废、内皮细胞的大量丢失、内皮植片植入后在前房展开和贴附的操作困难、再次注气比例高和医师学习曲线长等诸多问题阻碍了这项术式在角膜手术医生中的推广，国内开展 DMEK 的手术医师仍然是寥寥无几。

为了克服 DMEK 的技术难点，笔者在大量开展 DSAEK 和深板层角膜移植的经验基础上，在国内率先开展了一种大气泡和自动板层刀辅助的后弹力层前膜角膜内皮移植术（pre-Descemet's automated endothelial keratoplasty, PDAEK）[3]。与 DSAEK 一样，先利用微型板层角膜刀切除前部基质；再在人工前房上利用大气泡技术分离中央 6.5mm 直径的残留角膜基质并暴露后弹力层；然后在术中用环钻制备角膜内皮植片。这样的植片中央部分仅剩角膜后弹力层及内皮细胞层，周边与少许角膜基质相连，植片不容易成卷，植入前房后将自动展开。国外类似的手术方式是 2009 年 McCauley 等人首先开展的，称为自动板层刀辅助的后弹力层角膜内皮移植（Descemet's membrane automated endothelial keratoplasty, DMAEK）[4]。由于大气泡技术最常见的 I 型气泡实际上暴露的是后弹力层前膜[5]，而不是真正意义上的后弹力层,所以我们认为该手术应该命名为 PDAEK。

PDAEK 当中 6.5mm 的后弹力层前膜内皮植片确保了类似 DMEK 的术后视力效果的最佳恢复,而宽 1mm 左右的薄基质环又让 PDAEK 具有了 DSAEK 手术简便、安全、快速的特点。既结合了 DSAEK 和 DMEK 的优点又避免了两者的缺陷,呈现出了令人欣喜的众多内皮移植技术新特点,具体体现在:

从 PDAEK 植片制备来看,PDAEK 自动板层刀前板层切除后的操作,类似我们的深板层角膜移植,一个成熟的深板层角膜移植手术医师结合 I 型大气泡或者手法湿剥技术制备植片的失败率是很低的,而且由于保留了 10μm 左右的后弹力层前膜,使得我们可以突破 DMEK 只能使用 50 岁以上供体的限制而可以选用任何年龄的供体角膜,既扩大了内皮移植片的来源又提高了供体植片的内皮细胞密度,而且从前基质上的操作避免了对内皮细胞的暴露和直接损伤,大大降低了植片制备阶段的内皮丢失率,这些都是 DMEK 无法实现的巨大优势。另外,自动板层刀切取的前板层可以作为深板层移植的供体材料[6],真正实现 1 个角膜用于 2 个角膜盲患者的复明,这对于中国这样一个严重缺乏供体的国家意义是非凡的。而如果没有昂贵的自动板层刀系统,我们也可以采用手法钝性板层分离和湿剥暴露后弹力层前膜的方式来制作带少许基质边缘的后弹力层前膜内皮植片,也具有容易推广的现实意义。

从 PDAEK 手术操作来看,由于其植片带有宽 1mm 左右的薄基质环可帮助薄片展平,操作方法和 DSAEK 没有任何区别;而与 DMEK 手术相比,其植入与定位更直接便捷,从而避免了手术时间长和术中过多操作引起的内皮损伤。此外,由于植片所带有的基质组织比 DSAEK 常规植片减少了 70% 以上,植入组织量的减少也达到了 DMEK 手术显著降低排斥反应率的作用。手术难度和不可控性是目前欧美国家 DMEK 手术数量远低于 DSAEK 的主要原因,如果将 DMEK 通过植片边缘的改良,实现术后视力的最佳恢复和手术过程的简化,将极大地推动最优内皮移植手术的普及。

从 PDAEK 术后视觉质量来看,角膜中央 6.5mm 的光学区足以避免因为薄角膜基质环的存在而导致的眩光和视野缺损,中央区没有基质的存留可以产生一个更规则的后角膜基质表面,减轻了术后水肿及组织愈合反应,显著降低了高阶像差[7],术后视觉效果更好。

PDMEK 具有供体材料来源广、植片制备成功率高、内皮细胞丢失率低、视力恢复好和手术相对简便易学等诸多优点。相信这一接近理想的角膜内皮移植手术新方法将被更多的角膜移植医师采用,在中国角膜盲的防盲中发挥重要作用。

（一）手术适应证

由于 PDAEK 植片的植入和展开和 DSAEK 没有太大的区别,因此不适合 DMEK 但适合 DSAEK 的一些困难病例,例如眼内多次手术后虹膜缺损和晶状体虹膜隔不完整的、前角膜基质清晰度不够、虹膜角膜内皮综合征（ICE）或者穿透性角膜移植术后都可以采取 PDAEK 的手术方式。

（二）手术禁忌证

1. 角膜基质瘢痕性混浊,预计无法恢复透明。

2. 眼压未控制的青光眼。

3. 活动性葡萄膜炎。

4. 其他内眼手术禁忌证 慢性泪囊炎、睑腺炎、急性结膜炎等感染性疾病。

（三）手术方法

PDAEK 手术的步骤包括受者的准备（术前准备、切口、剥除病变角膜后弹力膜和内皮细胞层）、PDAEK 供体植片的分离、植入和气泡顶压等步骤。

视频 16-7-1

1. 术前准备——全身和眼部准备 排除全身手术禁忌证。

2. 受体准备——撕除角膜后弹力膜和内皮细胞层 手术显微镜下，去除疏松的角膜上皮层，如上皮层不疏松则予以保留。以蓝色标记笔定位角膜瞳孔中心，以角膜压痕器标记拟撕除角膜后弹力膜和内皮细胞的范围。

视频 16-7-2

3. 供体角膜后弹力膜内皮植片制备（视频 16-7-1 和视频 16-7-2）

（1）自动板层刀前板层切除：供体角膜材料要求为保存在中期保存液（Optisol GS）内，且保存期在 7 天以内的新鲜角膜。角膜植片的制备采用微型角膜板层刀系统（Amadeus Ⅱ）取材。方法如下：将带有巩膜环的角膜片放在人工前房中，将平衡盐溶液注入人工前房，去除植片的角膜上皮，用配备的眼压计测量眼压，并使之略高于标定眼压（65mmHg），将参数设定为 9.0mm 的切割直径及游离瓣模式，用 450μm 的角膜板层刀进行切削，也可以采用 Moria 的微型自动角膜板层刀系统（图 16-7-1）。

（2）制备 PDAEK 内皮植片：前板层角膜去除后，用直径为 6.5mm 的国产环钻标记基质面（图 16-7-2），在剩余供体角膜基质中用虹膜镊（4-101s）制作基质口袋（图 16-7-3），然后用特制大气泡针按照常规大气泡深板层角膜移植方式注射消毒空气，形成 I 型大气泡后持续注气至大气泡边缘达 6.5mm 标记处，然后用 15°刀平行刺入气泡空间（图 16-7-4），再用钝性基质分离器分离后弹力层前膜前基质，剪除中央的 6.5mm 薄基质后暴露后弹力层前膜（图 16-7-5），如果一次不能形成气泡，可以选植片的另一方位再次进行注气，直至气泡形成。如果实在不能形成 I 型大气泡或者形成的气泡是 II 型气泡[5]，则需要按照深板层角膜移植手法湿剥的方式[8]暴露后弹力层前膜。在直径 6.5mm 后弹力层前膜区域以外的残余薄基质环上标记字母"F"以便分辨角膜内皮植片的基质面，再将前板层重新复位到供体植片上（图 16-7-6），放入 Optisol 中期保存液备用。

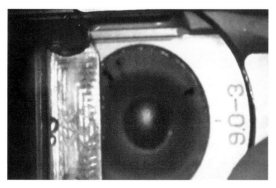

图 16-7-1 将带有巩膜环的角膜片放在人工前房中，将参数设定为 9.0mm 的切割直径及游离瓣模式，用 450μm 的微型角膜板层刀系统（Amadeus Ⅱ 瑞士）进行切削

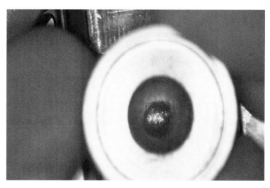

图 16-7-2 用直径为 6.5mm 的国产环钻标记基质面

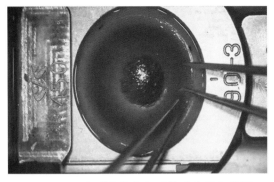

图 16-7-3 在剩余供体角膜基质中用虹膜镊（4-101s）制作基质口袋

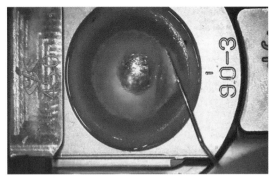

图 16-7-4 用特制大气泡针注射消毒空气，形成 I 型大气泡后，持续注气至大气泡边缘达 6.5mm 标记处

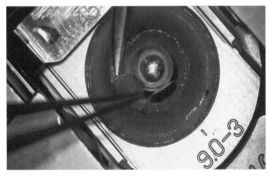

图 16-7-5 剪除中央的 6.5mm 薄基质后暴露后弹力层前膜

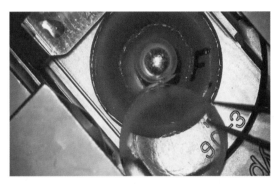

图 16-7-6 在残余薄基质环上标记字母"F"，再将前板层重新复位到供体植片上

4. 植入 PDAEK 内皮植片（视频 16-7-3 常规 PDAEK 手术，视频 16-7-4 白内障合并 PDAEK 手术） 患眼球后麻醉后，根据角膜大小选择合适直径的负压环钻，一般选择 8.0～8.5mm 环钻，制备带有部分后基质环的 PDAEK 内皮植片。做颞侧 3.0mm 透明角膜隧道切口，去除水肿角膜上皮层（图 16-7-7），如合并白内障，先行白内障超声乳化吸除联合人工晶状体植入术（图 16-7-8），缩瞳剂缩瞳。然后按照常规 DSAEK 方法，标记内皮移植的直径（图 16-7-9），前房注入黏弹剂，剥除病变的角膜后弹力层（图 16-7-10），如果仅角膜内皮失代偿，角膜后弹力层、内皮细胞层无其他病理性改变，则无需剥除；吸除黏弹剂，侧切口插入前房维持器，形成稳定的前房（图 16-7-11）；再将制备好的 PDAEK 内皮植片转载到植入器中（图 16-7-12），使用内皮植入镊和植入器

视频 16-7-3

视频 16-7-4

将制备好的植片拉入前房（图 16-7-13）。以 10-0 尼龙缝线闭合切口后，无菌空气填充前房使植片贴合于受体角膜（图 16-7-14）。术后使用妥布霉素地塞米松眼膏涂眼。患者被送至复苏室，仰卧 60 分钟，并检查患者是否存在前房空气填充导致的瞳孔阻滞。如果发现有瞳孔阻滞，则释放一些空气。在术后第 1 个 24 小时患者应尽可能平躺。图 16-7-15 为两例典型患者的眼前段术前术后裂隙灯照相及 OCT 图像。

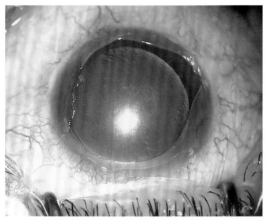

图 16-7-7　去除受体角膜上皮

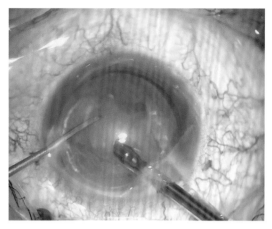

图 16-7-8　如果有白内障，先行超声乳化白内障摘除和人工晶状体植入

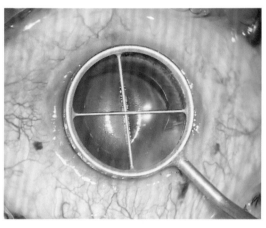

图 16-7-9　根据角膜大小选择合适直径的角膜标记环标记

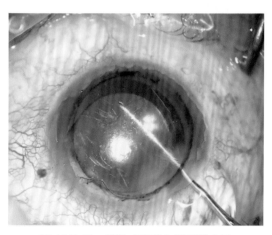

图 16-7-10　剥除病变的角膜后弹力层

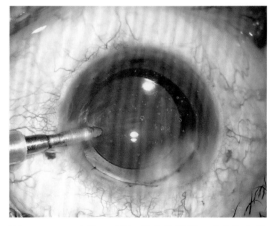

图 16-7-11　侧切口插入前房维持器，形成稳定的前房

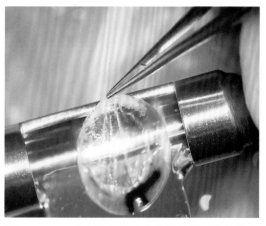

图 16-7-12　将制备好的内皮植片转载到植片植入器中

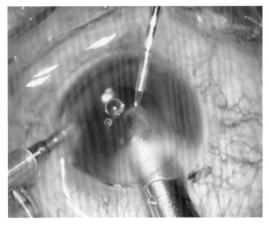

图 16-7-13　用内皮植入镊和植入器将制备好的植片拉入前房

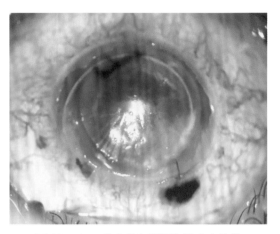

图 16-7-14　前房注气顶压角膜内皮植片

5. 手术后处理　手术后患者保持面部朝上体位转移回病房休息,4 小时内密切观察眼压变化,如果眼压过高可以从角膜下方侧切口放出少量气体至正常或略高眼压。

并发症及处理、术后用药与本书 DSAEK 相同,不再赘述。

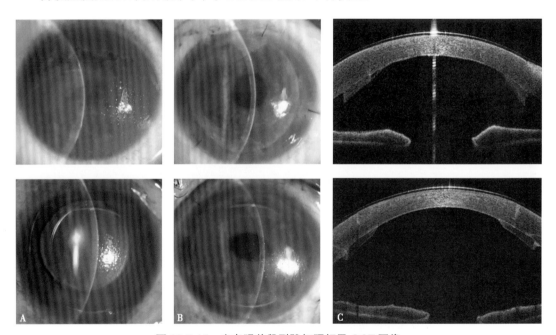

图 16-7-15　患者眼前段裂隙灯照相及 OCT 图像

A 示 2 位患者术前眼前节裂隙灯照相;B 示 2 位患者术后 1 周眼前节裂隙灯照相;C 示 2 位患者术后 1 周眼前段 OCT 图像

（陈　蔚）

参 考 文 献

1.　Anshu A,Price MO,Price FW. Risk of corneal transplant rejection significantly reduced with Descemet's membrane endothelial keratoplasty. Ophthalmology，2012，119（3）：536-540. DOI：10.1016/j.ophtha.2011.09.019.

2. 2015 Eye banking statistical report：Surgical use and indications for corneal transplant statistical report analysis. Eye-Bank Association of America，2015.

3. 陈蔚 . 大气泡和自动板层刀辅助的后弹力层前膜角膜内皮移植术 . 中华眼视光学与视觉科学杂志，2017，19（5）：257-260.

4. McCauley MB，Price FW，Price MO. Descemet membrane automated endothelial keratoplasty：hybrid technique combining DSAEK stability with DMEK visual results. J Cataract Refract Surg. 2009，35：1659-1664.

5. Dua HS，Faraj LA，Said DG，et al. Human corneal anatomy redefined：a novel pre-Descemet's layer（Dua's layer）. Ophthalmology，2013，120（9）：1778-1785.

6. Li J，Ma H，Zhao Z，et al. Deep Anterior Lamellar Keratoplasty Using Precut Anterior Lamellar Cap for Herpes Simplex Keratitis：A Long-term Follow-up Study. Br J Ophthalmol，2014，98（4）：448-53.

7. Rudolph M，Kaaser L，Bachmann BO，et al. Corneal higher-order aberrations after Descemet's membrane endothelial keratoplasty. Ophthalmology，2012，119（3）：528-535.

8. Zhao Z，Li J，Zheng Q，et al. Wet-Peeling Technique of Deep Anterior Lamellar Keratoplasty With Hypotonic Water and Blunt Dissection for Healed Hydrops. Cornea，2017，36（3）：386-389.

第八节　角膜内皮移植并发症及处理

角膜内皮移植作为眼内植入性手术有内眼手术的并发症，如眼内出血、炎症反应等；作为角膜移植手术的一种方式同时具有角膜移植手术本身的并发症，如排斥反应等，然而作为一种全新的移植手术方式又有其独特的并发症，包括术中和术后。对这些并发症有所了解并掌握其处理方法才能更加自信地完成手术。本章节详细介绍角膜内皮移植术中和术后的并发症。

一、术中并发症

1. **眼内出血及脉络膜上腔出血**　角膜内皮移植手术本身出血的风险非常小，一般术中出血多来自于行虹膜周切时或者处理之前外伤或手术留下的虹膜和房角的粘连所致。尤其是前房型人工晶状体的襻插入到虹膜内或房角内时，周围会有纤维血管膜的形成，在取出时多会出现出血（图16-8-1）。如果不能顺畅取出，可以考虑在襻包埋的根部剪断，而不是硬性取出，这样可以减少组织的损伤和眼内的出血。在植入植片前尽量将前房内的血清理干净，以免血液沉积在植片和植床之间影响植片的贴附和视力的恢复。另外，植片植入后前房注入消毒空气也有一定的止血效果。

脉络膜上腔出血是最可怕、最危险和最具毁灭性的并发症，在穿透性角膜移植手术中发生率较高。因为在穿透性角膜移植时眼球完全处于开放的状态，眼内压力极度降低至几乎为零，在这种血管内外压力差很高的情况下，非常容易导致血管破裂，一旦发生很难做到快速将植片与植床缝合，达到闭合创口的目的，因此多半以眼球丧失为代价。但对于角膜内皮移植手术则全然不同,主切口为隧道切口,即使是 5mm 的切口,一旦发生脉络膜上腔出血也可以快速闭合创口。本中心在 1000 多例 EK 手术中仅 1 例发生脉络膜上腔出血,为眼外伤玻璃体切割术后,继发青光眼的患者,在植片植入过程中,眼内灌注的灌注管突然脱落,导致眼球塌陷,出现脉络膜上腔出血。快速闭合创口后,出血停止,因出血量不大,术中并未给予特殊处理,术后自然吸收。因此,EK 手术发生这种严重并发症的比率比较小。

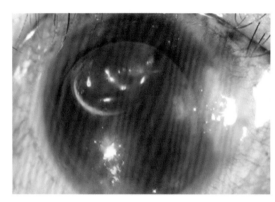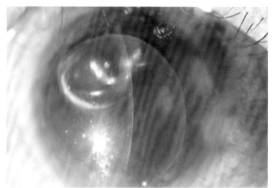

图 16-8-1 前房型人工晶状体襻插入虹膜内,周围纤维血管膜形成,行人工晶状体取出时出血

2. 角膜后弹力膜剥除困难或残留 EK 手术过程中很重要的一步是后弹力膜的剥除。通常我们应用细而钝且钩弯向上的 Sinskey 或 Price 钩沿角膜表面事先标记好的环划开后弹力膜,后弹力膜很薄,一般为 10μm 左右,因此无须用力太大,如果用力过大,剥离钩就会进入到角膜后基质内,很难继续滑行,需将剥离钩松开重新换一个位置继续进行。从角膜的结构上 Bowmen 膜致密而厚,角膜前基质的纤维排列也致密,但后弹力膜与后基质的黏附并没有很紧,后弹力膜剥除的难易与患者的年龄和病因有很大的关系。年龄越小的患者后弹力层越薄,剥除越困难,尤其是婴幼儿的后弹力膜的剥除确实有一定的困难。在无瘢痕的成人的角膜,后弹力层的剥除并不困难。但当角膜严重水肿,眼内操作可视性差或角膜有瘢痕存在时,很难判断剥离后弹力膜的准确性和完整性,需要剥离后将后弹力膜取出并平铺在角膜表面与角膜表面的标记环相比对来确定后弹力膜是否剥离完整,如有欠缺的部位应重复剥离,在有瘢痕的部位可应用眼内微型剪刀剪除。剥离后进行前房冲洗,当有后弹力膜残留时经常会看到漂浮的后弹力膜,可用镊子将其取出。完整地剥离角膜的后弹力膜固然重要,可以保证植片良好的贴附,但如果剥离不顺利有部分残留,对植片的贴附也不会有太大的影响,除非后弹力膜异常增厚或有纤维增生,突起于角膜的后表面,会在此部位影响植片的紧密贴附。

3. 植片的植入和展开困难 这一并发症在亚裔人眼更容易发生。亚裔人的角膜小、前房浅,前房深度远远小于欧美人种,这对植片的植入和展开造成很大的困难。眼前节异常的患者操作难度更大。对于眼外伤、房角和虹膜有粘连的情况,在植片植入前要彻底分离粘连的虹膜和纤维机化膜,保证前房的足够深度和畅通性。在植片植入前要彻底清除前房内的黏弹剂,完全在水密的状态下植入植片,这就要求眼内压力的稳定。我们的体会是在手术前要充分降低眼压，防止术中晶状体虹膜隔的前移，使前房内有较充足的空间植入植片。一般我们会在侧切口插入前房灌注管以保持前房的稳定性。灌注的速度要控制好，如果液体注入过快、压力过大会将植片从切口冲出，如果注入过慢会使前房消失，植片无法植入，导致内皮的损伤。在植片展开时，前房的深度很重要，在有足够前房深度的情况下，一般植片在灌注水流的冲击下会自动展开；但如果前房较浅，植片在前房内的活动受限，就会影响植片的展开，需要借助前房注水或器械辅助来完成，通常在加深前房、注入气泡后植片会自动展开。影响植片展开的另一个重要因素是植片植入的方法，在应用植入镊移植的时期，我们的病例中有20%的患者出现植片展开困难，这种并发症在欧美国家比较少见，主要是因为中国患者眼部的独特解剖结构。超薄植片在浅前房的环境下很难自然展开。如果出现植片展开困难就需要器械的帮助，用内皮剥离钩拉住内皮植片的边缘帮助展平，这时要格外注意保护内皮，尽量减少对内皮的损伤，但只要有器械的辅助就会加大对植片角膜内皮的损伤。对于前房过浅，虹膜无力，无法在水灌注下完成植入过程的个别病例也可以在黏弹剂支撑前房的情况下完成植片的植入，待植片植入后再彻底冲洗前房内的黏弹剂，此种情况容易发生房角和层间的黏弹剂残留，导致术后高眼压及界面层间混浊。黏弹剂支撑前房的方法一般仅用于特殊的极端病例如 ICE 综合征、虹膜无力等。自从改变了植入方法即 Busin Glide+ 缝线牵引的方法植入植片后，这种并发症的发生率很低。

4. 植片翻转无法确认内皮面 在角膜内皮植片植入前房过程中，如果发生植片翻转则无法确认哪一面是内皮面，这将是非常糟糕的事情，尤其在前房较深的先天性青光眼、玻璃体切割术后无晶状体眼，在植片植入过程中如果水流过大很容易发生这种情况，此时如果植片没有任何标识，仅凭肉眼观察几乎无法判断内皮面，因此手术中避免这种情况发生的防范措施是：①在植片制备的过程中，在基质面用标记笔做 S 或 F 等不对称标记，术中通过查看标记符号的正反来判断植片的内皮面，但有人认为龙胆紫的标记会对内皮细胞有影响，因此在使用龙胆紫时尽量不要触及内皮面；②植片植入过程中，前房灌注的水流不宜过大，避免水流冲击植片发生翻转；③在植片植入的全过程要时刻注意植片的方向，记住植片的转向，如果手术过程有录像系统可以提供更好的帮助；④采用植入器＋镊子或缝线牵引法，这种植入方法可以在整个移植过程中拉住植片，避免了植片的翻转。

5. 前房内气泡无法形成 植片植入后，向前房内注入消毒空气并在前房内形成稳定的大气泡是保证植片成功贴附的重要因素，否则极有可能发生植片脱位。对于眼前节结构正常的眼球前房注气是件非常容易的事情。但对于晶状体虹膜隔异常、无虹膜、玻璃体切割术后、虹膜无力及 ICE 综合征等患者，在前房内形成稳定的气泡是一件很难的事。一般面临两个问题：一是气泡打不进去，从主切口或侧切口逸出；二是气泡进入玻璃体腔，不能稳定在前房内。针对第一个问题的处理方法是仔细缝合所有的切口，防止气体渗漏，选用23G 的注射针头通过 Z 字形穿刺进前房，在植片的下方注入消毒空气，可以避免气泡外逸。针对第二个问题，首先要前房内注入 BSS 保持眼压在正常范围内，然后再注入消毒空气，如果依然不能奏效，可以考虑采用黏弹剂支撑的方法。首先在植片的下方注入高聚型黏弹剂如 Healon GV，然后再将消毒空气的针头插入前房的黏弹剂中，再打入气泡，此时黏弹剂包裹着气泡慢慢扩张，气泡就不再进入玻璃体腔内[1]。前房采用黏弹剂充盈的方式也会带来问题,就是容易出现术后高眼压,要在术后逐渐将黏弹剂释放出来,虽然有明显的缺点,但对于眼前节结构紊乱的患者确是一种非常有效的方法(图16-8-2)。

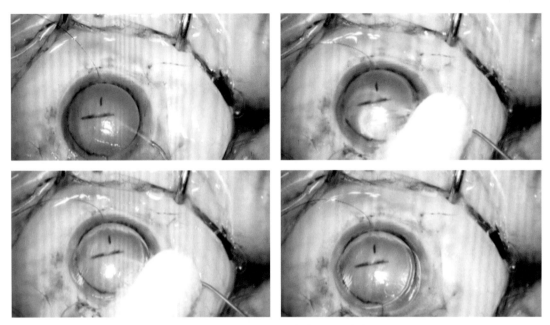

图16-8-2 前房采用黏弹剂充盈方式

二、术后并发症

1. **植片脱位** 植片脱位是指在植片和基质床之间出现缝隙被液体或黏弹剂等填充或植片从后基质床完全脱离漂浮在前房内。植片脱位是 EK 手术最常见也是最主要的并发症[2~4],早期 Price 报道在前 10 例 DSAEK 患者中,植片脱位率高达 50%[5],在以后的手术中植片脱位率逐渐降低到 13% 和 6%。角膜内皮泵功能不全、界面黏弹剂或液体残留、空气注入不足、界面间摩擦力不足都可能引起植片的移位。不同手术方式脱位率不同,总的趋势为 DMEK>DSAEK>DSEK>DLEK[6]。其主要原因在于植片与植床之间无缝合固定,界面光滑缺少摩擦,易使植片脱位,在上述几种术式中 DLEK 植片和植床均为粗糙的界面,脱位率最低;DSEK 植片面较粗糙,植床面光滑,因此脱位率次之;DSAEK 植片与植床均为光滑的界面,因此脱位率较高;DMEK 植片薄、容易卷曲,在尚未完全贴附的情况下,一旦失去气泡的支撑很容易再度卷曲,脱位。目前预防的措施是剥离完受体的后弹力层后将旁中央区的基质刮开,暴露粗糙的基质增加摩擦[7]。黏弹剂的残留是影响植片贴附的另一个重要的因素,因此在角膜内皮移植手术中尽量选择高聚型黏弹剂,在内皮植片植入前彻底冲净前房内的黏弹剂,在水密的状态下植入植片,避免黏弹剂存留在层间。植片与植床之间有残留的液体或气泡也会阻碍植片的贴附,因此在植片植入后推赶角膜表面排除界面间的液体。这些措施的采纳确实有效地降低了脱位的发生[8]。对于一些特殊病例如晶状体虹膜隔异常的患者,尤其伴有虹膜缺损的患者,其植片脱位的发生率更高[9]。因为植片的稳定贴附与前房内气泡的稳定性密切相关,而晶状体虹膜隔的完整性与气泡能否在前房内保持稳定又有密切的关系，如果晶状体虹膜隔不完整，气泡容易进入玻璃体腔，无法顶住植片，就容易导致植片的脱位（图16-8-3），上方虹膜缺损的患者，在体位变化头部抬高时，气泡容易从缺损的虹膜进入玻璃体腔，因此对于虹膜缺损、无晶状体眼和玻璃体切割术后的患者，行角膜内皮移植手术要格外小心。

视频 16-8-1

视频 16-8-2

　　植片脱位分为全脱位、部分脱位和层间微裂隙。植片全脱位指植片从角膜后表面全部掉下，漂浮在前房内（图16-8-4），植片全脱位需要及时处理，常规的处理方法是前房内重新注入气泡复位脱落的植片（图16-8-5，视频16-8-1），这种方法对于大多数患者是可行的，其复位率在80%以上[10]，但晶状体虹膜隔缺失和玻璃体切割术后水眼的患者采用这种方法往往失败，对于这类患者可采用黏弹剂辅助复位的方法[1]（视频16-8-2）。植片部分脱位指植片的一部分尚与后基质相贴附，一部分在界面出现缝隙（图16-8-6），如果观察到部分植片脱位或液体残留，当范围较小或位于下方时，可能自行贴附，可以暂时观察不予处理，如果脱位范围进一步扩大，必要时再行前房注气。也有文献报道，患者采用俯卧位的方式可以帮助植片的贴附。植片与植床的微裂隙指在裂隙灯显微镜或前节OCT检查方能发现的界面有微缝隙的存在（图16-8-7）。发生这种情况的原因有以下几种：一是多见黏弹剂处理不净，在界面有残留，导致微缝隙的形成；二是患者的角膜后曲率与植片的曲率相差大，难以贴附，这种情况多见于植片偏厚的情况；三见于角膜后表面不平有凸起，如眼外伤角膜后表面瘢痕，PKP术后角膜后表面不规整。这种情况一般不需处理，随着手术时间的延长，缝隙会慢慢消失，如果是黏弹剂残留会在层间留下灰白色的混浊界面，很长时间都难以吸收，会影响术后的视力。

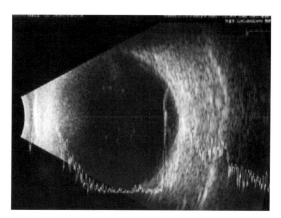

图 16-8-3　玻璃体切割术后大泡性角膜病变，晶状体虹膜隔不完整，气泡进入玻璃体腔，无法顶住植片，导致植片完全脱位并进入玻璃体腔

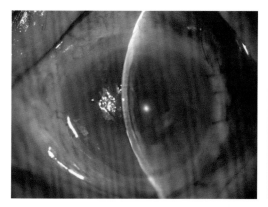

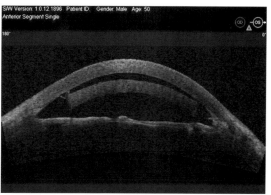

图 16-8-4　植片全脱位，植片与角膜后表面完全分离，漂浮在前房内

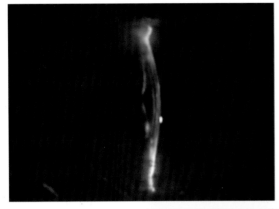
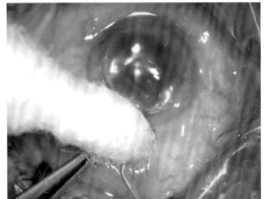

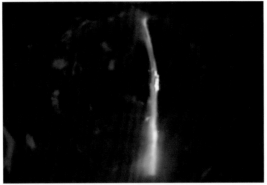

图 16-8-5　植片全脱位

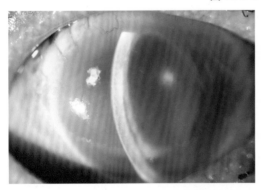
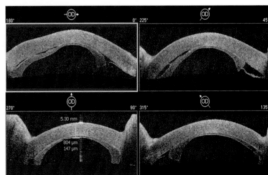

图 16-8-6　术后植片部分脱位

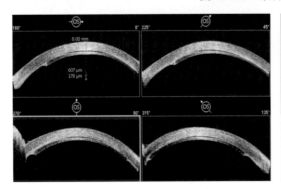
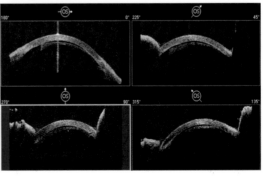

图 16-8-7　层间微裂隙，前节 OCT 可见植片与植床中央出现微小缝隙

2. **睫状环阻塞性青光眼** 睫状环阻塞性青光眼是 EK 手术又一独特的并发症[11],虽然发生率不高,但常引起严重的不良反应,对植片的内皮细胞有直接的影响,严重者会导致视力丧失。这一并发症的发生与前房内注入的气泡有直接的关系,植片植入后因担心气泡过

小影响植片的贴附,因此往往选择注入较多量的气体支撑前房和植片,使植片更好的贴附于植床。但是气泡过大压迫瞳孔,就会阻断了前、后房的房水流通,进而引起睫状环阻塞性青光眼的发生(图 16-8-8)。因此在手术时常用的预防措施是选择做一个虹膜根部切除,最好选择在下方 6 点方位,或在气泡支撑植片 10 分钟后,将气体放出,保留 60%～70% 前房容积的气泡,使气泡具有一定的流动性,这样既可以支撑植片又可以预防睫状环阻塞性青光眼的发生。另一种瞳孔阻滞的原因是气泡移动至虹膜后方,继而将虹膜向前推,不但导致瞳

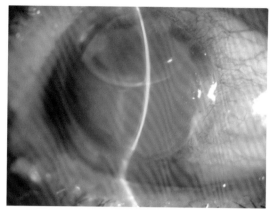

图 16-8-8 睫状环阻塞性青光眼,气泡过大压迫瞳孔,阻断前后房的房水流通

孔阻滞还会引发全房角关闭,引起眼压升高(图 16-8-9)。当这种情况发生时,应进行散瞳,并让患者保持仰卧位。一旦空气回到前房,也可使用缩瞳剂避免空气再次进入后房。上述方法不能有效奏效,就应该快速将后房内的气泡释放出来,因为瞳孔阻滞时间过长会导致不可逆转的瞳孔散大即 Urrets-Zavalia 综合征(图 16-8-10)。该并发症与眼压升高的持续时间相关[12]。及时释放前房内的空气以解除瞳孔阻滞最有效的方法。术中下方虹膜周边切除是预防瞳孔阻滞和眼压过高的有效方法。

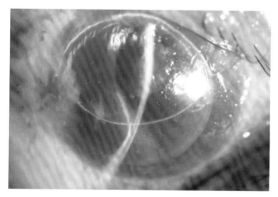

图 16-8-9 瞳孔阻滞,气泡移动至虹膜后方,将虹膜向前推,导致瞳孔阻滞,下方前房消失,房角关闭

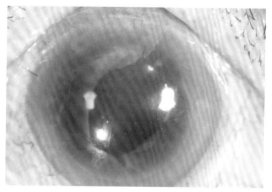

图 16-8-10 Urrets-Zavalia 综合征,瞳孔阻滞时间过长,导致不可逆转的瞳孔散大

3. **角膜内皮细胞的丢失** 角膜内皮细胞的丢失是角膜内皮移植手术另一个主要的并发症,严重者可导致植片原发性内皮失功。EK 手术过程中对角膜内皮的损伤要远远高于穿透性角膜移植[13],在正常生理状态下成人每年内皮细胞的丢失率为 0.6%[14];人工晶状体植入手术后在 10 年内每年内皮细胞的丢失率为 2.5%[15];PKP 手术后第一年内皮细胞

的丢失率为 20% 左右[16, 17]。DLEK[18~20] 术后 6 个月内皮细胞丢失 15%~40%，术后 1 年丢失 22%~48%，术后 2 年丢失 27%~46%；DSEK/DSAEK[20~28] 术后 6 个月内皮细胞丢失 16%~40%，术后 1 年丢失 16%~44%，术后 2 年、3 年、5 年分别丢失 23%~44%、32%~55%、46%~54%；DMEK[29~32] 术后 6 个月内皮细胞丢失 17.2%~41.7%，术后 1 年丢失 19%~46%，术后 2 年、3 年、5 年分别丢失 25%~43%、27%~50%、39%~55%；PK[33~37] 术后 6 个月内皮细胞丢失 11%~33%，术后 1 年丢失 16%~42%，术后 2 年、3 年、5 年分别丢失 29%~49%、37%~54%、50%~70%。角膜内皮移植不同术式之间内皮细胞的丢失量和丢失速度并没有明显差异，内皮细胞丢失主要集中在术后 6 个月，早期内皮细胞丢失量明显高于穿透性移植，6 个月后内皮移植的内皮细胞丢失速率明显减慢，而穿透性移植的内皮细胞丢失量依然较大；术后 1-3 年内皮移植与穿透性移植的内皮细胞丢失量没有明显差异；而术后 5 年内皮移植的内皮细胞丢失量明显低于穿透性移植。有研究认为[38]，内皮移植术 6 个月之后内皮细胞丢失显著减慢，5 年内平均每年丢失 1%~4%，而穿透性移植术后平均每年丢失 10%~12%，3 年内两者内皮细胞丢失量相当。

Price 等对比了 DSEK 和 PK 术后的内皮细胞变化，发现相对于 PK 术后 10 年内皮细胞以双指数的速度减少，DSAEK 术后 6 个月内皮细胞丢失了 32%，术后 6 个月到术后 5 年内皮细胞丢失速度明显减慢，内皮细胞丢失量明显低于穿透性移植（53% vs. 70%），值得注意的是，穿透性移植术后 5~10 年内皮细胞密度逐渐稳定，术后 10 年两者丢失量相当[26, 39]。

目前普遍认为角膜内皮移植术后早期内皮细胞大量丢失是由于术中对角膜组织的大量操作损伤了更多的内皮细胞，令人振奋的是手术设备和技术等的不断改进正在不断降低内皮移植术后内皮细胞的丢失。

（1）术者经验的影响：在角膜内皮移植发展早期，由于技术不成熟及操作者不熟练，内皮细胞丢失较多，随着技术不断改进，术者经验不断增长，围手术期内皮细胞丢失明显减少。Riaz 报道了一名新手在尸体上进行角膜移植，前 5 例手术术后内皮细胞丢失明显多于后 5 例，随着经验的积累，内皮细胞丢失呈现减少的趋势[40]；2007 年 Koenig 分析了 37 例 DSAEK 术后患者术后 6 个月内皮细胞丢失的情况，发现前一半患者术后内皮细胞丢失了 59%，而后一半仅丢失了 41%，认为术后内皮细胞丢失可能与术者经验相关[41]；Chen 等比较了一位有经验的角膜医生和其缺乏经验的研究生分别进行 DSAEK 术后 6 个月内皮细胞丢失的情况，尽管两者并没有显著性差异（32% vs 35%），但因其结果分析受样本数量等多种因素的影响，我们认为经验丰富的术者仍表现出内皮细胞丢失较少的趋势[42]。随后 Hashemi 报道了一名角膜医生行 DSAEK 术后 6 个月平均内皮细胞丢失 61.3%，显著高于 Basak 和 Price 等的报道（分别是 26% 和 34%）[43]。经验丰富的术者行内皮移植术后内皮细胞丢失较少可能与其能更好地避免对植片进行不必要的操作相关，因而能尽可能减少对内皮细胞的损伤。

由于 DMEK 术中所用植片仅包含后弹力膜及内皮层，相较于 DSAEK 所用植片更薄，在前房展开植片更为困难，因而术中经验显得尤为重要，我们认为其术后内皮细胞丢失应表现出与术者经验有更显著的相关性。

（2）手术操作的影响：除了手术方式与术者经验，手术过程中许多因素都会影响术后内皮细胞丢失。

1）切口大小的影响：随着角膜内皮移植手术的不断发展，内皮移植先后经历了大／小切口 DLEK，DSEK/DSAEK 和 DMEK/DMAEK，手术切口也随之不断缩小，以减少切口导致的术后角膜屈光度的改变及术后散光，然而手术切口的缩小却不可避免地增加了术中内皮细胞的损伤。

有报道[18,19]显示大切口 DLEK 术后 1 年、2 年内皮细胞丢失为 22%、27%，而小切口 DLEK 术后平均内皮细胞丢失 28%、43%，明显多于大切口 DLEK，可能是由于小切口 DLEK 术中需将供体植片折叠引起了内皮细胞损伤，植入过程中切缘也对植片造成了更多的挤压，同时在前房内展开植片的操作也导致了更多的内皮细胞损伤，因而引起了更多的内皮细胞丢失。

DSAEK 术中通过 3.2mm 的小切口植入植片引起的内皮细胞丢失显著高于通过 5mm 的大切口植入植片引起的内皮细胞丢失，术后 6 个月内皮细胞分别丢失 40%、27%，术后 1 年内皮细胞分别丢失 44%、31%，术后 3 年差距更为显著，内皮细胞丢失分别达到了 60%、33%，尽管术后移植物存活率并没有明显差异[22,33]。我们认为小切口引起更多的内皮细胞丢失是由于其对植片在植入的过程中造成了更多的挤压。

尽管 DLEK、DSAEK 术中均显示出小切口可能造成更多的内皮细胞丢失，但是 DMEK 术中通过 2.8mm 的小切口植入植片引起的内皮细胞丢失却与 5mm 切口的 DSAEK 术中引起的内皮细胞丢失相当[44]，这与植入器的选择有很大的关系。

2）植入方法的影响：DSEK/DSAEK 术中最初使用镊子植入植片，将植片按照 60/40 比例折叠后用镊子夹住植入前房，术后 6 个月平均内皮细胞丢失 37%；后又发明了将植片三折后用镊子植入前房的方法，术后 9.4 个月平均内皮细胞丢失 44%[45~47]；由于镊子的挤压作用会损伤内皮细胞，因而对镊子做了改进，单点固定钳由于只作用于某一个点，因而相比 Kelmann-McPherson 长镊损伤的内皮细胞更少[48]；缝线牵引技术由于避免了镊子对内皮细胞的损伤，再次降低了术后内皮细胞的丢失[49,50]。

为了避免镊子折叠、挤压及展开植片时接触内皮面而损伤内皮细胞，Busin[51]利用 Busin glide 植入供体，术后 6 个月平均内皮细胞丢失 20%，明显低于镊子折叠植入植片后的结果，且能与穿透性移植相媲美；Bahar 等[47]使用 Busin glide 完成 DSAEK 术后 6 个月内皮细胞丢失 25%，显著低于使用镊子的对照组，再次印证了 Busin glide 的优势；Mehta 等[52]利用 Sheet glide 植入供体，术后 6 个月内皮细胞丢失 25%；为了进一步减少内皮细胞损伤，Khor 等改进并发明了 EndoGlide，将植片包裹在注射筒内，避免了植片滑落和切口边缘挤压植片的风险，同时植片植入过程中能保持前房处于封闭状态，不仅能维持前房不塌陷，避免内皮与虹膜接触损伤内皮细胞，还能防止植片脱出前房，更好地控制植片，将术后 6 个月的内皮细胞丢失减少到 13.1%，显著低于 Sheets glide 植入技术[21,53]；然而，利用 EndoGlide 植入植片时仍需镊子在对侧固定牵引植片，EndoSaver 则完全避免了前房内镊子的固定牵引，更好地保护了内皮细胞，Borderie 等比较了分别利用镊子、IOL 植入器、Busin guide 和 Endosaver 进行植片植入，证明了 EndoSaver 引起的细胞丢失少于其他技术[54]。

DMEK 术中植片植入技术的改进也显著减少了术后内皮细胞的丢失。Melles 最初通过一个带球囊的玻璃吸管将植片吸入吸管再注入前房，Price 等利用 IOL 注射器植入植片，术后 3 个月、6 个月内皮细胞分别丢失 30%、32%[55,56]；Gorovoy 等[29]通过一种"无接触"技术

（利用两个套管在角膜表面摩擦）调整植片位置，将术后 1 年的内皮细胞丢失降低到了 19%；最近，为了简化和规范 DMEK 技术，Muraine 等提出将植片内皮层向内进行折叠；Busin 等[57]通过将植片内皮层朝内进行三折，在接触镜片协助下将折叠的植片递送到注射器进行植片植入，将术后 6 个月平均内皮细胞丢失减少到 9.9%，既减少了术中的内皮细胞损伤，也能更好地进行植片展开，缩短了手术时间。

3）合并症及并发症的影响：DSAEK 合并超声乳化白内障吸除术时，移植物通过透明的角膜切口而非巩膜隧道切口植入前房，因而内皮细胞损失更少；若内皮移植术后行白内障手术则可导致内皮细胞损伤和丢失；DSAEK 术前存在青光眼引流装置的患者术后 6 个月、12 个月内皮细胞丢失分别为 59%、61%，显著高于无合并症的患者[58]。DMEK 合并白内障手术对术后内皮细胞密度没有显著影响[57, 59]；玻璃体切除术后患者 DMEK 术后内皮细胞丢失明显高于单纯 DMEK 术后[30]。

DSAEK 术后植片与植床脱位和再次贴附会增加术后 6 个月的内皮细胞丢失；DMEK 术后植片部分脱位的患者内皮细胞丢失明显多于贴附良好者，术后植片完全脱位需要进行植床重新贴附，单次空气注入治疗植片脱位不会引起内皮细胞丢失，而多次空气注入显著增加了内皮细胞丢失[31, 60]。

4）其他因素：甲紫染色标记对内皮细胞有毒性作用，可导致内皮细胞损伤[38]。

Price 等认为 DSEK 术后 6 个月的内皮细胞密度与供者的年龄和内皮细胞密度相关，术后 5 年的内皮细胞丢失与植片内皮细胞密度轻度相关（r=0.22, P=0.04），尤其与术后 6 个月的内皮细胞密度相关（r=0.61, P<0.0001）；而另一个研究认为内皮移植术后 1 年的内皮细胞密度与植片内皮细胞密度无关[26, 48, 61]；还有研究认为年龄较大的供者对于 DMEK 是更为理想的选择，供者年龄越大，形成的 DMEK 植片形成的卷的宽度就越大，术中越容易进行展开，损伤内皮细胞少，术后内皮细胞丢失相对较少[62]。

理论上更大直径的植片可以提供更多健康的内皮细胞，但是研究发现植片的大小与术后内皮细胞丢失无明显相关性，因而减少术中内皮细胞损失对于延长移植物存活期显得尤为重要[24, 27]。

角膜内皮移植不同术式术后内皮细胞的丢失量和丢失速度均没有明显差异，术后早期内皮细胞丢失量明显高于穿透性移植，内皮细胞丢失主要集中在术后 6 个月内，6 个月后内皮细胞丢失明显减慢，术后 1~3 年角膜内皮移植与穿透性移植的内皮细胞丢失量没有明显差异，术后 5 年角膜内皮移植的内皮细胞丢失量明显少于穿透性移植，因而更好地利用新技术改进手术过程，减少术中内皮细胞损伤，提高术后植片的存活率和存活时间显得尤为重要。角膜内皮移植术后内皮细胞丢失的长期结果仍然需要更多的大规模研究进行进一步的观察和证实。

角膜内皮移植术后内皮细胞丢失受术中多种因素影响。术者经验与术后内皮细胞丢失呈负相关，经验丰富的术者能更好地避免对植片进行不必要的操作，减少内皮细胞的损伤；切口大小与术后内皮细胞丢失呈负相关，由于通过小切口植入植片时需将植片进行折叠，切口对植片的挤压作用以及植片展开过程中均可能损伤内皮细胞，因而会引起更多的内皮细胞丢失；植入方法的改进不断减少了内皮细胞丢失。角膜内皮移植术后内皮细胞丢失还与其并发症及合并症相关。DSAEK 合并超声乳化白内障吸除术时能减少内皮细胞丢失，而合并青光眼时可能引起更多的内皮细胞丢失；玻璃体切除术后患者

DMEK 术后内皮细胞丢失增加；术后植片脱位及空气再注入有可能引起更多的内皮细胞丢失。

4. **原发性植片失功**　原发性植片失功（PGF）的定义为，尽管植片很好地贴附在角膜后表面，但从手术后至之后 2 个月或更长的时间，角膜植片仍不能恢复透明（图 16-8-11）。原发性植片失功的主要原因与手术的粗暴操作有关，对内皮的损伤过重。这种损伤可以发生在手术的任何过程中，如植片的制备、植片的植入、植片的调位等，其与术者的经验以及手术技巧有密切的关系。已

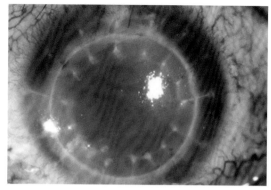

图 16-8-11　原发性植片失功

PKP 术后植片失功，行 DSAEK，尽管植片很好地贴附在角膜后表面，但术后角膜植片始终不能恢复透明

有文献研究报道原发性植片失功的发生率为 0~29%，平均值为 5%[63]。此项并发症一旦发生需要更换新的植片再次进行手术。

5. **排斥反应**　PKP 术后排斥反应是导致植片混浊的主要原因。自 EK 手术开展以来，排斥反应的发生也有相继的报道。与穿透性角膜移植手术相比，DSEK 手术发生植片排斥的概率更小[64, 65]。曾有报道提到在长达 24 个月的随访研究中发现 DSEK 的植片排斥率为 0~45.5%[63]。最近的一项大型研究则发现术后 3 年的植片排斥率大大降低，约为 4%。作者提到植片排斥与类固醇滴眼液的间断使用相关。EK 后的排斥反应无论在发生率还是在严重程度上均低于 PKP[64, 66]，其原因在于下述的几个方面：①角膜内皮移植片被放置在前房，没有暴露于眼表面，免除了与眼表面抗原相关细胞及抗体的接触；② DSAEK 没有植床与植片间的缝线，消除了缝线相关的排斥反应发生；③内皮植片没有与受体角膜基质血管的直接接触，避免了排斥反应的触发；④角膜内皮植片没有上皮细胞的携带，避免了与上皮相关排斥反应的发生。EK 术后植片排斥反应的临床表现与 PKP 比较既有相同之处，又有所区别。由于 DSEK 或 DSAEK 保留了患者自身完整的角膜上皮和基质，也没有植片与植床间的缝线，所以排斥反应发生时没有上皮排斥线、缺乏上皮下浸润、无内皮排斥线，也没有与缝合相关的基质新生血管的出现[67, 68]。1/3 以上的患者排斥反应发生时无任何自觉症状，仅在常规检查时发现。排斥反应的临床表现通常为结膜充血、KP 和（或）水肿。这种 KP 的表现常为弥漫性 KP 而不表现为 KP 排斥线。排斥反应的诱因一般发生于激素减量或与不规则停药有关，EK 手术排斥反应发生的危险因素与术前存在的青光眼和术后激素性高眼压有关，与年龄、性别和是否双眼手术无关。对于急性植片排斥的治疗包括频繁地局部使用类固醇以及口服或结膜下给予类固醇药物。当治疗无效时，可以考虑再次进行角膜内皮移植手术（图 16-8-12）。

6. **界面层间混浊**　界面间的雾状混浊在 DSAEK 术后并不常见。这一现象的本质是组织界面不透明（textural interface opacity，TIO）[69]，在植片和植床之间出现灰白色混浊的现象（图 16-8-13）[69, 70]，这种情况的发生主要与术中层间黏弹剂清除不彻底有关[71, 72]，在层间形成灰白色的膜状混浊，这种混浊通常在术后 6~12 个月会自行缓解，但在早期会严重影响视力的恢复，也可能长期存在。若该情况不能缓解，可以使用平衡盐溶液冲洗交界面并使植片内皮组织重新贴附（图 16-8-13）。

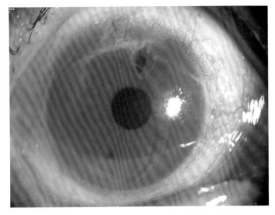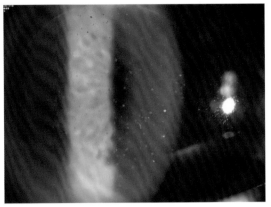

图 16-8-12　植片排斥,结膜充血,内皮面可见大量KP,大小均一,洁净

　　7. 植片边缘卷曲　植片周边卷曲指植片中央区贴附良好,植片边缘卷曲、挛缩,使植片小于原来植入时的大小。如果植片来源于成人,这种情况的发生率较低,一般发生于有虹膜前粘连、角膜后机化膜或增厚的后弹力膜残留,致使植片植入时无法展平,在该部位周边卷曲。这种情况的处理方法是解除植片无法展开的因素,取出粘连和纤维膜,使植片重新贴附。如果植片来源于婴幼儿,这种并发症的发生率较高。由于儿童植片软,弹性差,周边部很容易皱缩而致植片边缘的卷曲。供体年龄越小发生植片边缘卷曲的可能性越大。一般小于1岁的供体的发生率几乎100%,只是程度不同,一些表现为植片全部卷曲(图 16-8-14);一些表现为部分边缘卷曲(图 16-8-15);还有一些患者在术后观察过程中边缘卷曲的植片会随着时间的延长而逐渐展开(图 16-18-16),而有些患者随着时间会逐渐加重(图 16-8-17),其原因何在目前尚不得而知[73]。我们在手术中发现,植片卷曲的程度与植片的厚度有一定的关系,植片越薄卷曲的发生率越低、程度也越轻。对于部分卷曲不影响视力者,可以观察无须处理;对于植片卷缩明显影响视力或影响外观者需要更换植片(图 16-8-18)。

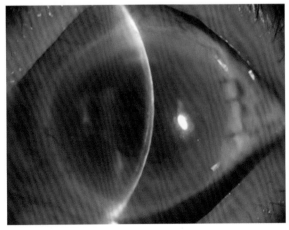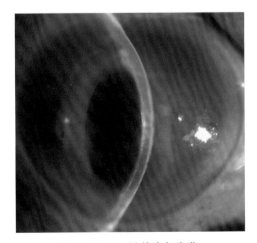

图 16-8-13　界面间的雾状浑浊:植片和植床之间出现灰白色混浊　　　　　　　　　　图 16-8-14　植片全部卷曲

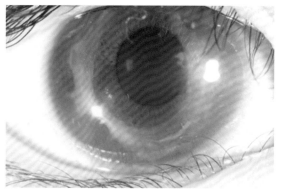
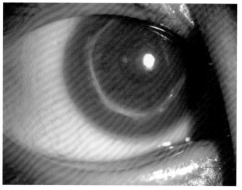

图 16-8-15　部分边缘卷曲

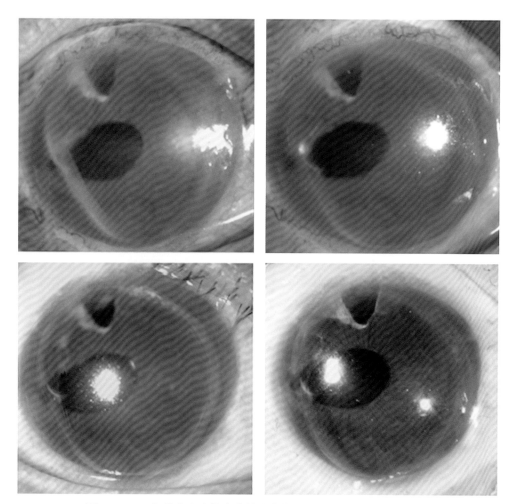

图 16-8-16　部分患者边缘卷曲的植片会随着时间的延长而逐渐展开

8. **植片周边与虹膜及房角粘连**　此并发症多发生在亚裔眼，尤其周边房角狭窄及 ICE 综合征的患者更容易出现。另外与植片的厚度和大小有密切的关系。厚植片尤其是大于 150μm 的植片比薄植片发生的比例高。植片大到接近房角部位容易与周边的虹膜发生粘连。

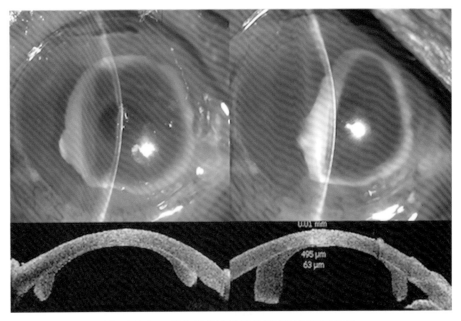

图 16-8-17 部分患者植片卷曲随着时间逐渐加重

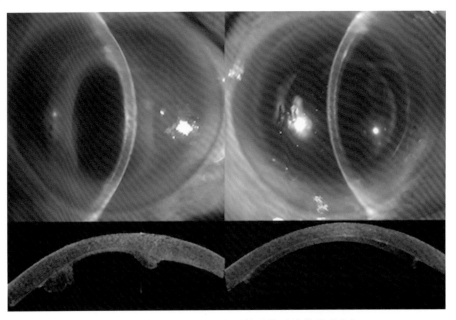

图 16-8-18 植片卷缩明显，更换植片后植片贴附良好

周边粘连一旦发生不但堵塞房角引起继发青光眼，还会引起角膜内皮细胞的丢失，长时间会导致角膜内皮细胞失功，再次发生角膜内皮失代偿的情况。因此在随访过程中发现局部粘连应尽早处理（图 16-8-19），进行粘连分离，否则会增加角膜内皮细胞的丢失。广泛的虹膜前粘连是非常麻烦的事情，如果 360° 的虹膜粘连发生，不可避免要发生眼压升高，处理的方法是虹膜周边切除、虹膜分离，必要时可以将植片取出，重新植入更薄更小的植片。

9. 术后青光眼 术后青光眼无论对角膜内皮植片还是患者的视功能均有严重的影响，因此应早发现早治疗。角膜内皮移植术后青光眼的发生有几方面的因素：①可能由于内皮植片与虹膜及房角粘连所致，此类情况应及时给予手术分离处理；②部分患者因外伤或房角狭窄的解剖因素在手术前即存在房角异常的隐患，术后炎症反应和手术刺激会更进一步加重房角阻塞，引起眼压升高，针对这类患者可及时给予药物治疗，治疗无效者再考虑行青光眼手术治疗，手术方式的选择应根据患者的具体情况而定，一般青光眼滤过性手术对植片内皮细胞的影响

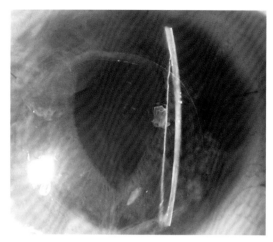

图 16-8-19 植片周边与上方虹膜及房角粘连

最小，但降眼压的效果有限。青光眼引流阀植入和睫状体光凝手术对植片的内皮细胞均有明显的影响，但在其他治疗措施无效的情况下也可考虑这些手术方式。③激素性眼压升高是角膜移植术后常见的情况，尤其青少年最易发生。应及时减量（包括给药次数和浓度降低）或停用糖皮质激素类的药物，加强免疫抑制剂的浓度以预防排斥反应的发生。

10. 层间上皮植入 非常少见的并发症。表现在植床和植片层间黄白色的混浊，边界清楚，前节 OCT 可以帮助诊断，在混浊区内可见的囊性区的存在，此并发症多见于眼外伤的患者。也可见于在手术中上皮细胞误进入层间。对视力影响不大者可暂时观察，但最终需要手术切除。

11. 术后远视 目前的研究均证明无论是 DSAEK 还是 DSEK 均有术后远视的发生，远视发生的程度与植片的厚度密切相关。Cheng 等[74]对 11 眼采用 FS-DSEK 的随访中得出术后 6 个月平均远视 +2.3D。Heinzelmann 等[75]对 47 眼分别采用 DSAEK 和 FS-DSEK 手术的报道中得到术后 6 个月等效球镜分别是 +0.6D 和 +0.5D。目前，超薄植片尤其是 DMEK 手术在临床的广泛推广，术后远视偏移已经得到了很好的解决。由此可见 DMEK 手术更具优势，也充分体现了它的先进性。

12. 植片的病毒感染 植片的病毒感染近年来越来越引起关注，临床极易误诊，因为眼部表现与植片的排斥反应很相似。植片的病毒感染可以发生在手术早期也可发生在移植后几个月甚至几年的时间内。表现为视力下降、眼红、植片水肿，后弹力层皱褶，角膜后带有色素的羊脂状 KP 或角膜内皮斑，半数患者会伴有眼压升高或虹膜睫状体炎的表现（图 16-8-20）。上述表现与排斥反应极为相似，因此临床误诊情况多见。植片的病毒感染源于三方面的原因：①患者本身即为病毒感染者，移植后病毒会进一步感染植片引起植片的病毒感染；②供体为病毒携带者，移植后引发病毒感染宿主；③患者为病毒携带者，术后由于大量激素和免疫制的应用降低即眼局部的抵抗力致使病毒复发。这类患者如果按排斥反应进行治疗加大糖皮质激素和免疫抑制剂用药后病情不但不减轻反而会加重。目前植片的病毒感染诊断需根据患者的临床表现结合共焦显微镜的检查进行初步诊断，确定诊断一般采用房水病毒检测。一旦诊断应采用局部和全身的抗病毒治疗，必要时可行玻璃体腔注射抗病毒药物。

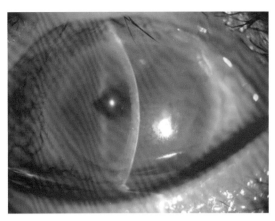

图 16-8-20 植片病毒感染,植片水肿,后弹力层皱褶,角膜后带有色素的羊脂状 KP

13. 植片层间真菌感染 DSEK 手术发生感染极为罕见。只有几例病例报道 DSEK 术后发生眼内炎或感染性角膜炎[76,77]。交界面发生感染是在 DSEK 手术中特有的并发症,在穿透性角膜移植术中是不可见的。由于已有几例报道提到了交界面真菌病原体,尤其是念珠菌属的感染,引起了对于该并发症的关注[78~80]。其发生的原因可能与供体移植前的污染有关,也可能在手术操作过程中眼球表面的微生物进入交界面间。植片层间的真菌感染表现为角膜层间白色的菌落夹在其中(图 16-8-21),由于交界面的培养很难进行,所以在对这些患者术后复查时共焦显微镜可能对于诊断会有所帮助。

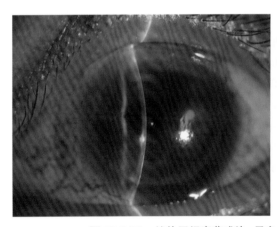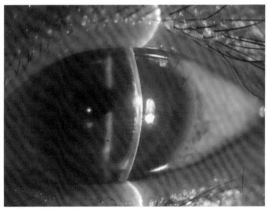

图 16-8-21 植片层间真菌感染,见白色的菌落夹在植片与植床之间(裂隙)

三、问题与展望

DSEK 等角膜内皮移植术正逐渐广泛应用于临床,并在短期之内取得了良好的临床效果,在角膜内皮疾病治疗上显示了明显的优势。DSAEK 用于治疗角膜内皮疾病已经显现了其优越性。这种术式不仅保持了角膜上皮的完整性,还保持了基质的完整性,更加符合角膜的正常解剖状态,有利于维持角膜正常的强度。无须缝线,避免了拆线的过程,也避免了由缝线引起的一系列并发症,术后散光小,甚至几乎无术后散光存在。手术损伤小,切口小，基本是在相对闭合状态下完成手术，大大降低了感染，眼内容脱出，脉络膜出血的风险。手术操作简便，省时省力。由于界面光滑性提高，有利于植床和植片的愈合，患者短期内就可以恢复良好的视力。该术式最常见的并发症是植片的脱位，但通过采取一些措施，通常可使植片复位。

随着手术技术的逐渐成熟，手术方式越来越趋向于正常的解剖生理状态。目前超薄植片角膜内皮移植和角膜后弹力膜移植已经成为角膜内皮移植的发展方向。飞秒激光（femtosecond laser）在角膜内皮移植手术中的应用[81~83]，使手术变得更加精准，达到最好的屈光效果。

在中国由于亚裔眼的解剖结构的特殊性及适应证的不同，DMEK 手术还不能在中国广泛开展，超薄植片的角膜内皮移植是主要的选择术式。

（洪　晶）

参 考 文 献

1. Peng RM，Hao YS，Chen HJ，et al. Endothelial keratoplasty：the use of viscoelastic as an aid in reattaching the dislocated graft in abnormally structured eyes. Ophthalmology，2009，116（10）：1897-1900.

2. Terry MA，Ousley PJ. Deep lamellar endothelial keratoplasty：early complications and their management. Cornea，2006，25（1）：37-43.

3. Koenig SB，Covert DJ. Early results of small-incision Descemet's stripping and automated endothelial keratoplasty. Ophthalmology，2007，114（2）：221-226.e1.

4. Suh LH，Yoo SH，Deobhakta A，et al. Complications of Descemet's stripping with automated endothelial keratoplasty：survey of 118 eyes at One Institute. Ophthalmology，2008，115（9）：1517-1524.

5. Price MO，Price FW Jr.. Descemet's stripping with endothelial keratoplasty in 200 eyes：Early challenges and techniques to enhance donor adherence. Ophthalmology，2006，113（11）：1936-1942.

6. Terry MA，Ousley PJ. Small-incision deep lamellar endothelial keratoplasty（DLEK）：six-month results in the first prospective clinical study. Cornea，2005，24（1）：59-65.

7. Terry MA，Hoar KL，Wall J，et al. Histology of dislocations in endothelial keratoplasty（DSEK and DLEK）：a laboratory-based，surgical solution to dislocation in 100 consecutive DSEK cases. Cornea，2006，25（8）：926-932.

8. 洪晶，刘广峰，夏宁，等. 小切口下角膜后弹力层剥除联合深板层内皮移植术的实验研究. 中华眼科杂志，2008，44（2）：122-127.

9. 王欣，洪晶，刘峰，等. 前节 OCT 对角膜内皮移植术后植床和植片位置关系的评价. 中华实验眼科杂志，2010，28（1）：50-54.

10. 洪晶，郝燕生，彭荣梅，等. 角膜后弹力层剥除自动角膜刀取材内皮移植术后植片脱位的处理. 中国实用眼科杂志，2010，28（2）：117-120.

11. Terry MA，Shamie N，Chen ES，et al. Endothelial keratoplasty a simplified technique to minimize graft dislocation，iatrogenic graft failure，and pupillary block. Ophthalmology，2008，115（7）：1179-1186.

12. Anwar DS，Chu CY，Prasher P，et al. Features of Urrets-Zavalia syndrome after descemet stripping automated endothelial keratoplasty. Cornea，2012，31（11）：1330-1334.

13. Ing JJ, Ing HH, Nelson LR, et al. Ten-year postoperative results of penetrating keratoplasty. Ophthalmology, 1998, 105(10): 1855-1865.

14. Bourne WM, Nelson LR, Hodge DO. Central corneal endothelial cell changes over a ten-year period. Invest Ophthalmol Vis Sci, 1997, 38(3): 779-782.

15. Bourne WM, Nelson LR, Hodge DO. Continued endothelial cell loss ten years after lens implantation. Ophthalmology, 1994, 101(6): 1014-1022.

16. Bourne WM, Nelson LR, Maguire LJ, et al. Comparison of Chen Medium and Pptisol-GS for human corneal preservation at 4 degrees C: results of transplantation. Cornea, 2001, 20(7): 683-686.

17. Bourne WM. One-Year Observation of Transplanted Human Corneal Endothelium. Ophthalmology, 1980, 87(7): 673-679.

18. Fillmore PD, Sutphin JE, Goins KM. Visual acuity, refractive error, and endothelial cell density 6 and 12 months after deep lamellar endothelial keratoplasty. Cornea, 2010, 29(6): 601-606.

19. Terry, MA, Wall JM, Hoar KL, et al., A prospective study of endothelial cell loss during the 2 years after deep lamellar endothelial keratoplasty. Ophthalmology, 2007, 114(4): 631-639.

20. Mashor RS, Kaiserman I, Kumar NL, et al. Deep lamellar endothelial keratoplasty: up to 5-year follow-up. Ophthalmology, 2010, 117(4): 680-686.

21. Ang M, Saroj L, Htoon HM, et al. Comparison of a donor insertion device to sheets glide in Descemet stripping endothelial keratoplasty: 3-year outcomes. Am J Ophthalmol, 2014, 157(6): 1163-1169.e3.

22. Price MO, Bidros M, Gorovoy M, et al. Effect of incision width on graft survival and endothelial cell loss after Descemet stripping automated endothelial keratoplasty. Cornea, 2010, 29(5): 523-527.

23. Nakagawa H, Inatomi T, Hieda O, et al. Clinical Outcomes in Descemet Stripping Automated Endothelial Keratoplasty with Internationally Shipped Precut Donor Corneas. Am J Ophthalmol, 2014, 157(1): 50-55.e1.

24. Terry MA, Li J, Goshe J, et al., Endothelial keratoplasty: the relationship between donor tissue size and donor endothelial survival. Ophthalmology, 2011, 118(10): 1944-1949.

25. Li JY, Terry MA, Goshe J, et al. Graft rejection after Descemet's stripping automated endothelial keratoplasty: graft survival and endothelial cell loss. Ophthalmology, 2012, 119(1): 90-94.

26. Price MO, Fairchild KM, Price DA, et al. Descemet's stripping endothelial keratoplasty five-year graft survival and endothelial cell loss. Ophthalmology, 2011, 118(4): 725-729.

27. Anshu A, Price MO, Price FW Jr. Descemet stripping automated endothelial keratoplasty for Fuchs endothelial dystrophy-influence of graft diameter on endothelial cell loss. Cornea, 2013, 32(1): 5-8.

28. Roberts HW, Mukherjee A, Aichner H, et al. Visual Outcomes and Graft Thickness in Microthin DSAEK-One-Year Results. Cornea, 2015, 34(11): 1345-1350.

29. Gorovoy IR, Gorovoy MS. Descemet membrane endothelial keratoplasty postoperative year 1 endothelial cell counts. Am J Ophthalmol, 2015, 159(3): 597-600.e2.

30. Yoeruek E, Rubino G, Bayyoud T, et al. Descemet membrane endothelial keratoplasty in vitrectomized eyes: clinical results. Cornea, 2015, 34(1): 1-5.

31. Feng MT, Price MO, Miller JM, et al. Air reinjection and endothelial cell density in Descemet membrane endothelial keratoplasty: Five-year follow-up. J Cataract Refract Surg, 2014, 40(7): 1116-1121.

32. Baydoun L, Tong CM, Tse WW, et al. Endothelial cell density after descemet membrane endothelial keratoplasty: 1 to 5-year follow-up. Am J Ophthalmol, 2012, 154 (4): 762-763.

33. Price MO, Gorovoy M, Price FW Jr, et al. Descemet's stripping automated endothelial keratoplasty: three-year graft and endothelial cell survival compared with penetrating keratoplasty. Ophthalmology, 2013, 120 (2): 246-251.

34. Lass JH, Bech RW, Benetz BA, et al. Baseline factors related to endothelial cell loss following penetrating keratoplasty. Arch Ophthalmol, 2011, 129 (9): 1149-1154.

35. Borderie VM, Sandali O, Bullet J, et al. Long-term results of deep anterior lamellar versus penetrating keratoplasty. Ophthalmology, 2012, 119 (2): 249-255.

36. Group CDSI, Lass JH, Gal RL, et al. Donor age and corneal endothelial cell loss 5 years after successful corneal transplantation. Specular microscopy ancillary study results. Ophthalmology, 2008, 115 (4): 627-632.e8.

37. Bertelmann E, Pleyer U, Rieck P. Risk factors for endothelial cell loss post-keratoplasty. Acta Ophthalmol Scand, 2010, 84 (6): 766-770.

38. Price MO, Price FW. Endothelial keratoplasty - a review. Clin Exp Ophthalmol, 2010, 38 (2): 128-140.

39. Price MO, Calhoun P, Kollman C, et al. Descemet Stripping Endothelial Keratoplasty: Ten-Year Endothelial Cell Loss Compared with Penetrating Keratoplasty. Ophthalmology, 2016, 123 (7): 1421-1427.

40. Riaz KM, Grewal DS, Cervantes P, et al. Endothelial damage with two DSAEK insertion techniques performed by a novice corneal surgeon in residency training: a comparative analysis. Cornea, 2014, 33 (1): 91-95.

41. Koenig SB, Covert DJ, Dupps WJ, et al. Visual acuity, refractive error, and endothelial cell density six months after Descemet stripping and automated endothelial keratoplasty (DSAEK). Cornea, 2007, 26 (6): 670-674.

42. Chen ES, Terry MA, Shamie N, et al. Endothelial keratoplasty: vision, endothelial survival, and complications in a comparative case series of fellows vs attending surgeons. Am J Ophthalmol, 2009, 148 (1): 26-31.e2.

43. Hashemi H, Asghari H, Amanzadeh K, et al. Descemet stripping automated endothelial keratoplasty performed by cornea fellows. Cornea, 2012, 31 (9): 974-977.

44. Price MO, Price FW. Descemet's membrane endothelial keratoplasty surgery: update on the evidence and hurdles to acceptance. Curr Opin Ophthalmol, 2013, 24 (4): 329-335.

45. Lee WB, Jacobs DS, Musch DC, et al. Descemet's stripping endothelial keratoplasty: safety and outcomes: a report by the American Academy of Ophthalmology. Ophthalmology, 2009, 116 (9): 1818-1830.

46. Foster JB, Vasan R, Walter KA. Three-millimeter incision descemet stripping endothelial keratoplasty using sodium hyaluronate (healon): a survey of 105 eyes. Cornea, 2011, 30 (2): 150-153.

47. Bahar I, Kaiserman I, Sansanayudh W, et al. Busin Guide vs Forceps for the Insertion of the Donor Lenticule in Descemet Stripping Automated Endothelial Keratoplasty. Am J Ophthalmol, 2009, 147 (2): 220-226.e1.

48. Price MO, Price FW. Endothelial cell loss after descemet stripping with endothelial keratoplasty influencing factors and 2-year trend. Ophthalmology, 2008, 115 (5): 857-865.

49. Macsai MS, Kara-Jose AC. Suture technique for Descemet stripping and endothelial keratoplasty. Cornea,

2007, 26（9）: 1123-1126.

50. Vajpayee RB, Agarwal T, Jhanji V, et al. Modification in descemet-stripping automated endothelial keratoplasty: "Hitch suture" technique. Cornea, 2006, 25（9）: 1060-1062.

51. Busin M, Bhatt PR, Scorcia V. A modified technique for descemet membrane stripping automated endothelial keratoplasty to minimize endothelial cell loss. Arch Ophthalmol, 2008, 126（8）: 1133-1137.

52. Mehta JS, Por YM, Poh R, et al. Comparison of donor insertion techniques for descemet stripping automated endothelial keratoplasty. Arch Ophthalmol, 2008, 126（10）: 1383-1388.

53. Khor WB, Mehta JS, Tan DT. Descemet stripping automated endothelial keratoplasty with a graft insertion device: surgical technique and early clinical results. Am J Ophthalmol, 2011, 151（2）: 223-232.e2.

54. Borderie VM, Georgeon C, Bouheraoua N. Influence of surgical technique on graft and endothelial survival in endothelial keratoplasty. Journal Franais Dophtalmologie, 2014, 37（9）: 675-681.

55. Price MO, Giebel AW, Fairchild KM, et al. Descemet's membrane endothelial keratoplasty: prospective multicenter study of visual and refractive outcomes and endothelial survival. Ophthalmology, 2009, 116（12）: 2361-2368.

56. Melles GR, Lander F, Rietveld FJ. Transplantation of Descemet's membrane carrying viable endothelium through a small scleral incision. Cornea, 2002, 21（4）: 415-418.

57. Busin M, Leon P, Scorcia V, et al. Contact Lens-Assisted Pull-Through Technique for Delivery of Tri-Folded（Endothelium in）DMEK Grafts Minimizes Surgical Time and Cell Loss. Ophthalmology, 2016, 123（3）: 476-483.

58. Ni N, Sperling BJ, Dai Y, et al. Outcomes After Descemet Stripping Automated Endothelial Keratoplasty in Patients with Glaucoma Drainage Devices. Cornea, 2015, 34（8）: 870-875.

59. Chaurasia S, Price FW Jr, Gunderson L, et al. Descemet's membrane endothelial keratoplasty: clinical results of single versus triple procedures（combined with cataract surgery）. Ophthalmology, 2014, 121（2）: 454-458.

60. Baydoun L, Ham L, Borderie V, et al. Endothelial Survival After Descemet Membrane Endothelial Keratoplasty: Effect of Surgical Indication and Graft Adherence Status. JAMA Ophthalmology, 2015, 133（11）: 1277-1285.

61. Terry MA, Shamie N, Chen ES, et al. Endothelial keratoplasty: the influence of preoperative donor endothelial cell densities on dislocation, primary graft failure, and 1-year cell counts. Cornea, 2008, 27（10）: 1131-1137.

62. Heinzelmann S, Huther S, Bohringer D, et al. Influence of donor characteristics on descemet membrane endothelial keratoplasty. Cornea, 2014, 33（6）: 644-648.

63. Lee WB, Jacobs DS, Musch DC, et al. Descemet's stripping endothelial keratoplasty: safety and outcomes: a report by the American Academy of Ophthalmology. Ophthalmology, 2009, 116（9）: 1818-1830.

64. Allan BD, Terry MA, Price FW Jr, et al. Corneal transplant rejection rate and severity after endothelial keratoplasty. Cornea, 2007, 26（9）: 1039-1042.

65. Parmar T, Ashar JN, Natarajan S. Graft Rejection following descemet stripping automated endothelial keratoplasty: features, risk factors, and outcomes. Am J Ophthalmol, 2012, 154（1）: 211.

66. Prakash G, Jhanji V, Titiyal JS. Will Descemet's stripping with automated endothelial keratoplasty（DSAEK）lower the rates of allograft rejection in corneal transplants for endothelial failure?. Med

Hypotheses，2007，69（5）：1117-1119.

67. Jordan CS，Price MO，Trespalacios R，et al. Graft rejection episodes after Descemet stripping with endothelial keratoplasty：part one：clinical signs and symptoms. Br J Ophthalmol，2009，93（3）：387-390.

68. Price MO，Jordan CS，Moore G，et al. Graft rejection episodes after Descemet stripping with endothelial keratoplasty：part two：the statistical analysis of probability and risk factors. Br J Ophthalmol，2009，93（3）：391-395.

69. Vira S，Shih CY，Ragusa N，et al. Textural interface opacity after Descemet strip- ping automated endothelial keratoplasty：a report of 30 cases and possible etiology. Cornea，2013，32（5）：e54-e59.

70. Anshu A，Planchard B，Price MO，et al. A cause of reticular interface haze and its management after Descemet stripping endothelial keratoplasty. Cornea，2012，31（12）：1365-1368.

71. Kim K，Alder B，Vora GK，et al. Textural interface opacity after Descemet-stripping automated endothelial keratoplasty. J Cataract Refract Surg，2014，40（9）：1514-1520.

72. Juthani VV，Goshe JM，Srivastava SK，et al. Association between transient interface fluid on intraoperative OCT and textural interface opacity following DSAEK surgery in the PIONEER study. Cornea，2014，33（9）：887-892.

73. Peng RM，Guo YX，Qiu Y，et al. Clinical outcomes after Descemet's stripping endothelial keratoplasty using donor corneas from children younger than 3 years. Clin Exp Ophthalmol，2018. doi：10.1111/ceo.13186. ［Epub ahead of print］

74. Cheng YY，Hendrikse F，Pels E，et al. Preliminary results of femtosecond laser-assisted descemet stripping endothelial keratoplasty. Arch Ophthalmol，2008，126（10）：1351-1356.

75. Heinzelmann，Maier，Boehringer，et al. Visual outcome and histological findings following femtosecond laser-assisted versus microkeratome-assisted DSAEK. Graefes Arch Clin Exp Ophthalmol，2013，251（8）：1979-1985.

76. Lee WB，Foster JB，Kozarsky AM，et al. Interface fungal keratitis after endothelial keratoplasty：a clinicopathological report. Ophthalmic Surg Lasers Imaging，2011，42 Online（42 Online）：e44-e48.

77. Chew AC，Mehta JS，Li L，et al. Fungal endophthalmitis after descemet stripping automated endothelial keratoplasty - a case report. Cornea，2010，29（3）：346-349.

78. Villarrubia A，Cano-Ortiz A. Candida keratitis after Descemet stripping with automated endothelial keratoplasty. Eur J Ophthalmol，1900，24（6）：964-967.

79. Kitzmann AS，Wagoner MD，Syed NA，et al. Donor-related Candida keratitis after Descemet stripping automated endothelial keratoplasty. Cornea，2009，28（7）：825-828.

80. Tsui E，Fogel E，Hansen K，et al. Candida Interface Infections After Descemet Stripping Automated Endothelial Keratoplasty. Cornea，2016，35（4）：456-464.

81. Feng Y，Qu HQ，Ren J，et al. Corneal Endothelial Cell Loss in Femtosecond Laser-assisted Descemet's Stripping Automated Endothelial Keratoplasty：A 12-month Follow-up Study. Chin Med J（Engl），2017，130（24）：2927-2932.

82. Hosny MH，Marrie A，Karim SM，et al. Results of Femtosecond Laser-Assisted Descemet Stripping Automated Endothelial Keratoplasty. J Ophthalmol，2017，2017（4）：1-11.

83. Tomida D，Yamaguchi T，Ogawa A，et al. Effects of corneal irregular astigmatism on visual acuity after conventional and femtosecond laser-assisted Descemet's stripping automated endothelial keratoplasty. Jpn J Ophthalmol，2015，59（4）：216-222.

第十七章　组织工程角膜内皮移植术

组织工程角膜内皮移植术（engineering cornea endothelial keratoplasty，ECEK）指的是采用体外培养的角膜内皮或替代细胞进行移植，从而替代或补充病变角膜内皮细胞，达到提高角膜内皮细胞密度、重建角膜内皮细胞正常功能、恢复角膜透明性的一种手术方式。根据角膜内皮细胞移植的形式，又分为"载体膜携带的角膜内皮移植"或者"悬浮角膜内皮细胞移植"两类。前者的手术方式类似于后弹力膜角膜内皮移植术（DMEK），后者则是一种新的内皮细胞移植方法，类似于体外培养细胞的贴壁培养方法。

（一）角膜内皮细胞来源

种子细胞是组织工程构建的最基本生物学单位，是组织构建的核心要素。角膜内皮组织工程要求其种子细胞具备分化成单层角膜内皮细胞的潜能，目前研究中使用的种子细胞或具备种子细胞可能性资质的细胞主要包含以下几类：

1. 分离培养的角膜内皮细胞　同种异体人角膜内皮细胞（human cornea endothelial cells，HCECs）是构建组织工程角膜内皮的首选种子细胞，但是正常成年人角膜内皮细胞不具备分裂增殖能力，导致 HCECs 来源有限。在离体条件下，人、猫、兔的角膜内皮细胞（cornea endothelial cells，CECs）都可进行有丝分裂，但 HCECs 的增殖需要加入细胞外基质或生长因子[1~3]。硫酸软骨素[1,2]、成纤维细胞生长因子（fibroblast growth factor，FGF）[1,4]、表皮生长因子（epidermal growth factor，EGF）和神经生长因子（nerve growth factor，NGF）等均能显著促进体外培养的 HCECs 细胞增殖。Shima 等[5] 通过实验证明，Asc-2p 能通过清除活性氧、调节细胞生长相关的活性蛋白、减少细胞内氧化应激，提高各个年龄段供体 HCECs 的增殖能力。猴是最接近人类的高等动物，但由于数量有限且价格较高，不能大量使用。兔、猫、猪和牛等眼球容易得到，价格也相对便宜，可以广泛地用于前期的基础研究，但是其与人类角膜内皮细胞的差异性使人们对其临床应用前景心存疑虑。近几年脱细胞猪角膜基质材料在我国研发成功并应用于临床，已经可以作为板层角膜移植的常规供体来源，这一成果提示猪角膜内皮细胞有可能作为临床应用的研究对象，但是其安全性还需要进一步探讨。

2. 角膜内皮细胞系　由于 HCECs 细胞不易获得且不稳定，有学者开始建立能够长期传代培养的永生化 HCECs 细胞系。其主要方法为采用逆转录病毒转染强启动子进入内皮细胞基因组，从而获得不断分裂增殖的能力。Götze 等[6]利用永生化人角膜内皮细胞系体外进行细胞片构建研究。Kim 等[7]建立了永生化角膜内皮细胞系并检测了在冻干人羊膜上培养的角膜内皮特异性蛋白的表达。这些研究为将来的活体研究乃至临床应用建立了一定基础，但是由于永生化角膜内皮细胞具有潜在致瘤性，这种细胞系的安全性有待进一步考察。

3. 角膜内皮前体细胞　尽管通常认为人角膜内皮细胞在正常的生命活动中不具备分

裂能力，但是在临床中还是发现了一些有意思的现象。比如采用长期甘油保存的角膜植片进行穿透性角膜移植治疗角膜溃疡穿孔，植片在移植后一年恢复半透明状态；有些角膜植片在长期的水肿后逐渐恢复透明。这两种现象提示人角膜内皮细胞功能恢复除了通过通常认为的扩大、移行机制，还有可能具有部分分裂增殖能力，而这种分裂增殖能力的细胞被猜想为内皮细胞干细胞，或者称为角膜内皮前体细胞（corneal endothelial precursor cells，CEPs）。

前体细胞是一种多潜能干细胞，具有自我更新能力，可以分化为一种或多种类型的成熟细胞。与胚胎干细胞相比，前体细胞的增殖能力有限，能维持自身细胞群体的大小，因此致瘤性低。前体细胞会通过高效分化来形成它们的源组织，因此在组织重建和 CECs 移植中使用从角膜内皮获得的前体细胞优于其他来源的干细胞。Yokoo 等[8]通过成球试验（sphere-forming assay）分离人 CEPs，证明其具有有限的自我更新能力。Mimura 等[9]发现，在兔角膜内皮中，边缘区较中心区含有更多的 CECs；人体角膜内皮中，亦是边缘区 CECs 密度较中心区更高，并在活体环境内以极缓速度增殖[10]。从体外培养的 CECs 中分离的前体细胞与来源组织有自然关联，并在培养过程中经历了分化，因此在充当种子细胞时比直接从供体角膜获得的前体细胞更为适宜[11]。从培养的 HCECs 中分离的前体细胞与源细胞相比，具有更长的染色体终端和更高的端粒酶活性，证明其拥有更强和更稳定的增殖能力[12]。

4. 间充质干细胞   骨髓间充质干细胞（bone marrow mesenchymal stem cells，BMMSCs）是来自骨髓造血微环境的一种未分化多潜能干细胞，可多向分化为骨细胞、成骨细胞、脂肪细胞、成纤维细胞、视网膜细胞等间叶细胞和其他胚层细胞[13]。Shao 等[14]将人 BMMSCs 细胞经体外诱导分化为角膜内皮样细胞，并接种于脱细胞猪角膜基质表面，再移植到内皮层损伤的猫模型中，角膜逐渐由水肿变为透明并维持这种状态。此实验证明 BMMSCs 具备分化为 CECs 的潜力，可作为体外培养 CECs 的种子细胞。但目前还没有发现其特异性的细胞抗原标志，培养过程中的异质性在一定程度上限制了其应用[15]。

人脐血间充质干细胞（Human umbilical cord blood mesenchymal stem cells，hUCB-MSCs）与 BMMSCs 相比更为原始，具有更强的增殖能力、较低的 HLA-ABC（经典人类白细胞抗原 I 类抗原）和 HLA-DR（人类白细胞 DR 抗原）表达，免疫原性较弱，免疫排斥发生率更低，而来源更为充足、便捷。Joyce 等[16]研究证明 hUCB-MSCs 经定向诱导能分化为 HCECs 表型的细胞，在移植后能逐渐填补受损或缺失的角膜内皮，在一定时间段内保持角膜透明度。

5. 血管内皮细胞   血管内皮细胞（vascular endothelial cell，VECs）和 HCECs 细胞的胚胎来源不同，但二者在形态学和功能学方面具有共同点：它们均为单层内皮细胞，位于实体组织和液体之间，将二者隔离开；抵抗液压，阻止过多水分进入实体组织；其胞膜上均含有一些维持细胞内外水平衡的结构，如钠钾 ATP 酶及 1、4 型水通道蛋白；生长环境相似，房水属于血液的超滤液，来源于血液，且成分相似。此外，HCECs 与 VECs 也具有各自的特殊性：HCECs 是非再生细胞，而 VECs 属于可再生细胞。利用它们的共性和特性，不少学者开始探讨 VECs 替代角膜内皮细胞的可行性，并进行了以 VECs 替代 HCECs 功能进行移植的研究。易伟斌等[17]将培养的家兔 VECs 自体移植到撕除后弹力层（Descemet's membrane，DM）和内皮细胞的角膜后表面，移植后的 VECs 细胞在角膜基质面生长，角膜水肿程度显著轻于对照组，无明显免疫排斥反应。切片显示，移植的 VECs 未形成明显的 DM 样物质且对房角结构无影响,提示其不会引起小梁网的阻塞及青光眼。

(二)角膜内皮细胞移植载体

角膜内皮细胞需要选择合适的支架材料作为载体进行移植。理想的支架材料必须满足以下特性:具有与人角膜相似的理化性能,如透明性、一定的机械性等;良好的组织生物相容性;在体内的降解速率和植入的 CECs 生存、形成功能性内皮细胞层的速率相匹配等。

以各种材料为载体,进行角膜内皮细胞体外培养与移植的实验研究已经广泛开展,是目前组织工程角膜内皮植片构建的研究热点,并获得了初步成功。这类载体材料主要有胶原薄膜、明胶薄膜、聚羟基乙酸薄膜、羟乙基甲基丙烯酸甲酯薄膜、羊膜、角膜基质、晶状体囊膜、后弹力膜、丝素蛋白膜以及温度敏感材料等。基于角膜内皮的生理特性,载体要求薄而透明,适合内皮细胞的生长和锚定,而且在植入时容易操作。因此,寻找理想的组织工程角膜内皮载体材料仍然是当今面临的重要挑战。

1. 胶原膜 胶原是天然成分,无抗原性,有良好的生物相容性,能与细胞周围基质有良好的相互作用;具有特异性分子识别信号,能很好地介导种子细胞黏附生长;具有可降解性,能被蛋白酶溶解,其降解产物可作为组织细胞生长的营养成分。但胶原膜作为载体的缺点是:透明性差、韧性差、脆性大、降解速率快和无曲率[18]。

2. 明胶薄膜 明胶薄膜载体具有更好的透明性、弹性和蛋白通透性,同时具有较强的可塑性,能够被制成不同的形状,但明胶薄膜仍具有一些缺点:薄、稳定性差、手术过程中易受损。由于明胶薄膜和受体角膜组织不能很好地黏合在一起,必须使用胶黏剂固定明胶载体。然而大部分的黏合剂均具有细胞毒性,还可以抑制 CEC 的迁移,导致纤维组织增生,最终导致移植失败[19]。

3. 水凝胶薄膜 相比明胶薄膜而言,水凝胶薄膜的优点是:机械性稳定、易于术中操作,移植后可为 CECs 提供较好的支持。然而,水凝胶的生物相容性较差,易致炎症细胞浸润、新生血管形成和纤维组织增生,从而影响手术效果,这也是限制其应用的主要因素[20]。

4. 丝蛋白膜 Madden 等用蚕丝蛋白制成透明膜,分别用Ⅳ型胶原、FNC 混合剂(牛纤维连接蛋白、Ⅰ型胶原和白蛋白)和硫酸软骨素 - 层粘连蛋白混合剂包埋,评价 B4G12 人 CEC 细胞系在丝蛋白上的贴附、生长以及增殖情况。结果显示胶原包埋组各项评价指标优于其他各个组,仅胶原包埋的丝蛋白组细胞能增殖生长达到汇合状态。利用成球(sphere-forming)技术获得的原代 HCECs 接种于胶原包埋的蚕丝蛋白膜,细胞能增殖生长达到汇合状态,且呈现多角形形态。该实验是以胶原包埋丝蛋白膜作为载体构建角膜内皮细胞的第一步,将来有望用于活体角膜内皮移植实验,目前有关该方面的研究尚处于初始阶段[21]。

5. 角膜后弹力膜 人角膜后弹力层(Descemet's membrane,DM)是 HCECs 的天然载体和最佳培养基质,含有层粘连蛋白与Ⅳ型胶原,对 HCECs 的黏附有积极作用。从材料学角度讲,它是 CEC 天然的低免疫原性生物载体材料,但不容易获得完整的 DM,同时因其相对较薄且来源有限,致使手术操作要求较高,手术难度增加。异种的后弹力层受到学者的青睐并以猪的为首选,但由于其免疫原性,仍然达不到临床移植的要求[22]。

6. 角膜基质膜 新鲜天然角膜基质膜有很多的优点,如透明度好、具有生理曲度、生物相容性和机械稳定性等。由于这些优点,也有研究人员使用新鲜天然的角膜基质作为载体,用于体内和体外研究。然而在新鲜的基质膜上培养内皮细胞,可能会污染上皮细胞和基质细胞。此外,移植有活性的载体可显著增加免疫排斥的风险。因此,这类基质膜并没有被广泛研究[23]。失活的天然角膜基质膜是替代新鲜角膜基质膜的一种选择。失活的天然基质载体在组织工程内皮重建中富有好的黏附性，而且在全层移植中也很好地被接受。这类载体首先是消除活细胞，即消除载体上内皮细胞、上皮细胞和基质细胞，同时也是为了降低载体的免疫原性。这种失活的天然角膜基质膜可以选择人或者猪、猫等动物作为来源[23~25]。

7. 晶状体前囊膜 晶状体前囊膜由Ⅳ型胶原组成，是良好的促修复材料。将晶状体前囊膜用酶消化法处理去除晶状体上皮细胞后作为载体移植培养 HCECs，培养的细胞形态、密度及标志物表达都与原始细胞相似[26]。其主要缺点为不宜获得，且容易卷曲。

8. 可降解聚合物 包括聚羟基乙酸（PGA）和聚乳酸羟基乙酸（PGLA），因其具有生物相容性好、强度高、降解过程可控等优点而被证明可用于 HCECs 的移植与培养。其缺点是：疏水性加大了 HCECs 的种植难度和种植时间；酸性降解产物对细胞活性有负面影响，缺乏细胞特异性识别信号，融合性较差，容易导致材料周边炎性反应和移植材料脱落，远期效果有待考证[27, 28]。

（三）组织工程角膜内皮细胞移植方法

DMEK 手术可以作为组织工程角膜内皮移植术的基础技术，穿透性角膜移植术（PKP）和后板层角膜移植术（posterior lamellar keratoplasty，PLK）均可以作为将组织工程角膜内皮细胞移植到受体的辅助方法，但是具有很大难度[29]。因此有学者探索了采用培养的细胞悬液直接注射到前房内的方法。实施该治疗方案的手术过程包括去除病变角膜内皮细胞，吸出房水，泵入 rho- 激酶（ROCK）抑制剂，然后注射 10^6 个 CECs 混悬液，手术结束后，患者应保持面部向下 3 小时，使细胞能够黏附于后弹力层。这种方式已经在兔和猴动物模型均取得成功，内皮细胞移植后的角膜水肿消退，变得透明。在安全性方面，没有发生继发性青光眼和细胞聚集，也没有发生肺栓塞或肿瘤形成等[30, 31]。

（李贵刚）

参 考 文 献

1. Engelmann K，Bohnke M，Friedl P. Isolation and long-term cultivation of human corneal endothelial cells. Invest Ophthalmol Vis Sci，1988；，29（11）：1656-1662.

2. Yue BY，Sugar J，Gilboy JE，et al. Growth of human corneal endothelial cells in culture. Invest Ophthalmol Vis Sci，1989，30（2）：248-253.

3. Chen KH，Azar D，Joyce NC. Transplantation of adult human corneal endothelium ex vivo：a morphologic study. Cornea，2001，20（7）：731-737.

4. Rich LF，Hatfield JM，Louiselle I. The influence of basic fibroblast growth factor on cat corneal endothelial wound healing in vivo. Curr Eye Res，1992，11（8）：719-725.

5. Shima N，Kimoto M，Yamaguchi M，et al. Increased proliferation and replicative lifespan of isolated human corneal endothelial cells with Lascorbic acid 2-phosphate. Invest Ophthalmol Vis Sci，2011，52（12）：8711-8717.

6. Götze T，Valtink M，Nitschke M，et al. Cultivation of an immortalized human corneal endothelial cell population and two distinct clonal subpopulations on thermo-responsive carriers. Graefes Arch Clin Exp Ophthalmol，2008，246（11）：1575-1583.

7. Kim HJ，Ryu YH，Ahn JI，et al. Characterization of immortalized human corneal endothelial cell line using

HPV 16 E6/E7 on lyophilized human amniotic membrane. Korean J Ophthalmol, 2006, 20（1）: 47-54.

8. Yokoo S, Yamagami S, Yanagi Y, et al. Human corneal endothelial cell precursors isolated by sphere-forming assay. Invest Ophthalmol Vis Sci, 2005, 46（5）: 1626- 1631.

9. Mimura T, Yamagami S, Usui T, et al. Long-term outcome of ironendocytosing cultured corneal endothelial cell transplantation with magnetic attraction. Exp Eye Res, 2005, 80（2）: 149-157.

10. Schimmelpfennig B H. Direct and indirect determination of nonuniform cell density distribution in human corneal endothelium. Invest Ophthalmol Vis Sci, 1984, 25（2）: 223-229.

11. Mimura T, Amano S, Yokoo S, et al. Tissue engineering of corneal stroma with rabbit fibroblast precursors and gelatin hydrogels. Mol Vis 2008, 14（10）: 1819-1828.

12. Mimura T, Yamagami S, Uchida S, et al. Isolation of adult progenitor cells with neuronal potential from rabbit corneal epithelial cells in serum and feeder layer-free culture conditions. Mol Vis, 2010, 16（8）: 1712-1719.

13. Nasef A, Fouillard L, El-Taguri A, et al. Human bone marrow-derived mesenchymal stem cells. Libyan J Med. 2007 Dec 1; 2（4）: 190-201. doi: 10.4176/070705.

14. Shao C, Fu Y, Lu W, et al. Bone marrow derived endothelial progenitor cells: a promising therapeutic alternative for corneal endothelial dysfunction. Cells Tissues Organs, 2011, 193（4）: 253-263.

15. Liu XW, Zhao JL. Transplantation of autologous bone marrow mesenchymal stem cells for the treatment of corneal endothelium damages in rabbits. 中华眼科杂志, 2007, 43（6）: 540-545.

16. Joyce NC, Harris DL, Markov V, et al. Potential of human umbilical cord blood mesenchymal stem cells to heal damaged corneal endothelium. Mol Vis, 2012, 18（3）: 547-564.

17. 易伟斌, 胡竹林, 徐岩泽, 等. 兔血管内皮细胞对角膜后弹力层代谢的影响. 国际眼科杂志, 2007, 7（4）: 956-959.

18. Minami Y, Sugihara H, Oono S. Reconstruction of cornea in three dimensional collagen gel matrix culture. Invest Ophthalmol Vis Sci, 1993, 34（7）: 2316-2324.

19. Watanabe R, Hayashi R, Kimura Y, et al. A novel gelatin hydrogel carrier sheet for corneal endothelial transplantation. Tissue Engineering, 2011, 17（17-18）: 2213-2219.

20. Mohay J. Lange TM, Solmu JB, et al. Transplantation of corneal endothelial cells using a cell carrier device. Cornea, 1994, 13（2）: 173-182.

21. Madden PW, Lai JN. George KA, et al. Human corneal endothelial cell growth on a silk fibroin membrane. Biomaterials, 2011, 32: 4076-4084.

22. Lange TM, Wood TO, McLaughlin BJ. Corneal endothelial cell transplantation using Descemet's membrane as a carrier. J Cataract Refract Surg, 1993, 19（2）: 232-235.

23. Amano S. Transplantation of cultured human corneal endothelial cells. Cornea, 2003, 22 （7 Suppl）: S66-S74.

24. Proulx S, Audet C, Uwamaliya J, et al. Tissue engineering of feline corneal endothelium using a devitalized human cornea as carrier.Tissue Eng Part A, 2009, 15（7）: 1709-1718.

25. Choi JS, Williams JK, Greven M, et al. Bioengineering endothelialized neo-corneas using donor-derived corneal endothelial cells and decellularized corneal stroma. Biomaterials, 2010, 31（26）: 6738-6345.

26. Yoeruek E, Saygili O, Spitzer MS, et al. Human anterior lens capsule as carrier matrix for cultivated human

corneal endothelial cells. Cornea, 2009, 28（4）：416-420.

27. Hadlock T，Singh S，Vacanti JP，et al. Ocular cell monolayers cultured on biodegradable substrates. Tissue Eng，1999，5（3）：187-196.

28. 邵春益，傅瑶，范先群. 组织工程角膜和人工角膜材料研究进展. 国际眼科纵览，2007，31（1）：29-33.

29. Joo CK，Green WR，Pepose JS，et al. Repopulation of denuded murine Descemet's membrane with life-extended murine corneal endothelial cells as a model for corneal cell transplantation. Graefes Arch Clin Exp Ophthalmol，2000，238（2）：174-180.

30. Okumura N，Kinoshita S，Koizumi N. Cell-based approach for treatment of corneal endothelial dysfunction. Cornea，2014，33（Suppl 11）：S37-41.31.Kinoshita S，Koizumi N，Ueno M，et al. Injection of Cultured Cells with a ROCK Inhibitor for Bullous Keratopathy.N Engl J Med. 2018 Mar 15；378（11）：995-1003. doi：10.1056/NEJMoa1712770.

31. Kinoshita S，Koizumi N，Ueno M，et al. Injection of Cultured Cells with a ROCK Inhibitor for Bullous Keratopathy.N Engl J Med. 2018 Mar 15；378（11）：995-1003. doi：10.1056/NEJMoa1712770.

第十八章　角膜内皮病变穿透性角膜移植手术

一、手术适应证

1. 先天性角膜内皮营养不良伴深层或全层角膜基质混浊。

2. 病毒性角膜内皮病变伴角膜基质混浊和深层新生血管。

3. 白内障术后，青光眼，前部葡萄膜炎等致角膜内皮功能失代偿伴深层或全层角膜混浊。

4. 圆锥角膜完成期。

5. 各种眼外伤致角膜内皮失代偿。如果伤道位于视轴区，遮挡瞳孔。

二、手术禁忌证

1. 病毒性角膜炎，前葡萄膜炎及眼内活动性炎症期。

2. 青光眼，眼压未得到有效控制。

3. 重症干眼，泪液分泌试验<5mm/5min 者。

4. 附属器化脓性炎症，如慢性泪囊炎、睑缘炎、结膜炎等。

5. 视网膜及视路功能障碍、弱视、视神经萎缩等术后难以达到增视效果的患者（除仅要求改善外观，达美容效果者外）。

6. 患者全身情况不能耐受眼科手术。

7. 获得性免疫缺陷病（AIDS）。

三、角膜移植手术

（一）术前准备

1. 术前 3 天开始使用抗生素眼药水，每日 4 次，如 24 小时开始使用抗生素滴液，如氟喹诺酮类药物，每 2 小时一次，清洁结膜囊。独眼，术前应做结膜囊细菌培养，培养结果阴性者方可手术。

2. 术前控制眶压及眼压。在患者全身状态允许的前提下，术前 1～2 小时静脉滴注复方甘露醇注射液 250ml，如局麻可在术前 2 小时口服醋甲唑胺 50mg。

3. 为了手术安全通常选用全身麻醉，对不适合全身麻醉病人可选用基础麻醉联合局部阻滞麻醉。麻醉后应充分压迫降压，软化眼球，降低手术过程中爆发性脉络膜出血和眼内容物脱出风险。

4. 患者术前应该建立静脉通路进入手术室。

（二）常规手术步骤

1．聚维酮碘消毒眼部，范围眉弓下、耳前、上唇及鼻中隔内侧。贴消毒膜，开睑器开睑，生理盐水冲洗结膜囊。

2．采用 3-0 丝线缝合上，下直肌，牵引固定眼球或选用合适的 F 环用 6-0 缝线固定于眼球，上，下方缝线作为牵引线，固定眼球。

3．采用视区定位标记器进行定位。吸水海绵醮干角膜表面的水分使中心定位的压痕清晰可见。之后采用标记笔标记中心点。

4．取合适的角膜环钻钻切角膜，钻切深度应达到 3/4 以上角膜深度。

5．钻切刀从鼻上或颞上穿透进入前房，房水溢出，向前房内注入 0.01% 卡巴胆碱（carbachol）快速缩瞳，再经穿透处向前房内注入黏弹剂以恢复前房。

6．采用角膜剪刀先逆时针后顺时针剪下病变角膜，剪下病变角膜组织时剪刀须与角膜面垂直，保证植孔边缘垂直，整齐，完成植床的制备。在剪下病变角膜的过程中，注意对眼内组织的保护，避免损伤虹膜和晶状体。

7．冲洗虹膜表面的黏弹剂，虹膜表面重新注入黏弹剂后，把制备好的植片，内皮面向下，放置在植孔上，采用 10-0 的尼龙线自 12 点钟进行缝合，手术助手此时协助固定 6 点位的植片，以利于术者缝合第一针。缝合的深度控制在角膜厚度的 4/5 或以上，每针跨度应当在 3mm 左右，以减少术后散光。

8．之后依次缝合 6 点、9 点、3 点位处的缝线。4 针间断缝合完之后，用吸水海绵吸去角膜植片表面液体，检查是否成正方形，如否，应调整缝合线位置。

9．在 12 点、3 点、6 点和 9 点之间沿标记线依次间断缝合，共计 16 针。

10．缝合 16 针后，从缝线间插入 23 号冲洗针头，注入平衡盐液约 0.2ml，使之形成正常眼压和深度的水密前房。此时应观察是否有漏水现象和虹膜崁顿等现象。

11．采用显微平镊将缝线线头旋转至植床侧层间埋藏。

12．散光盘（Placido 盘）下观察角膜映光环，可见角膜映光环呈圆形。如角膜映光环呈现明显的椭圆形或不规则形状，调整缝线松紧，直至角膜映光环呈现圆形。

13．拆除上、下直肌缝线或 F 环缝线，取下 F 环，手术结束。眼垫包眼。

四、术后处理要点

1．手术后使用短效散瞳药（禁用阿托品眼药水或眼膏，避免瞳孔在散大的状态下形成虹膜后粘连）活动瞳孔防止虹膜粘连。

2．全身和局部应用广谱抗菌药物预防术后感染，如为细菌感染根据培养结果选用合适抗菌药物。术后 2~3 周后如无真菌复发，全身和局部加用糖皮质激素预防免疫排斥反应的发生。病毒感染者术后可全身、局部应用抗病毒药物[1~5]。

五、术后主要并发症及处理

（一）植片感染

1．角膜溃疡灶涂片检查，同时行真菌、细菌培养。

2．植床病毒复发感染植片。

3．根据病因学检查结果调整用药；若病原学检查无明显证据，根据病史及临床表现用药。病情轻，中度者，可用药 3～5 天复诊，如病情好转可继续用药，如病情无好转可更换药物。

4. 角膜溃疡病灶较大，治疗效果欠佳，或溃疡有增大趋势或趋于穿孔时应更换植片。

（二）免疫排斥反应

1. **临床表现** 睫状充血或混合充血，视力下降；植片有不同程度的混浊；植片后有 Kp，房水闪辉等前房炎性反应的表现；上皮或者内皮面有免疫排斥线出现。

2. **常用药物处理** 氢化可的松 2～3mg/（kg•d），加入液体中，同时加入维生素 C 注射液 3.0g，静滴 3～5 天，改为醋酸泼尼松（强的松）1mg/（kg•d），口服，根据病情递减。急性免疫排斥者，收入院时可以静脉推注地塞米松注射液 10mg，然后执行上述医嘱。严重者可以加用环孢素胶囊口服；局部糖皮质激素滴眼液，眼膏。可选用 0.1% 糖皮质激素滴眼液每 2 小时一次，糖皮质激素眼膏每晚 1 次，1% 环孢霉素滴眼液每 2 小时一次，根据前房反应及眼压情况，可用散瞳药物活动瞳孔。点眼不合作的儿童，适量应用糖皮质激素眼膏。

（1）免疫排斥反应后再手术的指征：经上述正规治疗 1～2 个月后，角膜持续水肿，混浊或新生血管化，结合临床表现，确诊为角膜植片内皮细胞功能失代偿，则应考虑手术更换植片。

（2）切口愈合不良：一经发现植片哆开，应立即重新缝合切口。

（3）原发病复发：①原发病是细菌、真菌、病毒感染，治疗原则同感染的用药常规；②原发病是角膜营养不良，植片混浊没有明显影响视力者，可随诊观察，如视力下降明显，应考虑二次手术[6～8]。

（三）继发性青光眼

1. 应首先问明术后使用糖皮质激素的情况，如近期持续使用局部激素药物，应停用糖皮质激素或减量，根据眼压情况加用局部降眼压药物，密切随诊观察眼压。

2. 如全身和局部用降眼压药疗效欠佳，应考虑手术治疗。

（四）并发白内障

晶状体逐渐混浊，首先注意局部糖皮质激素药物的使用情况，如病情许可停用，发现晶状体混浊明显，则应考虑白内障摘除术，术前注意复查角膜内皮，术中应有保护角膜内皮细胞的措施。

六、术后常规用药

1. **糖皮质激素的应用**

（1）全身应用：常在术后 1～3 天应用长效糖皮质激素，如地塞米松 5～10mg（成人）静脉滴注后改口服醋酸泼尼松片，成人量 50mg，每天早晨 8 点顿服，维持 1～2 周，改成 40mg，维持 1～2 周后改成 30mg 口服，维持 2～3 周。植片无新生血管患者，术后全身应用糖皮质激素 1～2 周可以停用。有少量新生血管患者，可以维持至术后 1 个月。在口服糖皮质激素时，应注意补充钙和钾。

（2）局部应用（滴眼液和眼膏）：术后开始滴 1% 醋酸泼尼松龙眼药水 4 次/日，1 个月后改为 3 次/日滴眼 2 个月，然后改为 1～2 次/日至术后 6 个月。如高危人群可每晚应用糖皮质激素眼膏 1 次/日。同时注意检测眼压。用药期间可加用人工泪液，3 次/日维持至拆线。

2. **环孢素（cyclosporin A，CsA）的应用**

（1）术后 1 周，角膜上皮愈合后，开始滴用 1% 环孢素滴眼液，4 次 / 日，每 2 个月减少一次至术后 1 年。

（2）高危角膜移植患者，在 1 周后开始服用 CsA 胶囊，用药之前需要检查肝肾功能，口服 CsA 胶囊起始剂量 6mg/（kg•d）（约 300mg），每天分 2 次口服，每周递减 50mg，维持剂量 4mg/（kg•d）（约 200mg），既能起到良好的抗排斥效果，又能减轻副作用。个别患者有轻度血压升高、肝肾功能异常，长期服用时可引起多毛，个别患者出现牙龈出血，通过减少剂量和停药或对症治疗上述用药并发症均可以得到恢复。

（3）口服环孢素胶囊时可以联合应用糖皮质激素口服，糖皮质激素的剂量为成人 20～30mg/d，环孢素也可以减量至 100mg，每天 2 次，可以减轻药物的副作用[9~13]。

3. 术后用药原则　因为角膜移植术后主要用药是抗免疫排斥反应药物，但每个人的个体差异很大，也很难制定统一的用药规范，只能在一般用药的原则下，根据个体差异选择药物联合应用。

（1）局部糖皮质激素的联合应用：术后选用 1% 醋酸泼尼松龙眼药水，同时可应用糖皮质激素眼膏，因容易诱发高眼压，应定期监测眼压。

（2）为了减少糖皮质激素滴眼液副作用，术后 1 周开始选用 1% 环孢素滴眼液，联合 1% 醋酸泼尼松龙眼药水，两者可以长时间联合应用，夜间可不再应用糖皮质激素眼膏。应用 1% 环孢素滴眼液后有刺激反应的可停用药，同时使用不同浓度的糖皮质激素联合滴眼。用药期间可适度滴用人工泪液，以减少眼表损害，增加舒适感[14~16]。

典型病例：

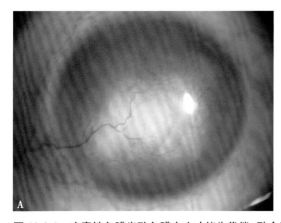 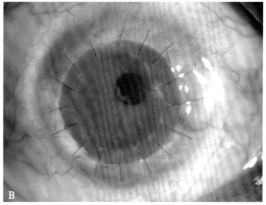

图 18-0-1　病毒性角膜炎致角膜内皮功能失代偿，致全层白斑伴角膜新生血管。穿透性角膜移植术后 3 个月，角膜植片透明，前房稳定

（许永根）

参 考 文 献

1. 史伟云. 关注角膜病患者全身的合理用药治疗. 中华眼科杂志, 2009, 45（2）: 100-103.

2. 谢立信, 史伟云, 刘敬. 穿透性角膜移植术后继发性青光眼的临床分析. 中华眼科杂志, 2000, 36: 116-118.

3. 史伟云. 角膜手术学. 北京: 人民卫生出版社, 2012.

4. Price FW Jr, Price MO. Endothelial keratoplasty to restore clarity to a failed penetrating graft. Cornea,

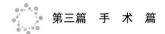
2006，25：895-899.

5. Straiko MD，Terry MA，Shamie N. Descemet stripping automated endothelial keratoplasty under failed penetrating keratoplasty：a surgical strategy to minimize complications. Am J Ophthalmol，2011，151：233-237.

6. Clements JL，Bouchard CS，Lee WB，et al. Retrospective review of graft dislocation rate associated with descemet stripping automated endothelial keratoplasty after primary failed penetrating keratoplasty. Cornea，2011，30：414-418.

7. 洪晶 . 关注角膜内皮移植术后的植片脱位 . 中华眼科杂志，2012，2：112-114.

8. 史伟云 . 重视单纯疱疹病毒性角膜炎内皮型的诊治 . 中华眼科杂志，2011，47（1）：4-6.

9. 洪晶 . 角膜内皮移植手术并发症分析 . 中华实验眼科杂志，2011，29：193-195.

10. 李绍伟，陈铁红，宁建华等 . 内皮移植治疗穿透性角膜移植术后植片失代偿 . 中华眼科杂志，2012，48：16-19.

11. Bourcier T，Thomas F，Borderie V，et al. Bacterial keratitis：predisposing factors，clinical and microbiological review of 300 cases. Br J Ophthalmol，2003，87：834-838.

12. Vajpayee RB，Dada T，Saxena R，et al. Study of the first contact management profile of cases of infectious keratitis：a hospital-based study. Cornea，2000，19：52-56.

13. Miedziak AI，Miller MR，Rapuano CJ，et al. Risk factors in microbial keratitis leading to penetrating keratoplasty. Ophthalmology，1999，106：1166-1171.

14. Bharathi MJ，Ramakrishnan R，Meenakshi R，et al. Microbial keratitis in South India：influence of risk factors，climate，and geographical variation. Ophthalmic Epidemiol，2007，14：61-69.

15. Cho BJ，Lee GJ，Ha SY，et al. Co-infection of the human cornea with Stenotro-phomonas maltophilia and Aspergillus fumigatus. Cornea，2002，21：628-631.

16. Hersh PS，Greenstein SA，Fry KL. Corneal collagen crosslinking for keratoconus and corneal ectasia：one-year results. J Cataract Refract Surg，2011，37：149-160.

第十九章　角膜层间烧灼

角膜层间烧灼就是通过破坏角膜板层结构，在角膜基质间形成一层薄的纤维结缔组织，起到拦水坝的作用，阻挡房水前渗，从而减轻角膜上皮及前基质水肿，阻止角膜大泡形成，可缓解角膜内皮失代偿患者的疼痛症状。手术中同时切断角膜神经，可使患者的疼痛症状进一步得到缓解甚至消除。

（一）手术适应证

角膜层间烧灼手术对于治疗角膜内皮失代偿属于非主流手术方式，是一种破坏性手术，只能够缓解患者的疼痛，无法恢复视功能，并且术后角膜变混浊，患者外观受影响，这些要点术前都要和患者交代清楚。

可以适用于对外观无要求、无光感、只求缓解疼痛的角膜内皮失代偿患者。对于有光感的疼痛性角膜内皮失代偿患者要慎重选择此手术，如果患者不愿意接受角膜移植手术来治疗，对外观无要求，只求缓解疼痛，可以考虑此手术。

（二）手术禁忌证

1. 绝对禁忌证

（1）全身状态不能耐受角膜手术。

（2）急性结膜炎。

（3）泪囊炎、急性睑板腺炎。

（4）感染性角膜溃疡。

（5）严重的干眼。

（6）眼睑闭合不全。

2. 相对禁忌证　眼压过高的绝对期青光眼患者，临床上有部分青光眼患者当眼压降低后角膜大泡消失，疼痛缓解，可以不进行角膜层间烧灼。

（三）术前准备

术前 3 天抗生素滴眼液每天 3 次点术眼，术前常规冲洗泪道、冲洗结膜囊。

（四）手术方法

1. 0.4% 盐酸奥布卡因滴眼液表面麻醉及 2% 利多卡因 2.5ml 球后麻醉。

2. 从结膜外牵引上下直肌缝线固定眼球。

3. 自角膜缘内 1～1.5mm 平行角膜缘切开，深达三分之一至二分之一角膜厚度，在同一平面剥离板层角膜，直径范围约 10mm，避免前部板层角膜完全游离，保留约 3 个钟点位的蒂与角膜缘相连。也可以选用环钻钻取植床、制作板层角膜瓣，深度同样达三分之一至二分之一角膜厚度。

4.用电凝器在暴露的后部板层角膜表面密集间断无间隙烧灼,可见后部板层角膜收缩变白变平。

5.将等于或略小于植床面积的生物羊膜复水后上皮面向上平整覆盖于后板层角膜表面,如果没有羊膜此步骤可以省略。

6.将前部板层角膜复位,10-0缝线间断缝合,将前部板层角膜复位固定。

7.术毕给予术眼佩戴治疗性角膜绷带镜,结膜囊涂妥布霉素地塞米松眼膏并绷带加压包扎。治疗性角膜绷带镜在术后2～3周角膜上皮完全愈合后取出。

（五）术后用药及管理

术后次日即可开放点眼。每日滴用抗生素滴眼液、糖皮质激素滴眼液及人工泪液3～4次;角膜上皮完全愈合、取出治疗性角膜绷带镜之后即可停止使用抗生素滴眼液;糖皮质激素滴眼液逐渐递减,术后1个月后可以停止使用糖皮质激素滴眼液;人工泪液根据具体情况决定是否继续应用。

治疗性角膜绷带镜在术后2～3周可以取出,注意观察角膜上皮修复情况。

术后早期主要应用裂隙灯观察前后板层角膜是否贴附紧密,也可以应用前节OCT辅助进行观察。手术成功的表现是术后早期即可见以层间烧灼界面为界,前部板层角膜无水肿表现,术后1～2周当上皮修复后无大泡形成,患者疼痛症状缓解。

（六）并发症的预防及处理

1.**植床穿孔** 植床穿孔多发生在剖切板层植床时,部分发生在烧灼后板层植床表面时。为了避免此并发症的发生,术前通过裂隙灯检查和前节OCT检查对角膜各个象限的厚度做详细了解,术中剖切深度保持在三分之一到二分之一角膜厚度,并且烧灼后板层要适度,以避免此并发症的发生。如果发生微小穿孔,可在微小穿孔临近处角膜基质做一相应大小的带蒂基质瓣做局部填塞,或者用羊膜做局部填塞;大的穿孔只能继续把手术完成,寄希望于术后角膜后或层间纤维膜形成。

2.**层间积液** 对于既往做过抗青光眼小梁切除手术的患者,做角膜层间烧灼制作板层时植床的边缘一定要避开滤过泡,植床边缘与滤过泡之间要有1mm的隔离区,避免滤过泡与角膜前后板层层间相沟通,导致持续层间积液。术后发生层间积液一定要找出原因。如果是炎症反应导致的少量层间积液可以观察,等待其逐渐吸收。如果层间积液较多,可以在表面麻醉下用带钝针头的注射器进入角膜前后板层层间吸出积液。

小结:

角膜层间烧灼手术对于治疗角膜内皮失代偿是一种破坏性非主流术式,只能够缓解患者的疼痛,无法恢复视功能,并且术后角膜变混浊,患者外观受影响,多用于治疗疼痛的无光感的角膜内皮失代偿患者。文献报道的手术方式包括羊膜移植、角膜表面烧灼、角膜层间烧灼、准分子激光治疗性角膜切削术、环形角膜切开术、表层角膜镜片术、结膜瓣遮盖术。联合手术治疗比单纯进行羊膜移植和前基质针刺获得更好的手术疗效。本文所介绍的角膜层间烧灼手术就是联合了单纯角膜层间烧灼和羊膜移植两种术式,通过破坏角膜板层结构、烧灼角膜基质,在角膜层间形成纤维结缔组织膜,起到阻挡房水进入前基质上皮下的作业,角膜层植植入羊膜进一步加强此纤维结缔组织膜的形成,更好地起到拦水坝的作用。手术中同时切断角膜神经,可使患者的疼痛症状进一步得到缓解甚至消除。角膜层间烧灼手术是破坏性手术,多用于治疗疼痛的无光感的角膜内皮失代偿患者,对于有光感的角膜内皮失代偿患者一定要慎重进行此手术。

　　典型病例：患者，女，52 岁。入院诊断：左青光眼，角膜内皮失代偿。入院查体：左眼视力无光感，眼压 17mmHg（iCare）。接受角膜层间烧灼手术（图 19-0-1～图 19-0-5，视频 19-0-1）。

视频 19-0-1

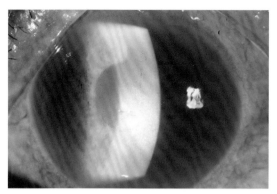

图 19-0-1　术前眼前节照相

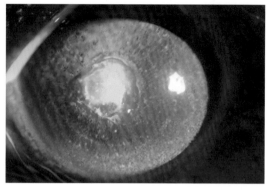

图 19-0-2　术前角膜荧光素染色眼前节照相

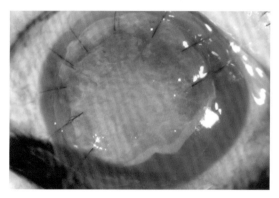

图 19-0-3　接受角膜层间烧灼手术后第一天眼前节照相

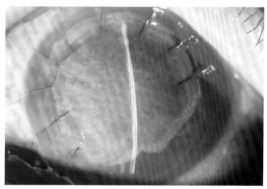

图 19-0-4　接受角膜层间烧灼手术后第一天眼前节照相

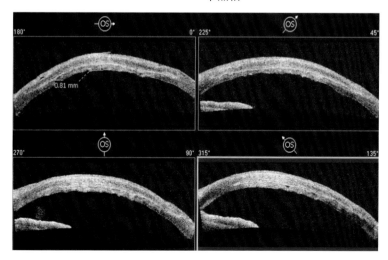

图 19-0-5　该患者术后前节 OCT 图片

（肖格格）

参 考 文 献

1. 谢江斌，方一明，王荣光. 角膜层间烧灼术治疗大泡性角膜病变. 中国实用眼科杂志，1999，17（3）：189.

2. Srinivas S，Mavrikakis E，Jenkins C. Amniotic membrane transplantation for painful bullous keratopathy. Eur J Ophthalmol，2007，17：7-10.

3. Pires RT，Tseng SC，Prabhasawat P，et al. Amniotic membrane transplantation for symptomatic bullous keratopathy. Arch Ophthalmol，1999，117：1291-1297.

4. Espana EM，Grueterich M，Sandoval H，et al. Amniotic membrane transplantation for bullous keratopathy in eyes with poor visual potential.J Cataract Refract Surg，2003，29：279-284.

5. DeVoe AG. Electrocautery of Bowman's membrane. Arch Ophthalmol，1966，76：768-771.

6. Lin PY，Wu CC，Lee SM. Combined phototherapeutic keratectomy and therapeutic contact lens for recurrent erosions in bullous keratopathy.Br J Ophthalmol，2001，85：908-911.

7. Koenig SB. Annular keratotomy for the treatment of painful bullous keratopathy. Am J Ophthalmol，1996，121：93-94.

8. Roat MI，Hiles DA. Epikeratophakia for control of pediatric bullous keratopathy. J Cataract Refract Surg，1987，13：59-62.

9. Guell JL，Morral M，Gris O，et al. Treatment of symptomatic bullous keratopathy with poor visual prognosis using a modified Gundersen conjunctival flap and amniotic membrane. Ophthalmic Surg Lasers Imaging，2012，43：508-512.

10. Smith R. Surgical relief of bullous keratopathy.（Gunderson's operation）.Trans Ophthalmol Soc U K，1965，85：307-316.

11. SridharMS，Vemuganti GK，Bansal AK，et al. Anterior stromal puncture in bullous keratopathy：a clinicopathologic study. Cornca，2001，20：573-579.

12. Tsai TC，Su CY，Lin CP. Anterior stromal puncture for bullous keratopathy.Ophthalmic Surg Lasers Imaging，2003，34：371-374.

13. Sonmez B，Kim BT，Aldave AJ. Amniotic membrane transplantation with anterior stromal micropuncture for treatment of painful bullous keratopathy in eyes with poor visual potential. Cornea，2007，26：227-229.

14. 荣蓓，白静，吴元，等. 角膜层间烧灼联合错位神经根切断及羊膜覆盖术治疗大泡性角膜病变. 中国实用眼科杂志，2011，29（9）：937-939.

索　引

55检